国家卫生健康委员会住院医师规范化培训规划教材

内科学 呼吸与危重症医学分册

Pulmonary & Critical Care Medicine

第 2 版

主 编　王　辰　高占成
副主编　康　健　李为民　李海潮　代华平

人民卫生出版社
·北 京·

图书在版编目（CIP）数据

内科学. 呼吸与危重症医学分册 / 王辰，高占成主编. —2版. —北京：人民卫生出版社，2022.8（2023.12 重印）
国家卫生健康委员会住院医师规范化培训规划教材
ISBN 978-7-117-32743-5

Ⅰ. ①内⋯ Ⅱ. ①王⋯②高⋯ Ⅲ. ①内科学－职业培训－教材②呼吸系统疾病－险症－诊疗－职业培训－教材 Ⅳ. ①R5

中国版本图书馆 CIP 数据核字（2022）第 000890 号

| 人卫智网 | www.ipmph.com | 医学教育、学术、考试、健康，购书智慧智能综合服务平台 |
| 人卫官网 | www.pmph.com | 人卫官方资讯发布平台 |

内科学　呼吸与危重症医学分册
Neikexue Huxi yu Weizhongzheng Yixue Fence
第 2 版

主　　编：王　辰　高占成
出版发行：人民卫生出版社（中继线 010-59780011）
地　　址：北京市朝阳区潘家园南里 19 号
邮　　编：100021
E - mail：pmph @ pmph.com
购书热线：010-59787592　010-59787584　010-65264830
印　　刷：廊坊一二〇六印刷厂
经　　销：新华书店
开　　本：850×1168　1/16　印张：20
字　　数：677 千字
版　　次：2016 年 5 月第 1 版　　2022 年 8 月第 2 版
印　　次：2023 年 12 月第 2 次印刷
标准书号：ISBN 978-7-117-32743-5
定　　价：80.00 元
打击盗版举报电话：010-59787491　E-mail：WQ @ pmph.com
质量问题联系电话：010-59787234　E-mail：zhiliang @ pmph.com

编 者 名 单

编　委（按姓氏笔画排序）

王　辰　北京协和医学院

代华平　中日友好医院

刘先胜　华中科技大学同济医学院附属同济医院

孙永昌　北京大学第三医院

李为民　四川大学华西医院

李海潮　北京大学第一医院

时国朝　上海交通大学医学院附属瑞金医院

沈　宁　北京大学第三医院

沈华浩　浙江大学医学院附属第二医院

宋元林　复旦大学附属中山医院

陈正贤　中山大学附属第六医院

陈荣昌　广州呼吸疾病研究所

陈起航　北京医院

林江涛　中日友好医院

郑劲平　广州呼吸疾病研究所

胡成平　中南大学湘雅医院

费广鹤　安徽医科大学第一附属医院

徐作军　北京协和医院

高占成　北京大学人民医院

郭禹标　中山大学附属第一医院

曹　彬　中日友好医院

康　健　中国医科大学附属第一医院

梁宗安　四川大学华西医院

韩　芳　北京大学人民医院

詹庆元　中日友好医院

数字编委（按姓氏笔画排序）

万　钧　中日友好医院

马艳良　北京大学人民医院

王克强　北京大学人民医院

代华平　中日友好医院

任雁宏　中日友好医院

李海潮　北京大学第一医院

张　红　北京大学第一医院

金　哲　北京大学第一医院

高占成　北京大学人民医院

席　雯　北京大学人民医院

出 版 说 明

为配合 2013 年 12 月 31 日国家卫生计生委等 7 部门颁布的《关于建立住院医师规范化培训制度的指导意见》，人民卫生出版社推出了住院医师规范化培训规划教材第 1 版，在建立院校教育、毕业后教育、继续教育三阶段有机衔接的具有中国特色的标准化、规范化临床医学人才培养体系中起到了重要作用。在全国各住院医师规范化培训基地四年多的使用期间，人民卫生出版社对教材使用情况开展了深入调研，全面征求基地带教老师和学员的意见与建议，有针对性地进行了研究与论证，并在此基础上全面启动第二轮修订。

第二轮教材依然秉承以下编写原则。①坚持"三个对接"：与 5 年制的院校教育对接，与执业医师考试和住培考核对接，与专科医师培养与准入对接；②强调"三个转化"：在院校教育强调"三基"的基础上，本阶段强调把基本理论转化为临床实践、基本知识转化为临床思维、基本技能转化为临床能力；③培养"三种素质"：职业素质、人文素质、综合素质；④实现"三医目标"：即医病、医身、医心；不仅要诊治单个疾病，而且要关注患者整体，更要关爱患者心理。最终全面提升我国住院医师"六大核心能力"，即职业素养、知识技能、患者照护、沟通合作、教学科研和终身学习的能力。

本轮教材的修订和编写特点如下：

1. 本轮教材共 46 种，包含临床学科的 26 个专业，并且经评审委员会审核，新增公共课程、交叉学科以及紧缺专业教材 6 种：模拟医学、老年医学、临床思维、睡眠医学、叙事医学及智能医学。各专业教材围绕国家卫生健康委员会颁布的《住院医师规范化培训内容与标准（试行）》及住院医师规范化培训结业考核大纲，充分考虑各学科内亚专科的培训特点，能够符合不同地区、不同层次的培训需求。

2. 强调"规范化"和"普适性"，实现培训过程与内容的统一标准和规范化。其中临床流程、思维与诊治均按照各学科临床诊疗指南、临床路径、专家共识及编写专家组一致认可的诊疗规范进行编写。在编写过程中反复征集带教老师和学员意见并不断完善，实现"从临床中来，到临床中去"。

3. 本轮教材不同于本科院校教材的传统模式，注重体现基于问题的学习（PBL）和基于案例的学习（CBL）的教学方法，符合毕业后教育特点，并为下一阶段专科医师培养打下坚实的基础。

4. 充分发挥富媒体的优势，配以数字内容，包括手术操作视频、住培实践考核模拟、病例拓展、习题等。通过随文或章节二维码形式与纸质内容紧密结合，打造优质适用的融合教材。

本轮教材是在全面实施以"5+3"为主体的临床医学人才培养体系，深化医学教育改革，培养和建设一支适应人民群众健康保障需要的临床医师队伍的背景下组织编写的，希望全国各住院医师规范化培训基地和广大师生在使用过程中提供宝贵意见。

融合教材使用说明

　　本套教材以融合教材形式出版,即融合纸书内容与数字服务的教材,读者阅读纸书的同时可以通过扫描书中二维码阅读线上数字内容。

如何获取本书配套数字服务?

第一步:安装 APP 并登录	第二步:扫描封底二维码	第三步:输入激活码,获取服务

扫描下方二维码,下载安装"人卫图书增值"APP,注册或使用已有人卫账号登录

使用 APP 中"扫码"功能,扫描教材封底圆标二维码

刮开书后圆标二维码下方灰色涂层,获得激活码,输入即可获取服务

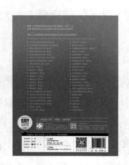

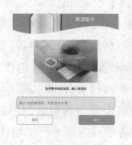

配 套 资 源

➢ **配套精选习题集:《内科分册》** 主编:杨金奎

➢ **电子书:《内科学 呼吸与危重症医学分册》**(第 2 版) 下载"人卫"APP,搜索本书,购买后即可在 APP 中畅享阅读。

➢ **住院医师规范化培训题库** 中国医学教育题库——住院医师规范化培训题库以本套教材为蓝本,以住院医师规范化培训结业理论考核大纲为依据,知识点覆盖全面、试题优质。平台功能强大、使用便捷,服务于住培教学及测评,可有效提高基地考核管理效率。题库网址:tk.ipmph.com。

主编简介

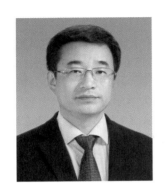

王辰

主任医师、教授，呼吸病学与危重症医学专家。中国工程院院士，美国国家医学科学院外籍院士。全国政协常委。中国工程院副院长，中国医学科学院院长，北京协和医学院校长。国家呼吸医学中心主任，国家呼吸临床研究中心主任，中日友好医院呼吸中心主任。中国医院协会副会长，中国医师协会副会长，世界卫生组织全球防治慢性呼吸疾病联盟副主席，世界卫生组织结核病战略与技术咨询专业委员会委员。

长期从事肺栓塞与肺动脉高压、呼吸衰竭与呼吸支持技术、新发呼吸道传染病、慢性阻塞性肺疾病、烟草病学等领域的医疗、教学与研究工作。长于呼吸疑难病与危重症诊治。作出序贯机械通气、肺栓塞减量溶栓疗法、确证中药对流感疗效、创建方舱庇护医院等多项创新并进入国际指南，指导改善防治实践。承担国家及国际重要研究项目 20 余项。在 *NEJM*、*Lancet* 等国际权威期刊发表论文 200 余篇。主编专著与国家规划教材等 10 余部。获国家科技进步特等奖 1 项、一等奖 1 项、二等奖 3 项。获何梁何利基金科学与技术进步奖，吴阶平医学奖，世界卫生组织"控烟杰出贡献奖"。

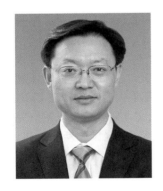

高占成

主任医师、教授、博士生导师。北京大学人民医院呼吸与危重症医学科主任、基因组与精准医学检测技术北京市重点实验室主任。国家卫生健康委突出贡献中青年专家。

长期从事呼吸系统感染性疾病、间质性肺疾病、慢性阻塞性肺疾病、呼吸系统疾病疑难与危重症疾病、呼吸系统肿瘤与介入等医疗、教研和科研工作。兼任中华医学会呼吸病学分会常委，北京医学会呼吸病学分会副主委、北京中西医结合学会呼吸专业委员会副主委、中国残疾人康复协会肺康复专业委员会副主委。兼任 *Chinese Medical Journal* 杂志、中华结核和呼吸杂志、中国实用内科杂志等多种杂志编委。完成和承担国家级、省部级科研课题 30 余项，取得多项改善临床科研成果。主编专著、科普图书 20 余部。在 *Lancet*、*NEJM* 等国际期刊发表论文 130 余篇，中华系列等国内核心期刊杂志发表论文 200 余篇。

副主编简介

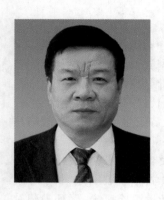

康健

医学博士，国家二级教授。现任中国医科大学呼吸疾病研究所所长，附属第一医院呼吸与危重症医学科教授、主任医师。1982年毕业于中国医科大学医疗系，1991年获医学博士学位。1994年晋升为教授/主任医师，1995年被聘为博士生导师。曾留学日本国立千叶大学并短期在英国牛津大学学习。

Journal of Translational Internal Medicine（SCI）主编，《中国实用内科杂志》主编。获国家科技进步奖二等奖1项，中华医学科技奖3项，省科技进步奖7项。发表学术论文600余篇，SCI杂志论文70余篇，累计影响因子400余点，SCI杂志他引2 000余次。主编学术专著7部。培养博士研究生50余名。

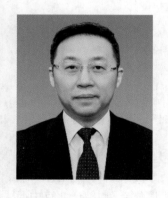

李为民

主任医师、教授、博士生导师，教育部长江学者。四川大学华西医院/华西临床医学院院长，教育部疾病分子网络前沿科学中心主任，四川大学华西医院呼吸健康研究所所长。中华医学会副会长，中国医师协会副会长，中华医学会呼吸病学分会副主委，四川省医学会呼吸专业委员会主委等。

从事呼吸系统疾病的临床、教学及科研工作30余年，一直围绕肺癌早诊早治关键技术及早诊早治体系建设开展临床与转化研究。主持各级科研课题包括国家自然科学基金重点项目/面上项目、国家科技部重大专项等。在*Cell*、*Nature Biomedical Engineering*等高水平期刊发表研究论文。研究成果以第一完成人获国家科技进步奖二等奖、四川省科技进步奖一等奖，获全国创新争先奖、吴阶平-保罗·杨森医学药学奖。

副主编简介

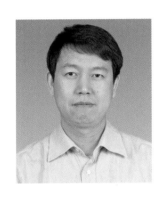

李海潮

医学博士,主任医师、教授。北京大学第一医院教学副院长、呼吸研究室主任、大内科主任。现任中华医学会内科学分会常委,中华医学会呼吸病学分会委员,中华医学会医学教育分会委员。中国医师协会内科医师分会副会长,中国医师协会住院医师规范化培训管理委员会常务副主委、过程考核专业委员会主委。教育部临床医学类教指委秘书长,教育部临床医学专业认证委员会委员。北京医学教育协会副会长,北京市内科住院医师培训专业委员会主委。《中国毕业后医学教育杂志》副主编,《中华结核和呼吸杂志》《中华医学教育杂志》《中华全科医师杂志》编委。

主要从事呼吸内科的医教研和临床医学教育工作。长期从事弥漫性肺疾病、肺血管炎、肺癌早期等的医疗和科研工作。多年来致力于"器官系统为中心的教学"和"PBL"教学的实践,以及"胜任力导向的医学教育"。

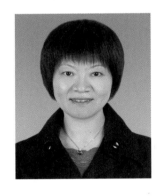

代华平

医学博士,主任医师、教授、博士生导师。中日友好医院呼吸与危重症医学科主任。中华医学会呼吸病学分会常委兼副秘书长,中华医学会呼吸病学分会间质性肺疾病学组组长,中国医师协会呼吸医师分会常委兼总干事,《国际呼吸杂志》与《中国临床医生杂志》副主编,*Chinese Medical Journal*、*Current Medical Science* 等杂志编委。

长期工作在呼吸疾病医教研一线,主要研究方向是间质性肺疾病、肺尘埃沉着病、肺移植。目前承担国家自然科学基金项目、国家重点研发计划精准医学项目等。以第一或责任作者在国内外著名学术刊物发表论文 100 余篇,主持制定《特发性肺纤维化诊断和治疗中国专家共识》《特发性肺纤维化急性加重诊断和治疗中国专家共识》等,以主编、副主编身份参与编写专著及教材 10 余部,参编全国高等医学教材《内科学》第 8、9 版。获卫生部科技进步奖一等奖、北京市科学技术奖二等奖各 1 项。

前　言

医学生在校期间学习每一种疾病的发生发展、诊疗路径及预后评估等，经历了一个从无到有、从茫然到感悟、从杂乱到有序的过程。而在毕业后要想成为一名技术过硬、理论知识扎实的优秀临床医师，则需要经过住院医师规范化培训、专科医师规范化培训和终身的继续教育。住院医师规范化培训阶段是一名医师从事医疗职业生涯的启蒙时期，是训练和夯实"三基三严"素质培养的关键环节，是形成合理有序临床思维的重要阶段。

住院医师规范化培训教材《内科学　呼吸与危重症医学分册》第2版即将与广大住院医师见面。尽管本版内容有不少变化，但仍保留了第1版的风格和特点，其展示的知识维度依旧以夯实呼吸和危重症医学科临床"三基三严"素质培养为出发点，此外，引入数字内容，以深入展示不同疾病的临床场景，以及多学科之间的紧密关联，培养合理有序的临床思维。本书所涉及的呼吸病学范畴涵盖了临床、影像、病理、生理等多学科相互关联的内容，适用于住院医师等各级临床医师参阅。同时，希望借此搭建一个具有权威性、参考性的平台，供读者进一步深入探究临床相关热点。

本版教材凝聚了全国呼吸与危重症医学界临床专家的智慧。各位专家结合自身丰富的临床经验，从培养优秀住院医师的角度出发，在编写中充分体现由浅入深的临床情境，剖析去芜存菁的临床过程，规范合理有序的临床思维。尤其是近年来，不仅是呼吸与危重症医学科同仁们，各学科的临床医师均面临新型冠状病毒肺炎全球大流行的新形势带来的新挑战，加之新型冠状病毒不断演变，要求临床医师肩负更多的责任。新型冠状病毒肺炎的临床表现复杂，对临床发现的肺部高密度阴影患者而言，无论其是否存在呼吸道症状、是否发热，均需从流行病学、临床特点等多个维度加以甄别。因此，深切期待本书能够成为培养住院医师的经典教材。

全书共分总论和各论两篇，附有大量临床病例、高质量影像图片、思维导图及示教视频。总论篇分五章，深入总结了呼吸系统常见症状、体征，常用实验室检查，以及支气管镜、呼吸机等专科诊疗手段，为住院医师入门呼吸病学奠定坚实基础。各论篇共十三章，包括感染性肺疾病、气道阻塞性疾病、间质性肺疾病、肺血管疾病、肺部肿瘤、呼吸危重症、胸膜疾病、呼吸睡眠八个方面。其中，在间质性肺疾病一章中增加了"过敏性肺炎"的内容。根据现实临床工作模式，从住院医师实际需要出发，以病例为基础，根据疾病类型和病例特点，灵活多样地展示疾病的发展过程和转归，通过提出相关问题、适当的思路分析与引导，以及知识延伸等多种方式，既总结临床关键点，帮助住院医师总结经验、厘清思路，又提供了相关知识点、推荐阅读文献，鼓励自主学习、深入思考；步步诱思、层层递进、不断整合，从而使住院医师真正掌握重要肺疾病的诊断和治疗。

本书以规范化为目的，以住院医师为对象，结合临床行为进行深入培训，体现"规范、实用、生动"的特色，强调临床技能与能力的提高。本书不局限于简单的病例分析，既注重培养临床思维的科学性、严密性、逻辑性和规范性，又关注相关内容的横向与纵向的有机结合。前者是临床工作的核心与特色，是住院医师临床思维建立的重要和必要训练；后者则是对既往所学知识临床实际应用的梳理与引导，使住院医师顺利实现从医学生向临床医生的转变。

本书作为住院医师在轮转呼吸与危重症医学科期间的必修教材，在编写的过程中，得到呼吸与危重症

11

医学界和多学科同行们的大力支持和热忱帮助，他们提出了许多真知灼见，从而使本书内容更加丰富，在此致以真诚的感谢！北京大学人民医院马艳良教授、王克强医师和席雯医师等承担了大量的书稿整理工作，在此对他们的辛勤劳动一并表示感谢！书中难免有错漏不当之处，希望广大读者提出宝贵的意见和建议，以便及时勘误改正。

王　辰　高占成

2022 年 7 月

目　录

第一篇
总　论

第一章　呼吸病学概论

呼吸疾病严重影响人民群众的健康与生命，其发病率高、致残与致死率高，疾病负担巨大。因此，构建和完善呼吸病学学科体系，增进对呼吸疾病的认识，发展新的有效预防与治疗方法是现代呼吸病学发展的不竭动力。

呼吸病学（respiratory medicine）是内科学的一个重要分支学科，主要研究呼吸系统疾病的定义、流行病学、致病原因、发病机制、病理生理过程、自然病史、临床特征、诊断技术、治疗方法、预后、康复及预防等。20世纪后半叶，临床医学、自然科学和技术飞速发展，以计算机断层扫描（computer tomography，CT）为代表的新型影像技术、支气管镜检查技术、呼吸支持技术等不断涌现，并广泛应用于临床，迅速拓展和延伸了呼吸病学领域。现代呼吸病学已形成包括新发呼吸道传染病与呼吸系统感染、慢性气道疾病、间质性肺疾病、肺血管疾病、肺部肿瘤、睡眠呼吸障碍、呼吸危重症、呼吸治疗与呼吸支持、临床呼吸生理、呼吸介入病学、烟草病学等多个方面，并与其他学科广泛交融的体系。

第一节　现代呼吸病学学科体系

呼吸病学与危重症医学的捆绑式发展是呼吸学科发展使然，也是一种必然。呼吸与危重症医学（pulmonary and critical care medicine，PCCM）是现代呼吸病学的学科发展模式。

一、呼吸病学与危重症医学关系密切

危重症医学（critical care medicine）是以研究危重症患者脏器功能障碍或衰竭的发病机制、诊断、监测和治疗为主要内容的一门临床学科。重症监护治疗病房（intensive care unit，ICU）是为满足危重症患者的强化医疗需要而集中必需人员和设备所形成的医疗组织单元。危重症医学以ICU为其医疗、科研和教学基地，以脏器功能监测和脏器功能支持治疗为其主要技术手段。

呼吸衰竭的诊治和呼吸支持技术是危重症医学中最常涉及的问题和技术，也是在多器官功能障碍综合征（multiple organ dysfunction syndrome，MODS）或多器官功能衰竭（multiple organ failure，MOF）处理中至关重要且经常处于发病和治疗关键地位的环节。呼吸病学先于危重症医学而存在，其有关呼吸衰竭的基本理论、研究方法和诊治手段是现代危重症医学不可或缺的组成部分，而危重症医学利用现代呼吸支持手段和实时监护技术使我们比以往任何时候都能更直观、更真切、更长时间地在临床上对每一名呼吸衰竭患者的病理生理变化和治疗反应进行严密观察，从而使我们对呼吸生理和呼吸衰竭时病理生理的认识达到前所未有的深度。现代呼吸病学的发展，如果仅仅依靠传统做法而舍弃危重症医学领域这一块肥沃的土壤，是难以迅速而健康地成长的。应当说，现代呼吸病学与危重症医学的紧密结合既是学科快速发展所必须，又是学科快速发展的必然，只有如此才能组建合理的学科框架。

二、国际上呼吸病学与危重症医学已形成捆绑式发展模式

由于两个学科相辅相依的密切联系，国外呼吸病学在其发展过程中非常重视本学科与危重症医学的结合，其发展过程充分体现了现代呼吸病学与危重症医学实行捆绑式发展的必然趋势，尤其在呼吸病学与危重症医学水平最为先进的北美地区，PCCM已经成为两大学科彼此交融、一体发展的重要专科。在北美，内科重症监护治疗病房（medical intensive care unit，MICU）常规设于呼吸科内，由PCCM专科医师负责，即在大内科（department of internal medicine）下设呼吸病学与危重症医学科（division of pulmonary & critical care medicine），在从事呼吸疾病诊疗的同时，负责内科危重病的监护治疗。MICU 是 PCCM 科重要的组成部分和"领地"。一个没有 ICU 的 PCCM 科不是一个完整的呼吸科。为体现呼吸病学与危重症医学"浑然一体"的学科架构，从 1994 年起美国肺病协会（ALA）/美国胸科学会（ATS）的学术刊物，呼吸病学领域最为权威的杂志《美国呼吸病评论》（*American Review of Respiratory Diseases*）正式更名为《美国呼吸与危重症医学杂志》（*American Journal of Respiratory & Critical Care Medicine*）。许多危重症方面的指导性文献，如关于全身炎症反应综合征（systemic inflammatory response syndrome，SIRS）、脓毒症（sepsis，又称感染中毒症）、感染性休克（septic shock）、MODS、急性呼吸窘迫综合征（acute respiratory distress sydrome，ARDS）等的定义、诊断标准和关于机械通气等呼吸支持技术应用的一系列指导与推荐性意见，均由呼吸专业医师学术团体——美国胸科学会或美国胸科医师学会（ACCP）制订或会同美国危重症医学会（SCCM）制订。在人才培养方面，PCCM 专科医师规范化培训项目已成为呼吸病学与危重症医学两大学科医师培养的主流，选择 PCCM 专科医师培训项目的学员数量是选择单纯呼吸病学专科的 20 倍，88% 的内科重症监护医师经过 PCCM 专科医师培训。由此可见，在北美，传统呼吸科的建制在二十余年来早已普遍转变为呼吸病学与危重症医学科建制，PCCM 专科医师已成为 MICU 的主导力量。近年来，法国、英国等欧洲国家的医院亦逐渐将传统呼吸科更名为呼吸与危重症医学科。

三、促进我国呼吸病学与危重症医学捆绑式发展

（一）加强呼吸科 ICU 建设，推动呼吸科更名为呼吸与危重症医学科

呼吸病学与危重症学捆绑式发展格局既有利于呼吸学科发展，又有利于危重症学科的发展，是对两个学科的壮大与深化。必须强调，这种格局是对危重症学科的加强而不是削弱，一支最熟悉呼吸生理和病理生理、最善于救治危重症中最常见的呼吸衰竭的有生力量因此加入危重症学科中。此外，应当清醒地认识到，对于"非危重症"需要专科化诊疗以求精深，对于危重症同样需要专科化诊疗以提高救治水平。如同当年的大内科、大外科分化为各个专科，使诊疗水平显著提高一样，危重症救治专科化与大医院中 ICU 专科化设置是专业发展要求、治病需求、患者利益所在，是学科发展的规律与必然趋势。

呼吸学科理所当然地必须在呼吸衰竭的救治中承担责任、义务与使命，不会规范救治呼吸衰竭的医生不是合格的呼吸医生。ICU 是呼吸衰竭救治之所，无 ICU 就无处以现代医学技术规范、高水平地救治重症呼吸衰竭患者。因此，PCCM 科室建制中必须包括 ICU，一般为内科 ICU（MICU）或至少呼吸 ICU（RICU）。没有 ICU 的呼吸科，将难以履行其学科的基本医疗职能。我国呼吸界从 20 世纪 70 年代开始，即开展了以肺源性心脏病（肺心病）监护室为代表的危重症监护治疗，这种在呼吸科或内科中设立的呼吸监护室或内科监护室就是 MICU 或 RICU 的雏形。20 世纪 90 年代初以来，呼吸学界有识、有志、有为之士大力呼吁、推进、实践这一现代呼吸病学发展模式，即呼吸病学与危重症医学捆绑式发展模式，积极开展现代机械通气等关键生命支持技术，建立了大批 MICU 或 RICU，培养了众多内科危重症救治专业人才。2010 年，中华医学会呼吸病学分会将临床呼吸生理部分分出后，下设了临床呼吸生理与危重症医学学组。中国医师协会呼吸医师分会和中华医学会呼吸病学分会于 2008 年 12 月、2011 年 6 月和 2017 年 4 月先后三次正式建议将呼吸科更名为呼吸与危重症医学科，目前全国各地绝大部分三级甲等医院的呼吸科已正式更名为呼吸与危重症医学科，这一趋势现已在有条件的二级医院不断深入扩展。2018 年起，中国医师协会呼吸医师分会、中华医学会呼吸病学分会、中华医学会全科医学分会、全国呼吸专科医联体、国家呼吸内科医疗质量控制中心共同发起了"全国呼吸与危重症医学科规范化建设项目"（以下简称 PCCM 科规建项目），旨在推动呼吸与危重症医学科科室的规范化体系建设与能力提升，为实施分级诊疗创造条件，整体提升我国的呼吸疾病防治水平。2018 年 5 月，《三级和二级医院 PCCM 科规范化建设标准》正式发布，从部门建制、业务建制、管理建制、设施建制、人员建制、文化建设六个方面设立了二、三级医院 PCCM 科建设示范单位、优秀单位、达标单位、培育单位四级标准，其中对 PCCM 科的危重症诊疗基础条件及专业能力提出了明确的规定。自启动以来，本项目已依照标准对全国 1 500 余家医院进行了评定，整体提升了我国呼吸科室建设规范程度与呼吸疾病防治能力。

（二）促进呼吸与危重症医学专科发展及呼吸专科医师规范化培训

现代呼吸病学的发展有赖于培养出一批专业技能全面，包括能够掌握危重症医学理论和技能的专科医师。今后的呼吸医师应当既是呼吸科医生，又是 ICU 医生。凡不能形成这种专业格局者将在专业发展上处

于不利地位。北美地区已经形成完善的 PCCM 专科医师规范化培训体系，若要成为合格的 PCCM 专科医师，必须经过严格的危重症医学培训和具备至少一年 ICU 工作经验。欧洲近年亦已开始对呼吸专科医师的培训作类似安排。

为适应我国呼吸病学和危重症医学的发展要求，中华医学会呼吸病学分会（CTS）于 2012 年与北美 PCCM 专科医师培训权威机构美国胸科医师学会（ACCP）达成合作意向，将结合国际先进经验及国内前期工作基础，共同在中国建立 PCCM 专科体系。双方于 2014 年共同发布了《CTS 与 ACCP 关于在中国建立呼吸与危重症医学专科的联合声明》，并启动了 CTS-ACCP 呼吸与危重症医学专科医师联合培训项目，在全国 12 家呼吸学科优势单位开展 PCCM 专科医师规范化培训（专培）工作试点，借助国际经验促进建立我国的 PCCM 专培体系。在前期试点工作的基础上，2016 年 12 月，PCCM 专科被确定为国家专培制度试点首批三个试点专科之一，标志着呼吸学科的"基因改造"国家工程正式启动。在国家卫生主管部门的指导下，呼吸学科各领域专家参照国际标准，制订了 PCCM 专培基地标准、培训细则等系列标准，其中对培训基地的 ICU 条件及培训过程中的危重症相关培训内容进行了重点设置。依照上述标准，在全国遴选了 79 家专培基地，自 2018 年至今共开展 4 批学员招生，共招收学员 1 123 名并严格依照培训细则开展培训工作，绝大部分首批学员已于 2021 年结业。在此基础上，设立 PCCM 专科医师规范化进修（专修）作为现阶段 PCCM 专培的重要过渡与补充，以 PCCM 单项规范化进修（单修）针对呼吸危重症等呼吸学科中专项领域或单项技术，进行规范化培训，从而形成专培、专修、单修相结合的 PCCM 专科医师培训体系。该体系历经 8 年的设计、实施，已经成为我国呼吸学科人才培养工作的重要支柱和 PCCM 专科医师队伍建设的核心路径。

（三）呼吸病学与危重症医学捆绑式发展已取得显著成效

在呼吸病学与危重症医学捆绑式发展战略指引下，近十年我国 PCCM 专科建设发展迅速，实践经验证明这一模式不仅符合学科发展规律，也充分契合我国现有呼吸疾病防治的迫切需求。全国范围内大量医院呼吸与危重症医学科科室建设在基础设施、业务建制与人才队伍等方面取得突破性进展，促进了我国呼吸学科的迅速发展及呼吸疾病诊疗水平的整体提升。尤其在 2020 年举国抗击新冠肺炎疫情的过程中，呼吸与危重症医学专科队伍承担了关键性任务。4 万余名援鄂医务工作者中有 6 000 余人来自 PCCM 专科，其中更包括了 100 余名正在接受培训的高年资 PCCM 专培学员。疫情暴发期间，呼吸同道训练有素，凭借扎实的呼吸危重症病理生理基础理论、丰富的呼吸疾病诊治管理经验和精湛的危重症救治技术，挽救了大量危重症新型冠状病毒肺炎患者的生命，大大降低了病死率，为战胜疫情作出了关键性贡献。而在武汉以外的全国广大地区，更有大量 PCCM 规建项目单位及 PCCM 专培、专修、单修基地在当地疫情防控与患者救治中起到关键作用。呼吸学界在疫情防控中的突出表现，不仅彰显了国人不畏险境使命担当，逆行疫区共克时艰的无畏精神，更突显了近十年来呼吸学界在全国范围内贯彻落实执行呼吸病学与危重症医学捆绑式发展和培训模式的重要成果。

四、呼吸学科应当在多学科交融的呼吸疾病防治领域中发挥主导作用

当代医学迅猛发展，正在发生深刻变革。医学模式由生物医学模式转变为生物 - 心理 - 社会医学模式；医学研究模式由传统的基础医学、临床医学、预防医学、药学、生物医学工程学各行其道，相互少有往来与联合的模式转变为积极沟通、协同交融，特别是临床医学与基础医学紧密结合，共同为防治疾病提供全套解决方案（total solution）的转化医学（translation medicine）研究模式；临床医学的各个学科也相互交融，传统内科与外科、临床与医技之间的界限已开始模糊，以器官或系统为中心，融合传统多学科，构建适于疾病防治的"立体"新体系已成为临床医学发展的重要趋势。在这样一个大的变局中，各个学科都面临着重新学科定位，重新划分"疆域"或所谓重新"洗牌"的过程。一个崭新的医学学科格局正在形成。

如何在这个新格局的形成过程中本着以患者利益至上，尊重学术、技术与学科发展规律，尊重学理，找准自身定位与角色，是各个学科都面临的重大问题。纵观呼吸学科的"疆域"，呼吸危重症医学、肺癌、肺栓塞与肺血管疾病、肺部感染、肺间质性疾病、睡眠呼吸障碍、烟草病学、介入呼吸病学、呼吸治疗、呼吸康复等十个领域与其他学科的交叉和交融尤为突出。在与其他学科有广泛交融的呼吸疾病防治领域，呼吸学科应当承担责任与使命，努力体现呼吸学科的特点与优势，发挥主导作用，与兄弟学科一道，努力深化研究，提高预防与诊疗水平。付出劳动、履行责任才能产生"权益"与"权威"，才能得到认可与尊重。在当今各个学

科既相互协作又相互竞争的形势下，只有自身努力进取，才是巩固与拓展学科"疆域"，共荣发展，服务广大患者的人间正道。

呼吸学科发展正面临着空前机遇和严峻挑战。呼吸学科必须坚定地实施呼吸病学与危重症医学的捆绑式（交融式）发展战略，在与多学科交融的呼吸疾病防治领域发挥主导作用，在当前激烈的学科变局中为呼吸学科发展赢得多维空间，这是历史所赋予当代呼吸界同道的责任与使命。让我们团结起来，以积极昂扬的精神投身于建设与发展呼吸学科、防治呼吸疾病的宏伟事业！

（王　辰）

推荐阅读资料

[1] 王辰. 呼吸内科医师应对我国危重症医学的发展承担重要责任. 中华结核和呼吸杂志, 2000, 23（7）: 389-390.

[2] 王辰. 明辨形势，确定战略，凝炼文化，开创我国呼吸学科发展新局面. 中华医学杂志, 2011, 91（34）: 2377-2379.

[3] 现代呼吸病学应与危重症医学实行捆绑发展战略——访北京朝阳医院 - 北京呼吸疾病研究所王辰教授. 中华结核和呼吸杂志. 2004, 27（5）: 291-292.

[4] Accreditation Council for Graduate Medical Education（ACGME）. ACGME data resource book academic year 2019-2020. [2022.07.20]. https://www.acgme.org/globalassets/pfassets/publicationsbooks/2019-2020_acgme_databook_document.pdf.

[5] QIAO R, ROSEN M J, CHEN R, et al. Establishing pulmonary and critical care medicine as a subspecialty in China: joint statement of the Chinese Thoracic Society and the American College of Chest Physicians. CHEST, 2014, 145（1）: 27-29.

第二节　危重症医学概要

危重症医学（critical care medicine）主要是研究危重症患者脏器功能障碍或衰竭发病机制、诊断、监测和治疗方法的一门临床学科。其临床处理对象为危重但经救治后有可能好转或痊愈的患者，临床基地为 ICU，核心技术为脏器功能监测与脏器功能支持治疗。ICU 内有专门接受过危重症医学训练的医务人员，配备较为完备的医疗设施和仪器，对患者进行比在普通病房更为强化的监测和治疗。

现代意义上的重症监护治疗始于 20 世纪 50 年代。1952 年丹麦流行脊髓灰质炎，床旁监护和机械通气的应用使病死率显著降低。20 世纪 50 年代美国建立了较为规范的 ICU。此后，危重症医学在欧美国家迅速发展，充分发挥了其在危重症患者救治中的特殊作用。

我国自 1970 年以后开始在一些大型医疗机构建立 ICU，近十余年发展尤为迅速。呼吸病学与危重症医学关系密切，两者互相渗透，互相促进，从业人员亦多有交叉。危重症医学是现代医学不可或缺的组成部分。

一、重症监护治疗病房

重症监护治疗病房（ICU）是为适应危重症患者强化医疗需要而集中必要的人员和设备所形成的医疗单元。它包括四个要素，即危重症患者、受过专门训练和富有经验的医务技术人员、完备的临床病理生理监测和抢救治疗设施，以及严格科学的管理，其最终目的是尽可能排除人员和设备因素对治疗的限制，最大限度地体现当代医学治疗水平，使危重症患者预后得以改善。

ICU 可分为综合型 ICU（general ICU, GICU）或专科 ICU，如内科 ICU（medical ICU, MICU）、外科 ICU（surgical ICU, SICU）、呼吸 ICU（respiratory ICU, RICU）等，以适应不同医疗机构、不同专科危重症患者的救治需要。冠心病监护治疗病房（coronary care unit, CCU）或心脏监护治疗病房（cardiac care unit）是 ICU 中的特例，主要用于治疗急性冠脉综合征、急性心力衰竭、严重心律失常等心血管系统严重疾病患者。当心脏病患者出现多个系统和器官功能障碍时，一般转收至其他 ICU。

（一）ICU 工作目的和收治范围

ICU 的工作目的包括医疗、科研和教学三方面，其中医疗是工作的核心内容，科研是促进专业学术水平发展的基础，教学是培养临床医学人才和不断提高医务人员专业技术素养的保证。

ICU 的收治对象主要是病情危重，出现一个或多个脏器急性功能不全或衰竭并呈进行性发展，经强化治疗后有可能好转或痊愈的患者。

收治病症主要有严重感染、严重创伤、大手术术后、慢性阻塞性肺疾病急性加重并发严重呼吸衰竭、严重哮喘发作、大面积肺栓塞等。常见的脏器功能不全和衰竭包括急性呼吸窘迫综合征、休克、心力衰竭、急性肾损伤、肝衰竭、严重凝血纤溶系统功能异常、意识障碍等。

（二）ICU 的主要监测与治疗手段

连续监测病情变化是 ICU 工作的重要特点。医务人员借助现代化方法进行细致的床旁观察。床旁监护系统包括心电、呼吸、无创血压、脉氧饱和度、无创/有创血流动力学、氧代谢、呼吸力学、呼吸末二氧化碳浓度等监测装置。目前 ICU 监测设备多采用组合式监护系统（component monitoring system）。

脏器支持治疗是 ICU 工作的重点内容。氧疗、人工气道的建立与管理、机械通气等呼吸支持技术是治疗急性呼吸衰竭最主要的手段；血管活性药物、主动脉内球囊反搏（IABP）术、人工心室辅助泵、电复律和起搏器等措施是循环支持的重要方法；体外膜氧合（extracorporeal membrane oxygenation，ECMO）技术是极危重呼吸和/或循环衰竭患者的终极支持手段；床旁血液净化技术是纠正严重内环境紊乱、控制液体平衡和改善心功能的有效措施，用于急性心、肾、肝衰竭和其他严重代谢异常；适当镇痛镇静，维持水、电解质和酸碱平衡，精确液体控制，合理营养治疗等也是强化治疗的重要组成部分。

（三）ICU 的人员建制和组织管理

良好的人员素质和充足的人员配备，是保证 ICU 工作顺利进行和水平不断提高最重要的因素。医务人员必须接受严格的危重医学培训方可胜任 ICU 工作。ICU 医生全面负责监护病房的医疗工作。为保证治疗的高效性，主任医师/副主任医师和主治医师应当相对固定，住院医师可以定期轮转。护理工作在 ICU 中占有极其重要的地位，相对于普通病房，ICU 护士的工作质量将更为直接地影响救治成功率。

完善的组织管理是 ICU 工作协调运转、最大程度提高工作质量和效率的必要保证。务必使 ICU 进入程序化的工作状态，对新收治患者的处理、各班工作内容、交接班、上级医师查房、仪器管理、科研教学工作等，在组织管理上均应制度化。

（四）危重症医学中的伦理学

除了其他医疗场所面临的常见医学伦理学问题外，由于其特定的环境和患者，ICU 相关的医学伦理学问题更为突出，并有其特别之处，经常直接影响诊疗决策。

当面临伦理学问题时，在处理上应遵循如下原则：①将患者利益置于首位，充分尊重患者意见；②进行治疗决策时参考患者亲属意见，兼顾其利益；③注意医疗资源合理分配；④保护医务人员正当权益。

二、脓毒症、休克与多器官功能障碍综合征

（一）脓毒症

脓毒症（sepsis）又称感染中毒症，是一种由感染导致宿主功能失调的炎症反应并引发脏器功能衰竭的综合征。临床定义为存在感染且序贯性脏器功能衰竭（SOFA）评分≥2 分。脓毒症发病率与急性心肌梗死相当，虽然近年来治疗脓毒症方面有了长足的进步，但脓毒症病死率仍处于较高的水平。

（二）感染性休克

感染性休克（septic shock）为脓毒症中较为严重的亚型，是指虽然进行了充分的液体复苏治疗，但仍然存在低血压（需要血管活性药物维持平均动脉压≥65mmHg）且组织低灌注（血乳酸≥2mmol/L）的状态。相对于脓毒症，感染性休克意味着更危重的病情和更高的病死率。

（三）多器官功能障碍综合征

脓毒症相关脏器功能不全定义为感染后导致的脏器功能不全或衰竭，仍然用 SOFA 评分来评价，即某个脏器出现急性功能不全且该脏器 SOFA 评分≥2 分。机体在遭受脓毒症或严重创伤、大面积烧伤等突然打击后，同时或先后出现 2 个或 2 个以上器官功能障碍，以致在无干预治疗的情况下不能维持内环境稳定，称为多器官功能障碍综合征（multiple organ dysfunction syndrome，MODS）。肺为这一病理生理过程中最易受累的器官，损伤严重时发展为急性呼吸窘迫综合征。MODS 不包含慢性疾病终末期发生的多个器官功能障碍或衰竭。

（四）休克

休克（shock）是由一种或多种原因诱发的组织灌注不足所导致的临床综合征。灌注不足使组织氧供和氧摄取失衡，导致细胞功能受损，诱发炎症因子产生和释放，引起微循环功能和结构发生改变，进一步加重灌注障碍，形成恶性循环，最终导致器官功能衰竭。

休克按照血流动力学改变特点分为：

1. 低血容量性休克（hypovolemic shock） 其基本机制为循环血容量不足，如失血性休克。

2. 心源性休克（cardiogenic shock） 其基本机制为心脏泵功能衰竭，如急性大面积心肌梗死所致休克。

3. 分布性休克（distributive shock） 其基本机制为血管收缩、舒张调节功能异常，血管舒张导致血容量重新分布，使得循环血容量相对不足，体循环阻力多降低。感染性休克、神经性休克、过敏性休克均属于此类。

4. 梗阻性休克（obstructive shock） 其基本机制为血流受到机械性阻塞，如肺血栓栓塞症、张力性气胸或心脏压塞所致休克。

（王　辰）

第三节　睡眠呼吸病学概要

睡眠是人类的基本生命活动，人的一生大约有 1/3 时间在睡眠中度过。睡眠疾病可严重影响生活质量、降低工作效率甚至导致交通事故而危及生命，随生活节奏加快及生活方式改变，其发病率不断升高，逐渐成为突出的医疗及公共卫生问题而得到关注。国际睡眠疾病分类Ⅲ（international classification of sleep disorders，ICSD-3）中列举的睡眠疾病多达 90 种，其中睡眠呼吸障碍（sleep related breathing disorders，SRBD）最为常见。在过去三十年，SRBD 从发生机制到相关诊疗多方面取得了长足发展，进而推动睡眠医学成为一门新兴的交叉学科。美国胸科学会（ATS）已经确立 SRBD、传统的呼吸疾病和危重症为呼吸学科的三大支柱，美国不少学院型医院的呼吸和危重症医学科已经更名为"呼吸与危重症和睡眠医学科"，睡眠呼吸病学日渐成为呼吸学科建设的重要组成部分。

一、睡眠呼吸病学的发展史

英国著名小说家狄更斯被认为是详细而准确地描述了睡眠呼吸暂停患者特点的第一人，在 1836 年出版的《匹克威克外传》（Pickwick's Paper）中，他塑造了一个肥胖、嗜睡、水肿和红细胞增多（多血质面容）并最终于夜间猝死的主人公，1956 年这种异常被命名为"匹克威克综合征"（Pickwickian syndrome）。直到 1965 年，德国 Kuhl 教授和法国 Gastaut 教授才发现这些异常表现与睡眠打鼾有关，是上气道阻塞的结果，并正式命名为睡眠呼吸暂停（sleep apnea，SA）。20 世纪 70 年代，美国斯坦福大学建立了多导睡眠图（polysomnography，PSG）睡眠呼吸监测的方法，于 1976 年确立了睡眠呼吸暂停综合征（sleep apnea syndrome，SAS）疾病名称，制定了 SA 分型和诊断标准，后几经修订，增加了低通气（hypopnea，HA）、上气道阻力综合征（upper airway resistance syndrome，UARS）等概念，SRBD 逐渐成为涵盖一系列临床疾病谱的综合征。

气管切开术从 1969 年开始应用于救治 SA 患者，1981 年澳大利亚的 Sullivan 医师应用持续气道正压通气（continuous positive airway pressure，CPAP）机治疗 SA 获得成功，1991 年双相气道正压（bilevel positive airway pressure，BiPAP）呼吸机问世，进一步扩展为救治呼吸衰竭最常用的无创通气模式。1993 年能够随上气道阻力变化而增减压力的智能性 CPAP（auto-CPAP）机面世，大大提高了患者的舒适度，降低了长期治疗的平均气道压力。近年来，包括针对中枢型 SA 伺服通气和肺泡低通气目标通气等在内的无创通气新模式也逐渐应用于临床。另外，悬雍垂咽软腭成形术（uvulopalatopharyngoplasty，UPPP）曾经是治疗 SA 常用的方法，其主导地位已逐渐被无创通气所取代。

祖国医学很早就对 SA 有了初步认识。汉代张仲景《伤寒杂病论》已有对鼾症的初步论述，提出"风温为病，脉阴阳俱浮，自汗出，身重，多眠睡，鼻息必鼾，语言难出。"首先描述了鼾声呼吸现象。隋朝巢元方在《诸病源候论·鼾眠候》中首次将鼾眠作为一种病症作了明确的定义，即"鼾眠者，眠里喉咽间有声也。其有肥人眠作声者，但肥人气血沉厚，追隘喉间，涩而不利亦作声。"其内容包括：①鼾声是在睡眠中发生；②其声音于喉间发出；③强调了人的喉咙如气血不调，气道不畅，气流冲击喉咙则会发出鼾声；④肥胖之人容易睡眠打鼾。明代龚廷贤在《寿世保元》中提出"盖打鼾睡者，心肺之火也"，并提出用羚羊角、乌犀角磨汁加入养心汤中治疗。20 世纪 80 年代,北京协和医院呼吸与危重症医学科黄席珍教授建立了国内第一个睡眠呼吸实验室,是我国现代睡眠呼吸病学起步的标志性成果。据初步统计,到 2019 年初,全国各地已经成立了 3 000 余家睡眠中心或实验室,遍及各大学教学医院、省市级医院及部分发达地区的县级医院。除少数医院设立了独立的睡眠医学科外,多依托于各相关专业如呼吸、耳鼻喉、神经精神、口腔、中医及儿科等。中国睡眠研究会作为中国科学技术协会的一级学会成立于 1994 年。中国医师协会也成立了睡眠医学专业委员会。中华医学会呼吸疾病分会、神经病学分会、儿科学分会及中华口腔医学会等学术组织均成立了睡眠学组或协作组,出版了相关的诊疗指南,在学科规范化建设和人才培养方面发挥着重要作用。

二、睡眠呼吸疾病的概念及分类

根据 PSG 睡眠呼吸监测结果可以将睡眠呼吸紊乱进行准确分型。SA 是指睡眠过程中口鼻呼吸气流完全停止 10 秒以上。根据呼吸暂停发生时胸腹呼吸运动存在与否,分为:①中枢型睡眠呼吸暂停(central sleep apnea,CSA),呼吸气流及胸腹部呼吸运动均消失;②阻塞型睡眠呼吸暂停(obstructive sleep apnea,OSA),上气道完全阻塞,呼吸气流消失但胸腹呼吸运动仍存在,常呈现矛盾运动;③混合型睡眠呼吸暂停(mixed sleep apnea,MSA),兼有以上两者的特点,但常以一种表现为主,OSA 最为常见,常常是在一次呼吸暂停过程中先出现 CSA,继之为 OSA。当上气道部分塌陷时呼吸气流虽未彻底消失,但通气量已不能满足机体需要,称为低通气(HA)。其定义为睡眠过程中呼吸气流强度(幅度)较基础水平降低 50% 以上,并伴有血氧饱和度较基础水平下降≥4% 和 / 或微醒觉,可以是阻塞型的也可以是中枢型的。由于 HA 的临床后果及诊治与 SA 相同,在 ICSD-3 最新分类中,两者并未严格区分。动脉血二氧化碳分压($PaCO_2$)是反映肺泡通气量大小的可靠指标,超过 45mmHg 表示存在肺泡低通气(alveolar hypoventilation),在睡眠期表现最为明显。若入睡后 $PaCO_2$ 较清醒时升高 10mmHg 以上,无论伴或不伴血氧饱和度降低均可诊断为睡眠相关肺泡低通气(图 1-3-1)。

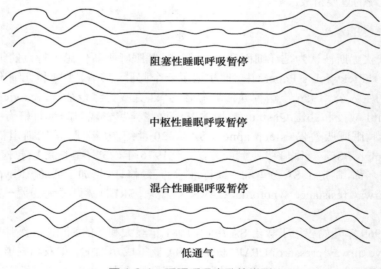

图 1-3-1 睡眠呼吸紊乱的类型

SRBD 以睡眠时的呼吸功能异常为主要特征,可伴或不伴清醒状态下的呼吸异常。根据 2014 年出版的 ICSD-3,SRBD 分为阻塞型睡眠呼吸暂停综合征(obstructive sleep apnea disorders,OSAS)、中枢型睡眠呼吸暂停综合征(central sleep apnea syndrome,CSAS)、睡眠相关肺泡低通气综合征(sleep related hypoventilation syndrome)、睡眠相关低氧血症(sleep related hypoxemia)、单独症候群和正常变异五大类(表 1-3-1)。

表 1-3-1 睡眠呼吸障碍国际分类

分类	具体包含
阻塞型睡眠呼吸暂停综合征	成人阻塞型睡眠呼吸暂停
	儿童阻塞型睡眠呼吸暂停

分类	具体包含
中枢型睡眠呼吸暂停（CSA）综合征	CSA 伴潮式呼吸
	疾病所致 CSA 但不伴潮式呼吸
	高原周期性呼吸致 CSA
	药物或毒品致 CSA
	原发型 CSA
	婴儿原发型 CSA
	早产儿原发型 CSA
	治疗相关性 CSA
睡眠相关肺泡低通气综合征	肥胖低通气综合征
	先天性中枢性肺泡低通气综合征
睡眠相关肺泡低通气综合征	迟发型中枢性低通气综合征伴下丘脑功能障碍
	特发性中枢性肺泡低通气
	药物或物质致睡眠相关低通气
	疾病致睡眠相关低通气
睡眠相关低氧血症	
单独症候群和正常变异	鼾症
	夜间呻吟（catathrenia）

三、睡眠呼吸病学在呼吸学科建设中的地位

睡眠呼吸疾病的诊疗已经成为呼吸学科的三大支柱之一，是现代呼吸学科建设的重要组成部分。首先，SRBD 为常见病。国外人群患病率在 2%～4%，国内也不低于此数。随年龄和体重增加，发病率会进一步上升；其次，SRBD 所涉及的疾病谱广，可引起多系统损害，显著增加患者并发症的发生率及病死率；最后，SRBD 是可治疗性疾病，特别是应用无创呼吸机能够逆转 SRBD 的病理生理改变，显著提高生活质量，降低医疗费用，改善患者预后。

呼吸疾病与睡眠密切相关。生理睡眠引起的呼吸功能改变特别是通气量降低在正常人并无重要病理意义，但对存在基础呼吸疾病的患者，这些改变易导致低氧血症和 / 或二氧化碳潴留，诱发呼吸衰竭，深入认识睡眠呼吸生理对提高呼吸衰竭救治水平十分必要。呼吸衰竭患者在成功撤离机械通气后，可能在睡眠时特别是快速眼动睡眠（rapid eye movement，REM）期间出现 CO_2 升高而需重新插管而导致撤机失败；神经肌肉疾病患者呼吸衰竭的发生可能与睡眠特别是 REM 期间通气不足有关；慢性阻塞性肺疾病患者如合并严重的 SA（重叠综合征），其呼吸衰竭及右心功能不全发生早、程度重，部分患者只需在睡眠时应用无创通气治疗即可纠正白天的呼吸衰竭。不少慢性咽炎、顽固性咳嗽及难治性哮喘的病因可能就是 SRBD。另外，非呼吸性睡眠障碍在呼吸系统疾病患者也并不少见，例如茶碱、喹诺酮类药物引起的失眠，夜间哮喘发作导致的睡眠紊乱等。

四、呼吸学科建设中睡眠呼吸人才的培养

SRBD 相关的知识和技能已成为国外呼吸专科医师培训的必修内容，我国也将其纳入目前的呼吸与危重症医学专科医师规范化培训体系。在国家卫生健康委员会颁布的专科医师培养方案中，睡眠医学也已作为独立专业位列其中。要加强对呼吸专科医师睡眠医学知识的培养，首先要掌握呼吸中枢调控、上气道生理、睡眠呼吸生理及呼吸医学生物工程技术的相关知识。其次，睡眠中心可以作为无创通气治疗技术的人才培养基地。从全身并发症相对较少的 SRBD 患者入手，在积累了丰富的应用经验后，再推广应用于病情较复杂的呼吸衰竭患者，包括神经肌肉疾病的治疗，这是一条比较现实的呼吸治疗专业人员培养之路。最后，通过开展 SA 家庭无创通气治疗可以积累家庭医疗的经验、建立管理机制，为开展其他慢性疾病家庭医疗提供借鉴，是探索新型家庭医疗模式的一个良好切入点。

（韩　芳）

推荐阅读资料

[1] 韩芳，陈宝元. 加强我国睡眠呼吸疾病无创通气治疗的规范化应用. 中华结核和呼吸杂志，2017，40（9）：641-642.

[2] FERNANDO S M, ROCHWERG B, SEELY A. Clinical implications of the third international consensus definitions for sepsis and septic shock（Sepsis-3）. CMAJ, 2018, 190（36）：E1058-E1059.

[3] GOLDMAN L, SCHAFER A I.Goldman's Cecil medicine.24th ed.New York: Elsevier Saunders, 2012.

第四节　烟草病学概要

吸烟（smoking）是一种常见的个人社会生活行为，也是当今世界上最严重的公共卫生与医疗保健问题之一。虽然我国大部分人对吸烟的危害有所知晓，但通常只是将吸烟当作一种可自愿选择的不良行为习惯，而对吸烟引起的高度成瘾性、危害多样性和严重性缺乏深入认识，以致我国吸烟率居高不下，对人民健康造成极为严重的危害。基于充分的科学证据，深刻认识吸烟之害，掌握科学的戒烟方法，积极投身于控制吸烟工作，是当代医生的历史使命与责任。

一、烟草病学概念

烟草病学（tobacco medicine）是一门研究吸食烟草对健康影响的医学学科。吸烟危害健康已是 20 世纪不争的医学结论。进入 21 世纪，关于吸烟危害健康的新的科学证据仍不断被揭示出来。控制吸烟，包括防治吸烟和促使吸烟者戒烟，已经成为人群疾病预防和个体保健的重要与可行措施。如同在对感染性疾病和职业性疾病的防治中形成了感染病学与职业病学一样，在对吸烟危害健康的研究与防治实践中，已逐步形成烟草病学这一个独特的医学体系，其学科框架主要包括烟草及吸烟行为、烟草依赖、吸烟及二手烟暴露流行状况、吸烟对健康的危害、二手烟暴露对健康的危害、戒烟对健康的益处、戒烟及烟草依赖治疗等内容。

二、烟草及吸烟行为

烟草种植、贸易与吸烟是一种全球性的不良生产、经济与生活行为，对人类健康和社会发展造成了严重损害。世界上有多种烟草制品，其中大部分为可燃吸烟草制品，即以点燃后吸入烟草燃烧所产生的烟雾为吸食方式的烟草制品，卷烟是其最常见形式。

烟草燃烧后产生的气体混合物称为烟草烟雾。吸烟者除了自己吸入烟草烟雾外，还会将烟雾向空气中播散，形成二手烟。吸入或接触二手烟称为二手烟暴露。烟草烟雾的化学成分复杂，已发现含有七千余种化学成分，其中数百种物质可对健康造成危害。有害物质中至少包括 69 种已知致癌物（如苯并芘等稠环芳香烃类、N- 亚硝基胺类、芳香胺类、甲醛、1, 3- 丁二烯等），可对呼吸系统造成危害的有害气体（如一氧化碳、一氧化氮、硫化氢及氨等）及具有很强成瘾性的尼古丁。"烟焦油"是燃吸烟草过程中，有机质在缺氧条件下不完全燃烧的产物，为众多烃类及烃氧化物、硫化物及氮化物的复杂混合物。烟草公司推出"低焦油卷烟"和"中草药卷烟"以促进消费，但研究证实，这些烟草产品并不能降低吸烟对健康的危害，反而容易诱导吸烟，影响吸烟者戒烟。

三、烟草依赖

吸烟可以成瘾，称为烟草依赖，这是造成吸烟者持久吸烟并难以戒烟的重要原因。烟草中导致成瘾的物质是尼古丁，其药理学及行为学过程与其他成瘾性物质（如海洛因和可卡因等）类似，故烟草依赖又称尼古丁依赖。烟草依赖是一种慢性高复发性疾病［国际疾病分类第十版（ICD-10）编码为 F17.2］，许多吸烟者存在不同程度的烟草依赖。烟草依赖者停止吸烟达一定时间后，可出现吸烟渴求、焦虑、抑郁、头痛等一系列戒断症状，会追求再度吸烟，导致戒烟困难。实际上，许多吸烟者并非享受吸烟所带来的愉悦感，而是以吸烟来去除戒断症状。对吸烟者应评估其是否患有烟草依赖及其严重程度。烟草依赖患者戒烟常需依靠专业化戒烟治疗。

四、吸烟及二手烟暴露流行状况

世界卫生组织（WHO）的统计数据显示，烟草每年使 800 多万人失去生命，其中有 700 多万人源于直接使用烟草，约 120 万人属于接触二手烟雾的非吸烟者。由于认识到吸烟的危害，近几十年来，发达国家卷烟产销量增长缓慢，世界上多个国家的吸烟流行状况逐渐得到控制。目前，我国在烟草问题上居三个"世界之最"：最大的烟草生产国，卷烟产销量约占全球的 40%；最大的烟草消费国，吸烟人群逾 3 亿，15 岁以上人群吸烟率为 26.6%，成年男性吸烟率高达 50.5%，非吸烟者的二手烟暴露率为 68.1%；最大的烟草受害国，每年因吸烟相关疾病所致的死亡人数超过 100 万，如对吸烟流行状况不加以控制，至 2050 年将突破 300 万。

五、吸烟对健康的危害

烟草烟雾中所含有的数百种有害物质有些是以其原型损害人体，有些则是在体内外与其他物质发生化学反应，衍化出新的有害物质后损伤人体。吸烟与二手烟暴露有时作为主要因素致病（如多种致癌物质可直接导致癌症），有时则与其他因素复合致病或通过增加吸烟者对某些疾病的易感性致病（如吸烟增加呼吸道感染的风险即是通过降低呼吸道抗病能力，使病原微生物易于侵入和感染而发病），有时则兼以前述多种方式致病。

1964 年《美国卫生总监报告》首次对吸烟危害健康进行了明确阐述，此后以系列报告的形式动态发布吸烟危害健康的新的科学结论。2012 年卫生部发布的《中国吸烟危害健康报告》是我国第一部针对吸烟及二手烟暴露对健康所造成危害的国家报告。大量科学证据表明，吸烟可导致多部位恶性肿瘤、众多慢性疾病、生殖与发育异常，还与其他一些疾病及健康问题的发生密切相关。

1. 吸烟与恶性肿瘤　烟草烟雾中含有 69 种已知致癌物，这些致癌物会引发机体内关键基因突变、正常生长控制机制失调，发生细胞癌变和恶性肿瘤。有充分证据说明吸烟可以导致肺癌、口腔和鼻咽部恶性肿瘤、喉癌、食管癌、胃癌、肝癌、胰腺癌、肾癌、膀胱癌和宫颈癌，而戒烟可以明显降低这些癌症的发病风险。此外，有证据提示吸烟还可以导致结肠直肠癌、乳腺癌和急性白血病。

2. 吸烟与呼吸系统疾病　吸烟对呼吸道免疫功能、肺部结构和肺功能均会产生影响，引起多种呼吸系统疾病。有充分证据说明吸烟可以导致慢性阻塞性肺疾病（慢阻肺病）和青少年哮喘，增加肺结核和其他呼吸道感染的发病风险。戒烟可以明显降低上述疾病的发病风险，并改善疾病预后。

3. 吸烟与心脑血管疾病　吸烟会损伤血管内皮功能，发生动脉粥样硬化，使动脉管腔变窄，动脉血流受阻，引发多种心脑血管疾病。有充分证据说明吸烟可以导致冠心病、脑卒中和外周动脉疾病，而戒烟可以显著降低这些疾病的发生和死亡风险。

4. 吸烟与生殖和发育异常　烟草烟雾中含有多种可以影响人体生殖及发育功能的有害物质。吸烟会损伤遗传物质，对内分泌系统、输卵管功能、胎盘功能、免疫功能、孕妇及胎儿心血管系统及胎儿组织器官发育造成不良影响。有充分证据证明女性吸烟可以降低受孕概率，导致前置胎盘、胎盘早剥、胎儿生长受限、新生儿低出生体重及婴儿猝死综合征。此外，有证据提示吸烟还可以导致勃起功能障碍、异位妊娠和自然流产。

5. 吸烟与糖尿病　有证据提示，吸烟可以导致 2 型糖尿病，并且可以增加糖尿病患者发生大血管和微血管并发症的风险，影响疾病预后。

6. 吸烟与其他健康问题　有充分证据说明吸烟可以导致髋部骨折、牙周炎、白内障、手术伤口愈合不良及手术后呼吸系统并发症、皮肤老化、缺勤和医疗费用增加，幽门螺杆菌感染者吸烟可以导致消化道溃疡。此外，有证据提示吸烟还可以导致痴呆。

六、二手烟暴露对健康的危害

二手烟中含有大量有害物质及致癌物，不吸烟者暴露于二手烟同样会增加多种吸烟相关疾病的发病风险。有充分证据表明二手烟暴露可以导致成人肺癌、乳腺癌、鼻窦癌、烟味反感、鼻部刺激症状、呼吸道症状、肺功能下降、哮喘、慢阻肺病、脑卒中、动脉粥样硬化和冠心病等。二手烟暴露对孕妇及儿童健康造成的危害尤为严重，可引起婴儿猝死综合征、新生儿低出生体重、早产、新生儿神经管畸形和唇腭裂，可引起儿童呼吸道感染、哮喘、肺功能下降、急性中耳炎、复发性中耳炎及慢性中耳积液等疾病。此外，还会导致多种儿童癌症,加重哮喘患儿病情,影响哮喘治疗效果,而母亲戒烟则可降低儿童发生呼吸道疾病的风险。

七、戒烟对健康的益处

吸烟会对人体健康造成严重危害,而戒烟则是减轻吸烟危害的唯一方法。吸烟者戒烟后可获得巨大的健康益处,包括延长寿命、降低吸烟相关疾病发生及死亡风险、改善多种吸烟相关疾病预后等。吸烟者减少吸烟量并不能降低其发病和死亡风险。任何年龄戒烟均可获益。早戒比晚戒好,戒比不戒好。与持续吸烟者相比,戒烟者的生存时间更长。

八、戒烟及烟草依赖治疗

在充分认识到吸烟对健康的危害及戒烟的健康获益后,许多吸烟者都会产生戒烟的意愿。对于没有成瘾或烟草依赖程度较低的吸烟者,可以凭毅力戒烟,但经常需要给予强烈的戒烟建议,激发其戒烟动机;对于烟草依赖程度较高者,往往需要给予更强的戒烟干预才能最终成功戒烟。医务人员应主动询问就医者的吸烟情况,对所有吸烟者进行戒烟劝诫,提供戒烟咨询,对烟草依赖者劝导其接受专业化戒烟治疗。目前采用的一线戒烟药物包括尼古丁替代疗法制剂、盐酸安非他酮和酒石酸伐尼克兰。戒烟门诊是对烟草依赖者进行强化治疗的有效方式。医务人员应将戒烟干预整合到日常临床工作中,使每位吸烟者都能够在就诊时获得有效的戒烟帮助。

（王　辰）

第二章　呼吸系统疾病相关症状

第一节　咳　嗽

咳嗽是呼吸系统疾病常见的症状,其病因繁多,上下呼吸道、消化系统、神经肌肉系统的病变均可导致咳嗽。同时,咳嗽也是清除呼吸道吸入的有害物和异物、黏性分泌物、抵抗感染的重要防御机制,但频繁剧烈的咳嗽可导致自发性气胸、咯血、呕吐、尿失禁等并发症,给患者的生活质量造成很大影响。咳嗽诊治主要目的是明确病因、缓解症状、减少并发症。

【诊疗要点】

咳嗽的诊疗经过通常包括以下环节:

1. 详细询问患者的症状特征及相关病史,包括耳鼻咽喉和消化系统疾病病史。
2. 根据病史按照由简单到复杂的原则选择相应检查。
3. 先检查常见病,后检查少见病。
4. 针对常见病因进行经验性治疗是明确咳嗽病因的重要手段,患者症状缓解和恢复有助于进一步明确诊断,诊断和治疗可同步或按顺序进行。
5. 诊断条件不具备时,可根据临床特征进行诊断性治疗,初始治疗无效者,分析可能原因,并进行相应的检查进一步明确病因。

【临床关键点】

1. 多系统相关疾病均可引起咳嗽。
2. 根据咳嗽持续的时间,分为急性、亚急性和慢性咳嗽。
3. 应根据患者病史、危险因素、年龄和咳嗽类型,按照由常见到少见的原则明确病因。
4. 诊断性治疗也是明确病因的重要手段。
5. 一种疾病可表现为不同的咳嗽类型,不同疾病可表现为同一咳嗽类型,不同咳嗽类型也可同时由几种疾病所致。

临床病例

　　患者,女性,45岁,教师,因"咽痛、流涕、咳嗽2天"就诊。初步病史采集:2天前着凉后出现咽痛,吞咽时明显,伴流清涕、喷嚏,轻度咳嗽,睡前较重,无痰。自服"阿司匹林"后体温降至正常,咽痛、咳嗽无缓解,门诊就诊。无发热,无咯血、喘息、尿频、尿急、尿痛、腹痛、腹泻等症状。

初步病史采集后,因为患者咳嗽2天,伴有咽痛、流清涕、喷嚏等上呼吸道症状,首先考虑为上呼吸道感染。对于此类患者,临床上随之需要考虑以下相关问题。

【问题1】　该患者就诊时应询问哪些病史?

思路1　仔细询问病史对病因诊断有重要作用。问诊时应注意咳嗽性质、音色、节律和咳嗽时间、诱发或加重因素、体位影响、伴随症状等。了解痰液的数量、颜色、气味及性状。

思路2　急性咳嗽也可能与充血性心力衰竭、肺栓塞等严重疾病相关,也可能是原有哮喘、支气管扩张等慢性疾病的急性加重,因此还要通过询问既往病史、职业史、可疑接触史、过敏史、完善相关体格检查除外严重疾病。伴有发热等症状的患者,还要注意有无聚集发病或动物(特别是禽类)暴露史,警惕流行性感冒(流感)和新型冠状病毒肺炎等呼吸道传染性病原所致的感染。

【问题2】 该患者咳嗽最常见的原因是什么?

思路 急性咳嗽最常见的病因为普通感冒,当健康成人具备以下4条标准时,可以诊断为普通感冒:①鼻部相关症状(如流涕、打喷嚏、鼻塞和鼻后滴流),伴或不伴发热;②流泪;③咽喉部有刺激感或不适;④胸部体格检查正常。普通感冒的咳嗽常与鼻后滴流有关。该患者伴有咽痛、流清涕、喷嚏等上呼吸道感染症状,咳嗽较轻,无痰,在完善体格检查后,应考虑普通感冒的可能性。

> 知识点
>
> 咳嗽感受器主要分布于咽喉、支气管、肺、胸膜,在耳窝、鼻窦、横膈、心包等也有分布,受机械或化学刺激后沿舌咽、迷走神经传入通路,进入咳嗽中枢,然后发出冲动作用于相应肌群(呼气肌、膈肌、气管平滑肌),发生一系列呼吸肌群收缩运动,产生咳嗽动作。

【问题3】 病史采集结束后,下一步体格检查应重点做哪些方面?

思路 对门诊就诊患者而言,应通过体格检查明确呼吸道感染部位,除外下呼吸道感染、哮喘等疾病,应包括:①上呼吸道相关的体格检查,如咽部和扁桃体是否存在充血、增大和脓性分泌等感染征象,鼻窦、腮腺以及头颈和锁骨上等浅表淋巴结有无肿大;②气管是否居中,肺部呼吸音是否正常,有无干湿啰音,胸膜有无摩擦感和摩擦音,有无心界扩大、心脏杂音等异常体征。

> 知识点
>
> **咳嗽分类**
>
> 咳嗽通常按时间分为3类:<3周为急性咳嗽;3~8周为亚急性咳嗽;>8周为慢性咳嗽。

此患者咳嗽病程为2天,属于急性咳嗽。

门诊补充记录

追问病史,患者幼时有反复咳嗽、喘息病史,多在感冒后发作,十余岁时自行缓解后,近三十年未再发作。过敏性鼻炎病史二十余年,多在秋季发作,此次发病前无鼻部症状。

体格检查:体温36.5℃,呼吸20次/min,一般状况尚可,咽充血,双扁桃体Ⅰ度肿大。双肺叩诊清音,双肺呼吸音清晰,未闻干湿啰音。心率82次/min,心脏无杂音。

【问题4】 结合上述结果,如何进行下一步诊治?

思路1 患者此次急性发病,症状及体征均符合普通感冒导致咳嗽的诊断,有过敏性鼻炎及幼时咳嗽喘息病史,应考虑合并哮喘的可能性,但近期无反复发作,此次发作前未接触过敏原。根据"由简单到复杂"的原则,首先考虑普通感冒之诊断。

> 知识点
>
> 普通感冒是急性咳嗽最常见的病因,其他病因包括急性支气管炎、急性鼻窦炎、过敏性鼻炎、慢性支气管炎急性发作、哮喘等。

思路2 针对常见病因进行经验性治疗是明确咳嗽病因的重要手段,患者症状缓解和恢复对诊断具有重要的参考价值。治疗普通感冒以对症为主,首选第一代抗组胺药联合伪麻黄碱治疗,可有效缓解喷嚏、鼻塞等症状,一般无须用抗感染药物。用药后咳嗽缓解,即可临床诊断;若用药后无效,还应进一步除外一些相对少见的急性感染性咳嗽,如衣原体感染或百日咳杆菌感染导致的咳嗽,以及急性刺激或过敏引起的咳嗽。

第二次门诊记录(4周后)

患者口服"美敏伪麻溶液"3天后,自觉咽痛、流涕、咳嗽减轻。3周前收拾衣物后咳嗽加重,伴喷嚏、流涕,遇冷空气症状加重,夜间偶有咳醒,咳少许白色黏痰,自服"美敏伪麻溶液"效果不佳。无发热、胸痛,无咽痛。体格检查示鼻黏膜苍白水肿,鼻窦无压痛,咽部无红肿,心肺无明显异常。

【问题5】 该患者需进行何种检查?

思路1 患者咳嗽症状已持续3周以上,属于亚急性咳嗽。应首先评估是否存在呼吸系统感染,如肺炎、百日咳、急性支气管炎等。咳嗽持续3周以上者,必须行X线胸片检查。胸片结果异常者,根据结果选择下一步检查明确病因。X线胸片正常者最主要病因包括感冒后咳嗽(又称感染后咳嗽)、细菌性鼻窦炎、哮喘等,并除外血管紧张素转换酶抑制剂(angiotensin converting enzyme inhibitors,ACEI)等药物引起的咳嗽。

思路2 患者初始治疗后症状缓解,接触"衣物粉尘"后再次发作咳嗽,咳嗽发作时间、诱因较前不同,伴有流涕、喷嚏等过敏性鼻炎的症状,再次用药效果不佳,幼时有反复咳嗽、喘息史,应考虑其他原因引起的咳嗽,特别是过敏性疾病如过敏性鼻炎导致的鼻后滴流综合征(PNDS)或哮喘发作引起的咳嗽。应进行鼻咽部检查,必要时行血常规、血清总IgE、过敏原检测、气道激发试验等。

知识点

鼻后滴流综合征

鼻后滴流综合征(postnasal drip syndrome,PNDS)指由于鼻部疾病引起分泌物倒流进入鼻后和咽喉部,甚至流入声门或气管,导致以咳嗽为主要表现的综合征。临床表现除咳嗽、咳痰,有咽喉部滴流感、清喉、鼻痒、鼻塞、流涕、打喷嚏等。引起PNDS的基础疾病包括季节性过敏性鼻炎、常年过敏性鼻炎、鼻窦炎等。其诊断标准为:①发作性或持续性咳嗽,以白天咳嗽为主入睡后较少咳嗽;②鼻后滴流和/或咽后壁黏液附着感;③有鼻炎、鼻窦炎、鼻息肉或慢性咽喉炎等病史检查发现咽后壁有黏液附着、鹅卵石样观;④经针对性治疗后咳嗽缓解。有的指南用上气道咳嗽综合征(upper airway cough syndrome,UACS)代替PNDS诊断。

门诊补充记录

血常规检查:白细胞计数6.5×10⁹/L,中性粒细胞百分比54%,淋巴细胞百分比28%,单核细胞百分比8%,嗜酸性粒细胞百分比10%,血红蛋白125g/L,血小板计数115×10⁹/L。

患者胸部X线检查结果见图2-1-1。

【问题6】 该患者是否符合PNDS的诊断?

思路 PNDS建立诊断前应排除引起咳嗽的其他常见原因,其诊断主要根据病史和相关检查综合判断。该患者有明确的过敏性鼻炎史,补充检查血常规嗜酸性粒细胞百分比明显升高,胸部影像学无显著异常,支持过敏性鼻炎时由于分泌物增多导致PNDS。嗜酸性粒细胞增多也可见于哮喘等过敏性疾病及寄生虫病、血液病、风湿性疾病等。还需经针对性治疗后观察咳嗽是否缓解,方可明确PNDS诊断。

【问题7】 该患者应选择何种治疗?

思路 各种抗组胺药对过敏性鼻炎均有治疗效果,首选无镇静作用的第二代抗组胺药。鼻腔吸入糖皮质激素是过敏性鼻炎首选药物,改善环境、避免过敏原刺激是控制过敏性鼻炎的有效措施。

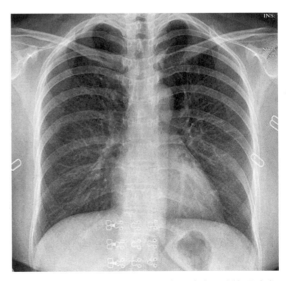

图2-1-1 胸部正位片可见双肺野清晰,肺纹理走行正常,未见肺内活动性病变

第三次门诊记录（8周后）

患者口服"氯雷他定10mg"1周后，打喷嚏、流涕减轻，咳嗽无明显缓解，以夜间咳嗽为主，少许白色黏痰，不易咳出。伴胸闷，偶有喘鸣，活动后无明显气短。体格检查示心肺无明显异常。

【问题8】　该患者最可能的诊断是什么？

思路1　患者应用第二代抗组胺药后鼻部症状缓解，但咳嗽无显著缓解，并出现胸闷、喘鸣等表现，并不符合PNDS诊断。

思路2　患者咳嗽时间已超过8周，影像学检查无明显病变，符合慢性咳嗽的诊断。目前主要表现为咳嗽，少许白痰，夜间剧烈，伴有胸闷、喘鸣等下呼吸道受累的表现，结合幼时反复咳嗽、喘息史及过敏性鼻炎史，需首先考虑咳嗽变异性哮喘（cough variant asthma，CVA）的诊断。

知识点

慢性咳嗽

慢性咳嗽通常可分为两类：一类为初查X线胸片有明确病变者，如肺炎、肺结核、肺癌等；另一类为X线胸片无明显异常，以咳嗽为主或唯一症状者，即通常所说的不明原因慢性咳嗽。慢性咳嗽的常见原因为咳嗽变异性哮喘（CVA）、PNDS、嗜酸性粒细胞性支气管炎（eosinophilic bronchitis，EB）、胃食管反流性咳嗽（gastroesophageal reflux cough，GERC）和变应性咳嗽（atopic cough，AC），其他少见病因还包括慢性支气管炎、支气管扩张、支气管内膜结核和心理性咳嗽等。

【问题9】　该患者还应进行何种检查？

思路1　CVA是一种特殊类型的哮喘，咳嗽是其唯一或主要临床表现。通常咳嗽比较剧烈，夜间咳嗽为其重要特征，感冒、冷空气、灰尘、油烟等容易诱发或加重咳嗽。CVA无明显喘息、气促等症状或体征，但有气道高反应性。因此该患者尚需行支气管激发试验或测定呼气流量峰值（peak expiratory flow，PEF）变异率，根据其结果决定是否进行哮喘相关评估。

思路2　EB也是慢性咳嗽的常见病因，是一种以气道嗜酸性粒细胞炎性浸润为特征的非哮喘性支气管炎，其临床症状与CVA不易区分，但无气道高反应性。其诊断主要依靠诱导痰细胞学检查，嗜酸性粒细胞百分比≥3%并排除其他原因，即可诊断，因此该患者还应行此检查除外EB。

知识点

咳嗽变异性哮喘诊断标准

①慢性咳嗽常伴有明显夜间刺激性咳嗽；②支气管激发试验阳性或PEF昼夜变异率>20%；③支气管扩张药、糖皮质激素治疗有效；④排除其他原因引起的慢性咳嗽。

第四次门诊记录（10周后）

患者吸入糖皮质激素联合支气管舒张药治疗2周后咳嗽症状显著缓解，体格检查无明显异常。

【问题10】　该患者是否还应继续治疗？

思路　CVA是哮喘的一种特殊类型，其治疗应与普通哮喘相同。哮喘治疗的目标是达到并维持哮喘控制。大多数患者或家属通过医患合作制订药物干预策略，能够达到这一目标。此后应根据患者哮喘控制水平进行调整，维持长期治疗。

【问题11】　慢性咳嗽病因诊断的具体步骤。

1. 详细询问病史和进行体格检查，包括吸烟史、环境刺激因素接触史及是否服用ACEI类药物。

2. 常规行 X 线胸片检查，有明显病变者可根据病变形态、性质选择进一步检查。

3. X 线胸片无明显病变者，如有吸烟、环境刺激物或服用 ACEI，则戒烟、脱离刺激物接触或停药观察 4 周。若咳嗽仍未缓解或无上述诱发因素，进入下一步诊断程序。

4. 检测肺通气功能和支气管激发试验，以诊断和鉴别哮喘。通气功能正常、激发试验阴性，进行诱导痰检查，以诊断 EB。

5. 病史存在鼻后滴流或频繁清喉时，可先按 PNDS 治疗。治疗 1～2 周症状无改善者可行鼻窦 CT 或鼻咽镜检查。

6. 如上述检查无异常，或患者伴有食管反流相关症状，可考虑行 24 小时食管 pH 监测。无条件进行 pH 监测时，高度怀疑者可进行经验性治疗。

7. 怀疑变应性咳嗽可行过敏性皮试、血清 IgE 水平测定和咳嗽敏感性检测。

8. 通过上述检查仍不能确诊，或经验治疗后仍继续咳嗽者，应考虑做高分辨率 CT（HRCT）、支气管镜和心脏检查，以除外支气管扩张、支气管内膜结核、早期中央型肺癌及左心功能不全等疾病。

9. 经相应治疗后咳嗽缓解，病因诊断方能确立，另外部分患者可同时存在多种病因。如果患者治疗后，咳嗽症状部分缓解，应考虑是否同时合并其他病因。

【慢性咳嗽病因诊断流程】（图 2-1-2）

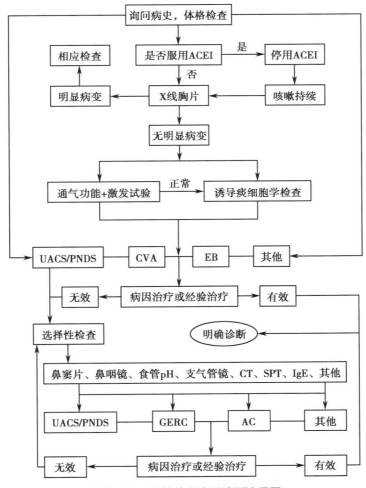

图 2-1-2 慢性咳嗽病因诊断流程图

ACEI. 血管紧张素转换酶抑制剂；UACS. 上气道咳嗽综合征；PNDS. 鼻后滴流综合征；CVA. 咳嗽变异性哮喘；EB. 嗜酸性粒细胞性支气管炎；CT. 计算机断层扫描；SPT. 过敏原皮肤点刺试验；IgE. 免疫球蛋白 E；GERC. 胃食管反流性咳嗽；AC. 变应性咳嗽。

（高占成）

第二节 咳   痰

痰是气管、支气管腔内的分泌物或肺泡腔内的渗出液,借助咳嗽将其排出称为咳痰。支气管内正常分泌的少量黏液有助于保持呼吸道黏膜湿润。当感染、异物刺激、过敏等导致呼吸道发生炎症时,黏液分泌异常增多,与炎症渗出物、吸入的尘埃和某些组织破坏物等混合成痰。另外,肺淤血和肺水肿时,肺泡和小支气管内有不同程度的浆液漏出,也可引起咳痰。上气道分泌物异常增多也可经口排出。

【诊疗要点】

咳痰的诊疗经过通常包括以下环节:

1. 详细询问痰的性质和痰量及其伴随症状,初步判断其相应病因并进行相应检查评估。

2. 诊断咳痰原因应鉴别咳嗽是干咳,还是伴有咳痰,从而进行相应评估。

【临床关键点】

1. 咳痰是一种病理现象。

2. 上、下呼吸道相关疾病均可引起咳痰。

临床病例

患者,男性,39岁,工人,主因"咳嗽、咳黄痰1周"入院。患者"受凉"后出现咳嗽,咳黄痰,无发热,自行服用"抗感染药物"效果不佳。

患者为中青年男性,咳嗽,咳黄痰1周,临床上需要考虑以下相关问题。

【问题1】 该患者就诊时应询问哪些病史?

思路1 患者青年男性,此次"受凉"后出现咳嗽、咳黄痰症状,应详细询问痰的性质、痰量、排痰的时间规律及其与体位的关系。黄色脓性痰较多见于化脓性细菌性下呼吸道感染,也可见于鼻咽部炎症,还应仔细询问患者有无发热、胸痛等其他下呼吸道感染的临床表现,有无咽痛、鼻塞、脓涕、头痛等上呼吸道感染表现,既往有无类似发作,有无合并过敏性鼻炎等其他过敏性疾病。还应注意有无胃食管反流的症状,以及有无特殊接触史及流行病学史。

思路2 患者同时伴有咳嗽者,还应按照咳嗽的诊断流程进行评估。

知识点

痰的性质可分为黏液性、浆液性、脓性和血性等。①黏液性痰:多见于急性支气管炎、哮喘及大叶性肺炎的初期,也可见于慢性支气管炎、肺结核等;②浆液性痰:多见于肺水肿;③脓性痰:见于化脓性细菌性下呼吸道感染;④血性痰:是由于呼吸道黏膜受侵害、损害毛细血管或血液渗入肺泡所致,上述各种痰液均可带血;⑤恶臭痰:提示有厌氧菌感染;⑥铁锈色痰:为典型肺炎链球菌肺炎的特征;⑦黄绿色或翠绿色痰:提示铜绿假单胞菌感染;⑧痰白黏稠且牵拉成丝难以咳出:提示有真菌感染;⑨大量稀薄浆液性痰中含粉皮样物:提示棘球蚴病(包虫病);⑩粉红色泡沫痰:提示肺水肿。

健康人很少有痰,急性呼吸道炎症时痰量较少。痰量增多常见于支气管扩张、肺脓肿和支气管胸膜瘘,且排痰与体位有关,痰量多时静置后可出现分层现象:上层为泡沫,中层为浆液或浆液脓性,下层为坏死物质。如果日咳数百至上千毫升浆液泡沫痰,则需考虑肺泡癌的可能。

【问题2】 病史采集结束后,下一步体格检查应重点做哪些方面?

思路 应通过体格检查明确患者呼吸道感染的部位,可除外哮喘等非感染性疾病,应检查:①有无消瘦、贫血等慢性感染消耗的征象,有无杵状指/趾;②上呼吸道相关的体格检查,如咽部和扁桃体是否存在充血、增大和脓性分泌等感染征象,鼻窦有无压痛;③气管是否居中,肺部呼吸音是否正常,有无干湿啰音,有无哮鸣音等;④有无心界扩大、心脏杂音等异常体征。

门诊补充记录

追问病史，患者自 20 年前间断出现咳嗽，咳黄痰，多在"受凉"或"感冒"后发作，冬季多见，发作时每日咳痰量约 30ml，为黄绿色黏痰，有时痰中带血，间断伴发热，发作期间多次行胸片检查示"肺炎"，抗感染治疗可缓解。自发病来无咯血，无鼻塞、咽痛，无喘息，无盗汗，无消瘦，大小便正常。幼时患麻疹肺炎，无吸烟史。

体格检查：体温 36.5℃，脉搏 100 次 /min，呼吸 24 次 /min，血压 105/75mmHg，消瘦。鼻窦无压痛，口唇无明显发绀，咽充血，双扁桃体无肿大。桶状胸，肋间隙增宽，双肺叩诊呈过清音，双下肺可闻吸气相大、中水泡音。心率 100 次 /min，心脏无杂音。杵状指、趾。

【问题 3】　结合上述结果，患者还需进行何种评估？

思路 1　患者咳嗽、咳痰为慢性病程，反复发作，以黄绿色脓性痰为主，间断痰中带血，痰量较多，间断伴发热，双肺呈过度充气体征，可闻大、中水泡音。无过敏性疾病，无喘憋，无上呼吸道症状及体征，支持慢性感染性下呼吸道疾病。应主要与支气管扩张、慢性支气管炎、慢性肺脓肿等疾病鉴别。患者发病年龄轻，无吸烟史，幼时曾患麻疹性肺炎，此前多次胸片提示"肺炎"，应首先考虑"支气管扩张"的诊断，应进一步行胸部 X 线检查，必要时行胸部 HRCT 明确诊断。

思路 2　患者此次受凉后出现咳嗽、咳痰加重，考虑感染是发病的主要原因，还应行血常规、降钙素原、C 反应蛋白等检查明确感染程度；痰涂片、痰培养进一步查找病原菌；患者病程长，消瘦，肺部呈过度充气体征，还应行血气分析了解有无呼吸衰竭。明确诊断后根据诊断结果进一步针对性评估。

检查结果

血常规：白细胞计数 19.8×10⁹/L，中性粒细胞百分比 84%，淋巴细胞百分比 10%，血红蛋白 122g/L，血小板计数 222×10⁹/L。

红细胞沉降率（血沉）：25mm/h。

血气分析：pH 7.37，动脉血氧分压（PaO_2）83mmHg，动脉血二氧化碳分压（$PaCO_2$）39mmHg。

痰培养：铜绿假单胞菌。

胸部正位 X 线片及胸部 CT 见图 2-2-1 和图 2-2-2。

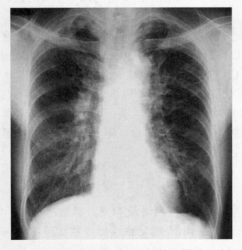

图 2-2-1　胸部正位片：双肺体积增大，肋间隙增宽，双肺纹理增重紊乱，可见卷发样阴影

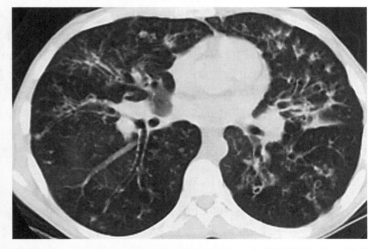

图 2-2-2　胸部 CT：双侧多发支气管扩张，支气管壁增厚，伴小结节及斑片影

【问题 4】　考虑哪种疾病引起该患者咳痰？

思路　该患者为青年男性，无吸烟史，幼时患麻疹性肺炎，咳黄绿痰 20 年，量较多，伴咳嗽，间断伴发热，无明显喘息，多次 X 线胸片示"肺炎"，抗感染治疗有一定效果。近 1 周咳嗽、咳痰症状加重。体格检查双下肺闻大、中水泡音，可见杵状指、趾。血常规提示白细胞计数及中性粒细胞百分比升高，痰培养为铜绿假单胞菌,胸部CT示"双侧支气管扩张合并感染",首先考虑支气管扩张合并感染导致的咳痰。

(高占成)

第三节 咯 血

咯血是指喉及喉部以下的呼吸道任何部位的出血,经口腔咯出称为咯血(hemoptysis)。呼吸系统、循环系统、血液系统及全身性疾病均可引起咯血。大量咯血可危及生命,因此咯血诊治的要点是及时发现并处理可能危及生命的咯血,排查病因,缓解症状。

【诊疗要点】

咯血的诊疗经过通常包括以下环节:

1．评估患者是否合并危及生命的大咯血。

2．详细询问患者的症状、特征及相关病史,包括耳鼻咽喉和消化系统疾病病史,除外上气道出血或呕血。

3．根据影像学、支气管镜检查结果逐步排查病因。

【临床关键点】

1．咯血的处理包括止血、防止窒息、治疗病因。

2．所有咯血患者均应首先进行"ABC"评估,即气道(airway)、呼吸(breathing)、循环(circulation)以排除危及生命的大咯血。

3．大咯血处理的要点是密切监护、防止窒息。

临床病例

患者,男性,41岁,农民,主因"间断咯血5年,加重半个月"入院。患者5年前无诱因咯血,量约500ml,当地医院X线胸片及胸部CT未见异常(具体不详)。半个月前无诱因再次咯血,为鲜血,量1 000～1 500ml,当地医院予止咳、止血等治疗后好转。5天来每天均有痰中带血。患者自发病以来,食欲、精神、睡眠可,大小便正常,体重无明显变化。

既往史:"肾病综合征"病史11年,诉多次复查已治愈。有吸烟、酗酒史。

患者此前有反复大咯血病史,属于大咯血的高危人群。对于此类患者,临床上需要考虑以下相关问题。

【问题1】 该患者是否需要紧急处理?

思路1 大量咯血是需要紧急处理的内科急症,应通过询问病史及体格检查初步判断咯血量和咯血速度。咯血量尚无明确的界定,但一般认为24小时咯血量在100ml以内为小量,100～500ml为中等量,500ml以上或一次咯血100ml为大量。还应注意有无头晕、心悸、口唇苍白、血压下降等急性失血的表现。

思路2 接诊咯血的患者,还应根据病史、体征及其他检查方法除外口腔、鼻、咽部出血或呕血。咯血前常伴有喉痒、胸闷、咳嗽等症状,血中可混有痰液,呈碱性,出血量减少后可有血丝痰;鼻出血时多伴有鼻腔活动性出血,鼻咽镜可发现出血点;详细进行体格检查可鉴别口腔、牙龈、喉部出血。呕血前常有腹痛、恶心等消化道症状,呕吐物多为暗红色或棕色,伴有食物残渣,呈酸性,可伴有黑便。

知识点

一次咯血量超过100ml或24小时咯血量超过500ml为大咯血,严重时可导致窒息。预防咯血窒息应视为大咯血治疗的首要措施,大咯血时首先应保证气道通畅,改善氧合,稳定血流动力学状态。咯血量少时应安抚患者,缓解其紧张情绪,嘱其患侧卧位卧床休息。出现窒息时应将患者置于头低足高45°俯卧位,用手挖出其口中血块,轻拍健侧背部促进其气管内血液排出。若采取上述措施无效时,应迅速进行气管插管,必要时行气管切开。

【问题2】 该患者还应补充询问哪些病史?

思路 反复咯血的患者应尽快明确咯血的病因(表2-3-1),及时给予相应治疗。

咯血的颜色和性状与病因相关:肺结核、支气管扩张、肺脓肿和出血性疾病所致咯血多为鲜红色;铁锈色血痰见于典型的肺炎链球菌肺炎，也可见于肺吸虫病和肺泡出血；砖红色胶冻样痰见于典型的肺炎克雷伯菌肺炎。二尖瓣狭窄所致咯血多为暗红色；左心衰竭所致咯血为浆液性粉红色泡沫痰；肺梗死引起咯血为黏稠暗红色血痰。

详细询问伴随症状也有助于咯血的诊断：①咯血伴发热多见于肺结核、肺炎、肺脓肿、流行性出血热、肺出血型钩端螺旋体病、支气管肺癌等；②咯血伴胸痛见于肺炎链球菌肺炎、肺结核、肺梗死、支气管肺癌等；咯血伴刺激性咳嗽见于支气管肺癌、支原体肺炎；③咯血伴脓性痰见于支气管扩张、肺脓肿、肺结核空洞继发细菌感染等；④咯血伴皮肤黏膜出血可见于血液病、风湿病、肺出血型钩端螺旋体病和流行性出血热等。

幼年时期麻疹、百日咳或下呼吸道感染病史提示支气管扩张，还应注意有无结核病接触史、吸烟史、抗凝药物使用史、职业性粉尘接触史、生食海鲜史及月经史等。

【问题3】 病史采集结束后，下一步体格检查应重点做哪些方面？

思路 应注意患者的生命体征，除外危及生命的大咯血；注意皮肤黏膜有无苍白、出血点、紫癜。此外，还应包括：①上呼吸道相关的体格检查，除外鼻、咽部、口腔来源的出血；②气管是否居中，肺部呼吸音是否正常，有无干湿啰音；③有无心界扩大、P2 亢进、心脏病理性杂音等异常体征；④腹部有无肠鸣音亢进、肝脾大、压痛、反跳痛等；⑤有无双下肢非对称性水肿、杵状指/趾、关节畸形等。

知识点

表 2-3-1 咯血病因

部位	常见原因	少见原因
支气管	支气管扩张、支气管肺癌、支气管结核、慢性支气管炎等	支气管结石、支气管腺瘤、支气管囊肿、支气管静脉曲张、支气管异物等
肺部	肺结核、肺炎、肺脓肿、肺淤血等	肺梗死、肺真菌病、肺寄生虫病、肺囊肿、肺含铁血黄素沉着症、肺尘埃沉着病等
心血管	二尖瓣狭窄、左心衰竭、肺动脉高压、肺栓塞等	心内膜炎、先天性心脏病、肺动静脉瘘等
其他	血液病、急性传染病、风湿性疾病、气管、支气管子宫内膜异位症	

补充病史

追问病史，患者每次咯血均为鲜血，无发热、胸痛，无咳嗽、咳痰，无鼻出血，无皮肤、黏膜出血。无幼年时期麻疹、百日咳或下呼吸道感染病史，无结核病接触史、抗凝药物使用史、职业性粉尘接触史、生食海鲜史。

入院体格检查：体温 36.3℃，脉搏 71 次/min，呼吸 19 次/min，血压 100/70mmHg。全身浅表淋巴结无肿大。肺部呼吸运动度对称，肋间隙正常，语颤对称，叩诊清音，呼吸规整，右肺呼吸音粗，左肺呼吸音清，未闻干湿啰音。心律齐，无杂音。腹壁柔软，无压痛，无反跳痛及肌紧张，双下肢无水肿。

【问题4】 结合上述病史及体格检查结果，如何进行下一步诊治？

思路 经详细询问病史、体格检查仍不能明确病因，且无危及生命大咯血者，应行 X 线胸片检查。仍不能诊断者，可进一步行胸部 CT 及纤维支气管镜检查。有下述危险因素者应及早行支气管镜检查：男性，年龄>40 岁，吸烟史>40 包/年，咯血时间>1 周。有相应表现者还应注意血液系统、免疫系统相关的检查。

检查结果

血常规：白细胞计数 8.27×10^9/L，中性粒细胞百分比 60.89%，嗜酸性粒细胞百分比 6.37%，嗜酸性粒细胞计数 0.53×10^9/L，血红蛋白 142.8g/L，血小板计数 204.9×10^9/L。

尿常规、大便常规、电解质分析、凝血功能、D-二聚体、红细胞沉降率（ESR）、免疫全套、自身抗体谱、痰菌检查均未见异常。

影像学检查：X 线胸片示双下肺索条斑片影（图 2-3-1）。胸部 CT：右中叶条片状密度增高影，不除外机化改变（图 2-3-2）。超声心动图：左心房轻度扩大。

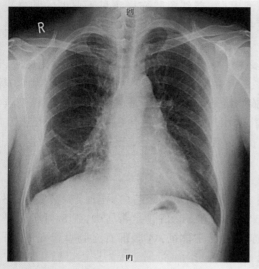

图 2-3-1　胸片见双下肺索条斑片影

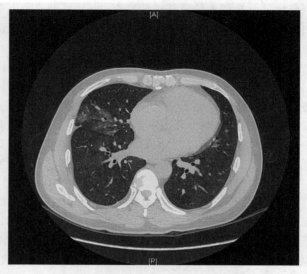

图 2-3-2　胸部 CT 见右中肺斑片状密度增高影

纤维支气管镜：右中叶外侧段（B4）结节样病变伴出血（图 2-3-3）。

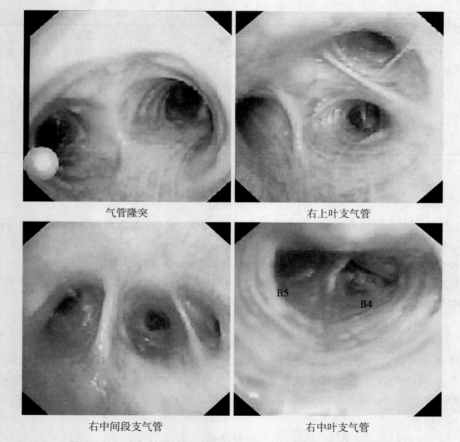

气管隆突　　　　　　　　　　　　　右上叶支气管

右中间段支气管　　　　　　　　　　右中叶支气管

图 2-3-3　支气管镜下见右中叶外侧段（B4）结节样病变伴出血

血管造影：胸主动脉、双侧支气管动脉及双侧诸肋间动脉选择性插管，造影示右侧三支支气管动脉及两支肋间动脉明显增粗、迂曲，动脉期可见肺动脉早显；左侧肋间动脉形态大致正常，左侧两支支气管动脉略增粗，形态欠规则，下方支气管动脉造影时亦可见动脉期肺动脉早显。造影各期，未见明确造影剂外溢。

于全身麻醉下行电视胸腔镜外科手术（video-assisted thoracic surgery，VATS）探查＋支气管动脉结扎＋右肺中叶切除术，体外剖视标本，见中叶支气管切缘 2mm 以远黏膜呈紫蓝色伴轻度隆起，范围约

5mm×5mm。再解剖支气管外侧，见该处有一直径 4mm 的血管与支气管壁紧密贴合，无法分离，疑似此处异常血管在支气管壁形成血管瘤样结构。术后病理：（右肺中叶）肺组织中及支气管旁可见扩张的血管，血管管腔不规则，管壁较厚，可见环状肌层，结合临床病史，符合肺血管畸形。

【问题 5】　该患者咯血的病因是什么?

思路　男性患者，41 岁，咯血 5 年，加重半个月；每次咯血均为鲜血，量较多；无明显伴随症状，无特殊病史及接触史；胸部 CT 未见明确支气管扩张等病变，血管造影示支气管动脉明显增粗、迂曲；纤维支气管镜检查见右中叶 B4 结节，右肺中叶切除术术后病理符合肺血管畸形，支持支气管 Dieulafoy 病诊断。

知识点

1995 年 Sweertrs 首次报道支气管 Dieulafoy 病，以支气管黏膜下动脉畸形、破裂出血为特征。发病机制目前尚不清楚，可能与血管先天发育畸形及后天炎症等刺激形成有关。临床表现多为咯血，因是动脉出血，故常表现为突发大咯血，可引起窒息或失血性休克导致死亡。纤维支气管镜检查常可见突向管腔的结节状病灶，有时可见其搏动，应避免活检。有人提出气道内超声检查有助于明确其性质。支气管动脉造影及术后病理检查是目前确诊支气管 Dieulafoy 病的主要方法。

【问题 6】　咯血病因诊断的具体步骤。

思路　见图 2-3-4。

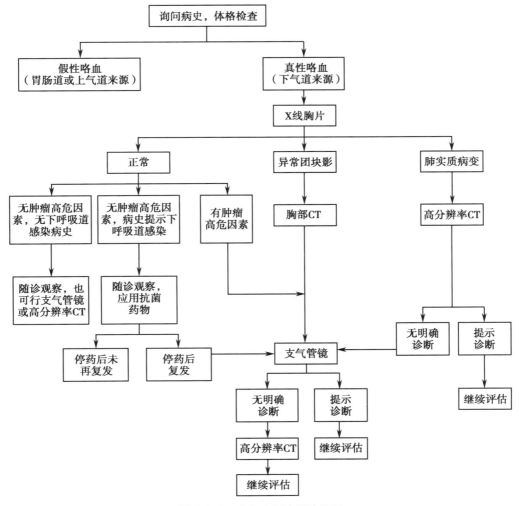

图 2-3-4　咯血病因诊断流程图

【问题7】 咯血治疗方法有哪些?

思路

1.药物止血

(1)神经垂体素(神经垂体素):为治疗大咯血的首选药物,一般静脉注射后3～5分钟起效,维持20～30分钟[5～10U加5%葡萄糖注射液20～40ml稀释后缓慢静脉注射,约15分钟注射完毕,维持量0.1U/(kg·h)]。出血停止后,再继续使用2～3日,以巩固疗效。对支气管扩张伴冠状动脉粥样硬化性心脏病、高血压、肺源性心脏病、心力衰竭及孕妇均忌用。

(2)促凝血药:①抗纤维蛋白溶解药物,如氨基己酸(4～6g加入生理盐水100ml中,15～30分钟内静脉滴注完毕,维持量1g/h)、氨甲苯酸(100～200mg加入5%葡萄糖注射液或生理盐水40ml内静脉注射,每日2次);②改善毛细血管抵抗力和血小板功能的药物如酚磺乙胺(酚磺乙胺250～500mg,肌内注射或静脉滴注,每日2～3次);③巴曲酶(1 000～2 000U静脉注射),5～10分钟起效,可持续24小时。

(3)其他药物:如普鲁卡因150mg加生理盐水30ml静脉滴注,每日1～2次,皮内试验阴性(0.25%普鲁卡因溶液0.1ml皮内注射)者方可应用;酚妥拉明5～10mg以生理盐水20～40ml稀释静脉注射,然后以10～20mg加于生理盐水500ml内静脉滴注,不良反应有直立性低血压、恶心、呕吐、心绞痛、心律失常等。

2.介入治疗或外科手术治疗 大咯血不止者,可经支气管镜确定出血部位后,用浸有稀释的肾上腺素海绵压迫或填塞于出血部位止血,或在局部应用巴曲酶或气囊压迫控制出血。也可经支气管动脉造影向病变血管内注入可吸收的明胶海绵栓塞治疗。反复大咯血用上述方法无效,对侧肺无活动性病变,肺功能储备尚佳又无禁忌证者,可在明确出血部位的情况下考虑肺叶、段切除术。

(高占成)

第四节 胸 痛

胸痛是一种主观感觉,胸腔及其邻近器官的病变均可引起胸痛。其病因既包括气胸、肺栓塞、急性心肌梗死、主动脉夹层等危及生命的疾病,也包括长期心理应激、焦虑、抑郁等精神因素。胸痛的诊治首先要区分危及生命的严重疾病,及早明确病因诊断,进行相应治疗。

【诊疗要点】

胸痛的诊疗经过通常包括以下环节:

1.接诊非创伤性胸痛患者时,病情评估、采集病史、体格检查、诊断及治疗干预应同时进行。

2.12导联心电图、胸部影像学检查、血氧饱和度监测及血气分析、生化指标检测(如肌钙蛋白、D-二聚体)可协助诊断。

3.必要时需要进行超声心动图及肺功能检测。根据病情选择针对心血管系统、呼吸系统及胃肠道的相应检查。

4.诊断仍不明确时应严密监测病情变化,进一步行全面检查寻找病因。

【临床关键点】

1.因急性胸痛首次就诊的成人患者,应立即除外急性心肌梗死、急性肺栓塞、张力性气胸等需要紧急处理的危及生命的疾病。

2.胸痛最有效的治疗措施是及早发现病因并给予相应治疗。

临床病例

患者,男性,65岁,退休工人,主因"发热、右侧胸痛3天"入院。患者3天前受凉后出现发热,体温最高39.1℃,寒战,伴右侧季肋部持续性疼痛,深呼吸时加重,无明显咳嗽,咳痰。自发病以来,食欲、精神、睡眠可,大小便正常,体重无明显变化。

既往:"2型糖尿病"病史6年,未规律治疗。吸烟30包/年,少量饮酒。

【问题1】 该患者胸痛有哪些特征?

思路 胸痛特征包括胸痛部位、有无放射、胸痛性质、疼痛持续时间、疼痛发生的诱因、加重与缓解的因素及胸痛的伴随症状。此患者为老年男性，右侧季肋部持续性疼痛3天，深呼吸时加重，提示"胸膜性胸痛"。发病前有受凉史，伴发热、寒战，应首先考虑感染性疾病。

胸痛的常见原因及其疼痛特点见表2-4-1。

知识点

表2-4-1 胸痛的常见原因及其特点

常见原因	特点
心绞痛	压迫性、紧缩性疼痛，多位于胸骨后、心前区，可放射至左肩及左臂。多在体力活动、情绪激动、饱餐、寒冷时发生，也可于睡眠中发病，持续1~5min，休息或含服硝酸甘油后迅速缓解
急性心肌梗死	疼痛性质、部位与心绞痛相似，但持续时间更长，休息和含服硝酸甘油不能迅速缓解。可伴有大汗、恶心、呕吐、心律失常，严重者出现休克、心力衰竭
急性心包炎	胸痛往往较剧烈，局限在胸骨下或心前区，可放射至左侧肩背部及颈部，可呈持续性或间歇性发作，深呼吸、咳嗽、吞咽、左侧卧位时加重，坐位、前倾位或右侧卧位减轻，常伴有发热。体格检查可闻及心包摩擦音
主动脉夹层分离	起病突然，剧烈难忍，呈刀割或撕裂样，迅速放射至胸前、背部，并可扩展至腹部、下肢、臂和颈部。多有高血压或粥样硬化病史，累及无名动脉或左锁骨下动脉时，该侧上肢血压较低、脉搏较弱
胸膜性疼痛	尖锐痛、钝痛或烧灼样痛，常局限在受病变刺激的相应肋间神经支配的部位，也可向上腹部、同侧颈肩部放射。深呼吸、咳嗽、弯腰、翻身都可加剧疼痛。一侧剧烈胸痛骤然起病，并伴有呼吸困难应考虑气胸、肺栓塞；急性起病伴发热、寒战提示肺炎、脓胸，可触及胸膜摩擦感，出现胸膜摩擦音；持续性钝痛提示胸膜肿瘤
食管疾病	多为烧灼样疼痛，也可呈压榨样、针刺样，常位于胸骨后，也可向喉、上腹等放射，往往伴有吞咽困难，吞咽疼痛
胸壁疾病	常固定于病变所在部位，有明显压痛，深呼吸对疼痛影响小，咳嗽、举臂等躯体运动可刺激胸痛加剧
纵隔疾病	胸骨后疼痛，伴有紧缩或压迫感，吞咽时疼痛加重；压迫上腔静脉可引起上腔静脉综合征；纵隔气肿可伴有皮下气肿和捻发音

【问题2】 该患者还应尽快完善哪些评估？

思路1 患者为老年男性，急性起病，呈典型"胸膜性疼痛"，发病前有受凉史，伴发热、寒战，应首先考虑肺炎、脓胸等感染性疾病。应补充询问相关病史，体格检查时注意有无肺部实变、胸膜摩擦感、胸膜摩擦音等体征。尽快完善血常规、降钙素原、X线胸片等检查，必要时行血培养。

思路2 患者为老年男性，有2型糖尿病病史及长期吸烟史，急性胸痛应及时除外急性冠脉综合征、急性肺栓塞、张力性气胸等危及生命的病变。患者胸痛以右侧季肋部为主，呈典型胸膜性疼痛，不支持急性冠脉综合征，尚不能除外急性肺栓塞、气胸等病变。需进一步完善病史及体格检查，评估患者一般状况、生命体征，还应注意有无气胸、肺动脉高压、深静脉血栓、主动脉夹层分离等疾病的体征。尽快行血氧饱和度、心电图、X线胸片检查。

知识点

急性胸痛的评估

初始评估（10分钟内）：
- **ABC评估**：气道、呼吸、循环。

- 患者一般状况、生命体征、血氧饱和度。
- 12 导联心电图。
- 问诊及体格检查。

如患者一般状况、病史提示病情危重,生命体征不稳定,或心电图有缺血表现,应予下述处理:

- 建立静脉通路。
- 心电监测。
- 如血氧饱和度下降或呼吸费力应给予氧疗。

后续评估:

- 口服阿司匹林 325mg(除非排除缺血或有应用阿司匹林禁忌)。
- 详细询问病史及体格检查。
- 影像学、实验室检查,必要时重复心电图检查。

体格检查及辅助检查

入院体格检查:体温 38.3℃,脉搏 104 次/min,呼吸 31 次/min,血压 105/72mmHg。全身浅表淋巴结无肿大。胸壁无压痛,双肺呼吸运动度对称,叩诊清音,双肺呼吸音清,未闻干湿啰音,无胸膜摩擦音。心脏和腹部体格检查未见异常。

血常规:白细胞计数 $17.22×10^9/L$,中性粒细胞百分比 89.02%,血红蛋白 133.2g/L,血小板计数 $318.9×10^9/L$。

尿常规、大便常规、弥散性血管内凝血(DIC)全项均未见异常。

心电图:窦性心动过速。

影像学检查见图 2-4-1、图 2-4-2。

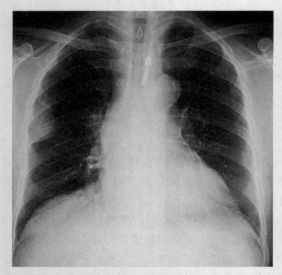

图 2-4-1 胸片:右肺中上野外带类三角形高密度影

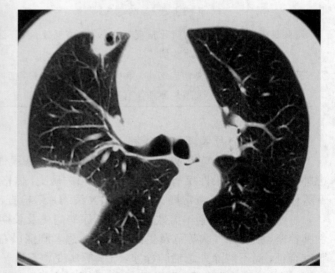

图 2-4-2 胸部 CT:右肺胸膜下多发团片影和结节影,部分结节内空洞形成

【问题 3】 结合上述结果,该患者胸痛病因是什么?

思路 患者病史支持肺炎、脓胸等感染性疾病的诊断,体格检查心肺无显著异常,血常规示白细胞计数及中性粒细胞百分比均显著升高,胸部影像学符合肺炎表现,心电图及 D- 二聚体均无明显异常,考虑为肺部炎症刺激壁层胸膜导致胸痛。体格检查无胸膜摩擦音,CT 检查未见胸腔积液,仍应随访胸部影像学,及时发现肺炎旁积液或脓胸。

【胸痛评估流程】（图 2-4-3）

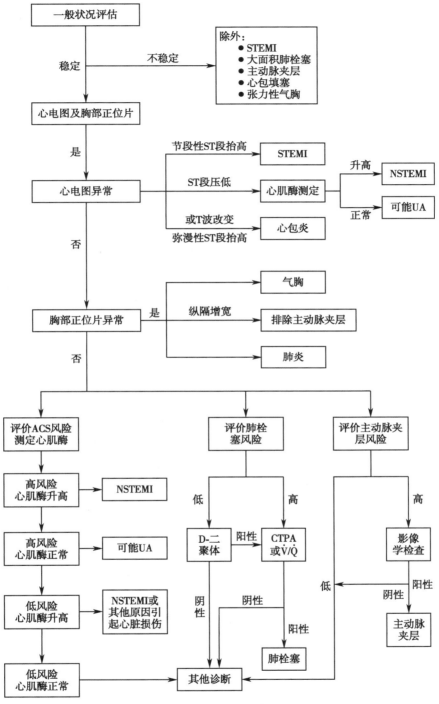

图 2-4-3　胸痛评估流程图

STEMI. ST 段抬高心肌梗死；NSTEMI. 非 ST 段抬高心肌梗死；UA. 不稳定型心绞痛；ACS. 急性冠脉综合征；CTPA. 计算机断层扫描肺动脉造影；V̇/Q̇. 肺通气血流比例。

（高占成）

第五节 呼 吸 困 难

呼吸困难指患者自觉某种不同强度、不同性质的空气不足、呼吸不畅、呼吸费力以及窒息等呼吸不适感的主观体验,伴或不伴呼吸费力表现如张口呼吸、鼻翼扇动、呼吸肌辅助呼吸等,也可伴有呼吸频率、深度与节律的改变,患者的精神状况、生活环境、文化水平、心理因素以及疾病性质等对其呼吸困难的描述具有一定影响。

呼吸困难的病因涉及呼吸、循环、消化、神经、血液、精神等多个系统,应全面系统地了解患者的基础病情,并遵循"系统、有序、快捷、准确"的原则进行呼吸困难的鉴别诊断。

【诊疗要点】

呼吸困难的诊疗经过通常包括以下环节:

1. 首先区分急性、慢性和发作性呼吸困难。

2. 其次应区分病因尚未明确的新发呼吸困难者及已有基础疾病加重。

3. 病因尚未明确的新发呼吸困难者应首先评估患者是否存在紧急症状和生命体征是否平稳,尽快明确潜在疾病诊断。

4. 急性呼吸困难患者中,症状紧急、生命体征不平稳时,应立即监护生命体征、建立静脉输液通路并吸氧治疗,同时针对可能病因进行初步治疗。

5. 已有基础疾病加重者诊断的目的为分清是否为原有疾病的恶化及引起恶化的原因或是否合并新的疾病。

6. 进行呼吸困难临床评估时,详细询问病史和患者症状感受并结合诊断性检查是呼吸困难诊断的重要基础。

【临床关键点】

1. 对于呼吸困难症状的表述应该有具体内容。

2. 对于呼吸困难性质的描述可能更有利于对病因的鉴别诊断。

3. 呼吸困难的评估包括临床感知情况评估、呼吸困难感受严重程度评估以及呼吸困难症状的影响和负担三个方面。呼吸困难的严重程度与导致呼吸困难疾病的严重程度常不一致。

4. 对于急性呼吸困难者,应首先评估其生命体征是否平稳,症状是否进行性加重,迅速判断气道、呼吸及循环情况,以便进一步进行临床处理;对于慢性呼吸困难,应侧重于呼吸困难症状影响和负担,以便进行疾病的长期治疗与管理。

临床病例

患者,男性,69 岁,退伍军人,主因"活动后憋气半个月"入院。半个月前患者出现活动后憋气,含服"速效救心丸 15 粒"或休息后憋气症状可好转,无咳嗽、咳痰,无发热。精神、食欲可,大小便如常,体力下降,体重近期无明显变化。

既往史:高血压病史 20 余年,血压控制良好。对青霉素过敏,无烟酒嗜好。

该患者为老年男性,活动后憋气半个月,为病因不明的急性呼吸困难,临床上随之需要考虑以下相关问题。

【问题 1】 该患者是否需要紧急处理?

思路 呼吸困难按病程分为急性呼吸困难与慢性呼吸困难。急性呼吸困难是指病程 3 周以内的呼吸困难,慢性呼吸困难则是指持续 3 周以上的呼吸困难。如急性呼吸困难可见于急性左心衰竭、肺血栓栓塞症等;慢性呼吸困难可见于慢性阻塞性肺疾病,特别是急性加重时;发作性呼吸困难可见于哮喘发作等。该患者症状出现半个月,属于急性呼吸困难。还应询问患者是否有类似发作,排除发作性呼吸困难及慢性呼吸困难的急性加重。

对于急性呼吸困难者,应首先评估其生命体征是否平稳,症状是否进行性加重,迅速判断气道、呼吸及循环系统情况,以便进一步进行临床处理,尤其应注意甄别隐匿和不典型的潜在致命性紧急症状。该患者症状发作半个月,精神尚可,体格检查时还应注意评估一般状况、生命体征,积极查找病因。

知识点

患者出现以下情况应立即给予相应处理：

1. 心力衰竭患者出现静息或轻微活动时即有呼吸困难等。

2. 冠心病患者出现急性胸痛、多汗、心动过速或心动过缓、出现高血压或低血压及晕厥等。

3. 肺栓塞患者出现静息时即有呼吸困难、发热、低氧血症、心动过速及出现高血压等。

4. 肺炎患者出现氧饱和度降低、感觉虚弱气短、呼吸频率过快（>30 次 /min）、心动过速、血压降低、中 / 高等的肺炎严重度评分等。

5. 气胸患者出现躁动不安。

6. 慢性阻塞性肺疾病和哮喘患者 PEF<80% 预计值以及出现吸气三凹征、奇脉、寂静肺等。

7. 急性胰腺炎、严重创伤如胸腹部外伤、截肢、巨大创面及骨折发生急性呼吸窘迫综合征呼吸困难患者出现呼吸频率 >20 次 /min、进行性发绀、烦躁不安等。

【问题 2】　该患者还应补充询问哪些病史？

思路　急性呼吸困难应尽快明确潜在疾病。呼吸困难最常见于心血管、呼吸和神经肌肉疾病，系统、详细的问诊有助于病因的鉴别诊断。应详细询问患者呼吸困难症状的具体表述，呼吸困难情景有助于呼吸困难病因诊断。此外还应补充询问呼吸困难的起病方式、诱因、伴随症状，从而推测其可能病因。常见鉴别诊断如下：

1. 心功能不全呼吸困难　患者常有劳力性、夜间突发性呼吸困难、端坐呼吸等，体格检查可有高血压、颈静脉怒张、心脏杂音、第 3 心音或舒张期奔马律、肺部啰音、肝 - 颈静脉回流征阳性、下肢水肿等。急性心肌梗死患者常有放射性胸部压迫感、出汗和气短感，体格检查可发现心律失常及心力衰竭表现。

2. 肺栓塞　患者常有发热、胸膜性胸痛、突发性气短和晕厥，体格检查可发现肺部哮鸣音、胸膜摩擦音和下肢不对称肿胀等。慢性阻塞性肺疾病和哮喘患者常伴咳嗽、气短或喘息，应用支气管舒张药后呼吸困难可不同程度缓解等。肺炎患者常有发热、咳嗽、咳痰和气短，体格检查可有体温升高、湿啰音等。

3. 气胸　患者常有突发胸膜性胸痛、气短吸氧不易缓解，体格检查可发现患侧呼吸音消失、叩诊过清音或鼓音、颈静脉怒张和气管移位等。

4. 精神性呼吸困难　主要表现为呼吸浅快，常伴叹息样呼吸、口唇及手足麻木，体格检查无阳性体征表现等。

该患者急性起病，以活动后憋气症状为主，常提示心肺疾病，应补充询问相关症状及病史。

知识点

对于呼吸困难性质的描述可能更有利于病因鉴别诊断：

1. 劳力性呼吸困难常提示有心肺疾病，最常见于心功能不全、哮喘、慢性阻塞性肺疾病和影响呼吸肌肉的疾病。

2. 有胸部发紧感的呼吸困难，多与刺激气道感受器相关，常为支气管收缩时的感受。

3. 空气渴求感 / 吸气不足感是一种空气不足（不够用）的感觉，常表示患者肺通气与呼吸驱动不匹配，无明显特异性。

【问题 3】　病史采集结束后，下一步体格检查应重点做哪些方面？

思路　应注意患者的生命体征，特别是呼吸频率和节律的变化，精神状态及体位；皮肤黏膜有无苍白、发绀。此外，还需注意：①上呼吸道相关的体格检查，包括声带检查；②气管是否居中，有无胸廓畸形、辅助呼吸肌用力、吸气三凹征，双侧肺部呼吸音是否对称，有无减弱或增强，有无干湿啰音及胸膜摩擦音；③有无心界扩大、P_2 亢进、心脏杂音等异常体征；④腹部有无异常膨隆，有无移动性浊音，触诊有无肝脾大、压痛、反跳痛，有无肝 - 颈静脉回流征；⑤有无双下肢非对称性水肿、杵状指 / 趾、关节畸形等。呼吸困难症状与活动相关者，可在患者活动后重复体格检查。

急性呼吸困难常见病因的诊断提示要点见表 2-5-1。

知识点

表 2-5-1 急性呼吸困难常见病因的诊断提示要点

病因	诊断提示要点
气道阻塞：喉痉挛、异物吸入、肿瘤、感染等	有异物吸入或呛咳史；听诊可在喉部或大气道闻及吸气相哮鸣音
急性呼吸窘迫综合征	有肺部感染、误吸、脓毒症等高危因素；呼吸增快、窘迫；胸部 X 线检查两肺浸润阴影；氧合指数≤300mmHg；除外心源性肺水肿
肺栓塞	有制动、创伤、肿瘤、长期口服避孕药等诱发因素；合并深静脉血栓形成的症状和体征；血浆 D- 二聚体测定有排除意义
肺炎	伴有咳嗽、咳痰、发热、胸痛等；肺部湿啰音及哮鸣音
慢性阻塞性肺疾病及其急性加重	有吸烟史、粉尘接触史；慢性咳嗽、咳痰及喘息病史；进行性呼吸困难；桶状胸、呼气相延长，肺气肿体征等
哮喘及其急性加重	过敏史，哮喘病史，双肺呼气相哮鸣音
气胸	有抬举重物等用力动作或咳嗽、屏气等诱发因素；合并一侧胸痛；体格检查气管向健侧移位，患侧胸部膨隆，呼吸运动减弱，叩诊呈过清音或鼓音，听诊呼吸音减弱或消失
间质性肺疾病	有职业及环境暴露；进行性呼吸困难；干咳；肺部吸气相湿啰音；杵状指 / 趾
心功能不全	多有高血压、冠心病、糖尿病等基础疾病；感染、劳累、过量或过快输液等诱因；体格检查双肺湿啰音，左心扩大，可闻及奔马律或心脏杂音；X 线胸片可见肺淤血、心脏增大等征象
精神性	有情绪异常、神经质、焦虑和抑郁病态；伴有叹气

补充病史

追问病史，患者憋气与闻及刺激性气味无关，与体位无关，可平卧，无夜间憋醒。无胸闷、胸痛，无咯血，无恶心、呕吐，无皮肤、巩膜黄染，有尿频，无尿急、尿痛，无腹痛、腹泻。伴右下肢肿胀，为可凹性，傍晚为重，晨起较轻，无疼痛，表面皮肤颜色无变化，无溃疡。患者既往无类似发作，发病前外出旅行乘坐飞机十余小时。

入院体格检查：体温 36.3℃，脉搏 86 次 /min，呼吸 24 次 /min，血压 130/75mmHg。神志清楚，自动体位。口唇无发绀，颈静脉无充盈，气管居中，双肺呼吸音清，未闻干湿啰音。$P_2>A_2$，心律齐，无杂音。右下肢轻度可凹性水肿，右侧大腿周径 54cm，左侧大腿周径 48cm，右侧小腿周径 36.5cm，左侧小腿周径 29cm。双下肢未见浅表静脉曲张。双足皮温正常，双侧足背动脉搏动可及。

【问题 4】 结合上述结果，患者还需进行哪些评估？

思路 1 患者为老年男性，急性劳力性呼吸困难，既往无类似发作，发病前有长期久坐史，伴双下肢非对称性水肿，双下肢周径不对称，肺部体格检查无异常，$P_2>A_2$，有深静脉血栓的危险因素及相应临床表现，目前出现急性劳力性呼吸困难应首先除外急性肺栓塞。应行 D- 二聚体测定、CT 肺动脉造影明确肺栓塞诊断，明确诊断后再进行相应评估。

思路 2 患者为老年男性，有长期高血压病史，此次出现急性劳力性呼吸困难，还应除外心功能不全、急性心肌梗死以及贫血、肺炎、肺间质性疾病、慢性阻塞性肺疾病等。可行血常规、肝肾功能、动脉血气分析或脉氧饱和度、心电图、心肌酶学等检查评估病情，缩小鉴别诊断范围。若不能或不需行 CT 肺动脉造影检查时，可行 X 线胸片、超声心动图、肺功能等检查。

呼吸困难患者的专科评估见表 2-5-2。

知识点

表 2-5-2　呼吸困难患者的专科评估

分类	具体内容
肺脏功能	肺通气功能
	弥散功能
	血气分析
	心肺运动功能
	支气管激发试验
	最大吸气压
影像学	高分辨率计算机断层扫描（HRCT）
	肺通气血流灌注
	镓扫描
	膈肌活动度透视
心脏功能	超声心动图或放射性核素心室造影
	铊扫描
	动态心电监测
	心导管检查
	脑钠肽
食管镜或食管 pH 监测	
耳鼻喉科检查	
睡眠监测	
心理评估	
其他：血红蛋白、肾功能、甲状腺功能	

检查结果

血常规：白细胞计数 $7.32×10^9/L$，中性粒细胞百分比 68%，血红蛋白 150.1g/L，血小板计数 $202.6×10^9/L$。

D- 二聚体测定：1 488mg/L。

动脉血气分析：pH 7.45，PaO_2 80mmHg，$PaCO_2$ 32mmHg，动脉血氧饱和度（SaO_2）97%。

心肌酶、尿常规、大便常规、电解质分析未见异常。

影像学检查：肺栓塞 CT 示右侧肺动脉栓塞，双侧少量胸腔积液（图 2-5-1）。

超声心动图：升主动脉增宽，主肺动脉增宽，左房扩大，三尖瓣反流（微少量），左心室舒张功能减低，肺动脉压力 72mmHg。

双下肢静脉彩超：右侧股静脉反流（轻 - 中度），右侧腘静脉血栓形成。

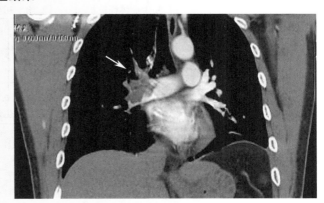

图 2-5-1　CT 肺动脉造影示右肺动脉主干显著充盈缺损（白色箭头）

【问题 5】　该患者呼吸困难的病因是什么？

思路　患者病史及体格检查均提示急性肺栓塞诊断，D- 二聚体升高，血气分析示 $PaCO_2$ 下降，下肢静脉彩超示下肢静脉血栓，CT 肺动脉造影可见右肺动脉主干充盈缺损，支持肺栓塞诊断。还应进一步按照肺栓塞的评估流程明确病情严重程度及潜在病因，并进一步除外其他病变。

【问题6】 呼吸困难的评估手段有哪些?

思路 呼吸困难是一种主观症状,不同疾病的呼吸困难评估方法也多有不同,目前尚无通用的呼吸困难的评估方法。呼吸困难的评估包括临床感知情况评估、呼吸困难感受严重程度评估以及呼吸困难症状的影响和负担三个方面。

急性呼吸困难,主要通过病史、临床表现和体征以及症状问卷等方法进行临床感受情况评估和严重程度评估;慢性呼吸困难,应侧重于呼吸困难症状影响和负担,以便进行疾病的长期治疗与管理,主要通过综合问卷或疾病特异性问卷等方法评估。

较常用的呼吸困难严重程度测量工具有英国医学研究协会的呼吸困难量表(mMRC)、Borg 量表、可视 Analog 问卷(VAS)、WHO 呼吸困难问卷、ATS 呼吸困难评分、基线呼吸困难指数(BDI)、变化期呼吸困难指数(TDI)等。评估呼吸困难症状的影响和负担常用测量工具有慢性呼吸系统疾病呼吸困难因素问卷(CRQ)、圣乔治呼吸疾病问卷(SGRQ)、肺功能状况评分(PFSS)、计算机自适应 BDI/TDI、计算机自适应 CRQ 等。

【急性呼吸困难患者的处理流程图】 (图 2-5-2)

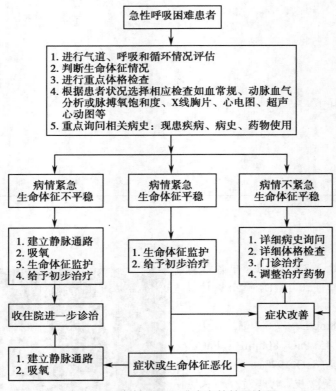

图 2-5-2 急性呼吸困难患者的处理流程

(高占成)

推荐阅读资料

[1] 呼吸困难诊断、评估与处理的专家共识组. 呼吸困难诊断、评估与处理的专家共识. 中华内科杂志,2014,53(4):337-341.

[2] BOULDING R,STACEY R,NIVEN R,et al. Dysfunctional breathing:a review of the literature and proposal for classification. Eur Respir Rev,2016,25(141):287-294.

[3] PARSHALL M B,SCHWARTZSTEIN R M,ADAMS L,et al. An official American Thoracic Society statement:update on the mechanisms,assessment,and management of dyspnea. Am J Respir Crit Care Med,2012,185(4):435-452.

第三章　呼吸系统疾病相关体征

呼吸系统疾病的体格检查以胸部体格检查为主。由于呼吸疾病和其他系统关系密切，还可能出现胸部以外的体征，应予关注。对呼吸系统疾病相关体征的理解和掌握，还需要对呼吸系统的解剖和病变特征、病生理机制等有深入了解。异常体征对疾病诊断具有重要的意义。

累及呼吸系统的疾病常见症状有咳嗽、咳痰、咯血、胸痛和呼吸困难等，患者出现上述症状时，应将呼吸系统的重点体格检查和全身体格检查结合起来，遇有大咯血、严重胸痛或呼吸困难的紧急情况时还应重点关注患者的生命体征。呼吸系统疾病的严重程度与是否发生呼吸和/或循环衰竭有关，因此脉搏（心率）、呼吸频率、血压等生命体征是判断患者病情严重程度的重要依据。出现呼吸或循环衰竭时，常常伴随有脉搏和呼吸频率异常。

一、胸部体格检查重点

拟诊呼吸系统疾病的患者，需要重点关注胸部体格检查。对于病情相对稳定的患者，应进行全面的胸部体格检查，包括视、触、叩、听等系统检查。门诊或急诊患者，因为时间限制，需要结合患者的临床表现进行重点体格检查。

临床病例（一）

患者，男性，65 岁，因发热、咳嗽、咳痰 3 天，憋气 1 天就诊。既往体健。一般状况可，呼吸稍急促。该患者急性起病，以发热、咳嗽为主要表现，首先要考虑呼吸系统感染的可能。

【问题 1】　该患者应如何进行胸部重点体格检查？
思路 1　重点检查部位的考虑。

因为考虑呼吸系统感染的可能，因此，要进行上、下呼吸道检查。上呼吸道检查主要检查咽部，重点观察扁桃体有无充血、肿大、脓苔。然后进行胸部检查，应在充分暴露的情况下，对胸部进行系统检查。首先观察患者的呼吸运动模式（breathing pattern）、呼吸频率和节律如何、双侧是否对称。如果呼吸运动双侧幅度有明显差别，应特别注意呼吸运动减弱一侧的其他体征。随后依次进行胸部触诊（chest palpation）检查，即触觉语颤和胸膜摩擦感；胸部叩诊（chest percussion）检查，即肺界叩诊和双侧对比叩诊；肺部听诊（pulmonary auscultation）检查，即呼吸音的变化、语音共振和胸膜摩擦音。

思路 2　不同体格检查方法的意义、价值及选择。

不同体格检查方法所获得的结果可相互印证，如触觉语颤和语音共振、胸膜摩擦音和胸膜摩擦感。同时，不同体格检查方法可以获得病变部位不同特征的信息，通过综合分析对病变的性质进行准确判定，如：叩诊呈浊音的病变，如果触诊语颤减弱则提示病变可能为肺不张或胸腔积液；而如果触诊语颤增强，则可能为肺实变。因为叩诊主要检查病变部位的含气量，而触觉语颤则是判断病变部位的传导特性。

在时间有限的情况下，可先行肺部听诊检查，因为听觉敏感度比触觉高，因此语颤和摩擦音都可通过听诊发现。另外，叩诊异常的情况，无论是实音、浊音、过清音还是鼓音，往往都因为病变部位含气量有明显的变化，而使呼吸音发生改变。因此，对于呼吸音异常的部位行叩诊检查，可协同判断病变的性质。

因为该患者存在憋气和呼吸急促，需要对生命体征进行检查，同时观察口唇有无发绀，在观察呼吸运动时应注意吸气和呼气时相的变化。

知识点

肺部和胸膜常见的基本病变包括肺实变、肺不张、肺气肿、胸腔积液和气胸。通过胸部体格检查所发现的阳性体征，可以对病变性质进行基本的判断，为诊断和进一步的辅助检查选择提供依据（表3-0-1）。

从表3-0-1可以看出，部分单项体征具有重要诊断指向性：①桶状胸常见于肺气肿；②叩诊呈鼓音常见于气胸；③病变部位闻及支气管呼吸音常见于肺实变等。

表3-0-1　肺部和胸膜常见的基本病变体格检查特点

病变	视诊	触诊	叩诊	听诊
肺实变	无	语颤[①]增强	浊音/实音	支气管呼吸音
肺不张	胸廓塌陷	语颤减弱	浊音/实音	呼吸音减弱
肺气肿	桶状胸	语颤减弱	双肺过清音	呼吸音减弱
胸腔积液	胸廓饱满或塌陷[②]	语颤减弱	实音/浊音	呼吸音减弱
气胸	胸廓膨隆	语颤减弱	鼓音	呼吸音减弱/消失

注：①语颤也可通过听诊检查。

②胸膜增厚或肺不张时。

体格检查

体温38.3℃，脉搏89次/min，呼吸27次/min，血压95/65mmHg。口唇无发绀，右上肺叩诊呈浊音，可闻及支气管呼吸音，语音共振增强，余肺部呼吸音清晰，未闻及干湿啰音及胸膜摩擦音。心率89次/min，未闻及杂音。

【问题2】　该患者的肺部体格检查结果应如何分析？

思路　该患者病变部位闻及支气管呼吸音，强烈提示肺实变，结合其病变部位叩诊呈浊音，且语颤增强的情况，首先考虑为肺实变。结合患者的临床表现，首先应行X线胸片检查，了解有无肺炎。

临床病例（二）

女性，69岁，间断咳嗽、咳痰3年，活动后气短1周入院。既往高血压病史15年，血压控制欠满意。一般状况尚可，半卧位。曾行X线胸片检查示肺纹理增粗。

【问题1】　该患者呼吸困难的鉴别诊断应如何考虑？

思路　该患者慢性咳嗽、咳痰病史，既往有高血压病史，其劳力性呼吸困难应首先考虑鉴别肺源性呼吸困难和心源性呼吸困难，同时也要考虑其他病因的可能性，如贫血等。

【问题2】　如何通过体格检查协助判断该患者呼吸困难的病因？

思路1　该患者病情属于相对复杂的临床情况，因为存在多种可能的病因，此时系统体格检查有助于获得病因诊断的重要信息。但是，在体格检查之前，对患者的可能病因有预先分析和设想，则会更有助于主动关注可能存在的重要体征，有助于提高体格检查的针对性和发现问题的准确率。

思路2　高龄患者，慢性咳嗽，有咳痰病史，应首先考虑慢性阻塞性肺疾病、支气管扩张、肺结核，乃至间质性肺疾病的可能。对于可疑气道病变的患者，应特别注意观察有无肺气肿征（包括桶状胸、肺下界下移、叩诊过清音等），有无气道狭窄的相关体征，如呼气相延长、哮鸣音等；成人肺结核患者病变多发生在上肺，应注意肺上部是否有啰音；间质性肺疾病则应注意下肺和肺底啰音的性质，是否为爆裂音（velcro啰音）。

患者有高血压病史，且控制欠佳，应考虑是否存在左心衰竭，心力衰竭时患者也可能取半卧位。对于可疑心力衰竭患者，心脏体格检查时应注意心脏的大小和外形，如有无杂音、额外心音、奔马律等，肺部体征主要了解有无湿啰音。因为慢性阻塞性肺疾病等肺病患者也可出现双下肺湿啰音，其与心力衰竭的区别在于后者的啰音会随体位改变,而肺病的啰音位置相对固定。

体格检查

脉搏 87 次 /min,呼吸 24 次 /min,血压 105/75mmHg。患者半卧位,口唇略发绀,颈静脉无怒张。可见三凹征,肺下界位于双侧肩胛线第 11 肋间。双肺叩诊呈清音,呼气相延长,未闻及哮鸣音。双下肺可闻及少量湿啰音,变动体位后啰音无明显变化。心界向左下扩大,心尖呈抬举样搏动,心率 87 次 /min,律齐,心尖部可闻及 2/6 收缩期杂音,未闻及附加音。双下肢无水肿。

【问题 3】　该患者的体格检查结果应如何分析?

思路　从体格检查结果可见,该患者存在气道狭窄的典型表现,包括呼气相延长、三凹征等,且患者肺下界下移,说明存在肺充气过度,这些体征均提示存在明显的气道病变。虽然患者有心脏扩大(心界向左下扩大)和左心室肥厚(抬举样搏动)的体征,且有双肺底湿啰音,但是啰音并不随体位变化,因此目前心力衰竭的表现并不明显。首先考虑慢性气道病变所致呼吸困难可能性大。

其中,啰音随体位变化的特点对于病因鉴别有重要作用。

知识点

三凹征

三凹征(retraction sign)是指吸气时出现胸骨上窝、锁骨上窝和肋间隙处向内凹陷。三凹征主要见于咽喉部阻塞(如喉头水肿、重症喉炎、双侧声带麻痹、肿瘤等)、上气道狭窄(气管肿瘤或异物、气管软化、瘢痕性狭窄、外压性狭窄等),也见于左、右主支气管均狭窄的情况。吸气时因为上述阻塞存在气流无法顺畅进入肺内,为克服阻力使进入气体量增加,患者需要更加用力吸气以增加胸内负压。胸内负压增加即可引起胸骨上窝、锁骨上窝和位于肺底膈肌附着的肋间隙处软组织向内凹陷,出现"三凹征"。

除大气道狭窄外,"三凹征"还见于哮喘或重度慢性阻塞性肺疾病患者,由于肺过度充气,肺内压增加,使得胸内负压明显下降,胸廓失去负压的牵拉而出现膨隆。此时,吸气时为克服肺内压增加造成的胸内负压下降,患者需要用力吸气,以使气体能够进入肺脏,此时因为胸内负压增加而出现"三凹征"。

二、呼吸系统疾病的常见异常体征

对呼吸系统疾病患者进行体格检查时,胸部体格检查无疑是重点。但因为呼吸系统涉及全身多个器官或系统,还应根据患者的具体情况对系统体格检查中的某些内容进行重点关注。

(一)胸部体格检查

1. 视诊　是发现异常体征非常重要且直接的方法,通过视诊可以发现重要的异常体征,包括呼吸困难患者的体位、呼吸频率、幅度及节律异常、胸廓畸形和形态异常、呼吸运动异常、胸壁异常等。

(1)体位:重度呼吸困难患者要注意观察患者的体位,是端坐位、半卧位、平卧位还是侧卧位。尤其是坐位的患者需要询问能否平卧,平卧时呼吸困难有无加重;而对于平卧位呼吸困难明显的患者则应询问并观察改变为坐位时呼吸困难有无减轻;侧卧位的患者应询问患者是否可以改变体位,以及改变体位后呼吸困难有无改变。

知识点

呼吸困难和体位的关系

1. 端坐呼吸(orthopnea)　患者因为呼吸困难而需要采用强迫坐位可见于左心衰竭、严重的慢性气道病变(如哮喘和慢性阻塞性肺疾病)、膈肌疲劳或瘫痪等。

2. 直立位呼吸困难(platypnea)　直立时呼吸困难明显而卧位减轻的情况见于肝肺综合征所致呼

吸困难,其低氧血症与肺内动-静脉分流有关。

3.强迫侧卧位 为减轻呼吸困难而被迫采用侧卧位的情况主要见于气胸和胸腔积液。患者常常采用气胸在上/胸腔积液在下的体位,以使非病变部位肺能更有效地进行呼吸运动。

(2)呼吸频率和幅度异常

1)呼吸浅快:见于肺实质及间质疾病、胸膜疾病(气胸、胸腔积液)、膈肌功能异常或腹部疾病使膈肌上抬等所致肺扩张受限,使得每次呼吸时潮气量减少,呼吸频率因此代偿性增加。

2)呼吸深大:常见于库斯莫尔呼吸(Kussmaul breathing)和癔症。前者主要是因为患者存在各种类型的代谢性酸中毒,如酮症酸中毒、乳酸酸中毒等,为平衡血 pH 下降,患者出现呼吸代偿性加深加快,以排出更多二氧化碳。后者为情绪因素造成呼吸过深过快,因为短时间内呼出过多二氧化碳,可以出现急性呼吸性碱中毒,继而血中游离钙降低,出现手足搐搦等体征。

3)呼吸浅慢:常见于呼吸中枢受抑制的情况,如镇静药过量、吗啡中毒等。也见于代谢性碱中毒时机体为代偿而出现呼吸变浅变慢,血二氧化碳分压因此增加。

(3)呼吸节律异常

1)周期性呼吸(periodic breathing):包括潮式呼吸(Cheyne-Stokes respiration)和间停呼吸(Biots respiration)。多见于严重中枢神经系统疾病,后者的损害更为严重。潮式呼吸还见于部分慢性充血性心力衰竭。

2)叹息样呼吸(sigh respiratory pattern):即隔一段时间就出现一次不自主的深长呼吸,类似叹息,常见于焦虑症或抑郁症等神经症。

(4)呼吸时相异常:正常情况下,每次呼吸时,吸气相和呼气相的时间长度约为 1:1.5,即呼气相较长。在存在气道疾病时,由于呼吸阻力增加,可以出现呼吸时相延长,延长发生的时相取决于气道阻塞的部位。

1)吸气相延长:主要见于上气道阻塞,常常伴有三凹征。部分患者可以同时伴有喘鸣,即吸气相响亮的干鸣音。

2)呼气相延长:主要见于小气道狭窄,常见于哮喘和慢性阻塞性肺疾病等慢性阻塞性气道疾病,也可见于心源性哮喘(急性左心衰竭),及时准确鉴别二者,对选择临床诊疗措施非常重要。

知识点

支气管哮喘和心源性哮喘的鉴别

支气管哮喘(bronchial asthma)(哮喘)和心源性哮喘(cardiogenic asthma)都可以表现为端坐呼吸,双肺满布哮鸣音。但是治疗原则有明显差别,需要仔细鉴别。多数需要通过结合病史、痰液性状等进行鉴别。体征方面,心源性哮喘患者可能存在有器质性心脏病的异常体征,如病理性杂音、奔马律等。大部分心源性哮喘患者随着病情进展将在肺底部出现湿啰音,可随体位而变动。

若鉴别困难,则需要进行辅助检查。最常选择 X 线胸片检查,哮喘患者常表现为肺过度充气,而心源性哮喘患者则可发现肺淤血和/或肺水肿征象及心脏形态异常。

(5)胸廓畸形或形态异常:正常胸廓两侧大致对称,呈椭圆形,前后径:左右径约为 1:1.5。

1)胸廓畸形(chest deformity):①桶状胸(barrel chest),常见于慢性阻塞性肺疾病患者,在哮喘急性发作期也可出现,是肺脏充气过度的表现;②佝偻病胸(rachitic chest),多见于儿童;③漏斗胸(pectus excavatum);④鸡胸(pectus carinatum);⑤脊柱畸形所致胸廓畸形,脊柱前凸、后凸或侧弯均可造成胸廓形态异常。

2)单侧胸廓形态异常:①单侧胸廓膨隆,见于大量胸腔积液、气胸等;②单侧胸廓塌陷,见于胸膜肥厚粘连、大范围肺不张、肺叶切除术后等。单侧胸廓形态异常常伴有气管位置的变化:①气管向健侧移位,常见于大量胸腔积液、气胸等;②向患侧移位,常见于肺不张、胸膜粘连等。

(6)呼吸运动异常

1）呼吸运动不对称：呼吸运动减弱的一侧往往为病变侧。病变范围广泛时，部分患者可以有单侧胸廓形态异常。

2）胸腹矛盾运动（thoraco-abdorminal paradoxical movement）：膈肌疲劳或瘫痪时，由于无力收缩，呼吸由辅助呼吸肌驱动，膈肌则随胸膜腔内压变化而被动运动。吸气时胸腔负压增加，膈肌被动上移，腹部随之下陷，而呼气时，胸腔正压增加，膈肌被动下降，腹部随之膨隆。因此呼吸运动和正常情况相反，也称矛盾呼吸。

3）反常呼吸（paradoxical respiration）：当胸壁因为外伤出现多根多处肋骨骨折时，将出现胸壁软化。吸气时由于胸内负压增加，病变部位胸壁将塌陷，而呼气时由于胸内正压增加，病变部位会隆起，与胸壁其他部位在呼吸运动时的变化相反，称为反常呼吸。此种胸壁病变也称连枷胸。

（7）上腔静脉阻塞（superior vena cava obstruction）：因为肿瘤压迫、侵犯或其他因素造成上腔静脉阻塞，导致静脉回流障碍，引起相应体征，包括头面部肿胀、颈静脉怒张、胸前部位浅表静脉蚓状曲张（侧支循环开放）。

2. 触诊

（1）胸壁触诊：主要用于胸壁痛和其他类型胸痛的鉴别诊断，如胸膜性胸痛和根性痛。病变部位胸壁压痛阳性强烈提示其为胸壁痛，见于肋骨骨折、软组织挫伤或其他损伤、肋软骨炎等。胸壁触诊还可发现皮下气肿，常合并气胸，尤其是张力性气胸（合并纵隔气肿）和交通性气胸，也可见于气管切开或闭式引流。

（2）语音共振和胸膜摩擦感：其意义与听诊的听觉语音和胸膜摩擦音检查相同，在需要进行快速体格检查时，常被听诊检查所取代。

3. 叩诊

（1）对比叩诊：通过检查可判断病变部位的含气量，是判断肺部和胸膜疾病的重要体格检查方法，同时，常常需要结合其他体格检查方法进行判断（详见表 3-0-1）。部分体征单独具有强烈的诊断指向性，如病变侧叩诊呈鼓音最常见于气胸，张力性肺大疱也可出现叩诊鼓音，但罕见。病变侧大部分病变部位叩诊呈实音，最常见于大量胸腔积液。在病变范围广泛的情况下，也可采用直接叩诊法进行检查。

（2）肺界叩诊：肺下界叩诊最为常用，检查时患者需要取坐位，通过判断叩诊音的变化确定肺下界，因此除了肺部疾病外，胸膜病变，包括胸腔积液和气胸都能导致肺下界检查结果异常。如胸腔积液患者常常出现肺下界上移，气胸患者则常常表现为下移。发现肺下界异常后，应注意异常区域的叩诊音和听诊音的情况，意义见"（1）对比叩诊"。

（3）肺底移动度：重症患者常常受限于疾病而不易进行，轻症患者的临床意义有限，一般较少进行。

4. 听诊

（1）呼吸音：正常情况下肺不同部位在听诊时可有肺泡呼吸音（大部分肺叶）、支气管肺泡呼吸音（胸骨两侧第一、二肋间和肩胛间区）和支气管呼吸音（胸骨上窝处）。呼吸音的强弱变化常常与呼吸运动变化相一致，即呼吸运动增强时，呼吸音亦增强。同时受胸腔或胸壁传导功能的影响，如气胸和胸腔积液时呼吸音减弱或消失。

在听诊时还要注意呼吸音的特征，如呼吸时相和吸气时相的变化，意义同视诊中的呼吸时相变化。另外，在本应出现肺泡呼吸音的部位出现支气管肺泡呼吸音或支气管呼吸音，是病变部位传导性能增强的表现，常见于肺实变或接近于肺实变的情况（如大量积液上方被压缩的肺组织）。

（2）附加音：附加音具有重要的病理意义，包括干啰音和湿啰音。

1）干啰音（rhonchi）：①高调性干啰音（哮鸣音或哨笛音，wheeze），主要见于哮喘、慢性阻塞性肺疾病及心源性哮喘，也见于局部气道狭窄，如肿瘤或其他原因所致者；②低调性干啰音（鼾音），主要见于气管或主支气管内有黏稠分泌物的情况；③喘鸣（stridor），和其他干啰音不同，发生于吸气相，高调而单一。见于上呼吸道或大气道狭窄，如喉头痉挛、声带功能紊乱（发作性声带痉挛，常常在误吸、呛咳后出现，可较快地自发缓解）、气管肿物等。

2）湿啰音（crackles）：湿啰音的某些特征对诊断有重要意义，如随体位变化的湿啰音常提示充血性心力衰竭；长期存在的固定性湿啰音提示支气管扩张、慢性肺脓肿等。高调、密集，类似于撕扯尼龙拉扣的细湿啰音，称为爆裂音（velcro rales），主要见于间质性肺疾病，如特发性肺纤维化等。

（3）语音共振（vocal resonance）：主要用于判断病变部位的传导性能。语音共振增强最常见于肺实变。

（4）胸膜摩擦音（pleural friction rub）：阳性最常见于胸膜炎，也可见于肺部炎症累及胸膜。

（二）其他系统体格检查中和呼吸系统疾病关系密切的内容

1．生命体征 重症患者需要特别关注。

2．皮肤、黏膜、淋巴结 检查皮肤和黏膜是否存在发绀，是否存在浅表部位的淋巴结肿大。

3．头颈部

（1）头部：①二氧化碳潴留表现，球结膜水肿、面色潮红、多汗；②鼻窦，慢性咳嗽（上气道咳嗽综合征）、支气管扩张患者应注意检查鼻窦；③咽部，上气道咳嗽综合征可见到咽喉壁黏膜呈鹅卵石样改变；扁桃体检查。

（2）颈部：颈静脉有无充盈或怒张，气管位置。

4．心脏 和肺部疾病关系密切，需关注器质性心脏疾病的异常体征。

5．腹部 ①右心衰竭的腹部体征；②引起肺部病理改变的腹部疾病，肝肺综合征的肝脏疾病表现、肝脏疾病所致肺动脉高压等。

6．脊柱四肢 ①脊柱是否有畸形；②下肢深静脉血栓相关体征；③杵状指/趾。

知识点

杵状指/趾

杵状指/趾（clubbing of digits）是手指和足趾末端出现类似鼓槌样膨大，可见于多种临床情况，其中以肺部疾病最为常见，包括支气管扩张、慢性肺脓肿、支气管肺癌、肺间质病变等。

发生杵状指/趾的其他病因还包括先天性心脏病、肝硬化、营养不良等。

三、病态体征及其病理生理机制

正确分析发现的异常体征，并与相关的病理生理机制联系起来，这样思考有助于主动寻找和发现可能对疾病具有重要诊断价值的其他相关体征，进而验证或排除可能的诊断。

比如，对于临床怀疑肺栓塞者，因为其可能存在肺动脉高压和右心衰竭表现，所以在体格检查时要特别注意有无肺动脉高压的相关体征，包括 P_2 亢进、分裂及肺动脉瓣区收缩期杂音。因肺动脉高压导致三尖瓣反流，出现三尖瓣听诊区收缩期杂音。当右心室充盈压增高及发生右心衰竭时，可出现三尖瓣区抬举样搏动，可闻及右心室 S_3、S_4，以及颈静脉怒张、肝大、肝-颈静脉回流征阳性和外周水肿等体循环淤血表现。

肺栓塞常常是深静脉血栓（deep venous thrombosis）的并发症，对于怀疑肺栓塞的患者还应主动检查下肢深静脉血栓的可能体征，包括下肢不对称性水肿（小腿周径相差 1cm 以上）、肿胀肢体皮温增高、浅表静脉曲张、Homans 征阳性（足背曲时，小腿肌肉疼痛），有时在深静脉走行部位还可能触及条索状血栓，并有压痛。

（李海潮）

第四章 呼吸系统疾病辅助检查

第一节 胸部影像学检查

一、胸部影像学检查特点

（一）胸部 X 线片

胸部 X 线片（X 线胸片）既是各种呼吸系统疾病最基本的影像学检查，也是常规的检查方法。由于两肺具有天然的空气对比，X 线胸片能直接检出病变，对大多数疾病能作出初步定位和诊断，也是病变随诊复查的主要影像方法。X 线胸片包括常规胸部正侧位片及床旁胸片。在日常运用时，注意需常规摄正侧位片，不建议仅摄正位片，这样无法对病变进行定位，而且可能遗漏病变，如位于心影后、后膈角区及肺门等处的病变。床旁胸片对于无法到放射科进行检查的患者有重要价值，尤其是对各种置管进行定位显示可能是现阶段最佳的显示方法。尽管目前运用的直接数字摄影（DR）能够比传统 X 线摄影更好地显示胸部病变和细节，但相对于 CT 检查，其灵敏度和特异度较低。由于 X 线胸片难以显示小病变，因此不适合作为早期肺癌筛查的方法。

（二）胸部 CT

CT 具有良好的密度分辨率和横断图像无影像重叠的优点，这两点补充了 X 线胸片的不足，而高分辨率 CT（high resolution CT，HRCT）基本达到大体标本的显示能力，主要用于弥漫性肺部疾病的诊断。胸部 CT 的主要适应证：X 线胸片发现异常需进一步定性或定位诊断，如纵隔病变或大血管病变、肺内局灶或弥漫性病变、胸膜病变合并肺内病变的复杂病例，胸壁和胸膜病变；常规 X 线检查阴性而临床高度怀疑胸部病变，如肺功能异常，不明原因的咯血、肺外恶性肿瘤怀疑肺转移、可疑肺栓塞、免疫抑制患者中原因不明性感染等；引导穿刺活检；有条件可对肺癌高危人群进行低剂量 CT 肺癌筛查。随着 CT 技术进展，尤其是多排 CT 的广泛运用，CT 逐渐成为临床诊断的主要方法。大多数呼吸系统疾病，采用常规平扫已可满足临床运用，但对于怀疑肺栓塞、主动脉病变、大多数纵隔病变建议增强扫描。

（三）胸部 MRI

磁共振成像（magnetic resonance imaging，MRI）具有无创性、无辐射损伤的特点，同时具有判断组织化学特性的潜力，能提供软组织及肺内含水的定量，血流的定量和定性等信息，具有直接多层面扫描方式等优点。但空间分辨率低于 CT，扫描时间较长及费用较高也是其不足之处，目前多作为 CT 检查的补充。如胸主动脉夹层和可疑肺栓塞但有碘对比剂过敏患者；纵隔占位性病变，具有一些定性价值；估计恶性肿瘤对纵隔结构或胸壁的侵犯优于 CT；淋巴瘤放疗后纤维化或复发的判断等。

（四）胸部超声

超声检查无辐射、实时成像、设备轻便，但两肺含气不利于超声传导，难于成像。因此，对于呼吸系统疾病的检查，目前主要运用于肺外周病变、胸腔积液和胸壁病变的检查。

（五）核素检查和 PET/CT

对于可疑肺栓塞的患者，通过核素通气 / 血流扫描是诊断肺栓塞的主要方法，但是由于多层 CT 的广泛运用，该技术已逐渐为 CT 肺动脉造影所替代，目前主要用于可疑肺栓塞的碘对比剂过敏患者或孕妇。PET/CT 能评价胸部病变的代谢状态，目前常用于肿瘤性病变的诊断和鉴别诊断，尤其对肿瘤分期和治疗后的疗效评价具有较高的价值，但是由于费用比较昂贵，同时仍存在一定的假阳性和假阴性，在一定程度上限制了该技术的广泛运用。

二、胸部影像诊断思维方法

胸部影像学能较好地反映呼吸系统疾病的病理生理改变，而现代影像学主要建立在"影像和病理对照研究"结果的基础上，因此影像诊断过程最主要是结合病理，对疾病的病理改变有充分的理解，才能对影像作出更好的解释，最后提出较为准确的诊断。同时现代影像学不仅能显示呼吸系统的形态学改变，也能在一定程度反映功能性变化。

胸部影像学诊断思维过程即读片。在解读胸片、胸部 CT 或 MRI 时，尽管不同影像医生有不同的习惯和分析方法，但是遵循一套合理的解读规则将有助于使诊断过程变得更有逻辑性和合理性，常用的解读规则如下：

1. 首先核对确认患者的姓名、年龄、性别、检查日期和具体检查方法（包括体位）。

2. 判断检查技术和图像质量是否符合诊断要求，包括技术参数、呼吸状态、曝光质量、投照体位等，但这一点主要针对影像科医生，对于一般临床医生可能难于作出合理判断。

3. 按照一定顺序进行观察，以避免遗漏病变。如胸片可采用从外到内的顺序，即胸壁软组织—骨骼—胸廓入口和膈肌—胸腔—两肺—肺门—纵隔和气管—心血管，同时注意两侧对比；当然也可采用相反的顺序。针对 CT 则按顺序从肺尖到肺底观察各个层面，肺窗重点观察两肺和气道，纵隔窗观察纵隔、胸壁及肺内病变的密度，必要时用骨窗观察胸部骨骼情况。MRI 除了观察形态学异常，还需要根据不同扫描序列观察信号的变化，这方面相对比较复杂，不建议临床医生花太多时间去了解，必要时咨询放射科医生即可。

4. 综合所见的异常征象，对比以往能获得的影像学检查资料进行分析，对可能疾病（包括常见、少见和罕见疾病）进行鉴别诊断，最后结合临床资料提出影像诊断。

上述读片规则和思维方式仅供参考，该方法是基于放射科医生的诊断模式，与临床医生的思维模式有一定的区别，可以从另一个角度对疾病进行分析诊断。临床医生通常是先了解患者的基本情况，包括症状、体征和初步实验室检查，然后再结合影像诊断。无论如何，解读胸部影像检查并没有单一的方法可适用于任何临床医生和所有患者。上述方法仅有助于初学者养成良好的读片习惯，但随着经验的积累结合自身的特点，可逐步形成自己的诊断思维模式。

三、常见胸部疾病的病例诊断分析

临床病例（一）

患者，女性，16 岁，发热、咳嗽 3 天（图 4-1-1）。

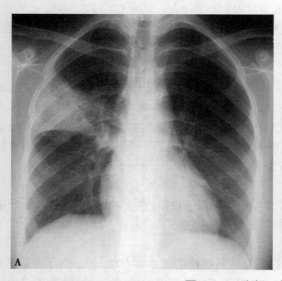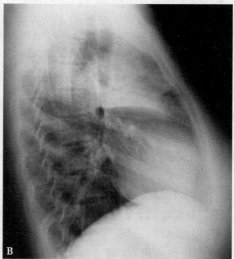

图 4-1-1　胸部 X 线正侧位片

A. 正位片，显示右中上肺野大片密度增高阴影，内见充气支气管征（支气管充气征），病变下缘清楚，上缘模糊，余肺野未见异常阴影，两肺门不大，纵隔不增宽，气管居中，心影及大血管未见异常，两侧膈肌光滑，肋膈角锐利；

B. 侧位片，显示大片密度增高阴影见于上肺野偏前，下缘清楚以水平裂为界，余边缘模糊，两侧后肋膈角锐利。

思路　首先进行定位，结合正侧位片，可以确定病变位于右上叶，以前段为主。病变为大片密度增高影，内见充气支气管征，下界边缘以水平裂为界，上界模糊，叶间裂、肺门或纵隔未见移位征象，另外根据患侧肺容积无明显缩小，可以除外该病变不是肺不张，提示为肺实变阴影。引起局部肺实变影的常见疾病包括细菌性肺炎、支原体肺炎、肺结核；少见的包括真菌感染、过敏性肺炎、吸入性肺炎、放射性肺炎、血管炎、肺梗死、肺癌、原发性淋巴瘤等。单纯从 X 线胸片表现看，上述这些疾病均可表现为肺段性实变影。

但是不同疾病的 X 线胸片改变仍有些差别，在一定程度可供鉴别：原发性肺结核可以表现为肺段实变影，但同侧肺门和 / 或同侧纵隔常有淋巴结肿大；如为继发性肺结核，其病变部位主要见于两上叶的尖后段或下叶背段，多伴纤维条索和硬结钙化灶，与本例不符；真菌感染表现为节段性肺实变影少见，且多见于免疫抑制患者中，结合临床可以鉴别；过敏性肺炎的实变影以两侧性多见，有游走性，临床上外周血嗜酸性粒细胞增多有助于诊断；吸入性肺炎多见于老年人或有吞咽困难的患者，病变以两下叶为主，尽管可以呈单侧性，但多与卧床的体位有关；肺梗死出现的实变影多见于两下肺外周带，与胸膜呈宽基底；肺腺癌可以表现为肺内实变影，甚至呈大叶性实变影，单纯 X 线片无法与肺炎鉴别，但是临床上多无明显感染症状，年轻患者罕见；原发性肺内淋巴瘤同样可表现为肺段实变影，但是通常其进展很缓慢，随诊观察有助于该病的诊断；对于血管炎虽然多表现为多发病变，但更主要的是依靠临床资料和相关实验室检查进行诊断。

总之，本例 X 线胸片发现右上叶前段大片实变影，结合临床为近期出现发热、咳嗽的年轻患者，可以首先诊断肺炎，通常无须进一步 CT 检查。对于何种细菌感染，影像学难于作出判断，尽管常见为肺炎链球菌感染，但也可见于支原体肺炎，单纯影像学难于鉴别。CT 检查有助于显示炎症病变中是否有坏死，对判断病程有一定的价值。

最后诊断：右上叶社区获得性肺炎。

临床病例（二）
患者，女性，70 岁，憋气 2 周（图 4-1-2）。

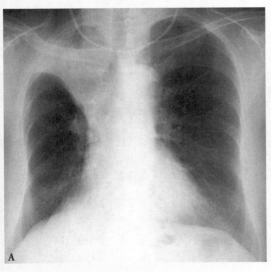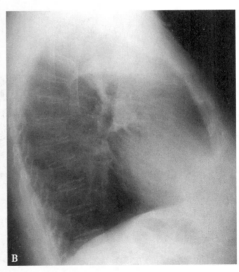

图 4-1-2　胸部 X 线正侧位片
A. 正位片，显示右肺容积减少，右上肺野密度增高，下缘锐利，略呈抛物线形，右中肺野未见明确水平裂，左肺未见异常阴影，纵隔及气管略向右移位，心影不大，两侧肋膈角锐利。B. 侧位片，显示相当于主动脉弓水平可见长三角形密度增高影，边缘清楚，余肺野清朗，肺门区不大，后肋膈角锐利。

思路　结合正侧位胸片，右上肺野密度增高，下缘为水平裂并向上移位，纵隔气管向右移位，可考虑为右上叶肺不张。肺不张的诊断原则是肺野密度增高且患侧肺容积的明显缩小。对于肺叶肺不张主要寻找叶间胸膜移位的征象，另外当单侧肺不张或上叶肺不张时，气管及纵隔可见向患侧移位；而右中叶或两下叶肺不张时，则主要表现为肺门移位和膈肌上升。通常 X 线正侧位胸片即可诊断全肺不张或肺叶不张，但是胸片难以显示肺不张的原因，除非出现典型的反"S"征可提示肺不张为占位性病变所致，否则通常需要进一步 CT 检查以寻找肺不张的原因。

引起肺不张的最常见原因是大气道阻塞，肿瘤性病因包括支气管肺癌、类癌、转移瘤和少见的脂肪瘤等；炎症性病因主要是支气管内膜结核；其他原因包括气道异物、黏液嵌塞。另外大量气胸或胸腔积液、膈疝等所致的被动性肺不张由于有明显的相应 X 线征象，容易鉴别。支气管肺癌是引起大气道阻塞的最常见原因，约占鳞癌的 2/3，由于支气管内肺癌的临床症状比较隐匿，早期不易被发现。目前，感染性疾病很少引起支气管阻塞，但对于中老年患者，大多数的右中叶综合征（慢性右中叶不张）为结核所致。大气道异物多见于儿童，在成人少见，值得注意的是少数患者可以没有明确的误吸异物史，尤其是老年患者。

CT 不仅能确定是否存在肺不张，还有可能直接显示肺不张的原因，因此临床或 X 线胸片考虑肺不张时应进一步行 CT 检查，支气管内肿瘤或异物时 CT 能直接显示气道内占位，但 CT 平扫仅能显示阻塞的位置，不易显示肿瘤和肺不张的边界，增强扫描有助于更好地显示肿瘤的大小和范围。

最后诊断：右上叶肺不张。

临床病例（三）

患者，女性，77 岁，左侧胸痛 1 个月（图 4-1-3）。

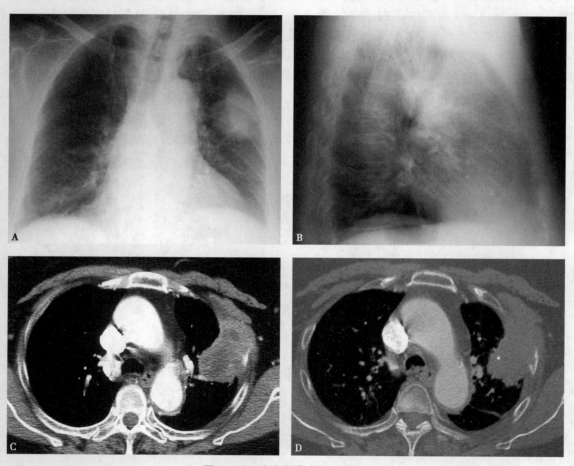

图 4-1-3 患者影像学检查结果

A. 正位片，显示左中上肺野肿块影，边缘清楚，可见分叶状，肿块影密度均匀，两上肺可见条索影，余肺野未见异常阴影，气管居中，纵隔不宽，心影未见明显增大，两侧肋膈角锐利；B. 侧位片，显示位于中肺野相当于主动脉弓水平下方，斜裂前方，结合正位片考虑肿块影定位于左上叶；C. 增强 CT 纵隔窗，显示左肺肿块影，其内密度不均，局部胸壁可见侵犯，纵隔未见淋巴肿；D. CT 骨窗，左肺肿块内可见偏心小钙化点，胸壁可见肋骨破坏。

思路 胸片上发现孤立性肺肿块（或结节）是常见的影像学征象，对其鉴别诊断是一个具有挑战性的难题。肺内肿块影或结节影以长径大于 3cm 为界，>3cm 为肿块，≤3cm 为结节。X 线胸片显示肺内肿块的原因很多，主要来自肿瘤性、炎症性和血管性三个方面。肿瘤性包括恶性肿瘤和良性肿瘤，恶性肿瘤主要有原发性肺癌、转移瘤、淋巴瘤或肺肉瘤，良性肿瘤包括错构瘤、软骨瘤、平滑肌瘤、纤维瘤等；炎症性包括肉芽肿（主要是结核、真菌感染和结节病）、肺脓肿、炎性假瘤、球形肺炎；血管性包括肺梗死、肉芽肿性多血管炎、动静脉畸形和肺动脉瘤。

对于肺内孤立性肿块，鉴别诊断主要根据病灶的边缘、密度、位置和增长情况进行综合判断。胸部 X 线检查主要是发现病灶和初步定位，除非有明显钙化，通常需要进一步的 CT 检查，CT 影像上如果病灶中发现脂肪密度有较高的价值，可以作出错构瘤的诊断；如果有钙化，且呈弥漫性、靶心性、爆米花状或葱皮样钙化也是良性病变的特征；如肿块外缘呈分叶状，有毛刺等征象时，则恶性的可能性大。

本例患者的 X 线胸片显示左上叶肿块影，呈分叶状，密度均匀，周围未见卫星灶，结合其老年患者，首先考虑肺癌的可能，但单纯胸片无法除外炎症性病变，尤其是肺脓肿和炎性假瘤。由于病灶较大，且肿块周围无明确卫星灶或播散病变，结核的可能性很小。CT 纵隔窗和骨窗显示肿瘤内有不规则低密度坏死灶，并可见胸壁侵犯和肋骨破坏，尽管无明确肺门或纵隔淋巴结，可以作出恶性肿瘤、原发性肺癌可能的诊断。如肺脓肿病变中央的坏死腔更清楚，边缘可见规则的环状强化，无胸壁和肋骨破坏；同样，炎性假瘤、球形肺炎不引起胸壁侵犯。增强扫描可以发现相应肺叶段区域内是否存在血管异常，可以确定是否存在肺梗死或肺动脉瘤等。肉芽肿性多血管炎极少表现为孤立性肺肿块，通常为多发结节或肿块，较大病变容易出现空洞，也不引起胸壁破坏。但是本例中唯一需要临床进一步排除的是肺放射线菌肺炎，尽管这种肺炎临床相当少见，但由于其病变进展缓慢，且可有胸壁的破坏，单纯影像上与肺癌难于鉴别。

最后诊断：左上叶肺癌。

临床病例（四）

患者，女性，47 岁，无症状 CT 肺癌筛查（图 4-1-4）。

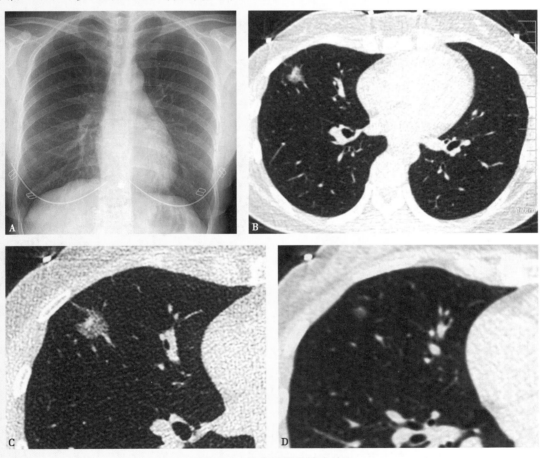

图 4-1-4　患者影像学检查结果

A. 胸部 CT 肺窗，显示右肺中叶外侧段胸膜下可见一磨玻璃样结节影，长径约 16mm，内见小实性密度影，实性密度长径约 4mm，结节边缘较清楚呈分叶状，结节影与胸膜之间可见条状影；B. 局部靶放大像，更清晰地显示肺内病变；C. 1 年前 X 线胸片，未见明显异常；D. 患者 5 年前曾因右上叶支气管肺炎做胸部 CT 检查，CT 肺窗发现右中叶相同位置可见一小磨玻璃影，约 4mm 大小，对比病灶明显增大。

思路 当肺内局部密度增高,不掩盖其内的血管影,即磨玻璃影,且边缘清楚的圆形和类圆形病灶通常称为磨玻璃样结节影。本例低剂量CT扫描发现右中叶外侧段一亚实性磨玻璃样结节影,边界清楚,内可见少量实性密度影,磨玻璃样结节在X线胸片上因密度较淡容易漏诊或完全无法显示,复习患者5年前胸部CT证实该病灶为持续存在且缓慢增长,可考虑为肺腺癌,而且由于磨玻璃样结节中可见实性病灶,应该考虑为浸润性腺癌或微浸润性腺癌。鉴别诊断相对简单,尽管有文献报道一些感染性病变(如真菌感染、结核)可呈相似表现,但由于患者为健康体检,病灶位于右中叶,最主要是病灶缓慢增大,可以除外感染性病变。

随着低剂量CT肺癌筛查的广泛应用,越来越多的肺内磨玻璃样病灶被发现,对肺内局灶性磨玻璃影如何处理成为临床新热点。针对这一问题,经过多年的临床实践和大量的循证依据,国内外相继出台多部相关指南或专家共识,并已进行多版更新,虽然不同指南的具体处理方法可能有些差异,但临床处理总原则并未明显变化。

当胸部CT发现肺内局灶性磨玻璃影,首先需要判断该病灶是一过性的,还是持续性病灶,如无以前CT对比,可1~3个月复查。如病灶消失或明显缩小,提示为一过性病灶,通常为炎性病灶、出血、水肿等;如持续存在,病灶无明显变化时,通常提示为恶性病变可能(非典型腺瘤样增生、原位腺癌、微浸润腺癌及浸润性腺癌),仅极少数为局灶性纤维化。如病灶为纯磨玻璃密度提示病灶变化相对较慢,原位腺癌的可能性更大,而实性成分越多,相对浸润腺癌的可能更大,增长的速度也较快。非典型腺瘤样增生与原位腺癌即使在病理上也不易区别,因此通常认为<5mm的纯磨玻璃样结节考虑为非典型腺瘤样增生,>5mm的纯磨玻璃样结节考虑为原位腺癌。本例因为病灶内含实性成分,且病灶缓慢增大,考虑腺癌选择手术治疗。

最后诊断:右中叶浸润性腺癌。

临床病例(五)

患者,男性,32岁,低热、咳嗽、咳痰2个月余(图4-1-5)。

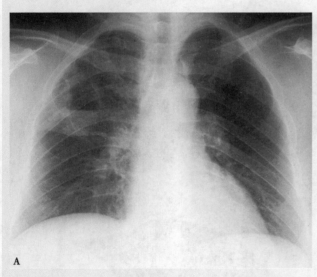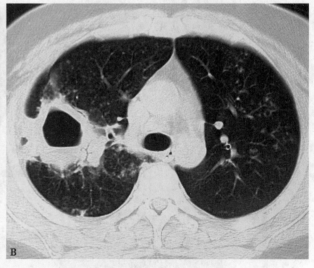

图4-1-5 患者胸部影像学检查结果

A. 胸部正位片,显示右上肺一空洞影,厚壁,外壁较模糊,内壁清楚锐利,下部可见气液平面,其外下方肺野密度增高,下缘边界锐利以水平裂为界,略向下膨隆,空洞影上方可见一些小斑状阴影,右下肺及左侧肺野未见明显异常阴影,纵隔心影未见异常,两侧肋膈角锐利。B. CT肺窗,显示右上叶后段空洞病变,内壁光滑锐利,厚壁且部分可见充气支气管征,周围可见些小叶中心模糊影和小点状影,左上叶也可见小点状影,沿血管支气管分布。

思路 肺内空洞性病变是肺内病变组织发生坏死、液化,坏死组织经引流支气管排出而形成。与孤立性肺结节或肿块相似,肺内空洞性病变的病因主要包括炎症性、肿瘤性和血管性三个方面。炎症性包括肺脓肿(急性或慢性)、结核、真菌和奴卡菌感染;肿瘤性包括原发性肺癌和转移瘤;血管性包括肺梗死、肉芽肿性多血管炎和类风湿结节。

空洞性病变的鉴别诊断主要根据空洞壁及周围肺组织的影像征象,空洞壁分厚壁和薄壁,≤4mm的薄壁通常考虑为良性空洞,但厚壁空洞可以是良性或恶性,但如壁厚超过15mm恶性的可能性明显增大。空洞壁及周围以实变影为主,提示为急性渗出、出血或水肿;如呈不规则网状或长条索影,则提示为慢性纤维性病变;需要注意的是无论肿瘤性还是炎症性病变,空洞壁都可以有结节影。本例患者显示空洞病变周围有实变影,如临床无咯血病史,应该考虑为渗出性病变,结合空洞内壁较光滑,有气液平面,空洞影周围及左上叶均可见播散性病变(CT),首先考虑为空洞性肺结核。急性肺脓肿虽然可呈空洞壁周围实变影,但极少出现播散病灶,特别是对侧上叶也可见播散病灶,因此本例急性肺脓肿的可能性极小;真菌或奴卡菌感染形成的空洞性病变多呈多发性,如单发病灶时,空洞影周围一般无明显播散病灶,本例对侧播散病灶也不符合真菌感染的诊断,更重要的是这些患者通常合并免疫抑制。原发性肺癌的空洞影从外缘看仍然是肿块影,具备恶性肿瘤的病灶边缘征象,如分叶征和毛刺征等,其他部位可以有转移灶但不是呈小叶中心分布的播散病灶。肺梗死病灶主要见于胸膜下,下叶为主,因此本例可能性小。肉芽肿性多血管炎通常为多发病灶,单发且呈空洞的少见,周围实变影多为出血所致,因此可能性极小。

最后诊断:右上叶空洞型肺结核。

临床病例(六)

患者,女性,72岁,体检时行X线摄影发现异常(图4-1-6),既往6年前曾行子宫内膜癌术。

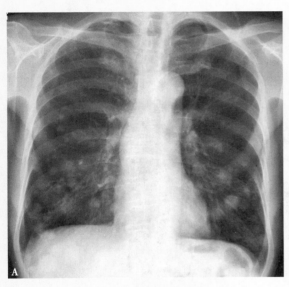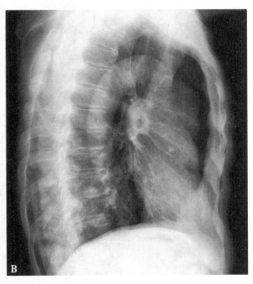

图4-1-6 胸部X线正位片(A)及侧位片(B)

两肺多见多发结节影,大小不等,散在分布且下肺结节影相对较大,结节密度均匀,边缘清楚,未见肿块或片状阴影,两肺门不大,纵隔未见异常,心影不大,两侧肋膈角锐利。

思路 两肺多发结节影的病因主要来自三个方面:肿瘤性、炎症性和血管性。肿瘤性病变首先考虑转移瘤,其次是淋巴瘤;良性肿瘤包括错构瘤、动静脉畸形、良性转移性平滑肌瘤。炎症性病变考虑真菌、奴卡菌、结核、寄生虫(包囊虫和肺吸虫)、脓毒性栓子。血管性包括类风湿结节和肉芽肿性多血管炎。另外慢性肾衰竭患者也可出现两肺结节。X线胸片发现两肺多发圆形阴影时,首先需判断是类圆形实变影还是结节影,判断标准是病灶边缘是否锐利,边缘模糊考虑为类圆形实变影,边缘锐利且周围被含气肺组织包绕即是结节影。类圆形实变影提示为浸润性病变,结节影通常提示为占位性病变。另外需要注意的是X线胸片容易遗漏小结节,尤其是位于肺外周、肺门区、心后和膈肌后区的结节不易显示,CT尤其是多层CT是最敏感的检出肺内小结节的无创性检查手段,而且CT有助于进一步判断多发结节的性质。

本例正侧位胸片显示两肺多发结节影,大小不等,散在分布。从影像学看首先考虑转移瘤,因为胸片上显示多发结节影时最常见的病因是转移瘤。如果患者有原发恶性肿瘤病史,几乎可以直接诊断。表现为两肺多发结节的淋巴瘤通常先有纵隔和肺门淋巴结肿大,而且肺内结节影边缘通常不锐利,故本例不符合;错构瘤极少为多发性因此本例不考虑;动静脉畸形可以多发,但多为较小结节,较大结节可以直接显示滋养血管和引流静脉汇合于结节影,本例可以除外;良性转移性平滑肌瘤的胸片表现可与本例相似的,但结节数量相对较少，且该病临床上少见，主要见于中年女性有子宫肌瘤手术史的患者。对于真菌、奴卡菌感染，通常呈圆形实变影，即病灶边缘较模糊；而结核病灶以两中上肺为主，下肺少见且病灶较小，这些特点与本例不符；寄生虫病可表现为边界清楚的结节影，X线胸片难以鉴别，CT有助于鉴别诊断，如囊虫病的病灶内以液性密度为主。脓毒性栓子的结节影以胸膜下分布为主，且边界较模糊，可出现空洞形成。肉芽肿性多血管炎可表现为多发结节，但其中较大结节通常出现空洞，本例结节影中未见明确空洞形成；类风湿关节炎患者的X线胸片表现为两肺结节影的相当罕见，临床上可根据相应病史进行鉴别。

最后诊断：两肺转移瘤。

临床病例（七）

患者，男性，35岁，发热1个月（图4-1-7）。

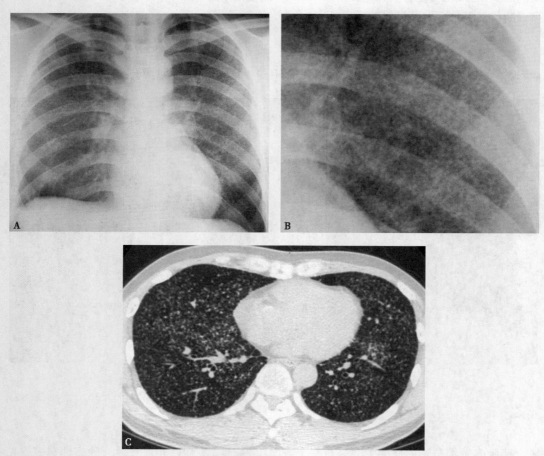

图4-1-7 胸部影像学检查结果

A.胸部正位片，显示两肺弥漫密度增高，仔细观察可见弥漫分布细小点状影，直径1～2mm，病灶大小均匀、密度均匀、分布均匀，未见片状或肿块影，两肺门不大，纵隔心影未见异常，右肋膈角稍钝；B.左肺局部放大像，较清晰显示弥漫小点状影。C.CT肺窗，显示两肺弥散分布细小点状影，大小均匀。

思路 两肺细小点状影（或称细小结节影）相对于其他肺部影像征象，在鉴别诊断上比较简单，尤其是当胸片出现典型的粟粒状阴影时，几乎可以直接提示为粟粒型肺结核，偶尔可见于血管来源的播散性真菌感染。粟粒状阴影的定义是病灶直径1～2mm，分布均匀。弥漫性细小点状影诊断的主要问题是由于病灶太小，X线胸片不易显示，与血管断面不易鉴别，通常只有达到一定数量才容易显示，病灶位于两侧肋膈角区或侧位片的胸骨后区比较容易显示。两肺细小点状影通常认为病灶直径在3～4mm或更小，X线胸片上表现为弥漫细小点状影的病因并不少见，主要包括肺尘埃沉着病、过敏性肺泡炎、结节病、结核、真菌感染（尤其是组织胞浆菌）、奴卡菌感染、转移瘤、肺泡微结石症等。在鉴别诊断中重要的是缩小诊断范围，可以先将这些病因分为两类,一类为发热的,而另一类为不发热的。如为发热患者,主要考虑肺结核、真菌感染和奴卡菌感染,当表现为典型的粟粒性肺结节时,首先考虑粟粒性肺结核,当然组织胞浆菌感染可以有与粟粒型肺结核一样的表现,但由于该病在我国很少见,因此通常不作为首先考虑的诊断。对于无发热的患者,通常需要进一步行 HRCT 检查进行鉴别诊断。HRCT 对于弥漫小结节的发现和鉴别诊断均明显优于 X 线胸片。HRCT 对弥漫性小点状影可以从两个方面进行鉴别:一个方面是密度,可区分为磨玻璃密度、实性密度和钙化密度;另一个是病灶分布,分为淋巴道分布、弥散分布和小叶中心分布,通过这样对弥漫性小点状影进行分层鉴别,提高诊断准确率。

本例患者正侧位胸片两肺弥漫小点状影,呈典型的粟粒性结节阴影,结合患者有发热 1 个月的症状,首先考虑为粟粒型肺结核,虽然单纯影像上不能除外急性播散性真菌感染,尤其是念珠菌、隐球菌和组织胞浆菌,但在我国由于其发病率远远低于粟粒型肺结核,但当患者有免疫抑制或明显受损时,需特别注意除外播散性真菌感染,并通过临床及实验室相关检查进一步除外。而常见的真菌感染或奴卡菌肺感染虽然可表现为两肺多发细小点状影,但通常大小不均,CT 上多呈小叶中心分布,容易鉴别。结节病在 X 线胸片上可以表现为类似粟粒性结节阴影,但 HRCT 上显示两肺微结节沿淋巴道分布,与粟粒型结核的弥散分布有明显差别。肺尘埃沉着病患者可以表现为两肺广泛细小点状影,但通常于中上肺较多,且结节大小不均,结合患者的职业史有助于鉴别。肺泡微结石症是罕见病,呈弥漫细小点状影,但由于其为钙化灶,因此密度上明显高于粟粒性肺结核,X 线胸片有明显区别,CT 能直接诊断。

最后诊断:急性血行播散性肺结核。

临床病例(八)

患者,女性,24 岁,无明显症状(图 4-1-8)。

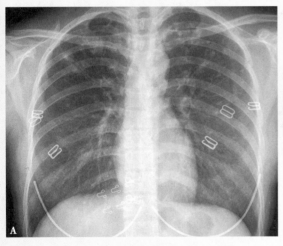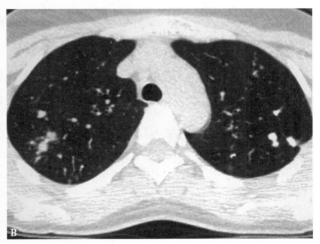

图 4-1-8　胸部影像学检查结果

A. 胸部正位片,显示两上肺多发小斑片状影及小结节影,部分小结节影密度较高,间可见少许条索状影,两中下肺野未见异常阴影,心影及纵隔未见异常,两肋膈角锐利;B. CT 肺窗,显示两上叶多发小斑状影,少许小叶中心点状阴影,左上叶部分小结节影密度明显增高为钙化灶。

思路　X 线胸片显示两肺多发阴影的病因很多,几乎涉及所有肺部疾病,病因包括炎症性、血管性、肿瘤性、特发性、环境因素和其他等,因此可以先根据其分布特点进一步缩小诊断范围,是上肺分布还是下肺分布、是对称分布还是不对称分布。患者出现呈上肺分布的两肺斑片状阴影,通常需考虑为肺结核、过敏性肺炎、肺尘埃沉着病、结节病、朗格汉斯细胞组织细胞增生症、组织胞浆菌病。

本例胸片显示两上肺多发小斑状影及小结节影为主,鉴别诊断时首先考虑肺结核,本例基本符合继发性肺结核的典型表现,即病灶呈多形性,有斑片状影、小结节影,部分密度较高可能为钙化、有纤维条索影,同时以两上肺分布为主,CT 进一步证实有小钙化灶,还可见小叶中心点状影,因此肺结核的可能最大。过敏性肺炎的病变也主要分布于上肺,但多为小斑状实变影,结节影少见,另外钙化灶不是过敏性肺炎的主要征象,纤维条索仅见于慢性过敏性肺炎的患者中,而不出现于急性和亚急性患者,因此可能性很小。肺尘埃沉着病可表现为两上肺小结节影和小斑片影，也可出现钙化，与本例有相似之处，但是肺尘埃沉着病患者的胸片显示以小结节影为主，两侧较对称。对于肺尘埃沉着病的诊断，病史是最重要的诊断要素，尤其是职业史，当然本例即使未询问病史，从患者仅为 24 岁女性即可推测肺尘埃沉着病的可能性极小。结节病在后期可出现两上肺斑片及纤维性病变，但纤维化的比例较大，CT 显示病灶沿血管支气管束分布，很少出现钙化，且多见于年龄比较大的患者，因此可能性较小。朗格汉斯细胞组织细胞增生症的病变同样以两上肺为主，但多以不规则囊状影和结节影为主，斑状影少见，早期也可出现两上肺结节影和小空洞影，但无钙化灶，两侧较对称，且该病多见于男性吸烟者，而本例 CT 影像主要呈多形性改变，为年轻女性患者，与本例有明显差别。肺部组织胞浆菌病单纯从影像学上无法与肺结核相鉴别，但不同于欧美国家，该病在我国发生率低得多，因此通常不首先考虑该病的可能。

最后诊断：两上肺继发性肺结核。

临床病例（九）

患者，男性，84 岁，活动性呼吸困难两年多，咳嗽增多 2 周（图 4-1-9）。

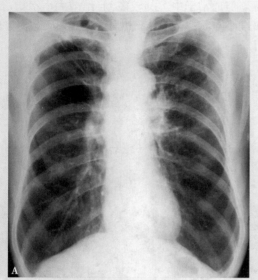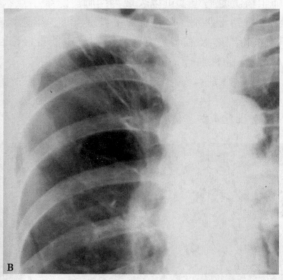

图 4-1-9　胸部影像学检查结果

A. 胸部正位片，显示两肺透亮度增高，以右上肺为主，右上肺少许小点状影及条索影，两侧肋间隙增宽，心影狭长，膈肌低平，两侧肋膈角钝；B 右上肺局部像，显示局部透亮度增大且未见明显肺纹理，提示局部气肿明显或肺大疱形成。

思路　X 线胸片上显示两肺透亮度增高的原因不多，主要见于肺气肿、哮喘急性发作、先天性心脏病的右向左分流疾病（如法洛四联症）、肺栓塞，还需注意除外肺外因素，如两侧乳房切除术后、摄影时过度曝光等。其中过度曝光时两肺灰度变黑，肺纹理除了肺门周围仍可见，中外带肺纹理不易辨认，同时纵隔结构变得灰暗，与心脏重叠的脊椎变得清晰，容易排除。两侧乳房切除术后可显得两肺透亮度增高，但两肺纹理清晰，膈肌呈正常的弧形结构，可供鉴别。

哮喘急性发作时胸片显示两肺过度通气，呈两肺透亮度均匀性增高，肺血管纹理可变细但分布正常，两侧膈肌可降低，但通常光滑且肋膈角锐利。与本例患者透亮度右上肺明显，且有局部无血管区，两侧肋膈角钝等所见有明显区别，可以鉴别。法洛四联症由于其心脏的血液右向左分流且肺动脉狭窄，导致两侧肺血量减少，两肺透亮度增高，但心影通常增大，心尖上翘，肺动脉段膨隆，两侧膈肌不呈低平改变，同样容易鉴别。理论上两侧肺动脉的明显栓塞可以导致两侧肺血减少，其表现类似右向左分流的先天性心脏病，但是临床上更多表现为局部肺野密度减低，而非两侧透亮度增高，即使广泛的肺栓塞胸片上也可呈正常改变，增强 CT（CT 肺动脉造影）可直接检出肺栓塞。本例所见符合典型的肺气肿改变：两侧肋间隙增宽、两肺透亮度增高、上肺更明显，心影狭长，两侧膈肌低平，肋膈角钝。但是要注意，X 线胸片显示肺气肿征象通常提示患者的肺气肿已经比较重，而轻中度肺气肿在 X 线胸片可呈正常表现，HRCT 是目前评价肺气肿最理想的无创性检查方式,不仅能早期检出肺气肿征象,而且能进一步区别小叶中心型肺气肿、间隔旁型肺气肿或全小叶型肺气肿,另外对肺气肿的定量测量也有很好的准确性和一致性。

最后诊断:肺气肿。

临床病例(十)

患者,男性,78 岁,劳力性呼吸困难 2 年(图 4-1-10)。

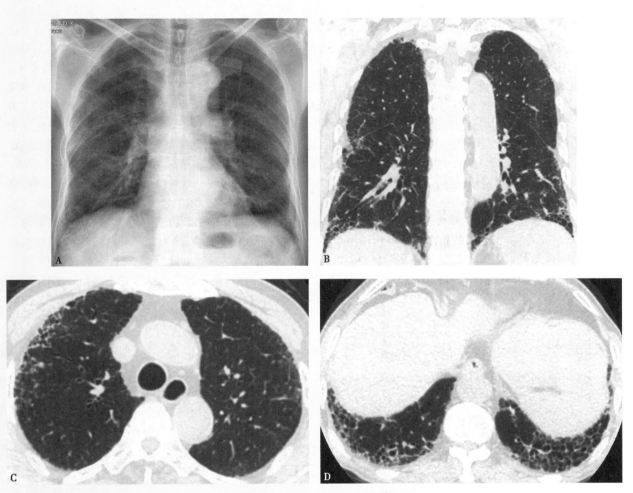

图 4-1-10　患者胸部影像学检查结果

A. 胸部正位片,显示两肺外带可见网状阴影,以两下肺肋膈角区较明显,余未见明确实变影或结节影,心影不大,降主动脉迂曲,两侧肋膈角锐利;B. CT 冠状重组像,显示两下肺外带网状影及蜂窝形成,病变呈外带及下肺胸膜下分布为主;C、D. 高分辨率 CT,显示两上肺外带及两下肺后胸膜下广泛细网状影,右上肺胸膜下及两下叶后基底段蜂窝影形成。

思路　X 线胸片上,网状阴影需要先除外由于支气管扩张形成的类似网状影,但这些类似网状影主要沿血管支气管束分布的成簇改变,外带少见。胸片在网状阴影上的检出和鉴别诊断能力相当有限,通常需要进一步行 HRCT 检查。如胸片上清晰显示两肺网状阴影时提示肺间质纤维化,主要见于胶原血管疾病(如类风湿关节炎、系统性硬化等)、肺尘埃沉着病、慢性过敏性肺泡炎、结节病、朗格汉斯细胞组织细胞增生症、肺淋巴管肌瘤病、药物所致疾病(如某些化疗药或靶向治疗药)和特发性肺纤维化(IPF)等。根据病变分布可以进一步缩小范围,本例网状阴影主要分布于两下肺外带,对鉴别诊断有明显价值,由于肺淋巴管肌瘤病的网状影为弥散分布,无上下内外分布差别,可以除外;朗格汉斯细胞组织细胞增生症及慢性过敏性肺泡炎的网状影多见于上肺分布,因此本例可能性小;结节病虽可以表现为网状影,主要见于肺纤维化期,临床少见且病变主要分布于上肺,可以鉴别;肺尘埃沉着病单纯表现为网状影少见,常合并两肺小结节影或不规则小阴影,与本例有明显区别。

胸片上显示两肺外带网状阴影,主要考虑 IPF、非特异性间质性肺炎(NSIP)、胶原血管疾病和石棉沉着病等。对于石棉沉着病，如胸片上清晰显示两侧胸膜及膈肌多发高密度胸膜斑（钙化），有助于明确诊断。而另外几种疾病仅胸片几乎无法鉴别。当胸片清晰显示网状阴影，通常在 CT 上已经很明显了。HRCT 检查有助于鉴别普通型间质性肺炎（UIP）、非特异性间质性肺炎和机化性肺炎等间质性肺炎类型。当 HRCT 清晰显示两肺外带及下肺分布为主的蜂窝影，通常提示为末期肺纤维化改变，非特异性间质性肺炎少见蜂窝影，值得注意的是影像上几乎无法区别 IPF 所致的 UIP 还是胶原血管疾病所致的 UIP，主要的鉴别诊断需依赖呼吸内科和风湿免疫科的专家进行查因诊断。

　　在 IPF 的诊断中，影像学发挥极为重要的作用。IPF 的形态学特点为 UIP。根据 2018 年 IPF 的诊断指南，IPF 的 HRCT 诊断，根据其影像表现可分为肯定 UIP、可能 UIP、不确定性 UIP 和考虑其他诊断四个层级。肯定 UIP 型的 HRCT 特点是病变以胸膜下和肺基底部分布，蜂窝影伴或不伴牵引性支气管扩张；可能 UIP 型的 HRCT 特点是病变以胸膜下和肺基底部分布，网状影伴牵引性支气管扩张或牵引性细支气管扩张，可有少量磨玻璃影；不确定 UIP 型的 HRCT 特点是病变以胸膜下和肺基底部分布，轻微的网状影，可有少量磨玻璃影。HRCT 显示蜂窝影对 IPF 的诊断有很重要的意义。蜂窝影在 HRCT 表现为成簇的囊状影，大多数直径 3～10mm，但偶尔可达 25mm，通常呈胸膜下分布且边缘清楚。当胸膜出现明显异常（胸膜斑、钙化及明显的胸腔积液等）提示 UIP 为其他病因所致。出现明显的广泛微结节、空气潴留、磨玻璃影、实变影等征象；病灶沿血管支气管束或以中上肺野分布为主；有明显胸膜斑（提示石棉相关病变）、胸腔积液、食管扩张（结缔组织疾病）等改变考虑其他诊断。当 HRCT 诊断为肯定 UIP 型时，无须进一步外科肺活检进行病理诊断，临床只需做相关检查了解有无原因，如无发现已知相关病因时可临床确诊为 IPF；对于可能 UIP 型，目前有大量循证依据证明这部分患者大多数病理诊断为 UIP；根据 Fleischner 协会的 IPF 白皮书结合临床情况可不进行病理诊断，而 2018 年 IPF 诊断指南仍推荐行外科肺活检病理诊断；对于不确定 UIP 型则推荐外科肺活检病理检查。值得注意的是 IPF 的诊断依靠多学科协商，即使外科肺活检的病理诊断也不是最后诊断，因为病理诊断也分为四个层级。因此，病理诊断后必须结合 HRCT 诊断进行比对，再结合临床结果作出最后诊断。

　　最后影像诊断：UIP，临床诊断 IPF。

临床病例（十一）

　　患者，男性，56 岁，呼吸困难 2 天（图 4-1-11）。

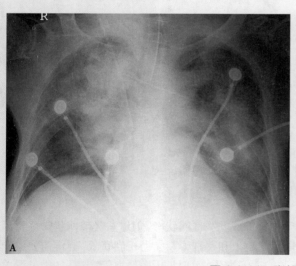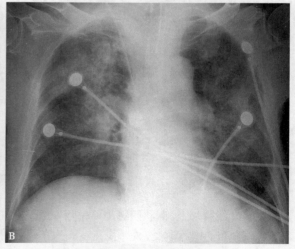

图 4-1-11　胸部影像学检查结果

A. 胸部床旁像，显示两肺广泛实变影，以两肺门周围显著，两侧外带相对正常，两侧病变较对称，右侧肺野透亮度减低，左侧肋膈角消失，气管内可见插管，心影无明显增大；B. 两天后复查，两肺实变影较前明显吸收好转。

　　思路　两侧对称性的以肺门周围为主的实变影又称为蝶翼影，影像上出现两肺蝶翼影的疾病，相对于局部实变影范围较窄，主要包括肺水肿（心源性和非心源性）、弥漫性肺泡出血、感染（尤其是病毒性感染和肺孢子菌肺炎）、肿瘤（弥漫性肺腺癌）、急性呼吸窘迫综合征（ARDS）、肺泡蛋白沉积症、吸入性肺炎等。

　　胸片上显示两侧蝶翼影的典型疾病是肺水肿，病变主要集中在肺门周围，两侧可见胸腔积液。对于心源性肺水肿，常可见心影增大、肋膈角区 Kerley B 线、两上肺血管影增粗、两肺血管影模糊等表现；而非心源性肺水肿常无明显心影异常及上肺血管纹理增粗改变；另外，肺水肿患者经治疗后两肺实变影常很快吸收好转。病毒性肺炎可以引起两肺广泛实变影，但相对较广泛，常累及肺野外带，无明显肺门周围分布特点，病变进展较快，经治疗后吸收改善较缓慢。肺孢子菌肺炎可呈类蝶翼征，但通常密度较淡，分布于中上肺叶野，肺内病变程度常与患者的呼吸道症状不相称，即症状比肺内病变重，更重要的是该病往往见于免疫缺陷或有明显免疫受损的患者。弥漫性肺出血虽然其两肺实变影分布无明确特点，主要呈弥漫分布，表现为蝶翼影较少，如出现相似改变时，单纯影像学表现几乎无法与肺水肿相鉴别，但两种疾病的症状和体征有明显区别。ARDS 同样可见蝶翼影，对于心源性肺水肿的鉴别主要根据心影增大、肺淤血表现，最有价值的鉴别点是 ARDS 经治疗后变化较缓，常需两周以上才有明显改善。弥漫性肺腺癌胸片上可表现为两肺广泛实变影，但表现为典型的蝶翼影罕见，且该病随诊观察显示病变持续进展，因此本例不符合。肺泡蛋白沉积症可表现为典型的蝶翼影，单纯影像学检查难与肺水肿相鉴别，但本病为慢性过程，随诊观察变化不大，可供鉴别。吸入性肺炎两肺实变影由于吸入时不同体位可表现为不同病灶分布，通常两侧不对称，且主要分布于下垂位，与典型的肺水肿改变有明显区别。

最后诊断：肺水肿。

临床病例（十二）

患者，男性，58 岁，活动后气促，加重伴咳嗽咳痰 1 周（图 4-1-12）。

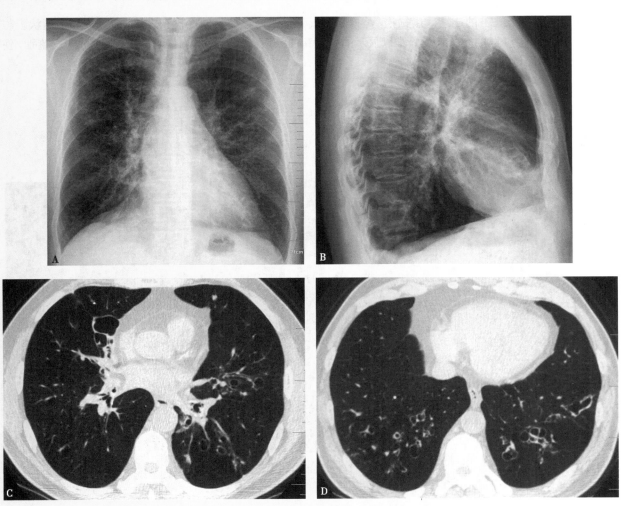

图 4-1-12 胸部影像学检查结果

A. 胸部正位片，显示两肺纹理增粗，右中肺野及左下肺野心缘旁可见小环状影，未见明确结节或实变影，两肺门不大、心影大小形态未见异常，纵隔不宽，两侧肋膈角锐利；B. 胸部侧位片，显示胸骨后方与心影重叠处可见多发环状影，形态稍不规则，呈节段性分布；C、D. CT 肺窗，清晰显示右中叶、左舌叶及两下叶多发囊状支气管扩张征象。

思路　胸片显示两肺纹理增粗，右中叶及左下叶可见环状阴影，余未见明显异常。对于上述征象的分析，需注意肺纹理增粗是一个比较主观的影像征象，缺乏客观的判断标准，容易受人为因素影响，因此通常只作为辅助征象。本例中环状阴影可作为主要征象进行诊断和鉴别诊断。两肺环状阴影也称囊状阴影，胸片上的两肺多发环状阴影主要见于薄壁空洞（包括感染性、肿瘤性和血管性）、囊状支气管扩张、肺大疱、蜂窝肺。

感染性薄壁空洞往往出现在感染的慢性期，而急性期的感染通常呈厚壁且边缘模糊，因此如胸片上多发薄壁空洞，感染性疾病主要包括结核、组织胞浆菌病、球孢子菌病和芽生菌病。胸片上结核和组织胞浆菌病好发于两上肺，以中下肺分布为主的极少，因此本例胸片上这两种疾病的可能较小；而球孢子菌病和芽生菌病单纯影像上无明显特点，但临床多见于免疫功能受损的患者。转移瘤形成空洞并不少见，但形成薄壁空洞比较少见，而且多呈散在分布，本例有明显的区域性分布，因此转移瘤的可能性较小。血管性疾病虽然可以出现空洞性病变，但极少在胸片上形成多发边缘清楚的囊状阴影，多以不规则厚壁空洞为主。肺大疱虽然在胸片上可以显示为局部透亮灶，但通常无明确可见的边缘，偶尔巨大肺大疱可推挤周围肺组织形成假壁，与本例小且清晰的环状影有明显区别。胸片上通常不易直接诊断支气管扩张，但当表现为节段性分布的成簇囊状影时，应该考虑支气管扩张的可能，如出现囊状影内有气液平面更倾向于囊状支气管扩张的诊断，本例胸片侧位片显示与心影重叠处多发环状阴影，节段性分布，符合囊状支气管扩张的表现。

CT尤其是多层CT的连续薄层扫描，是诊断支气管扩张最佳的无创性检查方法，能直接显示囊状影与支气管的关系，也可直接诊断胸片上难以显示的柱状和曲张型支气管扩张，且容易与其他囊性阴影鉴别，使鉴别诊断变得简单。

最后诊断：两肺多发囊状支气管扩张。

临床病例（十三）

患者，女性，64岁，咳嗽1个月余（图4-1-13）。

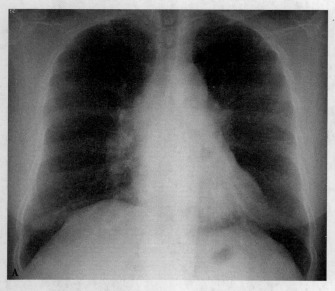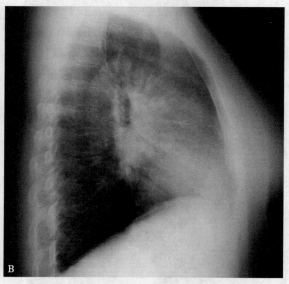

图 4-1-13　胸部 X 线正侧位片

A. 胸部正位片，显示两肺门增大，边缘不锐利，两肺野清朗，未见异常阴影，上纵隔不增宽，气管居中，心影未见增大，两侧肋膈角锐利；B. 侧位片，显示肺门区增浓，余未见异常阴影。

思路　肺门增大是胸片上一个主要异常征象，引起肺门增大的主要有两类疾病，即肺动脉及淋巴结异常。在鉴别诊断前首先区分是单侧肺门增大还是双侧肺门增大，因为这两种征象所代表的疾病谱有一定区别。本例胸片显示两侧肺门增大，在诊断时需考虑的主要疾病包括肺动脉增粗（二尖瓣狭窄、慢性间质性肺疾病和肺气肿引起肺动脉高压、特发性肺动脉高压，左向右分流的先天性心脏病）和肺门淋巴肿（淋巴瘤、转移瘤、结节病、结核、肺尘埃沉着病）。虽然原发于肺门区支气管的肿瘤也可引起肺门增大，但同时引起两侧肺门增大极为罕见，而且肺内无其他明确异常征象，因此本例不考虑。

本例胸片正侧位片显示两侧肺门增大，但外缘不锐利，肺内无异常阴影，心影无异常，基本可以除外为肺动脉异常所致。因此，本例两侧肺门增大考虑为淋巴结增大所致。两侧肺门肿大淋巴结可以有多种原因，结节病的典型表现为两侧肺门纵隔淋巴结对称性肿大，伴或不伴纵隔淋巴结肿大，而本例胸片特点为双侧肺门肿大，纵隔不增宽，两侧肺内未见明显异常，因此首先考虑结节病的可能。淋巴瘤可以累及两侧肺门，但通常纵隔淋巴结肿大所致的纵隔增宽更为明显，单纯以两侧肺门淋巴结肿大罕见，因此本例淋巴瘤的可能性较少；结核病可引起肺门淋巴结肿大，但多见于右上纵隔及右肺门，左侧肺门淋巴结肿大少见，同时出现双侧肺门淋巴结肿大且纵隔不宽的更罕见，因此本例结核病的可能性极小；肺尘埃沉着病可引起双侧肺门淋巴结肿大，但两肺有明显的弥漫小结节或不规则小阴影，且肺门肿大淋巴结常有钙化，结合本例为女性患者，肺尘埃沉着病的可能性不大；转移瘤可引起肺门淋巴结肿大，但以单侧为主，胸外恶性肿瘤虽有报道引起两侧肺门肿大，但极为罕见，临床上有无胸外恶性肿瘤病史有助于进一步排除诊断。

最后诊断：结节病。

临床病例（十四）

患者，女性，65岁，突发憋气1天（图4-1-14）。

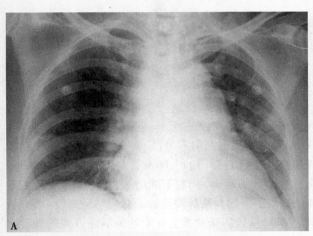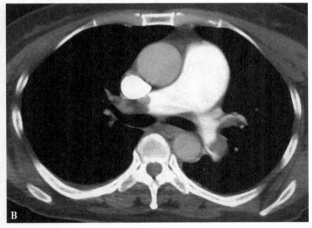

图 4-1-14 患者影像学检查结果

A. 胸片正位片，两侧肺野未见明确异常阴影，右肺门稍增宽，心影增大，肺动脉段稍膨隆，两侧肋膈角锐利；B. 增强CT纵隔窗，显示强化的右侧肺动脉内可见充盈缺损，与动脉壁的夹角呈锐角，左侧肺动脉分支也可见充盈缺损，主肺动脉横径大于同层升主动脉直径，右侧可见少量胸腔积液。

思路 临床上突发憋气进行胸片检查主要是除外气胸、肺不张或胸腔积液等原因，本例胸部正位片两肺未见明确异常阴影，仅表现为心影增大，肺动脉段稍膨隆及右肺门影增大，这些征象提示本病与心血管疾病相关的可能性更大。常见引起突然憋气的相关疾病为左心功能不全和肺栓塞，但本例胸片显示两肺未见明确异常，无肺淤血、肺水肿改变，因此需除外肺栓塞。由于肺栓塞在X线胸片上无特征性改变，甚至可以是正常表现，当临床怀疑肺栓塞时，最有效的影像学检查为CT肺动脉造影（CTPA）。CTPA除了能直接检出肺栓塞，还可以初步评估右心压力。

CTPA显示肺动脉内充气缺损通常可以直接诊断肺栓塞。在鉴别诊断中主要需要除外的是原发性肺动脉肿瘤，原发的肺动脉肉瘤是肺动脉肿瘤中最常见的疾病，但仍然是罕见的心血管肿瘤，增强CT检查最主要的表现为肺动脉内充盈缺损，常见于主肺动脉或两侧肺动脉的近端，可以占据整个血管腔并引起动脉扩张，充盈缺损可见强化，有时可见腔外侵犯，这几点有助于与肺栓塞鉴别。

最后诊断：两侧肺栓塞。

患者，女性，57岁，诊断系统性硬化2年（图4-1-15）。

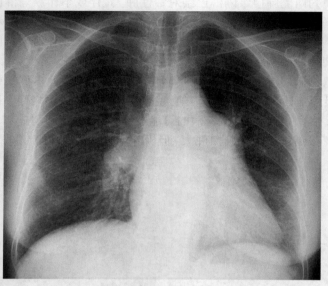

图 4-1-15　胸部正位片
两肺清朗，未见异常阴影，右下肺动脉增粗，肺动脉段明
显膨隆，心影稍增大，纵隔不宽，气管居中，右侧肋膈角
锐利，左侧肋膈角稍钝。

思路　本例胸片显示两侧肺野未见异常，主要表现为肺动脉段膨隆和右下肺动脉增粗。肺动脉段膨隆可见于多种原因，主要包括肺动脉高压、肺动脉瓣狭窄、先天性心脏病左向右分流、特发性肺动脉扩张和肺动脉瘤。胸部正位片判断右下肺动脉增粗的方法：于右侧肺门角（右肺门的上肺血管与下肺血管之间的夹角）下方1cm处，自右下肺动脉外缘至中间支气管透亮柱外侧缘的距离，当右下肺动脉管径>15mm或右下肺动脉管径与气管横径的比值≥1.07可确定为增宽。肺动脉段膨隆的判断标准是肺动脉段膨隆高度（顶点至肺动脉段两侧夹角的连线的距离）大于3mm。当然在考虑肺动脉段膨隆时首先注意除外纵隔或局部胸膜占位，肺动脉段位于主动脉结下方，与左心缘相延续，另外，正侧位片结合有助于区别纵隔或胸膜肿块的重叠改变。

本例两肺野清朗，未见明确肺充血改变，有助于除外先天性心脏病左向右分流的疾病；肺动脉瓣狭窄可以引起肺动脉段膨隆，但通常伴左肺动脉增粗，右下肺动脉增粗不明显，因此本例肺动脉瓣狭窄的可能性不大；特发性肺动脉扩张和肺动脉瘤属于罕见病，特发性肺动脉扩张在胸片上所见与肺动脉高压无法鉴别，但前者肺动脉压正常，可供鉴别；肺动脉肿瘤发生于主肺动脉或左肺动脉近端时可致肺动脉段膨隆，但通常不同时出现肺动脉段膨隆及右下肺动脉增粗，因此本例肺动脉肿瘤的可能性极小，增强CT或MRI可诊断。本例肺动脉段膨隆、右下肺动脉增粗，结合临床上已诊断系统性硬化，因此从影像学表现上首先考虑结缔组织疾病所致的肺动脉高压。

最后诊断：肺动脉高压（结缔组织病所致可能）。

患者，男性，19岁，胸闷1个月（图4-1-16）。

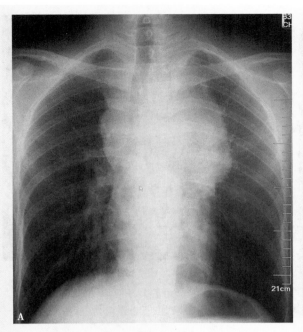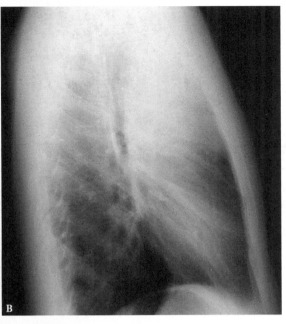

图 4-1-16　胸部正侧位片

A. 正位片,显示两上纵隔明显增宽,边缘较清楚,气管略向右侧移位,两肺门不大,两肺清朗,未见异常阴影,心影不大,两侧肋膈角锐利;B. 侧位片,显示胸骨后区密度增高,结合正位片考虑前纵隔大肿块影,气管向后移位,余未见异常。

思路　在胸片上,纵隔占位性病变的诊断和鉴别诊断最主要是定位,根据不同位置的占位性病变以推测其性质。尽管纵隔分区多种多样,但常用的分区法是四分法(侧位胸片),即上、前、中、后纵隔。上纵隔的病变主要是甲状腺、淋巴管瘤、淋巴瘤和转移瘤。后纵隔主要是神经源性肿瘤。中纵隔是各种原因导致的淋巴结肿大和纵隔大血管病变。前纵隔主要包含胸腺、淋巴结、血管和脂肪,前纵隔肿块影需要考虑的疾病包括胸腺疾病(胸腺瘤、胸腺增生、胸腺癌和胸腺淋巴瘤)、生殖源性肿瘤(皮样囊肿、良恶性畸胎瘤、精原细胞瘤等)、淋巴结肿大(淋巴瘤、恶性肿瘤淋巴转移)和血管性疾病(升主动脉瘤和上腔静脉扩张),其他少见的包括甲状腺来源疾病和一些囊肿。

患者胸部正侧位片显示为前纵隔大肿块,并向两侧突出,以左侧较明显,余两肺及心脏未见异常。前纵隔肿块最常见的是胸腺瘤,良性胸腺瘤呈前纵隔局部肿块,边缘清楚,可位于中央或突出于纵隔的一侧,部分患者合并重症肌无力,该病主要见于 40~50 岁成人,极少发生于 20 岁以下年轻人,因此本例为良性胸腺瘤的可能性不大。另外,虽然侵袭性胸腺瘤或胸腺癌的肿块影可呈前纵隔大肿块影,但通常伴胸腔积液或肺内转移灶,其发病人群极少为年轻人。生殖源性肿瘤中常见的为皮样囊肿或畸胎瘤,多呈局限肿块影,胸片上如肿块中发生钙化(特别是牙齿或骨骼样)要考虑畸胎瘤的可能,CT 检出肿块中脂肪密度有助于诊断。淋巴瘤发病年龄有两个高峰,分别为 20 岁和 60 岁,胸内淋巴瘤可见于中纵隔或前纵隔,于前纵隔通常呈大肿块,多为霍奇金淋巴瘤和弥漫大 B 细胞型淋巴瘤,因此,本例从胸片及发病年龄考虑,最可能的诊断为淋巴瘤。

最后诊断:霍奇金淋巴瘤(结节硬化型)。

临床病例(十七)

患者,女性,80 岁,胸闷憋气进行性加重 2 个月余(图 4-1-17)。

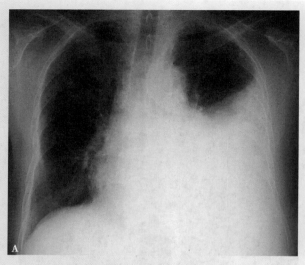
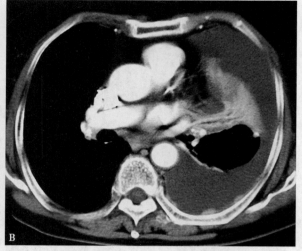

图 4-1-17　胸部影像学检查结果

A. 胸部正位片，显示左侧中下肺野密度均匀增高，上缘呈弧形，外高内低，左侧肋膈角消失，心影及气管略向右移位，右上肺少许条索影，余肺清朗，右侧肋膈角锐利；B. 增强 CT 纵隔窗，显示左上叶萎陷，左下叶部分含气，左侧胸腔积液，左侧后胸膜面可见多发增强结节影。

　　思路　本例明确为左侧大量胸腔积液。胸腔积液是 X 线胸片上常见的征象，引起胸腔积液的原因很多，包括心功能不全、感染、肿瘤、结缔组织病、肺栓塞、创伤、腹部疾病等。胸腔积液的性质可分为漏出液、渗出液、血性积液、乳糜液，但是 X 线胸片无法区分，其主要作用是初步估计胸腔积液的量。侧卧水平投照位是胸部 X 线检查最敏感的检查体位，可发现 50ml 的胸腔积液，但该检查为特殊体位的 X 线检查。侧位胸片发现后肋膈角变钝时，胸腔积液约 100ml；正位胸片发现肋膈角变钝时，胸腔积液量已达 300ml。X 线胸片还可以区分游离胸腔积液、包裹性胸腔积液、叶间积液和肺下积液。急性出血所致的胸腔积液由于胸腔积液的密度增高，CT 可提示出血可能。尽管 MRI 对于出血比较敏感，能检出少量出血，但仍然无法区分胸腔积液的性质（渗出液、漏出液或乳糜液）。利用 X 线胸片分析胸腔积液时，首先判断是单侧还是双侧胸腔积液，双侧胸腔积液可能与肺外或全身性疾病的相关更大，单侧胸腔积液主要考虑受累肺部病变，包括肿瘤性、感染（主要是结核）、结缔组织病、膈下病变、肺栓塞和创伤。由于胸片不仅无法判断胸腔积液的性质，而且还难以明确显示肺内病变，因此进一步 CT 或 MRI 检查通常是必要的，有助于显示肺内异常或胸膜病变，如怀疑肿瘤性病变时，增强扫描有助于更好地检出肺内和胸膜结节。本例增强 CT 扫描显示左侧胸腔积液及后胸膜面多发结节影，考虑胸膜转移可能。

　　最后诊断：左侧大量胸腔积液（胸膜多发转移瘤）。

（陈起航）

推荐阅读资料

[1] 刘士远，陈起航，吴宁. 实用胸部影像诊断学. 北京：人民军医出版社，2012.

[2] RAGHU G，REMY-JARDIN M，MYERS J L，et al. Diagnosis of idiopathic pulmonary fibrosis. An official ATS/ERS/JRS/ALAT clinical practice guideline. Am J Respir Crit Care Med，2018，198（5）：e44-e68.

[3] REED J C. Chest radiology：patterns and differential diagnoses. 7th ed. Philadelphia：Elsevier，2018.

第二节　肺功能检查

　　肺功能检查是运用呼吸生理知识和现代检查技术，通过对呼吸容积、流量、压力等参数的测定和呼吸气体成分的分析来了解和探索人体呼吸系统器官、组织功能状态。目前已在呼吸内科、外科、麻醉科、儿科、流行病学、潜水及航天医学等领域广泛应用,有助于诊断呼吸系统疾病,判断病情严重程度,评价治疗效果和疾病预后等。肺功能检查方法众多,如肺容积、肺通气功能、肺弥散功能、气道阻力和运动心肺功能等检查及支气管激发试验和支气管舒张试验等。临床上,以采用肺量计进行的肺通气功能检查及在此基础上拓展的支气管舒张试验和支气管激发试验最为常用。

【诊疗要点】

肺功能检查流程通常包括以下环节:

1. 临床医生通过询问病史、体格检查及相关检查作出初步临床诊断,并提出相应的肺功能检查项目要求。

2. 依据受试者年龄、性别、身高、体重及种族并参考相应正常人群的预计值公式计算受试者的肺功能预计值。

3. 以肺功能检查仪按标准操作规程测定受试者相关肺功能。

4. 将符合质控标准的检测值与肺功能预计值相比较,超出可信限范围或正常阈值范围的判断为异常。

5. 如是异常,则判断异常的性质及评估损害的严重程度。

6. 如有既往的肺功能检查记录,需比较以评估肺功能改善或恶化的变化趋势。

7. 结合临床发出肺功能检查报告。

【临床关键点】

1. 通气功能检查是临床最常用的肺功能检查。

2. 第 1 秒用力呼气容积(forced expiratory volume in one second,FEV_1)是最主要的肺功能检查指标,可反映肺通气功能的受损程度。

3. 用力肺活量(forced vital capacity,FVC)是反映肺容积的重要指标,肺容积的减少通常反映限制性通气功能障碍,或气流受限继发的肺气体闭陷。

4. 1秒率(FEV_1/FVC)主要用于判断阻塞性通气功能障碍。

5. 支气管舒张试验可判断阻塞性通气功能障碍时气道的可逆性程度。

临床病例

患者,男性,65 岁,因呼吸困难加重 5 天前来门诊就诊。

患者咳嗽、咳痰已有 10 余年,咳嗽日夜均有,晨起及日间较多,以白色泡沫黏痰为主,量中,间有黄稠痰。近 5 年逐渐出现气促,以活动后明显。现在步行上 3 楼可出现明显呼吸困难,必须止步休息以缓解症状。易患"感冒",病情加重时可闻肺部喘鸣声。近两年因"呼吸困难加重"住院治疗两次。无下肢水肿史。吸烟 40 余年,1 包/d,已戒烟 4 年。胸部 X 线片检查提示"慢性支气管炎、肺气肿"。

入院体格检查:桶状胸明显,双肺呼吸音减弱,呼气相延长,未闻及干湿啰音,双下肢无水肿。

初步病史采集后,因为患者年龄较大,有长期咳嗽、咳痰、呼吸困难等慢性呼吸道症状,且长期吸烟,故临床上首先考虑为慢性阻塞性肺疾病。对于此类患者,临床上需要考虑以下相关问题。

【问题 1】 为了确诊,该患者需要做什么辅助检查?

思路 1　所有出现长期咳嗽、咳痰,特别是伴有呼吸困难,年龄在 40 岁以上,有长期吸烟史的患者,临床上都应该考虑慢性阻塞性肺疾病的可能。结合体格检查发现患者明显桶状胸,提示肺内含气量增多,双肺呼吸音减弱和呼气时间延长提示气道阻塞、呼气流量减少,进一步提示慢性阻塞性肺疾病诊断。

思路 2　要确诊慢性阻塞性肺疾病,肺通气功能检查是金标准。因为慢性支气管炎属于临床诊断,肺气肿属于解剖诊断,而慢性阻塞性肺疾病则属于功能诊断。肺功能表现为进行性发展以持续性呼气流量受限的特征,而肺通气功能检查是确诊气流受限的唯一检查方法。

知识点

肺通气功能检查

由于是采用肺量计进行检查,也常称肺量计检查(spirometry)。

呼吸做功克服呼吸阻力产生呼吸动作，使气体通过气道进出肺部。肺通气功能检查是检测单位时间内随呼吸运动进出肺的气体容积变化，即呼吸气体流动能力的检查方法。肺通气功能正常与否，受多种因素的影响：①呼吸中枢及其支配神经通路；②呼吸肌肉功能（主要为膈肌）；③气道通畅性；④肺顺应性（肺泡可扩张及可回缩性）；⑤胸廓顺应性。其中任何一种异常都可导致通气功能减退。

【问题 2】　通气功能检查方法有哪些？临床上最主要的方法是什么？

思路　通气功能检查方法主要有静息通气量、肺泡通气量、最大通气量、时间肺活量、简易呼气峰值流量等测定。静息通气量与最大通气量的测定主要用于判断通气代偿能力，肺泡通气量测定用于计算通气效能，上述检查主要通过肺量计进行；呼气峰值流量可通过简易呼气峰值流量计测定，便于家庭随访。目前临床使用最为广泛的是采用肺量计进行的时间肺活量检查。

知识点

肺通气功能检查的流量 - 容积曲线、时间 - 容积曲线及其主要指标

现代电子肺量计可实时检测呼吸容积和气体流量，同时描绘出用力肺活量测试过程的时间 - 容积曲线和流量 - 容积曲线（图 4-2-1）。

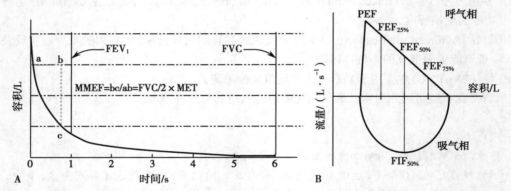

图 4-2-1　用力肺活量检查的时间 - 容积曲线（A）、流量 - 容积曲线（B）及常用指标
FVC. 用力肺活量；FEV_1. 第 1 秒用力呼气容积；MMEF. 最大呼气中期流量；MET. 用力呼气中段时间（ab 段）；PEF. 呼气峰值流量；$FEF_{25\%}$. 用力呼出 25% 肺活量的呼气流量；$FEF_{50\%}$. 用力呼出 50% 肺活量的呼气流量；$FEF_{75\%}$. 用力呼出 75% 肺活量的呼气流量；$FIF_{50\%}$. 用力吸气 50% 肺活量的呼气流量。

时间 - 容积曲线是在用力呼气过程中各呼气时间段内发生相应改变的肺容积的呼气时间与容积关系图。该曲线上的常用指标包括用力肺活量（FVC）、第 1 秒用力呼气容积（FEV_1）、最大呼气中期流量（MMEF）等。

流量 - 容积曲线是呼吸时吸入或呼出的气体流量随肺容积变化的关系曲线。常用指标包括呼气峰值流量（PEF）、用力呼出 25% 肺活量的呼气流量（$FEF_{25\%}$）、用力呼出 50% 肺活量的呼气流量（$FEF_{50\%}$）、用力呼出 75% 肺活量的呼气流量（$FEF_{75\%}$）等。

肺功能检查结果

该患者肺功能检查结果见表 4-2-1，检查中的流量 - 容积曲线及时间 - 容积曲线见图 4-2-2。

表 4-2-1　肺通气功能检查结果

	Pred	A1	A1/Pd
FVC	2.21L	2.21L	99.9%
FEV_1	1.84L	0.67L	36.7%

续表

	Pred	A1	A1/Pd
（FEV$_1$/FVC）%	84.35	30.51	36.2
PEF	5.36L/min	1.28L/min	23.8%
MMEF	2.73L/min	0.17L/min	6.0%
MEF$_{50}$	3.33L/min	0.19L/min	5.7%
MEF$_{25}$	1.17L/min	—	

注：Pred，预计值；A1，测量值；A1/Pd，测量值占预计值的百分比；FVC，用力肺活量；FEV$_1$，第 1 秒用力呼气容积；PEF，呼气峰值流量；MMEF，最大呼气中期流量；MEF，最大呼气流量。—表示无法检测。

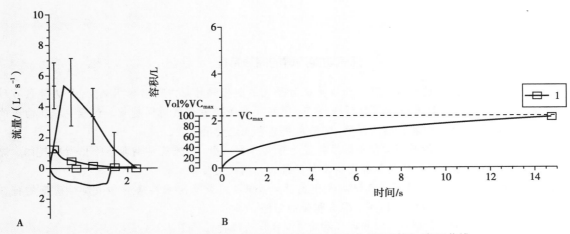

图 4-2-2　患者肺功能检查报告中的流量 - 容积曲线及时间 - 容积曲线
VC$_{max}$．最大肺活量；Vol%VC$_{max}$．占最大肺活量容积百分比。

【问题3】 如何判读该患者是否有气流受限？

思路　气流受限是阻塞性通气功能障碍的主要表现，其主要判断指标是 FEV$_1$/FVC，亦称 1 秒率。我国肺功能检查指南指出，1 秒率低于预计值 95% 可信限下限或预计值 -8% 可判断为阻塞性通气功能障碍。我国慢性阻塞性肺疾病防治指南及全球防治创议中均提出慢性阻塞性肺疾病的诊断标准，40 岁以上个体 1 秒率低于 70% 为判断气流受限的金标准。

该患者 1 秒率为 30.5%，故可判断其存在气流受限。此外，该患者的时间 - 容积曲线显示呼气早期相同时间内呼出容积减少，用力呼气 6 秒内并不能呼尽，呼气时间延长，超过 14 秒仍未达到呼气相平台；流量 - 容积曲线显示呼气相降支向容积轴的凹陷，这些特征均有助于判断存在阻塞性通气功能障碍。

知识点

通气功能障碍的类型

依通气功能损害的性质可分为阻塞性通气功能障碍、限制性通气功能障碍及混合性通气功能障碍（表 4-2-2）。

表 4-2-2　各类型通气功能障碍的判断及鉴别

	阻塞性通气功能障碍	限制性通气功能障碍	混合性通气功能障碍
病因	呼吸道阻塞性疾病（慢性阻塞性肺疾病、哮喘）	间质性肺疾病、肺肉芽肿病、肺水肿、呼吸肌肉疾病、胸廓疾病、腹部疾病等	兼有阻塞、限制两种因素
通气功能特征			

续表

	阻塞性通气功能障碍	限制性通气功能障碍	混合性通气功能障碍
FVC% 预计值，VC% 预计值	正常或↓	↓～↓↓	↓～↓↓
FEV₁% 预计值	↓～↓↓	正常或↓	↓～↓↓
FEV₁/FVC	↓～↓↓	正常或↑	↓～↓↓

注：↓，轻度降低；↓↓，明显降低；↑，轻度升高；↑↑，明显升高。FVC，用力肺活量；VC，肺活量；FEV₁，第 1 秒用力呼气容积；FVC% 预计值，FVC 占预计值的百分比；VC% 预计值，VC 占预计值的百分比；FEV₁% 预计值，FEV₁ 占预计值的百分比。

知识点

通气功能障碍的曲线特征

阻塞性通气功能障碍的时间 - 容积曲线特征为呼气早期相同时间内呼出容积减少，用力呼气 6 秒内不能呼尽，随呼气时间延长呼出气体逐渐增多，阻塞程度越重者呼气时间越长。流量 - 容积曲线的特征性改变为呼气相降支向容积轴的凹陷，凹陷愈明显者气流受限愈重。

限制性通气功能障碍的时间 - 容积曲线特征为呼气容积减少，在呼气早期即能呼出所有气体。流量 - 容积曲线的特征性改变为呼气相降支斜率与正常人相同或更陡。

混合性通气功能障碍的时间 - 容积曲线和流量 - 容积曲线兼有阻塞性病变和限制性病变的特征性，即既有肺容积减少，也有呼气相降支向容积轴的凹陷。

各类型通气功能障碍的时间 - 容积曲线和流量 - 容积曲线特征见图 4-2-3。

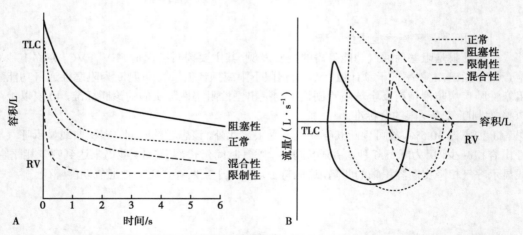

图 4-2-3 各类型通气功能障碍时的肺活量检查的时间 - 容积曲线（A）、流量 - 容积曲线（B）
RV. 残气量；TLC. 肺总量。

【问题 4】 肺功能检查已提示患者有气流受限，是否就此可以作出慢性阻塞性肺疾病的诊断？

思路 慢性阻塞性肺疾病的定义中特别指出，其气流受限是持续性的，也就是说即使给予积极治疗也不能完全恢复到正常。这是与哮喘的最大区别，后者可以经过治疗或自行缓解恢复正常。为了鉴别，有必要了解患者的气道可逆性。可以通过支气管舒张试验进行判断。

该患者给予支气管舒张药后其流量 - 容积曲线及时间 - 容积曲线变化见图 4-2-4。FEV₁ 尽管较基线值增加率达 21.9%，但只有 150ml（表 4-2-3），低于 200ml，故判断结果为支气管舒张试验阴性。舒张后的 FEV₁/FVC 仍 <70%，故符合慢性阻塞性肺疾病的诊断标准。

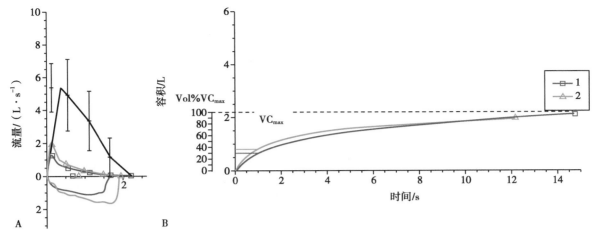

图 4-2-4 支气管舒张试验后的肺功能检查报告中的流量 - 容积曲线（A）及时间 - 容积曲线（B）
VC$_{max}$. 最大肺活量；Vol%VC$_{max}$. 占最大肺活量容积百分比。

表 4-2-3 患者支气管舒张试验前后的通气功能检查结果对比

	Pred	A1	A1/Pd	P1	P1/Pd	chg%1
FVC	2.21L	2.21L	99.9%	1.94L	87.8L	−12.1%
FEV$_1$	1.84L	0.67L	36.7%	0.82L	44.7L	21.90%
（FEV$_1$/FVC）/%	84.35	30.51	36.2	42.32	50.2	38.71
PEF	5.36L/min	1.28L/min	23.8%	2.00L/min	37.3L/min	56.82%
MMEF	2.73L/min	0.17L/min	6.0%	0.27L/min	10.0L/min	65.80%
MEF$_{50}$	3.33L/min	0.19L/min	5.7%	0.35L/min	10.50L/min	84.21%
MEF$_{25}$	1.17L/min	—	—	0.12L/min	10.30L/min	—

注：Pred，预计值；A1，测量值；A1/Pd，测量值占预计值的百分比；P1，支气管舒张试验后测量值；P1/Pd，舒张后的测量值占预计值百分比；chg%1，舒张后改变百分率；FVC，用力肺活量；FEV$_1$，第 1 秒用力呼气容积；；PEF，呼气峰值流量；MMEF，最大呼气中期流量；MEF，最大呼气流量。—表示无法检测。

知识点

支气管舒张试验

1. 常用的舒张支气管平滑肌药物及给药方法 常用药物有肾上腺素能 β$_2$ 受体激动剂、胆碱能（M）受体阻滞剂、茶碱等；给药方式包括吸入性给药和非吸入性给药（如口服、静脉给药等），但进行支气管舒张试验时以吸入性为常用，吸入方式有定量吸入器（metered dose inhaler，MDI）吸入、MDI+ 储雾罐（spacer）吸入、干粉（dry powder）吸入、雾化（nebulizer）吸入等。

常用吸入支气管舒张药物：β$_2$ 受体激动剂如沙丁胺醇（salbutamol）MDI 400μg 吸入、沙丁胺醇溶液 1 000μg 稀释后雾化吸入、特布他林（terbutaline）MDI 500μg 吸入；M 受体阻滞剂如异丙托溴铵 MDI 80μg 吸入等。

2. 结果评定 支气管扩张剂的反应可以在肺功能试验中的单剂量扩张剂后测试，也可通过 2～8 周的临床试验后测试。评价支气管扩张试验的常用肺功能指标有 FEV$_1$ 和 FVC。

（1）评定指标：

1）变化率：可用下式计算。

$$肺功能指标变化率（\%）=\frac{用药后肺功能值-用药前肺功能值}{用药前肺功能值}×100\%$$

2）绝对值改变：绝对值改变＝用药后肺功能值－用药前肺功能值。

（2）舒张试验判断标准

1）阳性：FEV_1 或 FVC 增加率≥12%，且绝对值增加≥0.2L。

2）阴性：达不到上述标准。

患者的肺功能检查结果： FEV_1 占正常预计值的 36.7%，FVC 占预计值的 99.9%，FEV_1/FVC 为 30.5%。

【问题5】 该患者的通气功能损害程度如何？

思路 根据我国肺功能检查指南及 ATS/ERS（2005）联合指南的建议：不论阻塞性、限制性或混合性通气功能障碍，均可依照 FEV_1 占预计值的百分比对肺功能损害的程度作出判断。轻度损害：FEV1 占预计值的百分比≥70%，但<正常预计值下限或 FEV_1/FVC 比值<正常预计值下限；中度损害：FEV_1 占正常预计值的60%～69%；中重度损害：FEV_1 占正常预计值的 50%～59%；重度损害：FEV_1 占正常预计值的 35%～49%；极重度损害：FEV_1 占正常预计值的百分比<35%。该患者肺功能检查结果为 FEV_1 占正常预计值的 36.7%，因此，诊断为重度通气功能障碍。

【知识扩展】

【问题1】 除通气功能外，该患者还可以做哪些肺功能检查？

思路 通气功能只是患者肺功能检查的一部分，肺功能还包括肺容积（如残气量和功能残气量、肺总量、深吸气量等）、气道阻力测定、肺弥散功能、呼吸肌肉功能、运动心肺功能等检查），肺容积检查可进一步了解肺内的含气量和气体分布，气道阻力测定可了解中央或外周的气道阻塞，肺弥散功能可了解肺泡的气体交换能力，呼吸肌肉力量可了解呼吸动力，运动心肺功能可了解运动状态下的心肺偶联和代偿能力等。这些检查从不同的生理角度分析呼吸功能的变化，有助于全面了解患者功能状态。

【问题2】 慢性阻塞性肺疾病的肺功能检查特点有哪些？

思路 慢性阻塞性肺疾病是慢性气道及肺部炎症性疾病，累及气道、肺泡及肺血管等多种组织。肺功能损害除上述的阻塞性通气功能损害外，还有肺容积变化（功能残气量、残气量、肺总量及残气量与肺总量比值增多，而肺活量、深吸气量减少）、气道阻力增加（尤以外周阻力增加明显）、弥散能力下降、气道反应性轻度增加、气道可逆性轻度增加、呼吸肌肉力量减弱运动心肺功能下降等。

【问题3】 哪些人群需要做肺功能检查？

思路 肺功能检查有助于对呼吸系统疾病的功能诊断、严重程度评估、疗效判断及预后判断。对于有呼吸系统症状或呼吸系统长期接触有害气体颗粒等刺激或年龄较大者，建议每年定期做肺功能检查。肺通气功能检查的主要适应证和禁忌证见表4-2-4。

表4-2-4 肺通气功能检查的适应证和禁忌证

类别		具体内容
适应证	诊断	鉴别呼吸困难的原因
		鉴别慢性咳嗽的原因
		用于哮喘、慢性阻塞性肺疾病等疾病的诊断
		胸腹部及其他手术者的术前评估
	监测	监测药物及其他干预性治疗的反应
		评估胸部手术后肺功能的变化
		评估心肺疾病康复治疗的效果
		公共卫生流行病学调查
		运动、高原、航天及潜水等医学研究
	损害/致残评价	评价肺功能损害的性质和类型
		评价肺功能损害的严重程度，判断预后
		职业性肺疾病劳动力鉴定

续表

类别		具体内容
禁忌证	绝对禁忌证	近 3 个月患心肌梗死、休克者
		近 4 周严重心功能不稳定、心绞痛者
		近 4 周大咯血者
		癫痫发作需要药物治疗者
		未控制的高血压病患者
		主动脉瘤患者
		严重甲状腺功能亢进者
	相对禁忌证	心率 >120 次 /min
		气胸、巨大肺大疱且不准备手术治疗者
		孕妇
		鼓膜穿孔患者（需先堵塞患者耳道后测定）
		近 4 周呼吸道感染
		免疫力低下
		其他：呼吸道传染性疾病（如结核病、流感等）

（郑劲平）

推荐阅读资料

[1] 郑劲平. 肺通气功能检查图文报告解读. 中华结核和呼吸杂志，2012，35（5）：394-396.

[2] 中华医学会呼吸病学分会肺功能专业组. 肺功能检查指南（第一部分）——概述及一般要求. 中华结核和呼吸杂志，2014，37（6）：402-405.

[3] 中华医学会呼吸病学分会肺功能专业组. 肺功能检查指南（第二部分）——肺量计检查. 中华结核和呼吸杂志，2014，37（7）：481-486.

第三节 动脉血气分析

动脉血气分析是临床上测定动脉血氧分压和二氧化碳分压、酸碱平衡及代谢状态的一种辅助检查。其主要临床意义：①判断机体的氧合状态，是否存在低氧血症及其程度，并结合氧疗效果初步分析低氧血症发生的病理生理机制；②判断酸碱失衡类型。准确进行动脉血气分析有助于疾病诊断和指导治疗。

血气采集及结果
（视频）

一、低氧血症的判断及发生机制分析

临床病例（一）

患者，男性，78 岁，反复咳嗽、咳痰 20 年，劳力性呼吸困难 5 年，加重伴意识模糊 1 天来急诊。体格检查：呼之不应，球结膜水肿，颜面潮湿暗红，口唇发绀。双肺呼吸音低，可闻及散在呼气相哮鸣音。

该患者存在呼吸困难症状，体检有口唇发绀，首先考虑存在低氧血症。随之应考虑的问题如下。

【问题 1】 应如何判断该患者有无低氧血症及其程度？

思路 对于患者低氧血症程度的评价最准确的指标就是动脉血氧分压（PaO_2），通常通过动脉血气分析获得。而脉搏血氧饱和度（SpO_2）测定则是快速、无创的方法，具有很高的实用性。

动脉血气分析示：pH 7.23，$PaCO_2$ 65mmHg，PaO_2 48mmHg，HCO_3^- 26.8mmol/L。

> 知识点
>
> 动脉血气分析是判断患者是否存在低氧血症的主要依据。PaO_2 的正常参考值随年龄而变化，参考经验公式：$PaO_2=100-(0.33×年龄)±5mmHg$。青年人 $PaO_2>90mmHg$，老年人（年龄>60 岁）约 80mmHg，并随年龄进一步增加而有所下降，但不能低于 70mmHg。
>
> 血气诊断呼吸衰竭的标准：海平面状态下，平静呼吸室内空气，排除心内解剖分流因素，PaO_2 <60mmHg。单纯 $PaO_2<60mmHg$，为Ⅰ型呼吸衰竭；合并 $PaCO_2≥50mmHg$，则为Ⅱ型呼吸衰竭。

从血气分析结果可以看出，患者存在严重低氧血症，合并高碳酸血症，已达到Ⅱ型呼吸衰竭水平，可明确诊断。

【问题 2】 该患者低氧血症的发生机制如何？和病情加重有何关系？

思路 1 低氧血症发生机制的判定应首先评估 $PaCO_2$。若升高，则存在肺泡低通气，即机制为肺泡通气量下降；若正常或降低，则属于换气功能障碍，机制可能为通气血流（$\dot{V}/\dot{Q}$）比例失衡、弥散功能障碍和动静脉样分流。对于后一种情况，可给患者吸氧，若其低氧血症迅速改善，则可能机制为通气血流比例失衡或弥散功能障碍，即机制为通气血流比例失衡或弥散功能障碍。若高浓度吸氧仍不能改善，则应考虑患者存在动静脉分流，即机制为动静脉样分流。

> 知识点
>
> ### 低氧血症发生的病理生理机制
>
> ①肺泡通气量下降；②通气血流（$\dot{V}/\dot{Q}$）比例失衡；③弥散功能障碍；④动静脉样分流。
>
> 第一种情况属于通气障碍，后三种情况属于换气障碍。其中①的特征是合并 CO_2 潴留，典型疾病为慢性阻塞性肺疾病合并Ⅱ型呼吸衰竭的情况。后三种情况 $PaCO_2$ 正常或降低，通过吸氧能明显改善的情况为②或③，②的典型疾病为慢性阻塞性肺疾病，③的典型疾病为肺间质纤维化。经过高浓度吸氧亦不能改善的情况见于④，典型疾病为急性呼吸窘迫综合征，其临床特点为顽固性低氧血症。其他情况还见于重症心源性肺水肿、大面积阻塞性肺不张等情况，此时低氧血症的纠正主要依赖于病因治疗和机械通气。

思路 2 从该患者的血气分析表现看，其主要发生机制为肺泡通气下降（图 4-3-1）。

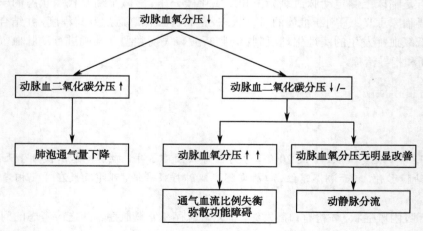

图 4-3-1 低氧血症发生机制分析

↓. 降低；↑. 升高；↑↑. 明显升高；-. 正常。

思路 3 判断低氧血症的机制还可结合患者其他临床表现，该患者存在颜面潮红、球结膜水肿等表现，是 CO_2 潴留的典型体征，符合其Ⅱ型呼吸衰竭诊断，也提示患者存在肺泡通气量下降。而 CO_2 潴留合并低氧血症是肺性脑病发生的重要原因，因此该患者病情加重后出现的意识障碍首先考虑和Ⅱ型呼吸衰竭有关。

知识点

　　疾病发生低氧血症的机制复杂，有时可以是某种发生机制为主，多种机制并存，如慢性阻塞性肺疾病以通气血流比例失衡为主，也可以因为严重肺气肿合并弥散功能障碍（弥散面积减少）；有时随着病情的变化，发生机制也会出现变化，如慢性阻塞性肺疾病急性加重合并Ⅱ型呼吸衰竭时，主要机制从通气血流比例失衡为主，到同时合并肺泡通气量降低。

　　该患者经气管插管、机械通气，及抗感染、平喘等治疗后，症状明显好转，后撤机、出院，门诊随诊。

二、判断酸碱失衡

　　酸碱失衡常常意味着危重症患者存在内环境紊乱。酸碱失衡包括四种基本类型，即代谢性酸中毒、呼吸性酸中毒、代谢性碱中毒、呼吸性碱中毒。上述酸碱失衡可以单独发生，而且除了呼吸性酸中毒和呼吸性碱中毒不能同时并存外，其他各种类型酸碱紊乱均可以合并存在。

　　判断酸碱失衡，除了需要血气分析中的 pH、$PaCO_2$、HCO_3^- 等数据外，阴离子间隙（AG）也是重要的判断依据。同时，因为肾脏代偿相对缓慢，需要一定时间，所以判断呼吸性酸碱失衡还需要结合酸碱失衡发生的具体时间。

临床病例（二）

　　患者，男性，55岁，因"发热伴咳嗽、咳痰3天，出现意识障碍"入当地医院，经胸部X线检查诊断为右下肺炎。既往糖尿病史，规律服用口服降糖药物二甲双胍和阿卡波糖。入院后血生化：葡萄糖34.8mmol/L，二氧化碳结合力12.3mmol/L。给予抗感染治疗，静脉滴注胰岛素及补充5%碳酸氢钠治疗，意识障碍未见改善，仍昏睡。为进一步治疗转上级医院。

　　血气分析：pH 7.33，$PaCO_2$ 43mmHg，PaO_2 82mmHg，HCO_3^- 22.0mmol/L。

　　血生化：K^+ 5.8mmol/L，Na^+ 144mmol/L，Cl^- 90mmol/L，尿素氮18mmol/L，葡萄糖28mmol/L。

　　尿常规：尿糖（++++），酮体（强阳性）。

【问题1】　该患者酸碱失衡的情况应如何判断？

　　思路　酸碱失衡可以采取下述步骤进行判断：

　　第1步：通过 pH 判断有无酸碱失衡。

　　该患者 pH 为 7.33，<7.35，肯定存在酸血症（酸中毒）。

知识点

酸碱血症

　　pH<7.35 为酸血症；pH>7.45 为碱血症。若 pH 正常（7.35～7.45），可能为：①无酸碱失衡；②代偿性酸碱失衡；③混合性酸碱失衡。需要结合病情、血气分析的参数共同判断。

　　第2步：判断影响酸碱失衡的主要因素是呼吸还是代谢。

　　根据 Henderson-Hasselbalch 公式：$pH=6.1+\log([HCO_3^-]/PaCO_2 \times 0.03)$。当酸碱中毒发生后，代偿性反应随之出现，其作用是维持 $[HCO_3^-]/[H_2CO_3]$ 接近 20:1。即单纯性酸碱失衡时，HCO_3^- 和 $PaCO_2$ 总是呈同向变化，结果使 pH 趋于正常。因此，代谢性酸碱失衡的特征是 pH 的升降和 HCO_3^- 的升降呈同向变化，呼吸性酸碱失衡时 pH 的升降和 $PaCO_2$ 的升降呈反向变化。

　　当患者存在多重酸碱失衡时，判断分析则较为复杂，因为存在多种因素参与，通过上述规律可能难以判断。此时需要结合患者病情和阴离子间隙（AG）等进行判断。

该患者 $PaCO_2$ 和 HCO_3^- 均未超出正常范围，因此，该患者很可能存在以酸中毒为主的混合型（多重）酸碱失衡。该患者存在糖尿病和肺部感染，代谢性酸中毒和呼吸性酸中毒的可能性都存在，可首先判断是否存在代谢性酸中毒。

第3步：判断代谢性酸中毒类型。

首先计算 AG。该患者 $AG=[Na^+]-[Cl^-]-[HCO_3^-]=144-90-22=32mmol/L$，$>16mmol/L$，因此该患者存在高 AG 代谢性酸中毒。

知识点

阴离子间隙

阴离子间隙（AG）是血浆中未测定阴离子（UA）与未测定阳离子（UC）的浓度差，但 UA 和 UC 测定困难，因其与已测定阳离子（Na^+）和已测定阴离子（Cl^- 和 HCO_3^-）之差相同，故用后者替代之，即 $AG=UA-UC=[Na^+]-([Cl^-]+[HCO_3^-])$。AG 正常参考值为 $8\sim16mmol/L$。AG 对于判断代谢性酸中毒具有重要意义。存在代谢性酸中毒时，若 AG 升高，提示患者体内存在酸的堆积，如酮体（糖尿病酮症酸中毒）、乳酸（乳酸酸中毒）、磷酸根和硫酸根（肾衰竭），为高 AG 代谢性酸中毒。若 AG 正常，则是由于丢失 HCO_3^- 增加或 Cl^- 增加所致，为正常 AG 代谢性酸中毒，因为同时存在高氯血症，又称高氯酸中毒。因为发生机制不同，这两种类型代谢性酸中毒可以合并存在。

第4步：判断高 AG 代谢性酸中毒是否合并存在其他代谢紊乱。

阴离子间隙升高时，HCO_3^- 应该增加，并与其等当量中和，以缓冲 pH 的变化。因此，若 $\Delta HCO_3^-=\Delta AG$，为单纯高 AG 代谢性酸中毒；若 $\Delta HCO_3^-<\Delta AG$，说明存在 HCO_3^- 原发性增加，即合并代谢性碱中毒；若 $\Delta HCO_3^->\Delta AG$，则说明存在 HCO_3^- 原发性下降，即合并正常 AG 代谢性酸中毒（高氯代谢性酸中毒）。

该患者 $\Delta HCO_3^-=24-22=2mmol/L$，$\Delta AG=32-16=16$，$\Delta HCO_3^-<\Delta AG$，因此该患者合并代谢性碱中毒。

第5步：判断呼吸系统对代谢性酸中毒的代偿反应。

代谢性酸中毒时 HCO_3^- 减少，pH 下降，导致呼吸系统代偿性通气增加，$PaCO_2$ 随之下降。此时，$PaCO_2$ 和 HCO_3^- 之间存在线性关系：$PaCO_2$ 预计值 $=(1.5\times[HCO_3^-])+(8\pm5)$。若 $PaCO_2$ 实测值和预计值相当，则说明 $PaCO_2$ 的变化是代偿性反应；若 $PaCO_2$ 实测值>预计值，则为合并呼吸性酸中毒；若 $PaCO_2$ 实测值<预计值，为合并呼吸性碱中毒。

该患者 $PaCO_2$ 预计值 $=(1.5\times[HCO_3^-])+(8\pm5)=41\pm5mmHg$。该患者的 $PaCO_2$ 为 43mmHg，二者相当。因此该患者不存在呼吸性酸碱失衡。

因此，该患者酸碱失衡最后判断为高 AG 代谢性酸中毒合并代谢性碱中毒。

【问题2】 该患者出现酸碱失衡的原因是什么？处理原则为何？

思路 究其原因，该患者的高 AG 代谢性酸中毒为糖尿病酮症酸中毒，高 AG 代谢性酸中毒中的酮症酸中毒和乳酸酸中毒，因为酮体和乳酸均为中间代谢产物，发生原因均为代谢紊乱，此时治疗酸中毒最主要的措施是纠正代谢紊乱，如糖尿病酮症酸中毒应给予胰岛素和补液维持治疗，密切监测，常可以纠正，不宜过早使用碱性药物，否则在酮体因为代谢紊乱被纠正后，其所结合的 HCO_3^- 将被释放出来，加之又输注了碱性药物，可引起医源性代谢性碱中毒。因此，糖尿病酮症酸中毒输注碱性药物的适应证是 pH<7.1，并需使用保守剂量，不宜过大。

临床病例（三）

患者，男性，62岁，慢性阻塞性肺疾病患者，因咳嗽、咳痰、呼吸困难加重1天就诊。动脉血气分析 pH 7.14，$PaCO_2$ 80mmHg，PaO_2 47mmHg，HCO_3^- 27.0mmol/L。

【问题1】 该患者酸碱失衡的情况应如何判断？

思路

第1步：通过 pH 判断有无酸碱失衡。

该患者 pH 为 7.14，<7.35，肯定存在酸中毒。

第 2 步：判断影响酸碱失衡的主要因素是呼吸还是代谢。

该患者 $PaCO_2$ 增高，而 HCO_3^- 在正常范围内，因此该患者肯定存在呼吸性酸中毒。

第 3 步：判断呼吸性酸中毒发生是急性还是慢性。

呼吸性酸碱中毒时通过肾脏对 HCO_3^- 的调节进行代偿，而肾脏的代偿相对缓慢，因此和代谢性酸碱中毒不同，呼吸性酸碱失衡分为急性和慢性。急性呼吸性酸碱中毒因为 HCO_3^- 变化小，pH 将出现显著的改变，而慢性呼吸性酸碱中毒时因代偿充分而 HCO_3^- 变化明显，pH 的变化则不大。

呼吸性酸中毒一般在 48 小时以后的代偿较为充分。判断急慢性呼吸性酸中毒时，可通过 $\Delta PaCO_2$ 和 ΔpH 比例来计算。若其比值为 10：0.08，则为急性呼吸性酸中毒；若为 10：0.03，则为慢性呼吸性酸中毒；若为 10：（0.03～0.08），则多为从急性呼吸性酸中毒向慢性呼吸性酸中毒过渡。而若高于 10：0.08，则提示存在代谢性酸中毒；若低于 10：0.03 则提示存在代谢性碱中毒。

该患者 $\Delta PaCO_2$：ΔpH＝（80－40）：（7.40－7.14）＝40：0.26＝10：0.065

因此，通过该患者血气分析可判断为单纯呼吸性酸中毒。

【问题 2】　该患者出现酸碱失衡的原因及处理原则。

思路 1　该患者的呼吸性酸中毒更接近于急性，其发生原因首先考虑和原发疾病慢性阻塞性肺疾病有关，急性呼吸性酸中毒若病情严重应考虑进行机械通气。

思路 2　因为该患者病情加重时间为 1 天，因此其血气特点符合单纯性呼吸性酸中毒表现。假设该患者出现加重的时间为 5 天，血气分析仍出现同样结果，此时将进行下述计算。因为患者确定为呼吸性酸中毒，远远超过 24 小时，应考虑为慢性呼吸性酸中毒。

此时，$\Delta PaCO_2$：ΔpH 应为 10：0.03，即患者 ΔpH＝0.03×（80－40）/10＝0.12，患者预计 pH 应为 7.40－0.12＝7.28，明显高于其实测值的 7.14，因此应判断其合并代谢性酸中毒。然后再进行代谢性酸中毒的相关判断。

临床病例（四）

患者，女性，75 岁，因上消化道出血来急诊就诊。动脉血气分析（鼻导管吸氧 3L/min）：pH 7.24，$PaCO_2$ 43mmHg，PaO_2 70mmHg，HCO_3^- 18.0mmol/L。血生化：K^+ 4.7mmol/L，Na^+ 142mmol/L，Cl^- 110mmol/L，尿素氮 12.3mmol/L。

【问题 1】　该患者酸碱失衡的情况应如何判断？

思路

第 1 步：通过 pH 判断有无酸碱失衡。

该患者 pH 为 7.24，<7.35，肯定存在酸中毒。

第 2 步：判断影响酸碱失衡的主要因素是呼吸还是代谢。

该患者 $PaCO_2$ 在正常范围，而 HCO_3^- 降低，因此该患者肯定存在代谢性酸中毒。

第 3 步：判断代谢性酸中毒类型。

该患者的 AG＝142－（110+18）＝14mmol/L，<16mmol/L。因此，该患者为正常 AG 代谢性酸中毒（高氯代谢性酸中毒）。

第 4 步：判断呼吸系统对代谢性酸中毒的代偿反应情况。

该患者的预计 $PaCO_2$＝（1.5×$[HCO_3^-]$）+（8±5）＝35±5mmHg，<43mmHg（实测值）。所以该患者合并呼吸性酸中毒。从这个结果可以看到，$PaCO_2$ 的水平和 HCO_3^- 密切相关，会随 HCO_3^- 水平而出现相应变化。该患者的 $PaCO_2$ 虽然在 35～45mmHg 的范围内，但是，正常情况下，机体对 HCO_3^- 下降代偿性出现 $PaCO_2$ 水平的下降，即当 HCO_3^- 为 18mmol/L 时，$PaCO_2$ 的正常参考值应为 30～40mmHg，该患者的 $PaCO_2$ 为 43mmHg，虽然没有超过 45mmHg，但是超过了 40mmHg。应判断为呼吸性酸中毒。因此，该患者酸碱失衡最后判断为正常 AG 代谢性酸中毒合并呼吸性酸中毒。

【问题 2】　该患者出现酸碱失衡的原因是什么？处理原则为何？

思路　该患者为复合性酸碱失衡，其代谢性酸中毒原因不明，需要进一步明确。但通过计算，发现其存在呼吸性酸中毒,结合该患者存在严重低氧血症,应考虑其存在呼吸系统基础疾病。该患者后经进一步检查确诊为慢性阻塞性肺疾病、慢性肺源性心脏病、Ⅱ型呼吸衰竭,其消化道出血原因与其右心衰竭所致胃肠道缺血有关,是肺源性心脏病失代偿期的表现。其处理应针对消化道出血和原发病共同进行。

(李海潮)

第四节 胸腔穿刺术和胸膜活体组织检查术

一、胸腔穿刺术

胸腔穿刺术常用于检查胸腔积液的性质、抽液减压以缓解呼吸困难症状或通过穿刺胸膜腔内给药。

（一）方法

1. 嘱患者取坐位面向椅背,两前臂置于椅背上,前额伏于前臂上(图4-4-1)。不能起床者可取半卧位,患侧前臂上举抱于枕部。

2. 选择穿刺点 建议通过超声检查定位,特别是胸腔积液量较少或怀疑存在包裹性积液时,穿刺点可用甲紫(龙胆紫)在皮肤上做标记,也可以结合X线胸片或胸部CT。胸腔积液较多时,穿刺点应选择胸部叩诊实音最明显部位,一般选择肩胛线或腋后线第7至第8肋间。

3. 皮肤消毒 常规消毒皮肤,以穿刺点为中心,向周边环形扩展至少15cm,戴无菌手套,覆盖消毒洞巾。

4. 局部麻醉 用2%利多卡因在下一肋骨上缘的穿刺点自皮至壁层胸膜进行局部浸润麻醉。

5. 穿刺、抽液 术者以左手示指与中指固定穿刺部位的皮肤,右手将穿刺针后的胶皮管用血管钳夹住,然后进行穿刺。穿刺时先将穿刺针沿局部麻醉处缓缓刺入,当针锋抵抗感突然消失时,再接上注射器,松开止血钳,抽吸胸腔内积液,抽满后再次用血管钳夹闭胶管,取下注射器,将液体注入容器中,以便计量、送检。助手用止血钳协助固定穿刺针,以防针刺入过深损伤肺组织。

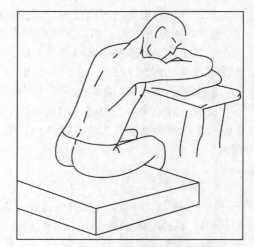

图4-4-1 胸腔穿刺术体位

另外,还可采用带有三通装置的套管针穿刺法进行胸腔穿刺。目前常用的一次性胸腔穿刺包内包含三通装置、注射器、套管针、带有引流袋的引流管。穿刺前先将注射器与套管针相通,保持负压状态。然后按上法穿刺进入胸膜腔,见液体流后拔出针芯,迅速将三通与套管口再连接,注射器吸出送检胸腔积液标本后转动三通开关,使导管针与引流管相通,将引流袋放低,将胸腔积液缓慢放出。

6. 抽液完毕 拔出穿刺针,覆盖无菌纱布,稍用力压迫穿刺部位片刻,用胶布固定后嘱患者静卧。

（二）注意事项

1. 操作前应向患者及其家属获取书面知情同意,说明穿刺目的、操作过程、可能的并发症。同时要消除患者顾虑,对精神紧张者,可于术前半小时给予地西泮(安定)10mg镇静。胸腔穿刺的常见并发症包括气胸、穿刺失败、疼痛和出血,最严重的并发症是脏器损伤。

2. 操作中应密切观察患者的反应,如有头晕、面色苍白、出汗、心悸、胸部压迫感或剧痛、晕厥等胸膜过敏反应,或出现连续性咳嗽、气短、咳泡沫痰等现象时,立即停止抽液,并皮下注射0.1%肾上腺素0.3～0.5ml,或进行其他对症处理。

3. 一次抽液不宜过多、过快,诊断性抽液100ml左右即可。减压抽液,首次不超过600ml,以后每次不超过1000ml。

4. 严格无菌操作,操作中要防止空气进入胸腔,始终保持胸腔负压。

5. 应避免在第9肋间以下穿刺,以免穿透膈肌损伤腹腔脏器。

6. 标本送检除了胸腔积液常规和生化外,可根据疾病诊断情况而定。如做细胞学检查则至少需100ml,

并应立即送检,以免细胞自溶。疑为细胞感染(肺炎旁积液)时,应采用无菌试管留取标本,行涂片革兰氏染色镜检;同时将胸腔积液注入细菌培养瓶(包括需氧和厌氧)内进行细菌培养及药敏试验。

二、胸膜活体组织检查术

胸膜活体组织检查术(胸膜活检)的适应证是不能确定病因的渗出性胸腔积液。方法有经皮(闭式)胸膜活检、经胸腔镜胸膜活检和开胸胸膜活检三种。经皮胸膜活检可在床旁进行,是临床常用的方法。随着内科胸腔镜术的广泛开展,经皮胸膜活检已较前少用。

(一)方法

1．嘱患者固定体位、局部消毒、麻醉过程同胸腔穿刺术。

2．活检部位经超声定位,并在皮肤上用甲紫标记。术前可服用地西泮(安定)10mg镇静。

3．用胸膜活检针于穿刺点将套针与穿刺针同时刺入胸壁,抵达胸膜腔后拔出针芯,先抽胸腔积液,然后将套管针后退至壁层胸膜,即刚好未见胸腔积液流出处,固定位置不动。

4．将钝头钩针插入套管并向内推进达到壁层胸膜,调整钩针方向,使其切口朝下,针体与肋骨成30°;左手固定套管针,右手旋转钩针后向外拉,即可切取下小块(1~2mm^3)壁层胸膜组织。如此改变钩针切口方向,重复切取2~3次。将切取组织放入10%甲醛溶液或95%乙醇溶液中固定送检。

(二)注意事项

1．知情同意、并发症等同胸膜腔穿刺。有出凝血机制障碍,血小板计数<60×10^9/L,严重脏器衰竭者禁忌。

2．术后需严密观察有无并发症,并发症主要为疼痛、气胸、出血、穿刺失败、继发感染。并发症的发生率与操作者熟练程度有关。

(孙永昌)

第五节　支气管镜和内科胸腔镜诊疗技术

支气管镜和内科胸腔镜技术统称为呼吸内镜技术,是应用内镜进入气管、支气管及胸腔内进行诊断和治疗的一项专门技术,近20年发展极快,已从原有简单的"窥视"式的诊断功能发展到诊断和治疗均在全面发展的"介入"功能,并形成了一门呼吸内科的专门技术——介入性肺病学。本节主要介绍常用基本的可弯曲支气管镜和普通应用的内科胸腔镜技术,和介入相关的技术简要提及。为了方便理解,支气管镜和内科胸腔镜分开介绍。

一、支气管镜

【临床关键点】

1．支气管镜检查的适应证　①咯血。②气喘:可疑气道狭窄或梗阻的患者。③不明原因肺浸润,包括可疑肺部感染,但是抗感染治疗无效;复发或难治性肺炎;空洞性肺病变;间质性肺浸润;新出现的肺部结节性病变。④肺不张。⑤高度怀疑气道内肿瘤:痰细胞学阳性或可疑阳性,影像学提示支气管狭窄或断裂征。⑥纵隔和肺门淋巴结病或包块。⑦肺移植:检查气道吻合情况。⑧食管癌患者的临床分期评估。⑨需要气管插管:口腔畸形或张口困难的患者;确定气管插管的位置;评估气管插管对气道的损伤。⑩气道内异物。⑪胸部创伤:检查气道的损伤情况。⑫评估吸入的烟雾、化学物品等对气道的损伤情况。⑬难以解释的上腔静脉怒张。⑭难以解释的声带麻痹或声音嘶哑。⑮高度怀疑瘘:支气管胸膜瘘、气管食管瘘和支气管食管瘘。

2．支气管镜检查前患者一般情况的评估　包括凝血功能、心功能、生命体征;影像学和临床症状评估;应用影像学,特别是高分辨率CT,初步判断病变部位。

3．支气管镜检查的禁忌证　严重心肺功能障碍;严重心律失常(如不稳定型心绞痛);全身器官衰竭;有出血倾向;严重上腔静脉阻塞综合征;可疑主动脉瘤;严重的肺动脉高压;难以纠正的低氧血症;难以解释或严重的高碳酸血症;哮喘控制不佳;需要大块组织样本诊断疾病。

4．镜下可进行的诊断操作　依据病情可在活检通道处插入活检钳、毛刷、经气道壁活检穿刺针,进行经气道壁肺活检（周围型病变）、刷检和肺泡灌洗等，或气道超声检查经超声探头行支气管镜下活检（可见到病变）及气道壁淋巴结活检等。

5. 术中处理 术中常出现的并发症：①低氧血症，支气管镜检查时，若遇患者缺氧发绀明显，应立即终止检查并给氧至缺氧状态改善。②出血，活检前先滴入 1∶10 000 肾上腺素 1～2ml，活检时用常规组织钳尝试钳出较小的组织，以观察出血情况，如出血不多再根据需要钳取合适的组织标本。活检时一旦支气管镜下有明显出血应利用支气管镜抽吸孔向内注入 4℃生理盐水做局部灌洗与抽吸，再注入稀释后的去甲肾上腺素溶液大多能够控制。若处理后在支气管镜下观察到出血量多，则让患者向出血侧卧位，以防血液流向对侧支气管和预防出血性窒息。此时应反复抽吸渗出的积血，并配合注入 4℃生理盐水灌洗，绝大多数患者均能达到止血的目的。对出血量较多的患者，应予以静脉注入止血药如垂体后叶激素等并暂留观察。病情平稳后，返回病房。如出血情况不改善，需进一步进行气管插管、球囊压迫止血、血管介入支气管动脉栓塞止血、外科手术等特殊止血措施。

6. 术后可能发生的并发症 麻醉药物过敏、出血、喉头痉挛、低氧血症、喘息、窒息、心律失常、气胸，应根据具体并发症具体护理。

7. 随着对肺外周病变的重视，临床上对超细支气管镜、模拟导航、电磁导航和气道内超声等的应用越来越广泛，尤其对超细支气管镜的应用需求日益增多，提高了肺周围型病变组织的活检准确率。

8. 在支气管镜的协助下，可行一些呼吸介入治疗，如支架植入、高频电刀、氩气刀、冷冻技术、球囊扩张等治疗气道狭窄、肺减容术治疗慢性阻塞性肺疾病晚期肺气肿、热成型技术治疗重症哮喘。

（一）种类

1. 硬质支气管镜 亦称金属支气管镜，是由镜体、柱状透镜、光源三部分组成。

2. 纤维光学支气管镜 利用玻璃纤维良好的导光性能，使图像可从纤维束的一端传到另一端，形成清晰的光学图像，也使支气管镜从硬质镜改变成可弯曲镜，患者的舒适度和可操作性明显提高。

3. 电子支气管镜 通过安装在前端的微型电荷 - 耦合器件（CCD）将所探测的图像以电子信号方式通过内镜传到信息处理器，信息处理器再把传入的电子信号转变成电视显像器上可以看到的图像。

（二）操作注意事项

1. 详细询问患者的病史，了解是否有行支气管镜检查的适应证和禁忌证。

2. 术前禁食禁饮 6～8 小时，详细告知患者行支气管镜检查的必要性和支气管镜操作的风险，包括局部麻醉药所引起的风险。

3. 操作前要做好麻醉，一般先口含 1% 利多卡因 2～4ml，5 分钟后慢慢吞下，有利于麻醉后咽部，然后用弯头喷管沿口腔注入 1% 利多卡因 2～4ml，如有呛咳，则效果较好，慢慢无苦感后则麻醉充分，同时滴入利多卡因入鼻腔，可能达到麻醉及润滑的作用。

4. 操作全程需进行心电、血氧、血压监测。

5. 患者仰卧位，术者将支气管镜插入鼻腔或口腔，沿咽喉壁滑入喉部，找到会厌与声门观察声带活动度；声门张开时迅速送入气管，观察气管管腔然后直达隆突，观察隆突形态、活动度及黏膜情况，再将纤维支气管镜插进一侧主支气管，先检查健侧后观察患侧。根据检查中所见情况决定是否需进一步行活检、刷片、灌洗或治疗。

6. 术后标本送相关检查并填写申请单。患者于操作室观察休息 30 分钟，嘱其术后 2 小时禁食水，并严密观察患者生命体征变化。

支气管镜检查
（视频）

（三）支气管镜的报告书写和格式要求

1. 患者的基本信息。

2. 依据镜下所见，由上到下，先健侧后患侧的原则描述，包括鼻腔、声门关闭和活动情况、气管（管腔是否通畅、是否有分泌物、是否有狭窄、出血及新生物）、隆突（是否居中、是否锐利）、左右主支气管（管腔是否通畅、是否有分泌物，是否有狭窄、出血及新生物）；病变的形态和尺寸以及周围标志解剖结构相关数据，镜下所行操作，包括活检或刷检部位，留取病原学部位；过程是否顺利。

3. 图像，必须包括病变部位的图像。

4. 镜下诊断，正常、炎症、狭窄或是肿瘤。

5. 术后注意事项，如禁食禁水时间，咯血、气胸。

临床病例

患者，男性，55 岁，因反复咯血半月余就诊。患者于半个月前无明显诱因出现咯血，量不多，痰中带少量血块。发病至今，伴有胸闷、劳力性气促、心悸，无头晕、头痛。体格检查：左肺呼吸音低，右肺呼吸音正常。心脏区未闻及心脏杂音及额外心音，腹部体格检查正常，双下肢未触及水肿。既往无心脏病史（上月最后一次心脏彩超和心电图检查，结果显示无异常）、神经系统疾病。肺部 CT 检查示：左主支气管阻塞的可能性大，左肺不张（图 4-5-1）。纤维支气管镜活检后病理检查示肺鳞癌（图 4-5-2）。全身 PET/CT 检查示：脑和肝可见转移灶。

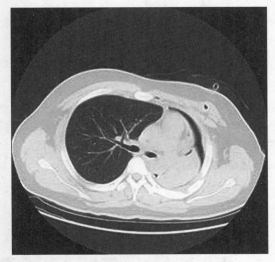

图 4-5-1　胸部 CT 结果

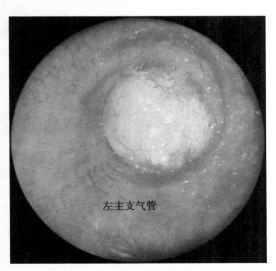

左主支气管

图 4-5-2　气管镜影像

【问题 1】　该患者是否适合行支气管镜检查？

思路 1　患者有咯血的症状；听诊：左肺呼吸音低；肺部 CT 检查示：左主支气管阻塞的可能性大，左肺不张。提示病变在左肺，左主支气管的可能性大。

思路 2　患者咯血，量不多，痰中带血。咯血的原因：气道疾病，包括支气管扩张、支气管内膜结核、原发性肺癌等；肺部疾病，肺炎、肺结核、肺脓肿等；心血管疾病，二尖瓣狭窄，先天性心脏病等；其他，血液病、某些传染病和风湿免疫病等。

知识点

咯血

咯血是指气管、支气管及肺实质出血，血液经咳嗽由口腔咯出的一种症状。是喉部以下呼吸道或肺血管破裂，血液随咳嗽从口腔咯出。咯血可分痰中带血、少量咯血（每日咯血量少于 100ml）、中等量咯血（每日咯血量 100～500ml）和大咯血（每日咯血量达 500ml 以上）。痰中带血丝或小血块，多由黏膜或病灶毛细血管渗透性增高，血液渗出所致；大咯血，可由呼吸道内小动脉瘤破裂或因肺静脉高压时支气管内静脉曲张破裂所致。大咯血是临床重症，常导致患者急性死亡，死亡原因多为窒息。

【问题 2】　由于患者有远处转移，不适合外科手术治疗，下一步怎么处理才能改善通气，使左肺复张？

思路 1　处理左主支气管腔内肿瘤组织：把肿瘤组织钳夹掉，这个做法需要很长的时间才能完成，而且肿瘤血管丰富，容易引起出血。

思路 2　通过消融技术处理腔内肿瘤组织，让气道再通。消融治疗操作快捷、有止血的效果。为了确定肿瘤组织对管壁的侵犯情况，对患者进行了径向气道内超声检查，结果显示肿瘤组织对左主支气管壁已有明显侵犯，如把左主支气管腔内组织完全消融可能导致瘘管形成（图 4-5-3）。

知识点

缓解支气管腔内阻塞的方法主要是气道内消融技术,包括热消融(如激光、高频电刀与氩气刀、气道内等离子射频等)或冷消融技术;有条件可使用气道内放疗。

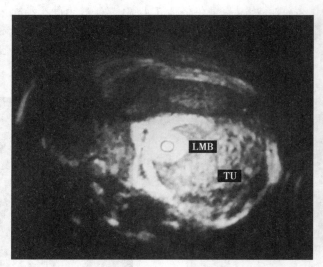

图 4-5-3 气道内超声影像
LMB. 左主支气管;TU. 肿瘤。

参考径向气道内超声的结果,通过高频电消融将气道内肿瘤组织消融掉一部分,并放置了一个气道支架(图 4-5-4),来改善左肺通气。

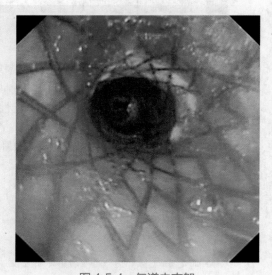

图 4-5-4 气道内支架

【问题3】 危重症患者适合支气管镜操作吗?

思路 根据支气管镜的适应证和禁忌证,危重症患者不适合行诊断性支气管镜检查,但是部分危重、年老体弱患者,咳嗽咳痰能力差,常致痰液阻塞气道引起通气功能障碍,行纤维支气管镜清除气道分泌物,并取痰做细菌培养,也是安全的;危重烧伤患者常发生气管内有结痂,阻塞气道而出现通气障碍,经纤维支气管镜清除气道分泌物及结痂,有利于改善通气;在特殊情况下,利用支气管镜协助气管插管。

二、内科胸腔镜

内科胸腔镜技术的关键是"内科",即由内科医生操作专用的内科胸腔镜设备进行以胸膜病变的诊断为主的内镜技术。与外科胸腔镜相比,内科胸腔镜是在内镜室进行的,局部麻醉、清醒镇静的情况下,单一穿刺口进入胸腔，主要是用来诊断胸腔疾病，辅以简单的治疗应用。具有创伤小、合并症极少、检查费用低廉等特征。随着设备的持续改进，镜体的外径变小，光学和观察质量极高。高水平的局部麻醉和镇静使检查过程更简单和安全。它是胸腔疾病诊治的必备的工具。

【临床关键点】

1. 胸腔镜技术的适应证　不明原因的胸腔积液；胸腔积液细胞学检查阴性的肺癌（用于排除胸膜转移癌）；胸膜间皮瘤的诊断和分期；反复发作的气胸。胸腔镜治疗的适应证包括恶性胸腔积液和内科治疗无效的漏出性胸腔积液患者进行胸膜固定术、某些不能选择外科方法治疗的复发性气胸、脓胸和肺炎旁积液的清除、胸膜粘连松解术、直视下放置引流管等。

2. 胸腔镜检查的禁忌证　严重的心力衰竭；严重的肺功能不全；凝血功能障碍（快速凝血酶原 <60%，血小板计数 <80×10^9/L）；术前 1 周内使用了抗凝药物；贫血（血红蛋白 <60g/L）；严重的脊柱后凸侧弯；严重的冠心病；术前 6 周内发生过心肌梗死。

3. 术前检查　与支气管镜相同，但由于胸腔镜涉及穿刺点选择和不同病变操作过程完全不同，对影像学资料极为重视，对胸部 CT 检查结果更要认真研究，对病变的部位、范围、性质有较多认识，有利于简化操作过程缩短操作时间。

4. 选择穿刺点　大多数患者的穿刺点选择在一侧腋窝附近的安全三角区域。该区域前边界为胸大肌的后缘，后边界为背阔肌的前缘，下边界为腋中线上乳头水平的肋间（约第 4、5 肋间），该处为横膈膜上升至胸腔的顶端。选择穿刺点在病变相对应的对侧或面对病变有利于观察和活检。因此，应该选择的穿刺点如下：①后胸壁的病变，选择腋前线。②前胸壁的病变，选择腋后线。自发性气胸患者在 3～4 肋间，因为漏气口经常在上叶；胸腔积液患者选择 5、6、7 肋间，6、7 肋间尤其适合怀疑转移性肿瘤和间皮瘤的患者，在第 4 或 5 肋间进行穿刺有利于进行肺组织活检，因为所有肺叶均能迅速而且容易地观察到。

5. 正确辨认内镜下的肺脏、胸壁和膈肌面解剖　进入胸腔后需观察相应的解剖结构，如左侧该看到斜裂和相关肺叶（图 4-5-5A），右侧看到斜裂和水平裂（图 4-5-5B），两侧胸腔顶端的肺上韧带和下端的膈肌（图 4-5-5C、D），有助于找到病变和确认活检位置。

6. 胸膜活检　用带观察镜的活检钳，只需一个穿刺口就可进行胸膜活检。如果胸膜很厚，活检就容易些，也没有损伤肋间动静脉的危险。相比较而言，如胸膜很薄，应在肋骨对应的胸膜处活检以减少损伤血管出血的危险。用镊子接触胸壁，很容易辨别是在肋骨上或在肋间隙软组织上。应用电子胸腔镜检查时，如寻找病灶有困难，可应用主机上的自动荧光功能协助。

7. 肺活检　内科胸腔镜一般只做脏层胸膜活检，肺活检不多，只有检查发现病变明显时才行肺活检，用胸腔镜活检钳可完成，大块活检可用相应设备，主要是带电消融功能的活检钳，总体而言用得不多，不主张积极地使用内科胸腔镜进行肺活检。活检成功说明已经达到胸腔镜的检查目的。

8. 检查后相关事项　胸腔镜检查结束后需要放置胸腔引流管，目的是尽快引流干净残余的气体和液体，使肺组织迅速复张。可以选用 24～32F（内径 8.0～10.67mm）的带铁芯胸腔引流管。大多数病例接通水封瓶后数分钟引流干净残余气体和液体，水封瓶停止水柱波动和产生气泡。胸部 X 线检查提示肺复张后，可立即拔出引流管。1～2 天后患者就可出院。肺活检后如果肺的破口通过电烙术或激光闭合了，肺组织可以很快复张。可以采用 -30cm 水柱负压吸引，如果 X 线检查提示肺已经复张，可以不必做夹管试验（夹闭引流管后看有否气胸），引流 24～48 小时可以拔管。如果检查结束后呼吸时胸腔引流管接水封瓶仍然持续产生气泡，提示脏层胸膜的破口没有愈合，需要用水封瓶持续引流直到水封瓶停止冒气泡。一般肺活检后引流时间为 2～3 天。

（一）分类

1. 硬式胸腔镜　应用近 100 年，有其历史传统和大量的经验总结，并有足够的理论和数据支持其临床应用，已有不同类型的附件，足够临床应用需要，同时配以可调光源，适合不同焦距观察使用，新型 CO_2 发生器供人工气胸应用，提高了安全性，在相对大的腔隙，光亮度足够。内镜高清晰、微细化的设计提高了分辨率和减少创伤。但由于需要行人工气胸，临床操作理论相对复杂，内科医生开始不容易习惯。

2. 软式胸腔镜　主要是 Olympus 软硬结合的胸腔镜 LTF 系列产品，画质清晰，外径纤细（7mm），钳子管道大（2.8mm）；长型通用电缆 2.3m，与主机系统连接操作时很方便；操作简便。医生们较易接受。

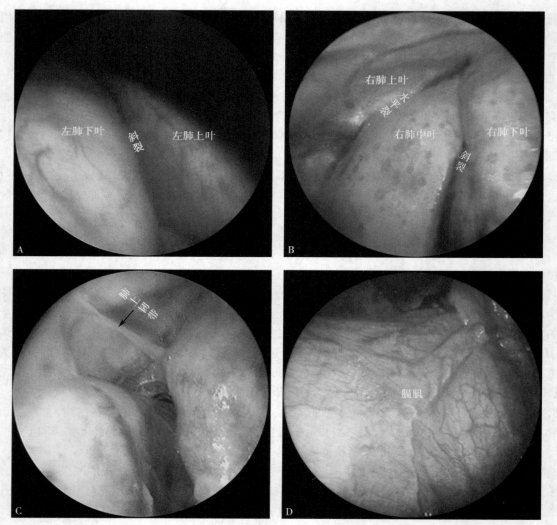

图 4-5-5 胸腔镜下重要的解剖结构
A. 左肺和斜裂；B. 右肺、水平裂和斜裂；C. 肺上韧带；D. 膈肌。

（二）操作注意事项

1. 详细询问病史 了解是否有行内科胸腔镜检查的适应证和内科胸腔镜的禁忌证，并告知患者行内科胸腔镜检查的风险并签字。

2. 进行检查的前一天要做的工作 需要仔细研究患者病情和影像学资料。

3. 选择穿刺点 根据疾病的部位选择合适的穿刺点，标准的穿刺点在一侧的腋窝附近的安全三角区域。

4. 麻醉 术前用药：50～100mg 哌替啶，5～10mg 地西泮。可以局部麻醉也可以全身麻醉。

5. 体位 根据疾病的部位，选择合适体位，一般是健侧卧位。

（三）书写胸腔镜检查报告

1. 患者基本信息

2. 检查所见 ①患者体位、穿刺点的位置、操作的基本过程；②胸腔脏壁层胸膜和膈肌情况；③手术过程是否顺利，进行操作和活检的位置；④标记活检的不同部位标本，准确编号。

3. 图像 必须包括病变部位的图像。

4. 镜下诊断 正常、炎症、狭窄或是肿瘤。

5. 术后注意事项 如密切观察患者生命体征，胸腔引流管的情况。

临床病例

患者，男性，27 岁，体检发现胸腔积液 1 年入院。入院前已做多次胸腔穿刺检查和胸膜活检术，未查清胸积液病因，抗感染治疗和抗结核治疗无效。入院肺部 CT 检查示：右肺胸腔积液。胸腔镜检查胸膜见图 4-5-6，胸腔镜下胸膜活检病理结果：胸膜间皮瘤。

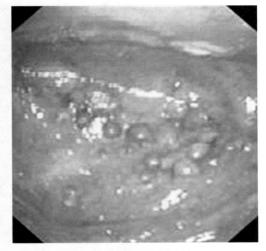

图 4-5-6　胸腔镜检查结果

【问题 1】　患者肺 CT 检查除胸腔积液外，无其他阳性表现，胸腔积液检查示渗出液，抗感染、抗结核治疗无效。下一步怎么办？

　　思路 1　再次行胸膜活检术，通过胸腔穿刺，对穿刺点附近胸膜进行盲检，部位比较局限。

　　思路 2　行内科胸腔镜检查，直观看到胸膜和肺表面，必要时可以直观活检。

知识点

　　由于在反应性间皮细胞、恶性间皮瘤细胞和转移性恶性肿瘤细胞尤其是腺癌细胞之间，形态学有重叠，必须首先排除其他诊断的可能。对恶性间皮瘤的诊断必须有临床资料、放射学发现、免疫组化甚至有时是超微结构的支持，否则不能确诊恶性间皮瘤。胸腔积液中如果出现非常明显的间皮细胞谱系特征，尽管提示有恶性间皮瘤的可能，但也必须与反应性病变相鉴别。尽管免疫细胞化学技术有助于鉴别恶性间皮瘤，但有时也难以很难区别反应性间皮细胞与间皮瘤细胞。

【问题 2】　胸腔镜检查结束放置胸腔引流管后，出现皮下气肿的原因是什么？如何处理？

　　思路　多由于放置引流管的深度不够或固定不牢致使引流管侧孔位于胸壁软组织中，也可能引流管连接不牢固，导致胸腔内气体通过引流管侧孔或引流管旁的空隙大量漏气到皮下造成皮下气肿。

　　一般采用保守治疗，调整管的位置，同时缝合固定好引流管，成功引流胸腔内气体后数天可以消退，不需要其他处理。

知识点

胸腔引流管放置方法：胸管从胸腔镜的主要入口进入，方向指向后上直到胸腔的顶点（图 4-5-7）。

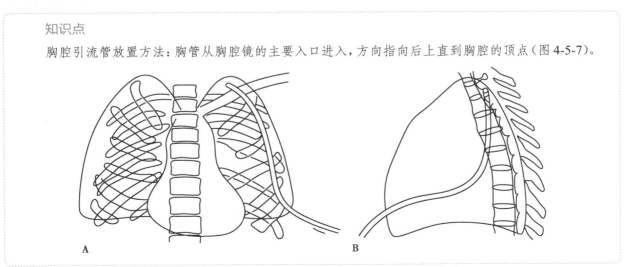

A　　　　　　　　　　　　　　　　　　　　B

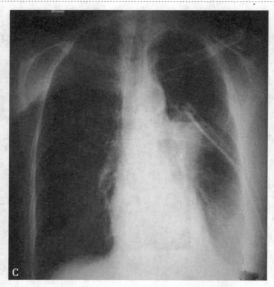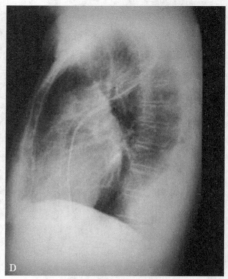

图 4-5-7　胸腔引流管放置方法
A、B 为示意图，C、D 为 X 线胸片。

（陈正贤）

推荐阅读资料

[1] 陈正贤. 介入性肺病学. 2 版. 北京：人民卫生出版社，2011.

[2] 中华医学会呼吸病学分会. 支气管镜诊疗操作相关大出血的预防和救治专家共识. 中华结核和呼吸杂志，2016，39（8）：588-591.

[3] SHINAGAWA N. A review of existing and new methods of bronchoscopic diagnosis of lung cancer. Respir Investig，2019，57（1）：3-8.

[4] YU D H，FELLER-KOPMAN D. Interventional bronchoscopy in adults. Expert Rev Respir Med，2018，12（3）：239-248.

第六节　呼吸系统疾病其他辅助检查

一、结核菌素试验

（一）基本原理

结核菌素试验，也称芒图试验（the Mantoux test），广泛应用于结核分枝杆菌感染的检测及流行病学调查，而非检测结核病。其基本原理是通过测定人体对结核菌素的迟发型变态反应（Ⅳ型变态反应），以判定机体对结核分枝杆菌有无免疫力。Ⅳ型变态反应是指已受结核分枝杆菌感染或卡介苗接种的机体对结核菌素所发生的超敏反应，即机体感染结核分枝杆菌 4～8 周后产生致敏淋巴细胞，并大量分化增殖进入血液循环，当已致敏 T 细胞再次受到相同抗原刺激时会释放出多种可溶性淋巴因子，导致血管通透性增加，使结核菌素注射部位形成以淋巴细胞和单核巨噬细胞浸润、集聚及组织细胞损伤为特征的炎症反应，表现为 48～72 小时内注射局部硬结形成，甚至出现水疱、坏死，数天后逐渐减弱，以此证实既往有结核分枝杆菌感染史。若受试者未感染过结核分枝杆菌，则注射局部无变态反应发生。

（二）结核菌素分类

结核菌素是由结核分枝杆菌滤液制成的一种试剂，不含任何死菌或活菌，包括旧结核菌素（old tuberculin，OT）、纯蛋白衍生物（purified protein derivative，PPD）、卡介菌素纯蛋白衍生物（BCG-PPD）、非结核分枝杆菌素。①OT 的主要成分为结核分枝杆菌蛋白，含一些与活性无关的多糖、核酸、脂类等菌体自溶成分,可引起非特异性反应,现已基本不用;②PPD主要成分为结核分枝杆菌蛋白,亦存在少许多糖、核酸等成分,但比OT更为精纯,所以目前国内外均推荐使用PPD;③BCG-PPD是用卡介菌制成的纯蛋白衍化物,主要用于考核卡介苗接种的效果。

（三）接种方法

结核菌素试验接种方法包括皮上、皮肤划痕或点刺及皮内注射法。皮内注射法是目前应用最为广泛的标准化结核菌素试验方法。

皮内注射法步骤:①注射前应详细了解是否存在接种禁忌证。②询问患者既往是否做过结核菌素试验,如做过,详细了解接种时间、部位、以免引起促进反应。③将OT或PPD用无菌生理盐水稀释成不同浓度,选用1.0ml注射器,4.5~5号针头,吸取0.1ml(5TU)OT或PPD稀释液。④于左前臂屈侧前1/3中央部位,局部消毒后将皮肤绷紧,将0.1ml OT或PPD稀释液缓慢注射皮内,当局部出现6~8mm大小的圆形橘皮样皮丘即可,注意避开皮肤红肿或可见静脉区域。注射后留观30分钟,观察有无不适反应。

（四）结果的观察和判读

通常皮内注射后48~72小时观测并记录结果。在光线充足处,观察和触摸测量硬结反应的大小,硬结为特异性变态反应,红晕为非特异性反应。以硬结平均直径[平均直径=(横径+纵径)/2]判断反应强度,结果以毫米(mm)记录。并观察有无水疱、丘疹、淋巴管炎等反应。

（五）临床意义

1. 阳性的意义

（1）阳性:提示机体受到或曾受结核分枝杆菌感染,且已产生免疫反应,并不一定患病。对于3岁以下、未接种卡介苗的儿童,无论有无临床症状,均提示活动性结核可能(即使X线胸片正常)。

（2）强阳性:提示机体对结核分枝杆菌抗原处于超敏状态,体内可能有活动性结核,应详细检查,如同时伴有低热、消瘦、关节痛、红细胞沉降率(血沉)增快等表现者对诊断有一定提示作用;也是接种卡介苗后所产生变态反应的表现,常用来考核卡介苗的接种效果。在儿童提示活动性结核,应予以治疗。

（3）假阳性:①非结核分枝杆菌感染对结核菌素的交叉反应。②结核菌素试验的复强作用。曾接种卡介苗或受感染的机体,经一段时间后变态反应减弱或消失,当再次接种时减弱的变态反应恢复,即为复强作用。③结核菌素试验的促进反应。同一部位反复注射结核菌素,反应加强,但出现早,消退快,通常在12~24小时达高峰。

（4）皮试结果转阳:对于既往皮试阴性者,2年内皮试直径增大≥10mm者应被视为近期有结核感染。

2. 阴性的意义　机体未受到结核分枝杆菌感染,即非结核病患者。但应注意假阴性存在,阴性结果不能排除结核感染。

知识点

假阴性:①已受结核分枝杆菌感染,但处于感染早期(4~8周),变态反应尚未建立;②急性传染病(麻疹、猩红热、水痘、腮腺炎、流感、脊髓灰质炎等)患者,变态反应被抑制;③重症结核病(粟粒型肺结核、结核性脑膜炎)患者,但随病情好转结核菌素试验可以转阳;④高龄、营养不良、尿毒症、恶性肿瘤、结节病、白血病、真菌感染等患者细胞免疫功能受损;⑤接受糖皮质激素或免疫抑制剂治疗,原发或继发免疫缺陷病(如人类免疫缺陷病毒感染);⑥接种剂量不足或结核菌素失效。

---

3. PPD试验结果判读及临床意义(表4-6-1、图4-6-1)

表4-6-1　纯蛋白衍生物试验结果判读

硬结直径	结果判读
无硬结或直径<5mm	阴性(−)
5~9mm	弱阳性(+)
10~19mm	阳性(++)
≥20mm或直径<20mm,但出现水疱、溃疡、坏死或淋巴管炎	强阳性(+++)

注:阳性和阴性之间不可能有绝对精确的科学分界。

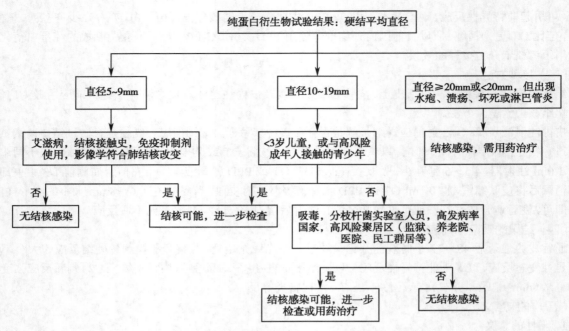

图 4-6-1 纯蛋白衍生物结果判读及临床意义流程图

（六）不良反应及处理

1. 全身反应 发热、晕厥、荨麻疹及过敏性休克等，立即停止注射结核菌素，给予抗过敏、对症处理，如氯苯那敏 5～10mg 或异丙嗪 25～50mg 肌内注射。对于过敏性休克患者予以平卧、吸氧、保持呼吸道畅通、补液等对症支持处理，必要时予以 0.1% 肾上腺素治疗。

2. 局部反应 注射部位疼痛、瘙痒、水疱、溃疡、坏死和淋巴管炎等，局部瘙痒者应保持局部清洁，避免搔抓及热水浸洗；较小水疱用红霉素药膏涂抹即可，如水疱较大，可将液体抽出后涂上药膏；局部溃疡者可予抗生素软膏外用，皆需消毒纱布包扎，预防感染；淋巴管炎及区域淋巴结肿大的患者应局部制动，局部热敷 2～3 次 /d，有感染可用抗生素治疗。

（七）禁忌证

1. 有过敏反应史，特别是有预防注射过敏史和免疫缺陷的人员。

2. 使用激素等免疫抑制剂治疗者。

3. 明显营养不良，严重衰弱者。

4. 患有重症疾病或发热或心肝肾等器质性疾病急性期。

5. 注射部位有皮肤病患者。

6. 有癫痫、癔症等神经系统疾病。

7. 近期使用减毒活疫苗预防接种者应在疫苗接种 1 个月后才可行结核菌素试验。

二、结核感染 T 细胞斑点试验（T-SPOT）

（一）原理

T-SPOT 也称释放 γ 干扰素（IFN-γ）的特异性 T 细胞检测，其原理是人体初次感染结核分枝杆菌后使 T 细胞转化为记忆 T 细胞，当人体再次接触结核分枝杆菌时，会迅速产生致敏 T 细胞，并且释放多种细胞因子，其中最关键的是 γ 干扰素。在特异性抗原刺激后，对分离的全血或单个核细胞使用酶联免疫斑点（ELISPOT）技术计数分泌 γ 干扰素的细胞数，可以反映机体是否存在结核分枝杆菌感染。

（二）试验抗原

T-SPOT 最关键的是抗原的选择。目前，这种检测方法最常用的结核分枝杆菌特异性抗原是 6kD 早期分泌靶向抗原（early secreting antigen target-6，ESAT-6）和 10kD 培养滤过蛋白（culture filtrate protein-10，CFP-10），其编码基因 *RD1*（region of difference 1）在卡介苗菌种和大部分非结核分枝杆菌中是缺失的，可以降低与卡介苗和多种环境结核分枝杆菌的交叉反应,提高检测的特异度。

（三）结果判读

试验设有空白对照、阳性对照及以 ESAT-6 和 CFP-10 特异性抗原作为刺激原的两个试验孔。空白对照孔内斑点数小于 10 且阳性对照孔内斑点数大于 20 时视为试验有效。根据抗原 A 和 / 或抗原 B 孔的反应判断结果。

1. 检测结果为"阳性"　参照以下标准:①空白对照孔斑点数为 0～5 个时,(抗原 A 或抗原 B 孔的斑点数)-(空白对照孔斑点数)≥6;②空白对照孔斑点数为 6～10 个时,(抗原 A 或抗原 B 孔的斑点数)≥2×(空白对照孔斑点数)。

2. 检测结果为"阴性"　如果上述标准不符合且阳性质控对照孔正常时检测结果为"阴性"。

（四）结果解释

1. 阳性的意义

（1）阳性:提示患者体内存在针对结核分枝杆菌特异的效应 T 细胞,患者存在结核感染。然而 T-SPOT 无法区分活动性结核病和潜伏结核感染,需结合临床症状及其他检测指标综合判断。T-SPOT 结果不能作为单独的或是决定性的诊断结核病的依据。

（2）假阳性:可能是 4 种环境分枝杆菌(堪萨斯、苏尔加、戈登或海分枝杆菌)的感染引起的。

2. 阴性的意义

（1）阴性:提示患者体内不存在针对结核分枝杆菌特异的效应 T 细胞。

（2）假阴性:①因感染阶段不同(如标本是在细胞免疫发生前获取的)引起的假阴性结果;②少数免疫系统功能不全 / 基础疾病的情况,如人免疫缺陷病毒感染者、肿瘤患者、婴幼儿等;③样本不正确保存或运输、技术误差导致。

三、呼吸道分泌物标本留置及其结果判读

呼吸道分泌物是指鼻、咽喉、气管、支气管、肺泡所产生分泌物的混合物。正常情况下呼吸道分泌物较少,但在呼吸道感染、肿瘤等病理情况下分泌物可增多,主要表现为痰量增加,且常伴有性状、成分的改变。呼吸道分泌物标本的正确采集、留置、及时规范化处理是临床病原微生物检验成功的关键,正确判读结果对疾病诊治、疗效观察和预后判断具有重要临床意义。

（一）呼吸道分泌物留置

目前呼吸道分泌物留置的方法主要有鼻咽拭子、自然咳痰或诱导痰、经气管镜或人工气道抽吸、防污染样本毛刷、支气管肺泡灌洗、环甲膜穿刺经气管吸引、经皮肺穿刺针吸活检等方法。

1. 鼻咽拭子　鼻咽拭子采样多用于上呼吸道感染病原体的培养与鉴别。清水反复漱口后嘱患者张口发"啊"音,用压舌板压住患者舌前 2/3,暴露咽喉,用采集液湿润过的聚酯纤维塑料杆拭子适度用力多次擦拭悬雍垂(腭垂)、咽后壁及双侧扁桃体上的分泌物,立即置入采样管并浸没于采样液中,旋紧瓶盖后快速送检。一般在发病 72 小时内采样,采样时应准确、灵敏而轻柔,避免拭子直接接触口腔和牙齿,以防污染。鼻拭子采集是将鼻拭子放入采集液中湿润,以拭子测量鼻孔到耳根的距离并以手指做标记,将拭子以垂直鼻子(面部)方向插入鼻孔,直至手指触及鼻子,使拭子在鼻内停留 10～15 秒,然后轻轻旋转 3 次,若需从两个鼻孔采集,应该分别使用一个拭子。将鼻拭子放入已采集的咽拭子采集管中即所谓的鼻咽拭子。目前,通过鼻咽拭子采样进行病毒抗原或核酸检测在甲型流感病毒的初筛及诊断中具有重要意义。

2. 自然咳痰及诱导痰　自然咳痰法是目前临床上最常用的痰标本留取方法。应尽可能在首剂抗生素应用或更改之前采集标本。鉴于晨痰量大且含菌量较高,因此自然留痰以晨痰为佳,咳痰前应用清水漱口、咽喉部 3 次,在医务人员直视指导下,嘱患者深咳嗽咳出下呼吸道分泌物,收集在无菌容器中,必要时辅以拍背。诱导痰多用于无痰或咳痰困难患者,通过高渗盐水(3%～10%)5ml 超声雾化吸入 5 分钟诱导痰(哮喘患者应避免此项操作),或通过胸部物理治疗、体位引流帮助留痰。留取痰量取决于送检目的:一般普通细菌感染者痰量>1ml,真菌和寄生虫 3～5ml,分枝杆菌 5～10ml。对于普通细菌,如检查前行细胞学筛查则送检 1 次即可,真菌和分枝杆菌应连续送检 3 次清晨痰标本,因肺结核患者有间歇排菌的特点,因此初诊患者至少应送检晨痰、夜间痰和即时痰 3 份标本,复诊患者每次送检 2 份晨痰。

3. 经支气管镜或人工气道抽吸

（1）经支气管镜普通采样法：2% 利多卡因对咽喉部进行局部麻醉后，将气管镜插入并楔于病灶引流支气管内，气管镜吸引口依次连接标本采集瓶及负压吸引装置，在负压吸引条件下将支气管分泌物采集无菌瓶中。气管切开或气管插管者，将无菌吸痰管直接经人工气道插至叶支气管水平采集标本。

（2）经支气管镜防污染采样法：主要指防污染样本毛刷（protected specimen brush，PSB）采样，一般在气管镜引导下进行，局部麻醉后将气管镜插入并紧密楔于病灶引流段或亚段支气管内，PSB 经气管镜插入并伸出内套管顶掉聚乙二醇塞，越过外套管约 2cm，随后将毛刷伸出内套管 2～3cm 刷取分泌物，取样时应多方向旋转及上下移动。毛刷、内套管依次退回外套管内，然后拔出整个 PSB。采样后的 PSB 用酒精消毒外套管，以无菌剪刀剪去内、外套管顶端部分，前伸毛刷并将其剪下，置入装有无菌等渗氯化钠液或乳酸林格液的试管内，彻底振荡使毛刷上的病菌洗涤混匀于液体中。PSB 亦可经人工气道甚至经鼻腔直接插入至叶支气管水平取样。PSB 采样主要适用于重症、难治性及呼吸机相关性肺炎等病原学检测。

其他如环甲膜穿刺经气管吸引、经皮肺穿刺针吸活检、支气管肺泡灌洗等方法，灵敏度及特异度均较好，但由于是有创性，容易导致气胸、出血等并发症，临床中较少应用，但这些方法对诊断肺孢子菌、结核分枝杆菌和深部真菌感染具有重要价值。

（二）标本送检及质量检测

1. 标本送检　标本采集后应在 20 分钟内送检，微生物实验室应在 2 小时内进行标本的质量检测、处理及培养接种等，如不能立即进行检测，则应暂时存放于冰箱（4℃）中（肺炎链球菌、流感嗜血杆菌等苛养菌在此温度下可影响其活性甚至死亡，结果判读时需注意），保存标本应在 24 小时内处理。鼻咽拭子标本应尽快行分子生物学或者病毒培养和抗原鉴定等，如不能及时送检则需低温保存（2～8℃不超过 72 小时）。盛标本的容器须经高压灭菌处理，但不得使用消毒剂，因为其可杀死采集的病原微生物。

2. 标本质量检测　首先可通过肉眼初步观察判断所留标本是否合格。如所留痰标本呈黏液性、脓性或血性，可视为合格痰标本，若呈白色泡沫样，则有可能为口腔唾液，应指导患者正确留痰后重新送检。目前临床上主要通过痰直接涂片革兰氏染色判断标本的合格与否。每低倍光镜视野鳞状上皮细胞>25 个时视为不合格标本；鳞状上皮细胞<10 个、白细胞>25 个时，或鳞状上皮细胞 / 白细胞<1∶2.5 时，可视为污染相对较少的"合格"标本。

（三）结果判读

1. 一般特征　正常情况下，呼吸道分泌物为无色或灰白色。病理情况下一般性状可发生相应改变，对疾病的诊断、疗效观察和预后判断有一定临床参考价值。

（1）色泽与性状：①黄色，脓性痰，为化脓性支气管炎、肺炎，大量黄色脓性痰常见于支气管扩张、肺脓肿、金黄色葡萄球菌肺炎等。②黄绿色，常见于铜绿假单胞菌感染或干酪样肺炎的特征性表现。③棕褐色，见于肺阿米巴病、肺梗死、慢性心功能不全所致肺淤血。④铁锈色，可能是肺炎链球菌感染引起的大叶性肺炎。⑤红色，痰中带血或血丝是肺结核、肺癌早期常见症状，也可见于特发性含铁血黄素沉着症，整口痰血多见于支气管扩张、肺结核伴空洞形成等，红棕色胶冻样痰是肺炎克雷伯菌感染特征性表现，粉红色泡沫痰常见于左心功能不全患者。⑥灰色、黑色，多因吸入烟雾、尘埃、雾霾所致。

（2）黏稠度：①浆液性，粉红色稀薄泡沫样痰常为急性左心衰竭、肺水肿的特征性临床表现；②黏液性，多见于支气管炎、哮喘，白色黏痰且牵拉呈丝状难咳提示念珠菌感染；③脓性，多见于脓胸、肺脓肿、支气管扩张；④血性，多见于肺癌、肺结核、支气管扩张等，多由于呼吸道黏膜损伤、肺部毛细血管破损等所致；⑤果酱样痰，可为肺吸虫病。

（3）气味：血性痰有血腥味；脓性痰，肺脓肿、晚期肺癌的痰有特殊恶臭味；伴大肠埃希菌感染时，脓性痰有恶臭；厌氧菌感染或膈下脓肿与肺相通者痰可有粪臭味。

2. 形态学特征　一般革兰氏染色镜检，根据着色、形态及排列方式可以初步判断菌属或菌种，可初步指导临床用药。肺炎链球菌肺炎则镜检见到典型革兰氏阳性柳叶刀样的双球菌，如果每个油镜视野中超过 10 个，就可以确定肺炎链球菌肺炎的诊断。某些特殊致病菌需经特殊染色，如结核分枝杆菌需经抗酸染色、隐球菌需经墨汁负染、过碘酸希夫染色（PAS）、嗜银染色（GMS）等，根据特殊染色结果亦可作出相应报告，对于临床高度怀疑某种特殊病原微生物感染尤其需要标明。其中痰直接涂片和浓集法抗酸染色在临床上有特殊意义。目前常用齐 - 内（Ziehl-Neelsen）染色法，表现为抗酸杆菌呈红色，其他细菌和细胞呈蓝色。其结果判断：①300 个连续不同视野未发现抗酸杆菌为阴性（−）；②1～2 条抗酸杆菌 /300 个视野为可疑阳性（±）；③3～9 条抗酸杆菌 /100 个视野为阳性（+）；④1～9 条抗酸杆菌 /10 个视野为阳性（++）；⑤1～9 条抗酸杆菌 / 一个视野为阳性（+++）；⑥≥10 条抗酸杆菌 /1 个视野为阳性（++++）。

3. 细菌培养与分离鉴定

（1）细菌培养：细菌培养一般分为定量培养、定性培养和半定量培养。将痰液液化分别接种于培养皿中，根据培养的菌落计数和痰标本稀释倍数，计算每毫升痰液中的含菌量，通常是以每毫升菌落形成的单位（cfu/ml）来表示，即定量培养。痰定量培养分离的致病菌或条件致病菌浓度≥10^7cfu/ml 可以认为是肺部感染致病菌；≤10^4cfu/ml，则为污染菌；介入两者之间建议重复痰培养，如连续两次分离得到相同细菌，且浓度在 10^5～10^6cfu/ml 可以认为是致病菌。经气管镜或人工气道采样细菌培养浓度≥10^5cfu/ml、防污染毛刷样本细菌培养浓度≥10^3cfu/ml、支气管肺泡灌洗液细菌培养浓度≥10^4cfu/ml 时可考虑为致病菌。如果分离出多种细菌，一般只需报 5 种，包括 3 种需氧菌，2 种厌氧菌。如果痰涂片与培养不相符，这样痰培养的结果需慎重应用，可能是痰标本中某种占少数的细菌在体外培养时大量繁殖，掩盖了痰标本中占多数但营养要求高、生长缓慢的细菌。

（2）分离鉴定：根据培养目的可将培养分为普通和特殊细菌培养，后者包括结核分枝杆菌培养、嗜肺军团菌培养、厌氧菌培养、真菌培养等。普通细菌培养可根据标本在琼脂平板上的菌落特征、涂片革兰氏染色、自动化微生物鉴定仪结果作出判断。特殊细菌培养根据血琼脂、巧克力琼脂和 BCYE 琼脂平板培养结果判读：若在三种培养基中 24 小时内即有细菌生长，则不考虑嗜肺军团菌；若在 BCYE 琼脂平板上 48 小时后生长，而血琼脂及巧克力琼脂平板均无细菌生长，则考虑可能为嗜肺军团菌，可进一步鉴定。厌氧菌培养可根据标本接种于厌氧培养基上的生长结果判读。根据培养基中培养物的菌丝、孢子形态结构和菌落特征、同化或发酵试验结果对真菌培养进行鉴别。

（3）分枝杆菌培养与鉴定：置于 37℃环境培养，在接种 7 天内观察发现单个菌落生长且抗酸染色阳性为快速生长分枝杆菌，此后每周观察一次并记录菌落生长情况，4 周判读结果。①培养阴性：培养基斜面无菌落生长；②培养阳性（+）：菌落生长占斜面面积的 1/4；③培养阳性（++）：菌落生长占斜面面积的 2/4；④培养阳性（+++）：菌落生长占斜面面积的 3/4；⑤培养阳性（++++）：菌落生长布满整个斜面。若菌落生长不足斜面面积 1/4 者则报实际菌落数，供临床参考。

有些病原体不适于培养或很难培养成功，可应用免疫学方法对其特异性抗体进行检测。对于常规镜检、培养及血清学方法特异度低、灵敏度差且耗时长的病原体（如分枝杆菌、布鲁菌、厌氧菌、支原体、衣原体等），可使用分子生物学方法进行检测。

（费广鹤）

四、支气管肺泡灌洗检查及结果解读

支气管肺泡灌洗（bronchoalveolar lavage，BAL）是一种经支气管镜直接获取肺泡细胞与生化成分的常用检查方法，是探讨肺局部免疫病理过程的一种比较安全和有用的检查方法。对某些肺疾病，特别是弥漫性间质性肺疾病（如特发性肺纤维化、结节病、外源性过敏性肺泡炎、肺泡蛋白沉积症、结缔组织疾病相关性间质性肺疾病和肺朗格汉斯细胞组织细胞增生症等）、肺部肿瘤以免疫受损患者的肺部感染等，已成为辅助临床诊断和预后判断的重要检测手段。

（一）操作方法

BAL 需要在其他支气管镜操作前进行，以免造成支气管肺泡灌洗液（BALF）的不纯。BAL 操作时应注意充分局部麻醉以防咳嗽，支气管镜嵌顿在段或亚段支气管以防止大气道分泌物混杂，并保证回吸收率。

1. 操作前用药　适当镇静有利于患者合作。使用抗胆碱能药物可以降低迷走反射和支气管分泌，可增加 BAL 回吸收。充分的局部麻醉以防咳嗽，但进行 BAL 前应将利多卡因吸出以免影响 BALF 回收率和BALF 细胞的活性及功能。

2. 灌洗部位　间质性肺疾病（ILD）患者由于病变比较弥漫，常规选择右中叶或左舌叶进行，若为局限性病变，则在相应支气管肺段进行。

3. 灌注和回收方法　通常采用 37℃或室温无菌生理盐水进行灌洗，20～60ml/ 次，一般总量 100～240ml/ 肺段，最大不超过 300ml。临床上较实用而安全的灌洗量是 5×20ml。每次灌注后立刻以小于

100mmHg 的负压轻轻吸引。通常总回吸收需要>30%（通常 40%～60%）。如果每次回吸收<5% 时，需要中止操作，避免大量液体滞留于肺脏导致患者危险。

4. 支气管肺泡灌洗的并发症   BAL 在局部麻醉下通过支气管镜进行，相对无创，患者容易耐受，并发症很少。即使诱发急性炎症反应、发热和低氧血症，也多呈自限性，但是，近来发现 BAL 偶尔也诱发 ILD 急性加重，应注意预防。BAL 常见的不良反应见表 4-6-2。

表 4-6-2   支气管肺泡灌洗常见不良反应

不良反应	具体描述
发热	进行支气管肺泡灌洗操作几小时后出现，发生率 3%～30%，与灌洗总量有关
肺泡渗出	表现为段或亚段渗出，多于 48h 内吸收消散
肺功能损害	第 1 秒用力呼气容积（FEV_1）、肺活量（VC）、呼气峰值流量（PEF）、动脉血氧分压暂时性下降
湿啰音	24h 内于灌洗相关肺野出现
喘息、支气管痉挛	<1%，多见于气道高反应患者，采用预热的生理盐水灌洗可以减少其发生
肺水肿	罕见，主要见于有心功能不全的患者
出血	偶有报道，见于凝血功能异常或血小板低下患者
局部炎症反应	支气管肺泡灌洗液的中性粒细胞计数增加，72h 内恢复

（二）BALF 的实验室处理

回收的液体必须收集在塑料或硅化的玻璃容器内，防止巨噬细胞附着。回收液体保存于 4℃ 环境下，最好 1 小时内送至实验室处理。进行 BALF 细胞学分析常规需要有 10～20ml 的回吸收液。

1. 分离细胞

（1）将上述回收灌洗液经两层纱布过滤，移去黏液，充分混匀。

（2）观测性状，测定液体量。

（3）离心 1 500r/min×10 分钟（上清液待做生化成分分析）。

2. 细胞总数与活性测定   通过血细胞计数器计数 BALF 细胞数，BALF 细胞总数通常按所有灌洗回收液中的总细胞数 $×10^6$ 表示。细胞活性通过台盼蓝（typan blue）染色进行评估，新鲜的 BALF 细胞活性通常为 80%～95%。

3. 细胞染色与分类计数   细胞涂片常规行瑞特（Wright）或 MGG 染色以进行细胞分类，通常于光学显微镜下观察，计数至少 400 个白细胞，计算巨噬细胞、淋巴细胞、中性粒细胞和嗜酸性粒细胞分类百分比，BALF 的正常细胞学检查结果见表 4-6-3。计数时还应注意红细胞和上皮细胞的情况：若出现鳞状上皮细胞，则提示 BALF 标本被上呼吸道分泌物污染；若出现大量气道上皮细胞（>5%），则提示 BALF 并非来自远端气腔。同时还需注意观察细胞形态、细胞复合体、肿瘤细胞、巨噬细胞内吞噬体、尘粒、石棉小体、红细胞片段、巨细胞病毒（CMV）包涵体、肺孢子菌包囊、细菌、真菌及异形上皮等。

表 4-6-3   支气管肺泡灌洗液的正常细胞学检查结果

类别	健康非吸烟者	健康吸烟者
细胞总数	$(7±3)×10^6$	$(23±12)×10^6$
巨噬细胞 /%	>85	96±3
淋巴细胞 /%	10～15	≤7
中性粒细胞 /%	≤3	<2
嗜酸性细胞 /%	≤1	≤1
肥大细胞 /%	≤0.5	≤0.5

怀疑特殊疾病时需要进行特殊染色：①如疑诊肺出血或铁肺尘埃沉着病，进行铁染色；②疑诊肺泡蛋白沉积症（PAP），进行 PAS 染色；③疑诊肺孢子菌肺炎（PCP），进行甲苯胺蓝染色；④疑诊肺结核，进行抗酸染色。

4. T 细胞亚群及可溶性生化介质分析　T 细胞亚群可通过免疫细胞化学法或流式细胞仪分析，可溶性生化介质可根据临床需要采用不同的测定方法。

（三）BALF 细胞学分析结果解读

在解读 BALF 分析结果（特别是疑似 ILD 患者）时，需要注意：①临床表现和胸部影像疑似 ILD 的患者，BAL 细胞学分析可能有助于临床诊断（图 4-6-2），胸部 HRCT 表现为肯定的普通型间质性肺炎（UIP）的患者除外。是否进行 BAL 检查，需要权衡 BAL 细胞学分析是否有利于诊断 ILD 可能的类型、患者心肺功能状况、出血倾向及患者意愿。②虽然 BAL 细胞学分类不具有特异性，但不同炎症细胞类型如淋巴细胞、嗜酸性粒细胞或中性粒细胞的增加，通常能够帮助临床医生缩小 ILD 鉴别诊断的范围。③即使 BAL 细胞学分类在正常范围内，仍不能排除显微镜下肺组织的病理改变。④单独应用 BAL 细胞学分析不足以诊断 ILD 的特殊类型，恶性肿瘤和某些少见 ILD 除外。但是，结合临床和影像表现，BAL 细胞学分析的结果可以支持某种特异性诊断。⑤BAL 细胞学分析不能判断预后，也无法预测治疗反应。

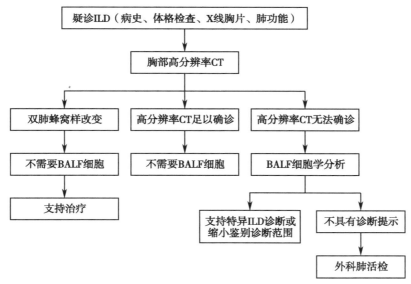

图 4-6-2　支气管肺泡灌洗液细胞分析在间质性肺疾病的临床应用
ILD. 间质性肺疾病；CT. 计算机断层扫描；BALF. 支气管肺泡灌洗液。

BALF 对于某些 ILD 具有确诊价值，如发现病原微生物，提示下呼吸道感染；找到肿瘤细胞提示癌症；BALF 呈血性提示肺出血或弥漫性肺泡出血；BALF 外观呈乳状伴 PAS 染色阳性，并可见非晶体的碎屑，提示肺泡蛋白沉着症；在体外对特异性铍抗原有淋巴细胞增殖反应，提示慢性肺铍沉积症等（表 4-6-4）。

表 4-6-4　具有诊断意义的支气管肺泡灌洗液特征

支气管肺泡灌洗液特征	诊断
肺孢子菌包囊	肺孢子菌肺炎
巨细胞病毒包涵体	巨细胞病毒性肺炎
牛奶样外观，显微镜下背景脏乱，无形细胞残体，泡沫样巨噬细胞，过碘酸希夫染色阳性	肺泡蛋白沉积症
含铁血黄素沉着的巨噬细胞，吞噬红细胞片段的巨噬细胞，游离红细胞	肺泡出血综合征
肿瘤细胞	恶性肿瘤
巨噬细胞内尘埃颗粒	尘埃暴露

续表

支气管肺泡灌洗液特征	诊断
石棉小体	石棉沉着病
嗜酸性粒细胞>25%	嗜酸性粒细胞性肺疾病
（铍）淋巴细胞转化试验阳性	慢性肺铍沉积症
CD1⁺细胞增加超过灌洗液细胞总数4%	朗格汉斯细胞组织细胞增生症
异形肺泡Ⅱ型上皮增生	弥漫性肺泡损伤，药物毒性损伤

　　当 BAL 细胞分类计数显示：淋巴细胞>15%，中性粒细胞>3%，嗜酸性粒细胞>1%，肥大细胞>0.5% 时，分别为淋巴细胞型、中性粒细胞型、嗜酸性粒细胞型和肥大细胞增多型，各自具有特定的临床意义（表4-6-5）。特异性的细胞学类型提示特异性的 ILD 类型（表4-6-6）：①淋巴细胞≥25% 提示肉芽肿性疾病[包括结节病、过敏性肺炎（HP）或慢性肺铍沉积症]、药物反应、淋巴细胞间质性肺炎、隐源性机化性肺炎或淋巴瘤等；CD4⁺/CD8⁺>4，不伴有其他炎症细胞增高时，诊断结节病的特异度高。②淋巴细胞>50% 提示过敏性肺炎或细胞性非特异性间质性肺炎。③中性粒细胞>50% 符合急性肺损伤、吸入性肺炎或化脓性感染。④嗜酸性粒细胞>25% 符合急性或慢性嗜酸性粒细胞肺炎。⑤肥大细胞>1%，淋巴细胞>50%，并且中性粒细胞>3%，提示急性过敏性肺炎。⑥吸烟相关的 ILD 如脱屑性间质性肺炎（DIP），呼吸性细支气管炎伴间质性肺疾病（RBILD）和朗格汉斯细胞组织细胞增生症（PLCH）中含有烟尘颗粒的巨噬细胞显著增多，伴或不伴其他细胞类型轻度增加。

表4-6-5　支气管肺泡灌洗液细胞类型与疾病的关系

淋巴细胞型（淋巴细胞>15%）	中性粒细胞型（中性粒细胞>3%）	嗜酸性粒细胞型（嗜酸性粒细胞>1%）
结节病	胶原血管病	嗜酸细胞性肺炎
非特异性间质性肺炎	特发性肺纤维化	药物性肺损伤
过敏性肺炎	吸入性肺炎	骨髓移植
药物性肺损伤	感染：细菌、真菌	哮喘、支气管炎
结缔组织疾病	支气管炎	Churg-Strauss 综合征
放射性肺炎	肺石棉沉着病	过敏性支气管肺曲菌病
隐源性机化性肺炎	急性呼吸窘迫综合征	细菌、真菌、蠕虫、孢子菌感染
淋巴细胞增殖性疾病	弥漫性肺泡损伤	霍奇金病

表4-6-6　支气管肺泡灌洗液细胞分类异常对某些间质性肺疾病的诊断

支气管肺泡灌洗液细胞分类	疾病
淋巴细胞≥25%	肉芽肿性疾病（结节病、过敏性肺炎、慢性肺铍沉积症）、细胞性非特异性间质性肺炎、隐源性机化性肺炎或淋巴瘤
淋巴细胞≥25%，CD4⁺/CD8⁺>4	结节病
淋巴细胞>50%	过敏性肺炎、细胞性非特异性间质性肺炎
中性粒细胞>50%	急性肺损伤、吸入性肺炎、化脓性感染
嗜酸性粒细胞>25%	急性或慢性嗜酸细胞性肺炎
淋巴细胞>50%，中性粒细胞>3%，肥大细胞>1%	急性过敏性肺炎

（徐作军）

推荐阅读资料

[1] 陈灏珠，林果为，王吉耀. 实用内科学. 14 版. 北京：人民卫生出版社，2013.

[2] 韩志海. 呼吸道感染患者微生物标本留取及判读. 中国临床医生杂志，2018，46（12）：1394-1397.

[3] MEYER K C，RAGHU G，BAUGHMAN R P，et al. An official American Thoracic Society clinical practice guideline：the clinical utility of bronchoalveolar lavage cellular analysis in interstitial lung disease. Am J Respir Crit Care Med，2012，185（9）：1004-1014.

第五章　呼吸治疗与呼吸支持

第一节　氧　　疗

一、氧疗的概念

1661 年，英国化学家波义耳（Robert Boyle）发现物质的燃烧离不开空气。1778 年，法国科学家拉瓦锡（Antoine Lavoisier）在加热汞灰获得能维持呼吸的"纯粹空气"后，将希腊文中的 oxus（酸）和 geinomai（源）组合为一个新词"oxygen（氧气）"，作为该气体的名称，氧气中文名称是清末著名科学家徐寿译名的。20 世纪早期，爱丁堡生理学家霍尔丹（John Scott Haldane）的研究开创了现代科学的氧气治疗，1917 年他发表了《有效的氧气疗法》，标志着氧气治疗的开始。此后，氧疗逐渐成为医院和家庭对各种疾病尤其是危重症呼吸衰竭患者的常规治疗手段。霍尔丹的氧疗原则迄今仍然适用，他为科学用氧奠定了坚实的基础。

氧疗是借助提高吸入气氧浓度（FiO_2），以达到提高血氧含量，纠正或缓解缺氧状态的措施，其目的是使机体可利用氧增加，改善低氧血症，减小呼吸功，降低缺氧性肺动脉高压。氧疗是预防组织低氧的一种暂时措施，不能代替病因治疗。

二、氧疗适应证

任何可能引起低氧或组织细胞缺血缺氧的疾病均需要氧疗，平静或运动状态下存在动脉低氧血症均为氧疗适应证。

由于不同组织对氧的敏感度存在差异，加上其他因素的影响，很难决定动脉血氧分压（PaO_2）的最低安全水平。当 PaO_2 降至 8.0kPa（60mmHg）以下时，组织氧供量明显减少，氧疗有助于纠正组织细胞缺氧及其导致的病理生理损害。

需要氧疗的患者，大致可分为两类：①通气量正常或有轻度呼吸抑制者，吸入高浓度的氧，能维持满意的 PaO_2，但应避免长时间吸入高浓度氧的危险；②通气功能异常者，大多有长时间的动脉血二氧化碳分压（$PaCO_2$）升高，患者主要依靠缺氧刺激呼吸中枢。在给予高浓度氧疗之前，应先观察患者对控制氧疗的反应，然后给予合理调整。

例如某些患者接受无控制性氧疗，氧浓度过高，呼吸中枢抑制，$PaCO_2$ 升高，导致"CO_2 麻醉"。正确氧疗方法可采取：①患者意识清醒或渐转不清者，应缓慢降低吸氧浓度，鼓励患者深呼吸；②已昏迷或昏迷加深者，应辅助无创或有创机械通气，以较快纠正高碳酸血症和缺氧。对某些通气不良合并循环衰竭、大脑缺氧或心脏疾患者，需保持良好动脉血液氧合时可给较高浓度氧。

疾病情况下适度的低氧血症可能为机体的某种保护性反应，而高氧血症对机体的损伤显而易见并已经由多项临床研究证实，因此，控制性氧疗或保守性氧疗是氧疗的基本原则。

对于慢性肺部疾病患者氧疗适应证应考虑：①轻度低氧血症，患者无发绀，动脉血氧饱和度（SaO_2）>85%，PaO_2>6.67kPa（50mmHg），$PaCO_2$<6.67kPa。尽管患者已适应轻度低氧血症，但如果有氧疗条件，对此类患者进行长期氧疗，有利于缓解呼吸困难等症状，降低肺动脉压，改善预后，延长生存期。②中重度低氧血症，患者有明显发绀，SaO_2<60%，PaO_2<4.0kPa。患者必须及时给予氧疗，改善组织缺氧状态，同时合并高碳酸血症者，则应注意给氧的浓度。应用鼻管、面罩、高流量氧疗或无创通气时，需维持低浓度给氧，以免发展为肺性脑病；有创机械通气纠正低氧和高碳酸血症时，也要注意序贯氧疗的程序，维持目标氧疗水平即可，不必追求血氧正常状态。

050101

氧疗（视频）

三、氧疗方法

氧疗需要通过吸氧装置实现。目前氧疗装置分为低流量系统装置和高流量系统装置两种。

低流量系统装置提供氧吸入浓度随患者呼吸状态而改变，不可准确控制；其输出流量不能满足患者吸入流量特别是最大流量的需要，其储氧空间也不足以满足患者潮气量的需要。低流量系统可提供的吸入气氧浓度为21%～90%，与储气囊大小、氧流量、患者呼吸情况（潮气量、呼吸频率、吸气时间等）相关。低流量系统包括经鼻氧导管、氧气面罩、部分重复呼吸面罩、非重复呼吸面罩等。

高流量系统装置是一种供氧性能非常稳定的给氧器具，提供氧吸入浓度不随患者呼吸状态而改变，能够准确控制；其输出流量能够满足患者最大流量和潮气量，不会发生周围空气进入气道而稀释吸入气流的情况。其储氧空间大幅度加大以提供足够容量的气体而任患者吸入，或提供足够高的输出流量使其超过患者的最大吸气流量。高流量系统装置是以射流原理为基础，氧气通过较狭窄的喷头高速喷出，在气流周围形成负压，空气卷入主气流中，形成高流量的氧合气流。具有能够提供较准确的不同氧浓度的吸入混合气，而且吸入气氧浓度不受患者呼吸模式影响；可根据患者需要调整气体的温度和湿度。

（一）低流量氧疗

此方法是临床上常用的吸氧方法，用于无通气障碍的患者。根据低氧血症患者病情需要调整，达到解除缺氧的目的。若要保证瞬间吸入高浓度氧，可增加给氧储备腔和/或供氧流量。利用面罩、呼吸通路中增加呼吸活瓣及储气囊等，增加氧储备腔。

1. **鼻管给氧法**　采用带鼻塞的塑料导管插入两侧鼻孔给氧，此方法给氧较舒适，对鼻腔无刺激。吸入气氧浓度与氧流量有关（表5-1-1）。由于氧的吸入浓度并非随氧流量增高而无限制地成比例增高，氧流量高于6L/min时，实际氧吸入浓度即会低于按照表5-1-1公式推算值，因此，鼻管给氧法，氧流量不宜超过6L/min。

表5-1-1　鼻管及鼻咽导管吸氧时氧流量与吸入气氧浓度的关系

氧流量/(L·min⁻¹)	吸入气氧浓度/%
1	24
2	28
3	32
4	36
5	40
6	44

2. **面罩给氧法**　各种给氧面罩都适合于需要尽快地提供中度以上的氧吸入浓度的临床情况，由于提供了较大的储氧空间而可增加吸氧浓度，但也可导致呼出气体聚积在面罩内而被重复吸入。增加供氧量，吸入气氧浓度也相应增加（表5-1-2）。若需使吸入气氧浓度超过60%，必须增加氧储备腔，即在面罩后安装一个贮气囊，部分气体会重吸入，氧流量应调整至吸气时贮气囊不塌陷，又不胀满为度。氧气面罩提供的吸氧浓度一般为35%～55%，流量维持在5～10L/min。如果患者需要的氧吸入浓度在55%以上，则应采取其他有效给氧方法。

表5-1-2　面罩吸氧时供氧流量与吸入气氧浓度的关系

氧流量/(L·min⁻¹)	吸入气氧浓度/%
面罩吸氧	
5～6	40
6～7	50
7～8	60
加贮气囊面罩	
6	60
7	70
8	80
9	90
10	99

3．氧帐给氧法 小儿科仍然需要采用氧帐治疗低氧血症。新生儿温箱、氧气头罩是类似的给氧装置。氧疗的原则仍然是控制性给氧，尤其需要尽可能低的吸入气氧浓度以减少氧的毒性。

（二）控制性氧疗

用于慢性肺部疾病、呼吸衰竭的患者，患者依赖低氧的刺激来维持其通气量。若无控制地吸入高浓度氧，低氧血症虽可暂时缓解，但通气量会进一步降低，甚至造成明显高碳酸血症。

1．Venturi 面罩 又称射流氧气面罩，属于高流量给氧系统。氧气以喷射状进入面罩，而空气从面罩侧面开口处进入。相关性能见表 5-1-3。

2．射流雾化器 以射流技术提供高流量氧混合气，氧浓度与氧流量的关系符合射流原理，而其主要功能是提供湿化的气流。

3．其他高流量吸氧装置 包括气雾面罩、面兜、气管切开氧罩、气雾 T 管等，适合不同临床状况的患者，均是以稀释氧源气流获得混合气流高流量输出。混合气氧浓度与相应的氧源稀释比例见表 5-1-3。

表 5-1-3　射流给氧装置性能参数

氧浓度 /%	空气 / 氧比例	混合气量倍数	氧源流量 /（L·min⁻¹）	混合气流量 /（L·min⁻¹）
28	10：1	11	5	55
35	5：1	6	8	48
40	3：1	4	12	48
50	1.7：1	2.7	15	40.5
>50	<1.7：1	<2.7	15	<40.5
100	0：1	1	15	15

（三）经鼻高流量氧疗

经鼻高流量氧疗（high flow nasal cannula，HFNC）为一种新的呼吸支持技术，主要包括空氧混合装置、湿化治疗仪、高流量鼻塞及连接呼吸管路（图 5-1-1），能够给患者提供相对恒定的吸入气氧浓度（21%～100%）、温度（31～37℃）和湿度的高流量（8～80L/min）气体，并通过鼻塞进行氧疗，具有很好的舒适性。HFNC 能够通过吸入高流量气体产生一定水平的呼气末正压，冲刷上呼吸道生理无效腔，恒温恒湿的气体维持黏液纤毛清除系统功能以及降低患者上气道阻力和呼吸功等作用改善患者的换气和部分通气功能，对单

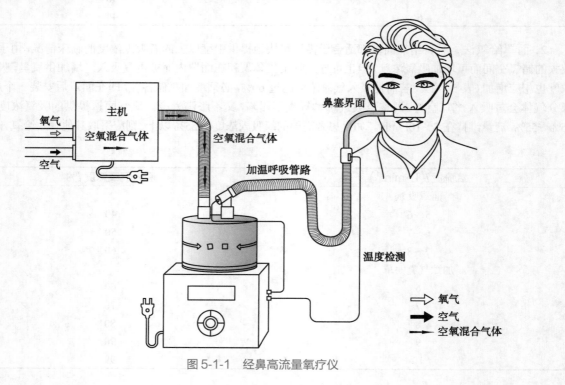

图 5-1-1　经鼻高流量氧疗仪

纯低氧性呼吸衰竭（Ⅰ型呼吸衰竭）患者具有积极的治疗作用，对部分轻度低氧合并高碳酸血症（Ⅱ型呼吸衰竭）患者可能也具有一定的治疗作用。

四、氧疗注意事项

（一）氧疗装置的选择

依据缺氧的程度、低氧血症的病因及其相应的病理生理状态，不同病理生理状态对氧疗的要求不一样。人工气道、慢性阻塞性肺疾病（慢阻肺病）急性加重、急性呼吸衰竭或循环衰竭氧疗装置选择较为确定，以纠正相应的病理生理异常为原则。而当缺氧不属于这几种情况时，必须根据缺氧程度选择氧疗装置，如鼻氧导管、简单氧气面罩、部分重复呼吸面罩、Venturi 面罩、射流雾化器及 HFNC。

（二）氧疗效果估计

氧疗效果可从两方面评估：①监测全身状况，包括收缩压、舒张压及脉压，观察心率、皮肤色泽、温度及神志。对呼吸系统还应监测潮气量、呼吸频率、呼吸功和清醒患者呼吸困难得以改善的主观感受。②动脉血气分析，这是估计氧疗效果最客观的方法。经普通氧疗措施不能改善低氧血症者应当尽早采用机械通气治疗。

（三）湿化吸入气

干燥气体不经过上呼吸道生理湿化区（如鼻管给氧或通过人工气道给氧），可使分泌物黏稠，呼吸道纤毛运动减弱。目前常用湿化吸入气的方式有鼓泡式湿化器（低效湿化器）、水蒸气发生器、超声雾化器及用细管向气内滴入无菌生理盐水（15 滴 /min）等多种方法。

（四）防止并发症

实施氧疗有两个主要危险：①呼吸中枢借助低氧作为兴奋刺激的患者，因氧疗致低氧血症快速纠正后，解除了低氧对呼吸中枢的驱动能力，有导致通气量进一步下降的危险。②长期吸入高浓度氧可引起肺损害（氧中毒）。

1. 一般并发症　①CO_2 蓄积常见于慢阻肺病及慢性低氧血症患者，吸氧虽有潜在危险，但并不是氧疗禁忌，只是应控制吸氧浓度。②吸收性肺不张见于呼吸道不完全梗阻患者。由于通气血流比例失调，在低通气区吸入较高浓度氧时，肺泡内的氧气迅速弥散至肺循环，肺循环吸收氧的速度超过肺泡吸入氧的速度，肺泡内便会有氧分压降低的情况，产生肺泡萎陷，形成吸收性肺不张。因此吸氧浓度尽可能不要超过 60%；若施行通气治疗，可用呼气末正压通气；鼓励患者咳嗽。

2. 氧中毒　氧也是一种药物，用量过大会产生中毒。中毒症状：①晶状体后纤维组织形成，常见于新生儿持续吸氧 3 天以上，$PaO_2 > 13.33kPa$ 时发生率最高，可造成不可逆改变，双目失明。成人一般不易发生。②高氧肺损害，在海平面条件下，吸入高浓度氧会引起肺损害。早期表现为肺充血、肺水肿、肺泡出血及透明膜变，如及时治疗可以痊愈；晚期发生不可逆肺泡及小叶间隔纤维化、肺泡细胞增殖及成纤维细胞增生等。

氧对肺的毒性作用取决于吸入气氧分压（PiO_2）而不是吸入气氧浓度（FiO_2），肺损害程度与吸入气氧分压的高低及持续时间长短相关。目前认为氧中毒造成的特殊细胞损害主要是细胞内产生的氧自由基或其他有化学活性氧代谢产物及超氧化物的作用引起。临床上行氧疗时，一般患者吸入气氧浓度不必过高，30%～50% 的浓度足以使 PaO_2 达到 8.0kPa 以上的水平。因为从血红蛋白氧解离曲线的特点来看，PaO_2 为 8.0kPa 时大部分血红蛋白都饱和，再提高吸入气氧浓度，SaO_2 增加有限，而氧中毒的危险性增大。

为预防肺组织氧中毒，应注意长期氧疗时，吸入气氧浓度不要超过 50%；若吸入气氧浓度高，使用时间不宜过长，一般控制在以 24 小时内。严重低氧血症时，为较快纠正低氧血症，短期内可给 60% 以上氧浓度，同时积极改善肺泡气体交换条件或采用呼气末正压通气；如 PaO_2 仍在 8.0kPa 以下，这时宜用更高浓度的氧，虽有肺部氧中毒损害的潜在危险，但应将确保动脉血氧合作为主要治疗目标，从而保证组织器官氧合。一旦低氧血症好转，应降低吸氧浓度，采取保守性氧疗策略。

（梁宗安）

推荐阅读文献

[1] 解立新，詹庆元. 成人经鼻高流量湿化氧疗临床规范应用专家共识. 中华结核和呼吸杂志，2019，42（2）：83-91.

[2] KACMAREK R M, STOLLER J K, HEUER A J. Egan's fundamentals of respiratory care. 11th ed. St. Louis: Elsevier, 2017.

第二节　吸入治疗

吸入治疗的目的是通过气溶胶形式输送治疗剂量药物到达肺组织的不同部位。与口服和静脉给药等方式相比，吸入疗法的药物直接作用于肺部，具有起效迅速、疗效佳、安全性好的优势，具有全身用药不可替代的临床地位。

一、影响吸入治疗疗效的因素

（一）气溶胶大小和物理特性

气溶胶大小是决定吸入治疗作用的主要因素之一。气溶胶的大小通常用气体动力质量中位数直径（MMAD）来表示，单位为微米（μm）。气溶胶呈动态悬浮，由于蒸发或吸收水分子，气溶胶会互相结合和沉积。当处于潮湿环境中，吸水性气溶胶易吸收水分而体积增大，进而影响气溶胶在呼吸道的沉积。

气溶胶因碰撞、重力沉降和弥散而在气道沉积。直径较大的气溶胶（MMAD>10μm）由于惯性碰撞通常在上呼吸道或鼻咽部过滤；直径 5～10μm 的气溶胶可到达下呼吸道近端；直径 1～5μm 的气溶胶则经气道传输至周围气道及肺泡，其中直径 2～5μm 的气溶胶易沉积于支气管或传导性气道；直径<1μm 的气溶胶可通过布朗运动弥散至气管壁或肺泡后沉积，但大部分会随呼出气呼出。

（二）与患者相关的因素

1. 年龄、解剖特点和认知能力　无论使用何种吸入器，如小容量吸入器（SVN）、加压定量吸入器（pMDI）或干粉吸入器（DPI），如果患者正确使用该装置，所达到的临床效果相似。患者的认知能力决定了是否能有效地运用吸入器，如患者无法理解和配合吸入器的正确使用，建议选择无须患者配合的吸入器，如SVN 或 pMDI 结合储雾罐等装置。当患者吸气无力时建议不要选择DPI。

患者呼吸系统的解剖结构特点，可影响气溶胶药物在呼吸道的输送。如上气道或下气道狭窄、较多分泌物或支气管痉挛等导致气道阻力增加时，吸入的气溶胶在呼吸系统的分布不均一，狭窄部位药物浓度会增加，阻塞部位远端的药物沉积减少，从而使临床疗效下降，因此吸入治疗前需充分清除气道分泌物，有利于气溶胶在下呼吸道和肺内沉积。

2. 呼吸形式　影响气溶胶沉积的呼吸形式，包括吸气流量、气流形式、呼吸频率、吸气容积、吸呼比（I∶E）等。呼吸频率快且肺容量小的患者，肺内沉积较少。吸气流量过快，局部易产生湍流，促使气溶胶因互相撞击沉积于上气道鼻咽部，导致肺内沉积量明显下降。因此，使用 SVN 时，指导患者间歇进行深吸气；使用 pMDI 治疗时，缓慢吸气（吸气时间 4～5 秒），增加吸气后屏气时间（5～10 秒），有利于气溶胶的肺内沉积。当吸气流量恒定时，随潮气量的增加、吸气时间延长，气溶胶沉积增加。而使用 DPI 吸入时，由于需要靠患者吸气来驱动药物吸入，患者须尽力深吸气才能将药物有效地带入气道内，因此哮喘急性发作、慢阻肺病急性加重期患者，如果无法产生较高的吸气流量，不适宜使用。

3. 连接装置　常用的吸入器连接装置包括咬嘴、面罩、头罩。临床通常根据患者年龄、是否能配合及患者喜好决定，但目前尚缺乏循证医学证据证明哪种连接装置更佳。使用 SVN 时，为减少气溶胶在鼻腔内沉积，首选咬嘴。当患者无法配合使用咬嘴时，可选择面罩。无论选择咬嘴还是面罩，指导患者经口吸入。持续吸入治疗时选用面罩可以改善患者的依从性，但使用面罩时需注意药物对面部及眼睛的刺激，面罩密封性差会减少气溶胶输送量。

二、吸入器的临床应用

（一）小容量吸入器

小容量吸入器（small volume nebulizer，SVN）是临床常用的吸入器（图 5-2-1），主要用于危重症监护室和急诊科，现在也更广泛地用于临床和家庭治疗，特别适用于婴幼儿和无法进行呼吸配合的患者。SVN 主要包括喷射吸入器、超声吸入器和振动筛孔吸入器。

1. 喷射吸入器　驱动力为压缩空气或氧气，根据文丘里效应，高速气流通过细孔喷嘴时，在其周围产生负压而将吸入器内的液体卷入并粉碎成大小不等的气溶胶。影响其性能及药物输送的因素包括：

①驱动的气流和压力：不同设计的喷射吸入器都有其特定的最佳气流，通常为 2～8L/min（气源压力

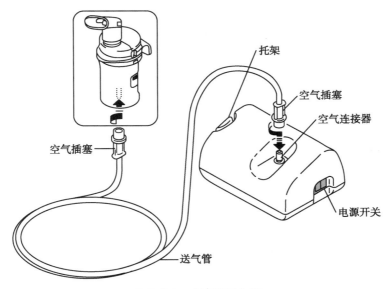

图 5-2-1　小容量吸入器

50PSI，1PSI=6.895kPa），如果驱动气流或气源压力低，产生气溶胶的直径易较大。②罐内药量：SVN 罐内药物溶液过满，会减少药物输出，一般推荐 4～5ml。建议根据装置说明加入合适药量。③驱动气体的密度：驱动气体的密度低，气流输送呈层流，易于气溶胶输送。氦氧混合气因其密度低，可被选择用于危重症哮喘患者吸入治疗的驱动气源。④湿度和温度：随着吸入治疗时水分的蒸发，气溶胶温度下降，会增加溶液的黏滞度，从而减少药物输出。⑤呼吸形式：指导患者进行平静呼吸即可，能配合的患者间歇进行深呼吸。当患者呼吸浅快时，吸入气溶胶剂量下降，建议增加药物剂量。⑥有的吸入器持续产生气溶胶，在呼气相容易丢失浪费，建议接延长管或储雾袋；吸气驱动型或手动型喷射吸入器，可以有效减少甚至避免吸入药物在呼气相丢失。

2. 超声吸入器　使用传感器将电能转换为超声高速震荡波，并传导至溶液表面产生气溶胶。超声吸入产生的气溶胶大小与超声频率成反比。早期超声吸入器是大容量吸入器，用来化痰或诱发痰液。目前市场上已有小容量超声吸入器，主要用于输送支气管扩张药。超声吸入器有加热药物的倾向，有可能破坏蛋白质，因此不能用于含蛋白质类药物，如激素等。

3. 振动筛孔吸入器　以电流作为动力，震动液体穿过细小的筛孔产生气溶胶。筛孔的直径决定了气溶胶大小。振动筛孔吸入器吸入效能高，残余量少（0.1～0.5ml）。振动筛孔吸入器每次使用后需及时清洗，以防堵塞。

（二）加压定量吸入器

加压定量吸入器（pressure metered dose inhaler，pMDI）为便携式吸入器，通过按压阀门，将一定量的药物与液态推进剂混合而成的气溶胶喷出（图 5-2-2）。

pMDI 是否有效取决于患者的吸入技术。pMDI 的吸入技术通常包括闭口技术和张口技术。闭口技术：患者将咬嘴放在嘴唇间，按压阀门的同时深吸气。张口技术：将 pMDI 放置在离口前方近 4cm（约两指宽度）处，按压阀门的同时深吸气。研究显示，张口技术与闭口技术相比，成人下呼吸道药物沉积从 7%～10% 增加到 14%～20%；原因是 pMDI 喷射出来的气溶胶由药物、推进剂、表面活性剂混合物组成，直径较大，随着喷射距离的增加，表面活性剂和推进剂挥发使气溶胶直径减小；另外，气流速度随喷射距离的增加而降低，使气溶胶在口腔内的撞击减少。但是其他研究结果未显示出张口技术的优势，如果患者配合不佳，张口技术会造成药物喷到眼睛等其他部位。因此，通常在 pMDI 治疗时，建议加用辅助装置，如腔体状储雾罐（spacer）、单向阀储雾罐（valved holding chamber，VHC），使气溶胶直径减小、速度减慢，可增加气溶

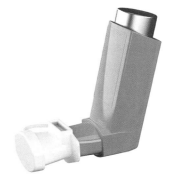

图 5-2-2　加压定量吸入器

肺内沉积量 2～4 倍;同时也可以解决患者手控按压装置和吸气的协调性问题。塑料材质的储雾罐易产生静电,吸附气溶胶,每次使用后用洗涤剂清洗可减少静电发生,金属材质储雾罐则无此问题。

pMDI 与带咬嘴的储雾罐联用的操作步骤:将瓶体在掌心温热一下后,摇动 4～5 下。取掉 pMDI 盖子,接于储雾罐尾部开口,使之密闭。患者缓慢呼气后,将储雾罐头端的咬嘴放于嘴中,并用唇密闭包裹住。按压 pMDI 至储雾罐的同时患者做深慢吸气,吸气后屏气 5～10 秒,再呼出。当使用 VHC 时,可通过观察活瓣的活动监测患者是否经口呼吸。

影响 pMDI 性能及药物输送的其他因素包括:①喷嘴清洁。pMDI 需要及时清洁、避免异物堵塞喷嘴口,避免将其浸入水中。②使用前充分混合药物。由于 pMDI 在静止时,有效药物成分和推进剂会分开,所以在静止后第一次使用前需要摇晃装置使药物混合,否则会减少输出剂量。③驱动间隔时间。频繁按压 pMDI 易导致气溶胶形成湍流而聚集,减少药物输送,因此两次按压应间隔 15～60 秒。

新近上市的改进型 pMDI——共悬浮定量吸入器,用纳米磷脂微粒做成一个直径 3μm 小球,药物晶体均匀黏附在小球里面,均匀地输送到气道里面,有利于药物沉积到小气道。共悬浮定量吸入器内药物微粒可一直保持均匀的悬浮状态,提供非常稳定的药物输出效果,能够保持肺内 48% 的沉积率,并直达小气道,并有方便操作的特点。

(三)干粉吸入器

干粉吸入器(dry power inhaler,DPI)不含推进剂,以干粉形式输送,由患者吸气驱动,其气溶胶大小不会因为时间和距离的变化而发生变化,因此较 pMDI 更稳定(图 5-2-3)。大多 DPI 需要使用载体(乳糖或葡萄糖),与药物混合,使干粉易于分散并从装置中涌出。DPI 主要用于哮喘和慢阻肺病患者的治疗,目前也用于某些蛋白质、多肽类药物和疫苗的吸入。由于气流速度和气流方式不同,药雾在口腔的沉积会有差异。研究显示使用 DPI 治疗时,其肺内沉积率和药物治疗反应与 pMDI 相似。

DPI 包括单剂量 DPI 和多剂量 DPI 等,使用步骤需要参阅不同药物说明书。

影响 DPI 性能及药物输送的因素:①不同 DPI 的内在阻力不同,阻力越高需要患者产生的吸气流量越大。②DPI 暴露于潮湿环境,易导致粉末结块,因此患者不宜将呼出的潮湿气体吹入。

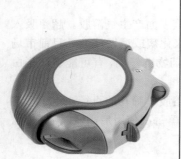
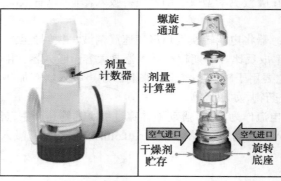
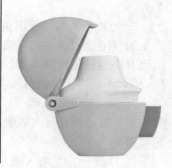

图 5-2-3 干粉吸入器

(四)软雾吸入剂

软雾吸入剂(soft mist inhaler,SMI)是一种新的吸入剂型和装置(图 5-2-4)。技术原理:①压缩弹簧为驱动力的主动气雾释放,以旋转底座压缩弹簧所产生的机械能为动力提供形成和释放药物气溶胶所需能量,降低对患者吸气流速的要求。②毛细管精准定量,每次使用时毛细管从药筒中吸取 15μl 药液,药量精准,剂量稳定且降低了对形成气溶胶所需能量的要求。③独特的两束药液射流对撞原理,独特的设计使两束行进中的药液射流在特定角度撞击,从而形成"软雾"。装置中的 uniblock 结构发挥了毛细管作用和液流对撞作用,释放出雾滴微细、运行速度慢(0.8m/s)、持续时间长(近 1.5 秒)的气溶胶,从而提高药物的可吸入时间和药物在肺部的沉积率(51.62%)。

雾化吸入疗法
(视频)

(五)吸入器的选择

吸入器的选择需要综合考虑可及性、价格、处方者等各方面因素,其中最重要的莫过于患者使用装置的能力以及对吸入器的偏好。对于一些特殊患者，例如帕金森病患者或卒中患者，需要结合患者实际操作能力选择合适的吸入器（图5-2-5）。

　　吸入技术的评估步骤包括：检查计数器（如有）确认有足够的剩余剂量及何时需要更换，摇动吸入器（如适用，参考制造商的说明）；填装装置以备使用，参考说明书以确认如何填装和重新填装的频率，打开吸入器或盖子；远离吸嘴、尽可能充分呼气；将吸嘴含入嘴中并用嘴唇严密包裹；DPI应快速用力吸气（2～3秒内），pMDI/SMI应缓慢且深地吸气（超过4～5秒）；将吸入器从嘴边移开，屏住呼吸5～10秒，然后缓慢呼气；关上吸入器或合上盖子，必要时重复。每次随访时需强化正确的吸入技术。对于重新培训后仍无法掌握吸入技术的患者，应进行充分沟通并在征得患者同意后考虑转换至其他吸入器，并重新进行吸入技术培训。同时推荐患者使用吸入记录表记录每日吸入药物的情况，详细记录每日吸入药物的时间、剂量及使用该吸入器的感受，医生根据患者记录表单评估使用吸入器的依从性。

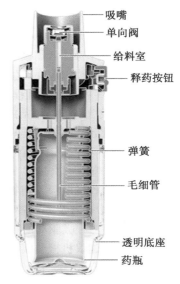

图 5-2-4　软雾吸入剂

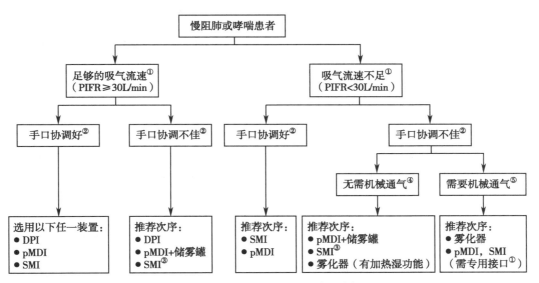

图 5-2-5　吸入器的个体化选择路径

①可使用吸气流速测定器，一种模拟不同吸入器内部阻力的手持设备检测患者的吸气峰流速（PIFR）；②经适当培训后判断；③如患者经过培训后仍无法正确手口配合，可考虑添加储雾罐；④优选有加热湿功能的雾化器；⑤如呼吸机管路无储雾罐结构，pMDI和SMI需通过储雾罐与呼吸机连接。PIFR. 吸气峰流速；pMDI. 加压定量吸入器；SMI. 软雾吸入剂；DPI. 干粉吸入器。

三、吸入治疗副作用

（一）药物的副作用

　　某些药物可以产生肺部或全身副作用，如肾上腺素类药物可能导致头痛、失眠、心动过速、颤抖、焦虑；抗胆碱能药物吸入易导致口干、皮肤干燥、尿潴留等；持续吸入类固醇皮质激素导致口腔白念珠菌感染、肺部继发感染。乙酰半胱氨酸、抗感染药物、类固醇激素、色甘酸钠、利巴韦林和蒸馏水，吸入治疗期间可能导致气道阻力增加，出现哮鸣音。抗胆碱能药物可加重眼部症状，如青光眼。如治疗期间发现明显不良反应，应立即停止治疗。

（二）气溶胶相关的副作用

　　1. 感染　气溶胶相关感染包括吸入器和吸入药物污染，以及病原菌在患者之间的传播。吸入器可通过气溶胶传播细菌而导致院内感染。感染源包括患者气道分泌物、残存溶液和治疗者的手。主要病原菌为革兰氏阴性菌,如铜绿假单胞菌、嗜肺军团菌等。为减少感染的发生和传播,吸入器需要及时消毒,并且建议使用后冲洗、干燥。多种装置药物开瓶后的储存及使用均存在污染风险,因此建议使用单一装置药物。进行吸入治疗时,操作者需接触患者、治疗前后洗手,减少接触传播。

2．气道痉挛 SVN 产生的气溶胶通常是冷的或高浓度的,易导致反应性气道痉挛,特别是有肺部基础疾病史患者。吸入治疗过程中,药物蒸发、加温、残留药物浓度增加,可能引起/加重药物的副作用。由于 pMDI 气溶胶含有的推进剂或表面活性物质,DPI 含有的药物载体(乳糖或葡萄糖),均易诱导患者出现气道高反应,因此治疗过程中需密切观察患者,防止发生气道痉挛,如治疗前后听诊呼吸音、测定峰流量或第一秒用力呼气容积占预计值百分比($FEV_1\%$)、观察患者的呼吸形式是否改变。

3．吸入药物二次暴露 患者治疗所用的吸入药物在旁观者和提供治疗者血浆中也可检测到一定的药物浓度,即工作场所吸入药物二次暴露。旁观者因反复经受支气管扩张药二次暴露而增加了发生哮喘风险。因此为减少治疗者及旁观者对药物的二次暴露风险,治疗时需要采取一定的安全措施,如尽量选择 pMDI 加 VHC、DPI 等由呼吸驱动的吸入器等。机械通气的患者进行吸入治疗时,40% 气溶胶通过呼吸机呼气端排到外界环境中,建议机械通气吸入治疗时在呼气端连接过滤器。

(梁宗安)

推荐阅读资料

[1] 郑则广,陈荣昌. 稳定期慢性气道疾病吸入装置规范应用. 中华结核和呼吸杂志,2019,42(4):241-253.

[2] KACMAREK R M, STOLLER J K, HEUER A J. Egan's fundamentals of respiratory care. 11th ed. St.Louis: Elsevier, 2017.

第三节 无创机械通气

无创机械通气(non-invasive mechanical ventilation,NIV)是指无须建立人工气道(气管插管等)的机械通气方法,包括气道内正压通气和胸外负压通气等。无创正压通气(non-invasive positive pressure ventilation,NPPV)是指通过各种类型头、面或鼻罩或咬口器连接患者与呼吸机的机械通气技术。近 30 年多来,NPPV 在技术和临床应用研究均取得了长足的进步,成为临床常用的辅助通气技术。

与有创通气相比,NPPV 具有下列优点:①无须建立人工气道;②无须入住 ICU 或缩短入住 ICU 时间,降低医疗费用;③避免和减少镇静药;④痛苦少;⑤保留正常吞咽和饮食;⑥保留上呼吸道对吸入气体的生理性加温和湿化功能;⑦保留生理性咳嗽过程;⑧可交替应用不同的辅助通气方法或间歇应用;⑨容易脱机。

NPPV 成为临床常用一线的机械通气技术,具有重要的临床意义:①NPPV"无创"的特点使机械通气的"早期应用"成为可能。②减少了气管插管或气管切开有创通气和相关并发症。③NPPV 提供了"过渡性"辅助通气选择。在气管插管前和撤机过程中,NPPV 无疑是一种有效的过渡性治疗。④扩展了机械通气的应用领域。无论是在短时或间歇辅助通气(辅助纤维支气管镜检查或简单的手术操作或辅助康复锻炼等)还是长期家庭通气中,NPPV 都已经被证明是有效的无创机械通气方法。目前关于 NPPV 的临床应用,关键是如何与有创通气合理选择与配合应用,如何用好的问题。现代机械通气,已经形成了无创与有创通气相互配合应用的新时代。

一、无创正压通气的临床地位与应用指征

NPPV 的临床地位简单概括于图 5-3-1,应用范畴见表 5-3-1。NPPV 治疗急性呼吸衰竭的主要目的是改善呼吸困难、改善气体交换和减少插管需要与降低病死率。对于已行气管插管的患者而言,序贯 NPPV 的主要目的是辅助早撤机,降低呼吸机相关性肺炎发生率和缩短 ICU 停留时间。NPPV 治疗慢性呼吸衰竭患者主要是改善症状、睡眠、生活质量,减少急性加重与住院的需要和延长生命。

对于急性呼吸衰竭患者,NPPV 的应用指征见表 5-3-2。总体原则:需要辅助通气,没有 NPPV 禁忌证(表 5-3-3)。对于辅助撤机和慢性呼吸衰竭家庭应用的指征,目前尚缺乏公认指征。

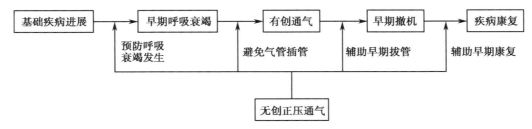

图 5-3-1 无创正压通气在呼吸衰竭治疗中的地位示意图

表 5-3-1 无创正压通气的应用范畴和推荐级别

临床指征①	证据等级②	推荐级别
预防慢阻肺病急性加重时的高碳酸血症	⊕⊕	有条件推荐
慢阻肺病急性加重伴高碳酸血症	⊕⊕⊕⊕	强烈推荐
心源性肺水肿	⊕⊕⊕	强烈推荐
哮喘急性加重	无	不推荐
免疫功能低下	⊕⊕⊕	有条件推荐
新发生的呼吸衰竭	无	不推荐
术后呼吸衰竭	⊕⊕⊕	有条件推荐
姑息治疗	⊕⊕⊕	有条件推荐
外伤	⊕⊕⊕	有条件推荐
传染性病毒性疾病	无	不推荐
高危患者拔管后预防性应用	⊕⊕	有条件推荐
拔管后呼吸衰竭	⊕⊕	有条件推荐
在高碳酸血症患者撤机中应用	⊕⊕⊕	有条件推荐

注：①均在急性呼吸衰竭的情况下。

②证据等级：⊕⊕⊕⊕,高；⊕⊕⊕,中；⊕⊕,低；⊕(本表中无),非常低。

表 5-3-2 急性呼吸衰竭中无创正压通气（NPPV）应用的参考指征

1. 疾病诊断和病情可逆性评价适合使用 NPPV
2. 有需要辅助通气的指标（符合其中 1 条）
（1）中至重度呼吸困难，表现为：①呼吸急促（慢阻肺病患者呼吸频率 >24 次 /min，充血性心力衰竭患者呼吸频率 >30 次 /min）。②辅助呼吸肌肉动用或胸腹矛盾运动
（2）血气异常：pH<7.35,动脉血二氧化碳分压 >45mmHg，或氧合指数（OI）200～300mmHg
3. 排除有应用 NPPV 禁忌证

表 5-3-3 无创正压通气（NPPV）禁忌证

1. 心跳或呼吸停止；自主呼吸微弱、昏迷
2. 误吸危险性高及不能清除口咽及上呼吸道分泌物、呼吸道保护能力差
3. 合并其他器官功能衰竭（血流动力学不稳定、严重心律失常、消化道大出血 / 穿孔、严重脑部疾病等）
4. 未引流的气胸
5. 颈部面部创伤、烧伤及畸形
6. 近期面部、颈部、口腔、咽腔、食管及胃部手术
7. 上呼吸道梗阻
8. 明显不合作或极度紧张
9. 严重低氧血症（动脉血氧分压 <45mmHg）、严重酸中毒（pH≤7.20）
10. 严重感染
11. 气道分泌物多或排痰障碍

注：其中 3、4、6、8～11 属于相对禁忌证，对于此类患者，需要特别认真地权衡 NPPV 利弊后作出决策。

临床病例

患者,男性,61 岁,因"反复咳嗽、咳痰 10 余年,劳力性气促 6 年,症状加重 4 天",经门诊以"慢阻肺病急性加重"的诊断收治入院。入院时有咳嗽,痰不多,休息和吸氧状态下没有主诉呼吸困难,无发热等。

入院体格检查:体温 37℃,脉搏 114 次 /min,呼吸 25 次 /min,血压 122/78mmHg。桶状胸,呼吸稍费力,双下肺可闻及少量吸气相湿啰音,心率 114 次 /min,律齐。

入院动脉血气分析(吸氧 2L/min):pH 7.36,$PaCO_2$ 55.4mmHg,PaO_2 61.6mmHg,HCO_3^- 30.2mmol/L。X 线胸片:符合慢阻肺病改变。

【问题 1】 患者是否适合 NPPV 治疗?

思路 尽管患者无有创通气指征,但呼吸增快(>24 次 /min),呼吸稍费力;同时动脉血气分析显示有 CO_2 潴留($PaCO_2$ 55.4mmHg),有 NPPV 应用的需求;无 NPPV 禁忌证。其治疗的主要目的:①预防呼吸衰竭进一步加重;②减轻呼吸负荷和呼吸肌肉疲劳。循证医学研究的结果显示,这种早期干预的策略可以降低气管插管需要和缩短住院时间。应用场所的选择方面,由于属于呼吸衰竭早期应用,可以在普通病房中进行治疗。

二、应用方法与流程

NPPV 操作流程概要见表 5-3-4。

表 5-3-4 无创正压通气的基本操作程序

1. 评估患者:适应证和禁忌证	8. 逐渐增加辅助通气的压力和潮气量(适应过程)
2. 选择治疗场所和监护强度	9. 密切监护(包括漏气、咳痰等)
3. 患者教育	10. 治疗 1~4h 后评估疗效
4. 患者体位:常用半卧位(30°~45°)	11. 决定治疗时间和疗程
5. 选择和试佩戴合适的连接器	12. 监控和防治并发症和不良反应
6. 选择呼吸机	13. 辅助治疗(湿化、雾化等)
7. 开动呼吸机、参数初始化和连接患者	

在应用过程中,需要重视与患者的沟通、对患者的教育和观察治疗的反应,并作相应调整,需要注意下列问题:

1. 向患者说明治疗的作用和目的,掌握罩的连接和拆除方法,指导放松自然呼吸,检查是否漏气以及剧烈咳嗽和吐痰时如何短暂断开呼吸机管道等。

2. 备用多种连接装置供患者选择应用。

3. 刚开始 NPPV 治疗的初始压力选择应该较低,适应后逐渐把吸气压力调高。

4. 密切监测生命体征、呼吸活动情况和呼吸机的监测参数。

【问题 2】 上述病例如何应用 NPPV 治疗?

思路 首先给患者试用鼻罩 NPPV,如果患者没有张口漏气并可以耐受,则选用鼻罩,否则可以改为鼻面罩。目前临床上常用 S/T 模式(压力支持 + 呼气末正压 + 备用呼吸频率保证),开始使用吸气相压力(IPAP)为 8cmH_2O,呼气相压力(EPAP,相当于 PEEP)为 4cmH_2O;患者适应后,逐渐将 IPAP 调整到患者可以耐受的最高压力。目前临床上常用的 IPAP 为 18cmH_2O 左右。每次治疗 2~3 小时,每天 2~3 次。

三、监护与疗效评估

NPPV 与有创通气类似,需要有监测和动态的呼吸机参数调整过程。对于一般状态好、进行呼吸衰竭早期干预治疗或慢性呼吸衰竭康复治疗的患者,常规临床观察、血氧饱和度、呼吸机通气参数等监测已经足够。而对于气管插管风险高、需要在 ICU 治疗时,则需要按照 ICU 常规实施监护。

NPPV 疗效评估包括 2 个层面:评估辅助通气效果和疾病转归。

1．评估辅助通气效果　NPPV辅助通气效果通常在数分钟内就可以观察到，治疗0.5～1小时达到稳态。通气改善的判断标准如下。①临床表现：气促改善、辅助呼吸肌肉动用和反常呼吸消失、呼吸频率、血氧饱和度和心率改善等。②血气标准：$PaCO_2$、pH和PaO_2改善。相反，如果NPPV治疗后临床指标没有改善，NPPV之前期间的动脉血气分析显示$PaCO_2$无显著改善或增高，pH<7.30或$PaO_2 \leqslant 60mmHg$或氧合指数<120mmHg，提示治疗失败，需要考虑尽快改为有创通气治疗。

2．评估疾病转归　评估指标通常用气管插管率和病死率，除了辅助通气效果外，与基础疾病和感染等因素是否得到控制关系更加密切。

经过鼻罩NPPV治疗1小时后，患者主观感觉呼吸顺畅，乐意接受治疗，在NPPV治疗期间间歇入睡。体格检查：脉搏84次/min、呼吸18次/min、血压120/70mmHg。呼吸平顺，血氧饱和度（SpO_2）98%（鼻罩内给氧4L/min）。复查动脉血气分析：pH 7.43，$PaCO_2$ 49.1mmHg，PaO_2 126.3mmHg，HCO_3^- 29.4mmol/L。

【问题3】　如何评估辅助通气效果？

思路　从辅助通气效果的短期效应来看，已经达到有效的标准。尽管此时的$PaCO_2$仍然高于正常，但pH已经在正常范围。如果此时进一步加大通气量使$PaCO_2$进一步降低到正常，而HCO_3^-不可能在短时间内下降，则会导致"呼吸衰竭后的代谢性碱中毒"。

从最终治疗效果来看，需要考虑肺部感染等导致呼吸衰竭加重的因素是否得到有效控制及患者肺功能的恢复情况，短期良好的辅助通气效应并不一定说明患者最终能够避免气管插管和康复出院。

四、常见问题与不良反应的预防与处理

NPPV不良反应大多轻微，而且发生率不高。经过规范培训的操作者通常可以及时发现和给予相应的处理，减少不良反应和避免影响NPPV治疗效果。常见的不良反应和应对方法见表5-3-5。

表5-3-5　无创正压通气常见的不良反应和应对方法

不良反应	应对措施
漏气	调整头带压力，更换鼻/面罩类型
持续低氧血症	增加通气压力 增加氧流量，一般>4L/min 换成带有供养混合器的呼吸机
人机不同步	检查漏气水平 检查通气参数，尤其是时间参数 如果压力支持水平过高，可降低压力水平
低碳酸血症/呼吸性碱中毒	降低通气压力水平
精神错乱/易激	在密切的监测下应用镇静药
鼻部问题：鼻炎/鼻出血/鼻塞	加湿 鼻部应用表面激素 应用短效局部减充血药
胃胀气	检查人机同步性 降低吸气相压力水平 考虑粗口径鼻胃管

总之，NPPV已经成为临床上常用的治疗技术，尽管现在还属于呼吸危重症专科技术，但已经在医院的不同学科中普及应用。因此，NPPV应用技术应该纳入医师基础培训中。认真掌握NPPV治疗技术，将有助于提高呼吸衰竭的治疗水平和应对医疗突发事件的能力。

（陈荣昌）

推荐阅读文献

[1] 陈荣昌. 无创与有创正压通气联合应用：机械通气的新时代. 中华结核和呼吸杂志. 2013，36：1-3.

[2] BURNS K E，MEADE M O，PREMJI A，et al. Noninvasive ventilation as a weaning strategy for mechanical ventilation in adults with respiratory failure：a Cochrane systematic review. CMAJ，2014，186（3）：E112-E122.

[3] MURPHY P B，REHAL S，ARBANE G，et al. Effect of Home Noninvasive ventilation with oxygen therapy vs oxygen therapy alone on hospital readmission or death after an acute COPD exacerbation：a randomized clinical trial. JAMA，2017，317（21）：2177-2186.

[4] ROCHWERG B，BROCHARD L，ELLIOTT M W，et al. Official ERS/ATS clinical practice guidelines：noninvasive ventilation for acute respiratory failure. Eur Respir J，2017，50（2）：1602426.

第四节 有创机械通气及其他呼吸支持技术

有创机械通气（invasive mechanical ventilation，IMV）是临床常用的呼吸支持手段，主要用于支持具有严重通气和 / 或氧合功能障碍的呼吸衰竭患者，为原发病的诊治争取时间。在应用 IMV 时应注意以下要点：①原则上仅用于原发病可逆的呼吸衰竭患者。②如有严重的呼吸形式改变、血气和 / 或意识变化，应不失时机地插管上机，IMV 无绝对禁忌证。③根据不同的分类方法，通气模式可大致分为定压型与定容型模式，或控制通气与自主呼吸模式，各种模式各有其特点，应根据患者的实际情况来选择。④在保证基本通气与氧合同时，避免呼吸机相关肺损伤及血流动力学障碍是 IMV 参数设置的基本原则。⑤在明确人机对抗原因、或病情在可控范围之内时，可给予适当镇痛、镇静治疗。⑥对于常规通气难以维持通气及氧合的患者，可采用包括体外膜氧合（ECMO）在内的多种非常规呼吸支持方式。⑦程序化撤机可提高撤机成功率。⑧有创 - 无创序贯通气可早期辅助慢性阻塞性肺疾病急性加重期拔管撤机。

临床病例

患者，女性，65 岁。因"发热伴咳嗽 7 天"入院。患者 7 天前出现发热，最高体温 38.5℃，伴咳嗽、呼吸困难，无咳痰、胸痛、咯血、盗汗、腹痛等症状。既往有高血压病史。咽拭子检测 H1N1 甲型流感病毒核酸阳性，X 线胸片示双肺渗出影，诊断"病毒性肺炎"入住普通病房，给予 NPPV 治疗。3 天后病情加重，呼吸频率 38 次 /min，心率 120 次 /min，SpO_2 82%，双肺湿啰音明显。动脉血气分析（储氧面罩 8L/min）：pH 7.37，$PaCO_2$ 33mmHg，PaO_2 50mmHg，HCO_3^- 27mmol/L，碱剩余 2.3mmol/L，动脉血乳酸 3.2mmol/L。胸片示双肺弥漫性渗出及实变影。

根据病史及相关临床表现，结合病原学为 H1N1 甲型流感病毒，且动脉血气提示严重低氧血症，胸片示双肺渗出性病变，诊断病毒性肺炎、急性呼吸窘迫综合征（ARDS）明确。虽然给予 NPPV 治疗，但病情急剧恶化。对于此类患者，应积极转入 ICU 接受支持力度更强的 IMV。但在决定行 IMV 前，需考虑如下几个问题。

【问题 1】 该患者的呼吸衰竭原因是否可逆？

思路 IMV 的生理学作用包括：提供一定水平的每分钟通气量以改善肺泡通气；改善氧合；提供吸气末正压（平台压）和呼气末正压（PEEP）以增加吸气末肺容积（EILV）和呼气末肺容积（EELV）；对气道阻力较高和顺应性较低者，机械通气可降低呼吸功耗，缓解呼吸肌疲劳。因此，应用机械通气可达到以下临床目的：纠正急性呼吸性酸中毒和低氧血症；降低呼吸功耗，缓解呼吸肌疲劳；防止肺不张；可安全使用镇静药和肌肉松弛药；在某些情况下（如肺叶切除、连枷胸等）用于稳定胸壁。因此，IMV 仅仅是一种呼吸支持手段，其临床价值在于为治疗导致呼吸衰竭的原发病争取时间，但对原发病本身并没有治疗作用。考虑到 IMV 本身具有较多的并发症、较高的费用及对患者可能造成的痛苦，首先应根据现有的资料对患者进行快速评估，判断原发病是否可逆、撤机的可能性及预后。如有如下情况，应特别谨慎：高龄、疾病终末期、患有长期严重慢性心肺疾患、严重营养不良、严重多脏器功能不全（尤其是脑功能受损者）。同时还应考虑患者的社会 - 经济情况。

该患者 65 岁，诊断为病毒性肺炎、ARDS，原发病可逆，没有其他严重合并症与并发症，治疗后具有较好的预后。因此应尽快给予 IMV，以期为肺炎的治疗争取时间。

【问题 2】 该患者是否有行 IMV 的指征?

思路 现有文献并无统一的适用于各种情况的机械通气适应证标准，机械地规定统一标准，临床很难照章执行，因为机械通气的适应证标准因应用目的而不同，随着导致呼吸衰竭的疾病及其发展过程而不同。一般而言，如患者病情经过常规治疗仍急剧恶化，宜尽早行 IMV，不应机械地照搬生理学指标，更不能等到患者出现休克或心跳及呼吸停止才插管上机，以致错过了最佳治疗时机。临床上符合下述条件应积极行 IMV：经积极治疗后病情恶化；意识障碍；呼吸形式严重异常，如呼吸频率超过 35～40 次/min 或低于 6 次/min，或呼吸节律异常，或自主呼吸微弱或消失；血气分析提示严重通气和/或氧合障碍：$PaO_2<50mmHg$，尤其是充分氧疗后仍 <50mmHg；$PaCO_2$ 进行性升高，pH 动态下降。该患者呼吸困难明显，呼吸频率 >35 次/min，严重低氧血症并伴有血乳酸高于正常，且进行性加重，应立即行 IMV。

下述情况应用机械通气时应慎重，因机械通气可能使病情加重：张力性气胸及纵隔气肿未行引流、严重肺大疱和肺囊肿、低血容量性休克未补充血容量、严重肺出血、气管-食管瘘等。但在出现致命性通气和氧合障碍时，应在积极处理原发病（如尽快行胸腔闭式引流，积极补充血容量等）的同时，不失时机地应用机械通气，以避免患者因为严重 CO_2 潴留和低氧血症而死亡。因此，上述情况属机械通气的相对禁忌证，在出现致命性通气和氧合障碍时，机械通气无绝对禁忌证。

患者虽经无创通气等治疗，但病情加重，出现严重的呼吸窘迫和低氧血症，并且出现了血乳酸的增高，说明无氧代谢增加，应积极给予 IMV。

予患者经口气管插管，容量控制通气（VCV），潮气量 400ml，PEEP 10cmH_2O，呼吸频率（F）15 次/min，FiO_2 100%，SpO_2 88%。患者烦躁，自主呼吸频率 30 次/min，人机对抗明显。

【问题 3】 如何根据患者的情况选择机械通气模式?

思路 根据机械通气最基本的通气原理和方式，可将其基本模式按不同的方法进行分类。如根据呼吸机送气的目标可将各种模式分为定容型通气和定压型通气，按患者是否参与呼吸做功可分为控制通气和辅助通气等。各类模式各有其特点。

1. 定容型通气 呼吸机以预设通气容量来管理通气，即呼吸机送气达预设容量后停止送气，并按预设时间进行吸气与呼气的切换，依靠肺、胸廓的弹性回缩力被动呼气。定容型通气能够保证潮气量恒定，从而保障每分钟通气量。但很多情况下难以适应患者吸气需求，尤其是存在较强自主呼吸的患者，可能导致人机不协调，吸气功耗增高，从而诱发呼吸肌疲劳和呼吸困难；当肺顺应性较差或气道阻力增加时，可能导致气道压过高。因此，在使用定容型模式时，应关注气道压水平及其变化，并设置合适的气道压力报警。常见的定容通气模式有容量控制通气（VCV）、间歇指令通气（IMV）和同步间歇指令通气（SIMV）等。

2. 定压型通气 呼吸机以预设气道压力来管理通气，即呼吸机送气达预设压力且吸气相维持该压力水平，采用减速气流供气，与定容通气相比，人机协调性较好，并且气体分布更佳，有利于改善氧合。但定压型通气患者的潮气量不恒定，在气道阻力增加及患者呼吸系统顺应性下降的情况下，可能出现潮气量下降，导致通气不足。因此，在使用定压型模式时，应实时监测潮气量变化，并设置合适潮气量及每分钟通气量报警水平。常见的定压型通气模式有压力控制通气（PCV）、压力控制-同步间歇指令通气（P-SIMV）、压力支持通气（PSV）等。

3. 控制通气（controlled ventilation，CV） 是指呼吸机完全代替患者的自主呼吸，即患者的呼吸频率、潮气量、吸呼时间比和吸气流量完全由呼吸机控制实施，呼吸机提供全部呼吸功。CV 适用于严重呼吸衰竭、呼吸抑制或呼吸暂停的患者，如严重肺疾病、麻醉、中枢神经系统功能障碍、神经肌肉疾病、药物过量等情况。CV 参数设置不当，可造成通气不足或过度通气，长时间应用 CV 将导致膈肌功能不全或呼吸机依赖。因此，应用 CV 时应明确治疗目标和治疗终点，只要患者条件许可宜尽早采用辅助通气支持。

4. 辅助通气（assisted ventilation，AV） 是依靠患者的吸气努力触发呼吸机实现通气，当存在自主呼吸时，根据气道内压力或流量变化触发呼吸机送气，按预设潮气量（定容）或吸气压力（定压）输送气体，呼吸功由患者和呼吸机共同完成。AV 适用于呼吸中枢驱动正常的患者，通气时可减少或避免应用镇静药，保留自主呼吸以减轻呼吸肌萎缩，改善机械通气对血流动力学的影响，利于撤机过程。但应用于呼吸中枢功能不完整、自主呼吸频率不规则或神经传导异常（如高位截瘫患者）的患者应非常慎重，并确保设置合适的备份通气（窒息通气）模式，以备在患者不能触发呼吸机时维持最基本的通气。压力支持通气（pressure support ventilation，PSV）是最具代表性的 AV 模式。

患者呼吸窘迫、严重低氧，为改善人机协调性及氧合，可考虑选择 PCV 或 PSV。在上机初期，考虑到患者氧合差，为减少氧耗，可选用 PCV。之后逐渐过渡到 PSV。如果患者自主呼吸较弱（给予镇静等处理后），VCV 也能达到近似的效果，并且可以监测气道平台压，推算患者的呼吸力学指标。

更改通气模式为压力控制通气（PCV），定压（PC）16cmH₂O，PEEP 16cmH₂O，FiO₂ 100%，予吗啡、咪达唑仑等镇痛、镇静。人机对抗有所改善，监测显示潮气量 450ml，呼吸频率 22 次 /min，SpO₂ 96%，血压由 110/70mmHg 降至 80/40mmHg。

【问题 4】 机械通气基本参数调节的原则是什么？

思路　机械通气的治疗作用包括：调节潮气量及通气频率改善通气，调节吸入气氧浓度（FiO₂）与 PEEP 改善氧合，控制通气（配合镇静、肌肉松弛）可显著降低呼吸氧耗及 CO₂ 产出，也有利于通气及氧合的改善。但在调节参数改善通气与氧合的同时，应尽量避免以下相关并发症的发生，以提高机械通气的安全性。

1. 呼吸机相关性肺损伤（ventilator-associated lung injury，VALI）　是指机械通气对正常肺组织的损伤或使已损伤的肺组织进一步加重，是最严重的机械通气并发症之一，包括气压伤、容积伤、萎陷伤和生物伤。气压伤最为常见，是由于气道压力过高导致肺泡破裂，若患者突然出现烦躁、呼吸困难、血压下降、氧合降低、气道压进行性升高（定容通气时）和肺顺应性进行性下降时应考虑肺气压伤的可能，根据其程度不同可表现为肺间质气肿、皮下气肿、纵隔气肿、心包积气、气胸等，一旦发生张力性气胸，可危及患者生命。具体预防及处理措施包括：①树立良好的防范意识和救治措施，熟悉 VALI 发生的高危因素和相应临床表现，合理设置压力上限水平，早期诊断、早期处理。②采用肺保护性通气策略：常规给予 6～8ml/kg 潮气量，或限制平台压不超过 35cmH₂O。③对于重症呼吸衰竭患者，为限制气道压过高而采用小潮气量可导致 CO₂ 潴留与一定程度的呼吸性酸中毒，此时血 pH 可能会低于正常，但如患者可耐受，仍可以维持低通气及酸中毒状态，称为允许性高碳酸血症。④积极治疗原发病，改善肺力学指标，采用自主呼吸通气模式，处理人机对抗，使气道压维持在相对安全范围。⑤警惕气压伤，并发张力性气胸是危及患者生命的重要原因之一。一旦确诊，原则上应立即放置胸腔引流管排气减压，以避免向张力性气胸转化；同时尽量降低潮气量和 PEEP，采用自主呼吸模式，降低通气需求（控制原发病、镇静、降温等）。

2. 对循环功能的影响　正压机械通气使胸腔内压升高，导致静脉回流减少，心脏前负荷降低，心排血量降低，血压降低。血管容量相对不足或对前负荷较依赖的患者尤为突出。此外，机械通气还可导致肺血管阻力增加、肺动脉压力升高，影响右室功能。同时，由于左心室充盈不足，导致室间隔左偏，进一步损害左心室功能。在调节机械通气参数时，应特别注意血压及脏器灌注变化，并避免血容量不足，谨慎选择麻醉药物，避免使用血管扩张药和负性肌力药物。

3. 呼吸机相关性肺炎（ventilator-associated pneumonia，VAP）　VAP 可显著延长机械通气时间、住院时间以及增加患者医疗负担和病死率。VAP 主要是由于患者自身机体抵抗力和外界环境因素改变所致，主要包括：①机体抵抗力低下。②肺部疾病和人工气道严重损害了患者气道自身的保护机制，如咳嗽反射、吞咽反射和正常的纤毛黏液系统功能等。③病房环境和呼吸机相关装置的污染，特别是雾化器、湿化瓶、呼吸机管道的污染，以及医 - 护 - 患之间交叉污染等均可导致 VAP 发生。VAP 重在预防，包括经口气管插管、抬高床头（30°～45°）、保证气囊压力（25～30cmH₂O）、声门下分泌物引流、及时清除呼吸机管路中的冷凝水、使用密闭式吸痰管、不常规更换呼吸机管路、尽早拔除鼻饲管和气管插管等；另外应加强手卫生观念和避免抗生素不适当使用，隔离耐药菌感染患者，加强患者营养支持。

大部分患者在气管插管、接受正压通气之后都会有血压下降，这一方面与插管时应用镇静药等有关，另一方面则与正压通气本身的生理学效应及通气参数设置不当有关。因此，一旦患者开始正压通气，即应对其血压及脏器灌注（如尿量、血乳酸等）进行监测并及时处理，同时应观察其气道压，限制平台压不超过 35cmH₂O。

【问题 5】 如何调节机械通气的基本参数？

思路

1. 吸入气氧浓度（FiO₂）　机械通气之初为迅速纠正患者的缺氧状态，可吸高浓度氧，之后应根据患者氧合状况来调节吸氧浓度。其原则是：维持 PaO_2 在 60～80mmHg 即可，尽量减低吸入气氧浓度。长时间吸入氧浓度超过 60% 的气体有可能发生氧中毒，应尽量避免。如必须依赖高浓度氧才能维持 $PaO_2>60mmHg$，可考虑调节 PEEP、增加平均气道压、应用镇静药等。

2. 潮气量、通气频率和每分钟通气量　调节潮气量的方式随呼吸机的选择模式而不同，VCV 模式直接调节潮气量，通常初始设置为 6～10ml/kg，并结合呼吸系统的顺应性、阻力进行调整，避免平台压超过 35cmH₂O；PCV 或 PSV 潮气量由预设的吸气压力、吸气时间、呼吸系统顺应性及阻力共同决定。每分钟通气量为潮气量与通气频率的乘积，机械通气之初，对于明显 CO_2 潴留患者，可设置通气频率在 12～20 次 /min，每分钟通气量 5～8L，准确调节应依据动脉血气分析的变化及不同疾病的呼吸生理特点综合调整，如慢阻肺病患者以气道阻力升高为特点，可选用较慢通气频率与较大潮气量，可使呼气时间延长，有利于吸入气体充分排出。对于 ARDS 患者，以有效肺容积减少、顺应性降低为特点，为避免机械通气所致肺损伤，可采用小潮气量（6～8ml/kg）、较快通气频率，可降低吸气压力，减少克服弹性阻力的呼吸功消耗。

3. 吸呼气时间比（吸呼比，I:E）　生理情况下，呼气时间要明显大于吸气时间，机械通气中每一个呼吸周期吸、呼时间要维持一定比例，其中吸气时间包括吸气末暂停时间。通常情况下可将吸呼比调至 1:2～1:3。对于阻塞性通气功能障碍患者，应保证呼气充分，减少气体陷闭；对于换气功能障碍的患者，可适当延长吸气时间以改善氧合。但延长吸气时间会增加对血流动力学的不良影响及人机对抗。

4. 吸气流量　理想的峰流量应能满足患者吸气峰流速需要，成人常用的流量设置在 40～80L/min，流速波形常用减速波或方波。

5. PEEP　即呼气末正压，PEEP 可复张肺泡，防止肺泡塌陷，增加功能残气容积，减少肺损伤并改善氧合。但 PEEP 过高可导致气压伤、心排血量下降、颅内压增高、肾脏灌注减少等。

该患者血压降低考虑潮气量过大及 PEEP 过高有关。为保证氧合，在维持 PEEP 不变的同时，降低 PC 至 12cmH₂O，监测显示潮气量 380ml，呼吸频率 24 次 /min，SpO_2 97%，血压逐渐升至 105/65mmHg。查动脉血气示 pH 7.28，$PaCO_2$ 55mmHg，PaO_2 80mmHg。

机械通气过程中患者间断躁动，伴有呼吸增快、潮气量降低及 SpO_2 降低。

【问题6】　如何使用镇静药和肌肉松弛药？

思路　机械通气患者常会出现躁动和人机对抗。其基本处理原则：如病情危急，可断开呼吸机，以简易呼吸器手动辅助通气，以排除呼吸机及呼吸管路所致人机对抗；积极寻找病因，不能看见患者躁动就给镇静药；气胸与人工气道可导致十分危急的情况；在明确了原因或病情在可控范围之内时，可给予镇静治疗。临床常用咪达唑仑或丙泊酚，可以间断使用或在"按需"基础上调整剂量，并应根据个体化原则和患者的需要进行调节，来达到镇静目标，使患者能较早地主动参与并配合治疗，最终缩短机械通气时间和 ICU 住院时间。但镇静药的应用可导致血管扩张和心排血量降低、血压降低和心率加快。镇静过度抑制了咳嗽反射，使气道分泌物易发生潴留而导致肺不张和肺部感染。因此，在使用镇静药的镇静方案时，应对镇静效果进行评价，临床常用 Ramsay 评分（表 5-4-1），分为六级，分别反映三个层次的清醒状态和三个层次的睡眠状态，镇静以达到 2～3 级为宜。无论是间断还是持续静脉给药，每天均需中断或减少持续静脉给药的剂量，以使患者完全清醒，做到"每日唤醒"，并重新调整剂量。

表 5-4-1　Ramsay 评分

分数状态	描述
1	患者焦虑、躁动不安
2	患者配合，有定向力、安静
3	患者对指令有反应
4	嗜睡，对轻叩眉间或大声听觉刺激反应敏捷
5	嗜睡，对轻叩眉间或大声听觉刺激反应迟钝
6	嗜睡，无任何反应

少数情况下，如气管插管时、破伤风所致肌肉强直抽搐、重症哮喘、极其严重的人机对抗等情况下，可考虑应用肌肉松弛药（肌松药）。但肌松药抑制患者运动，抑制了咳嗽反射，容易引起分泌物潴留，导致或加重肺部感染。部分肌松药可引起组胺释放，诱发或加重哮喘。应用肌松药时，患者必须处于充分的镇静状态，禁止单用肌松药。应用肌松药的患者，通气完全依赖呼吸机，一旦发生呼吸机管道与气管插管脱开或呼吸机发生故障，患者将处于完全无通气的"窒息"状态，将威胁患者生命。一般而言，机械通气患者不常规推荐使用肌松药。

该患者躁动与严重缺氧及 CO_2 潴留等原因有关，给予了咪达唑仑及丙泊酚适当镇静，使其 Ramsay 评分为 2～3 级，并每日唤醒。

患者常规机械通气 5 天，给予充分镇静、降温等降低氧耗的措施及高 PEEP（15～20cmH$_2$O），氧合仍难以维持。

【问题 7】　对于常规通气难以维持氧合的患者，还可以采取哪些方式？

思路

1. 肺复张（recruitment maneuver，RM）　即应用较高的气道压力打开萎陷的肺泡，继而应用一定水平 PEEP 维持已复张的肺泡处于开放状态。研究表明：肺复张前，肺泡在一低水平的容积下因反复开闭发生剪切伤，而肺复张后，肺泡在同一较高压力水平下，容积明显增加，不易发生塌陷。肺复张改善氧合的根本机制在于改善 ARDS 肺泡病变的不均一性并增加了肺容积，但肺复张在临床中的疗效并不确切。因此，肺复张并不能使所有 ARDS 患者获益，临床进行肺复张时应对患者进行严格的选择。目前认为，适合肺复张的患者至少具备以下因素：ARDS 早期，肺部病变以渗出性改变为主；肺内病变分布较均一，且受累范围小于全肺 75% 时，可能取得一定效果，全肺受累呈白肺时，肺复张不仅疗效差，且易产生压力伤。肺复张过程中应实时评价患者的反应性，并根据氧合及血流动力学的情况指导下一步治疗。

2. 俯卧位通气（prone position ventilation，PP）　机体处于俯卧位时，胸膜腔内压差的梯度会明显降低，可在一定程度上改善患者肺内气体的不均匀分布状况，俯卧位后血流将沿重力重新分布，使得全肺通气血流比例更加匹配，从而改善氧合；水肿液沿重力向腹侧重新分布，背侧的萎陷肺泡复张，可显著增加具有复张潜力的肺泡数量，通过肺复张可大大增加患者的肺通气量，减少肺表面活性物质的损耗，同时俯卧位明显减轻患者的肺水肿状况，显著减少炎性递质的释放，进而减轻患者肺内皮细胞的损伤。由于机体胸壁顺应性的降低，俯卧位通气时可有效限制正常肺泡的过度膨胀。此外，俯卧位通气使肺内胸腔压梯度趋于均一，改善肺组织的应力和应变分布，从而减轻 VALI 的发生。诸多文献已证实俯卧位通气能显著降低中重度 ARDS 患者的病死率。目前俯卧位通气主要用于早期重度 ARDS（PaO$_2$/FiO$_2$<100mmHg），由于俯卧位复张肺泡具有时间依赖性，应尽量延长俯卧位通气时间（>16h/d）。在实施俯卧位通气时，需注意并发症的预防，其中压疮和气管插管堵塞最为常见，不同文献报道不一。因此在决定实施俯卧位通气之前，需考虑本单位实际的临床操作经验。此外，如患者存在不稳定性脊椎骨折、未监测或颅内压明显升高、腹腔高压、腹部开放性伤口、妊娠、近期接受胸部或颌面部大手术等，应视为俯卧位通气的相对禁忌证，应在专业医师团队的全面权衡后实施。

3. 高频振荡通气（high frequency oscillatory ventilation，HFOV）　高频通气是一种高通气频率、低潮气量的通气方式，其通气频率至少为机体常规机械通气频率的 4 倍，而潮气量近于或小于解剖无效腔。其中 HFOV 是目前所有高频通气中频率最高的一种，可达 15～17Hz。与传统通气模式相比，HFOV 采用较高的平均气道压（MAP）以复张萎陷的肺泡，维持较高肺容积，使肺内气体分布最大限度地处于均匀状态，有利于氧合的改善。此外，HFOV 尚可通过下述机制降低肺损伤的可能：减少局部肺过度扩张和终末气道反复开闭所造成的肺损伤；由于频率高，潮气量小，吸呼相的压差小，肺泡压仅为传统正压通气的 1/15～1/5；减少因炎症反应所致肺生物伤的发生。目前已有大量的动物研究和部分婴幼儿临床研究证实，与常规正压通气相比，HFOV 能显著减少肺损伤的发生，是实施肺保护性通气的一种较为理想的手段。但近期两项大型随机对照研究（OSCAR 及 OSCILATE）并不提示 HFOV 具有改善预后的作用，甚至可能增加病死率。

4. 体外膜氧合（extracorporeal membrane oxygenation，ECMO）　ECMO 是应用膜性肺进行较长时间体外循环治疗呼吸衰竭的总称，是一种持续体外生命支持的手段。ECMO 的本质是一种改良的人工心肺机，其最核心的部分是膜肺（氧合器）和血泵，分别起人工肺和人工心脏的作用。ECMO 治疗方式是通过引流患者的静脉血，经人工肺排出二氧化碳并进行氧合，再将充分氧合的血液经静脉或动脉输回患者体内。由于 ECMO 可以承担起血气交换的功能，从而使肺处于相对休息的状态，为患者的康复赢得治疗时间。ECMO 适用于重度呼吸衰竭且常规机械通气效果不佳的患者，在患者选择方面应考虑以下因素：①呼吸衰竭病因是否具有可逆性；②呼吸衰竭严重程度，如最大限度地优化目前通气策略的前提下仍不能维持满意的通气和 / 或氧合，可考虑行 ECMO；③是否存在影响预后的其他合并症；④社会 - 经济因素；⑤有无应用肝素的禁忌或相对禁忌；⑥ECMO 前机械通气时间及通气支持水平；⑦患者年龄，高龄往往作为一个独立因素与 ECMO 的成功率及病死率相关；⑧患者体重，对于体重 / 身高 >1kg/cm 或体质量指数 >45kg/m^2 的患者，目前的膜肺所提供的氧供尚不能满足这类患者的需求。

根据上述严重情况下可供选择的几种模式，该患者首先选择肺复张，但反应不佳，考虑与其实变较重以及后期合并肺纤维化有关。考虑到目前 HFOV 治疗 ARDS 效果不肯定，而 ECMO 对 H1N1 所致 ARDS 具有很好的效果，故决定给予 ECMO 治疗。病情允许情况下，可同时联合俯卧位通气。

患者经 ECMO、机械通气及对症治疗，病情好转，10 天后停止 ECMO 治疗。肺部炎症病变逐渐吸收，胸片改善，呼吸机条件逐渐降低，压力支持（PS）模式，PS 12cmH$_2$O，PEEP 8cmH$_2$O，FiO$_2$ 40%（气管插管后 15 天），考虑撤机。

【问题 8】　如何把握撤机的时机？

思路　导致呼吸衰竭的原发病开始好转，影响撤机的主要病理生理变化得到纠正。满足以下条件的患者应开始考虑撤机：①氧合状况基本稳定（PaO$_2$/FiO$_2$ 150～200，所需 PEEP 5～8cmH$_2$O，FiO$_2$≤40%）；②pH≥7.25；③血流动力稳定（心率≤120 次 /min，无心脏缺血表现，无须或仅需小量升压药，多巴胺<5μg/(kg·min)；④体温<38℃；⑤血红蛋白≥80g/L；⑥患者神志基本清醒，有自主吸气及咳嗽。

【问题 9】　何谓自主呼吸试验，如何实施？

思路　自主呼吸试验（spontaneous breathing trials，SBT）是指运用 T 管或低水平支持的自主呼吸模式于接受有创机械通气的患者，通过短时间（30 分钟～2 小时）的动态观察，以评价患者完全耐受自主呼吸的能力，借此达到预测撤机成功可能性的目的。目前认为，规范的自主呼吸试验是指导撤机最有效的方法，成功率可达 80% 以上。自主呼吸试验方法有三种，即 T 管试验、低水平持续气道正压通气（CPAP）（5cmH$_2$O）和低水平 PSV（5～7cmH$_2$O），其临床意义基本相同。

行自主呼吸试验时，需对通气功能、氧合功能、血流动力学、精神状况和主观感受等指标进行密切监测，判断患者是否耐受脱机。具体的指标及自主呼吸试验成功的标准：SpO$_2$ 85%～90%，PaO$_2$≥60mmHg，pH≥7.32，PaCO$_2$ 增加≤10mmHg；心率<120 次 /min 或改变 <20%；90mmHg<收缩压<180mmHg 或改变 <20%；呼吸≤30 次 /min 或改变 <50%；神志清楚，无感觉不适，无出汗，无须辅助呼吸肌参与。

实施自主呼吸试验需经历两个阶段，第一个阶段即开始自主呼吸试验要密切观察 2～5 分钟。此阶段主要密切检测氧合、呼吸频率、确保潮气量>5ml/kg、呼吸浅快指数（呼吸频率 / 潮气量，f/VT）<100（次·min^{-1})/L。第一阶段任何 1 项异常即可认为是失败。通过第一阶段才开始第二阶段自主呼吸试验，此阶段主要是对心肺功能耐力的检验。此阶段如有 1 项及多个参数不正常即认为是患者撤机失败，应停止自主呼吸试验而恢复机械通气，以允许呼吸肌休息；同时寻找导致自主呼吸试验失败原因并给予相应的处理，病因去除后再做自主呼吸试验。

【问题 10】　何谓气囊漏气试验？有何意义？

思路　撤机后，还需判断是否可以去除气管内导管，即拔管。气道的通畅程度和患者的气道保护能力（有效的咳嗽和吞咽）是判断的主要内容。拔管后出现上气道梗阻的危险性随机械通气时间延长、多次重复插管以及插管创伤等情况而增加。气囊漏气试验可以检测上气道的通畅程度，具体做法为在机械通气条件下将气囊放气，如果漏气量 >110ml，即为阴性，表明上气道通畅。拔管前需注意清除气道内分泌物和气管内导管气囊上滞留物。

【问题 11】　无创通气是否可作为一种撤机工具？

思路　多项随机对照研究表明，有创 - 无创序贯通气可早期辅助慢性阻塞性肺疾病急性加重期拔管，显著提高撤机成功率,减少 VAP 发生,并降低住院病死率。对具有以下危险因素患者,其撤机失败率高,拔管后即给予无创通气,可显著减少再插管率:高碳酸血症,充血性心力衰竭,咳痰无力而呼吸道分泌物又过多,经历 1 次或以上撤机失败,上气道梗阻,年龄大于 65 岁,拔管时 APACHE Ⅱ 评分 >12 分,本身因为心力衰竭插管上机(可以因撤机再次发生心力衰竭)等。但无创通气对拔管后已经发生呼吸衰竭的患者不能降低再插管率。应用无创通气辅助撤机的患者应意识清楚,血流动力学稳定,有咳嗽反射及咳痰能力,有很好的依从性。

经过评价,该患者原发病明显好转,氧合功能基本达到撤机条件,遂按常规撤机程序给予自主呼吸试验,患者耐受良好,气囊漏气试验阴性,拔除气管插管,给予普通面罩吸氧,病情稳定,3 天后转出 ICU。

(詹庆元)

推荐阅读资料

[1] 中华医学会呼吸病学分会呼吸危重症医学学组. 急性呼吸窘迫综合征患者机械通气指南(试行). 中华医学杂志, 2016, 96(6): 404-424.

[2] 中华医学会呼吸病学分会呼吸危重症医学学组. 体外膜氧合治疗成人重症呼吸衰竭临床操作推荐意见. 中华结核和呼吸杂志, 2014, 37(8): 572-578.

[3] BARR J, FRASER G L, PUNTILLO K, et al. Clinical practice guidelines for the management of pain, agitation, and delirium in adult patients in the intensive care unit. Crit Care Med, 2013, 41(1): 263-306.

[4] MUNSHI L, WALKEY A, GOLIGHER E, et al. Venovenous extracorporeal membrane oxygenation for acute respiratory distress syndrome: a systematic review and meta-analysis. Lancet Respir Med, 2019, 7(2): 163-172.

第二篇

各　论

第六章 肺 炎

第一节 概 述

广义上的肺炎包括终末气道、肺泡和肺间质的炎症，可由病原微生物（包括细菌、病毒、真菌或其他少见微生物）、理化因素、免疫损伤、过敏及药物等多种感染性和非感染性因素所致。肺炎通常是指由感染性病原体引起的肺实质炎症。典型症状和体征包括急性发热、咳嗽、咳痰、胸痛、呼吸困难、咯血等，诊断方法包括胸部影像学检查及下呼吸道分泌物的培养，治疗取决于病因及所感染微生物。

引起肺炎的病原多种多样，儿童肺炎以病毒性和非典型病原体性为主，细菌性次之；而成人肺炎仍以细菌性为主，病毒性和非典型病原体性次之。美国疾病预防控制中心报道，近年社区获得性肺炎检出的感染病原体以病毒为主。引起儿童肺炎的病毒以流感病毒、鼻病毒、腺病毒、呼吸道合胞病毒等冠状病毒等常见；非典型病原体以肺炎支原体最为常见，肺炎衣原体感染在我国的准确检测率尚无明确数据，国外报道占有一定的比例，而嗜肺军团菌所占比例较少；细菌性肺炎的常见病原为肺炎链球菌、流感嗜血杆菌、金黄色葡萄球菌和肺炎杆菌等。成人社区获得性肺炎感染的病毒种类常见各种类型流感病毒（如 H3N2 和 H1N1 季节性流感病毒，以及 H5N1、H7N9 等类型的禽流感病毒）、腺病毒、鼻病毒等，冠状病毒、呼吸道合胞病毒和偏肺病毒等较少见。除了流感病毒可引起重症肺炎外，鼻病毒也可引起成人重症肺炎，进而发展为急性呼吸窘迫综合征（acute respiratory distress syndrome，ARDS），甚或死亡。成人细菌性肺炎的病原体常见肺炎链球菌、流感嗜血杆菌、金黄色葡萄球菌，非典型性肺炎则常由肺炎支原体、肺炎衣原体和嗜肺军团菌等引起。另外，成人社区获得性肺炎也可由新型隐球菌、曲霉菌、耶氏肺孢子菌等真菌原发性感染引起。因此，如何早期、快速、准确、特异地检测出感染病原，凸显其重要性。

临床诊断细菌性肺炎的病原主要依赖细菌的培养、分离和鉴定，其中从支气管肺泡灌洗液、气管内吸取物和血标本中分离培养出的病原最具有临床诊断价值，但所需时间较长。细菌性肺炎在临床上往往给予经验性抗感染治疗，同时等待细菌培养结果。对病毒性肺炎、肺炎支原体肺炎、衣原体肺炎和嗜肺军团菌肺炎而言，病原培养、分离和鉴定要求条件高，难度大，主要依赖于血清学抗体检测，在急性期诊断价值有限，如有急性期与恢复期血清抗体效价相比增高 4 倍及以上者，可确诊。目前聚合酶链反应（polymerase chain reaction，PCR）、实时 PCR（real-time PCR）和实时定量环引物介导的等温扩增（real-time loop-primer mediated isothermal amplification，LAMP）等分子生物学诊断技术弥补了培养和血清学的不足，具有快速、敏感和特异的特点。普通 PCR 因不能提供所扩增病原载量，故对呼吸道内非常规定植病原（如流感病毒、嗜肺军团菌、结核分枝杆菌等）的诊断价值更高；实时定量 PCR 和 LAMP 均可以提供扩增病原的载量，对临床医师确定是否为感染病原，具有重要的参考价值。

肺炎是临床过程中最常见的问题之一，不适当的初始治疗会导致细菌耐药或预后不佳。根据解剖学/影像学、病程、感染病原体、发病场所和宿主状态等的不同，可对肺炎进行多种分类。而根据病原学进行分类是一种理想的分类，因为在抗感染治疗时代，病原学诊断对于肺炎的治疗有决定性的意义。

【诊疗要点】

肺炎的诊疗经过通常包括以下环节：

1. 详细询问患者的症状特征及相关病史。
2. 体格检查时重点关注肺炎的体征，以及有助于判断病情严重程度的其他体征。
3. 针对疑诊患者进行胸部 X 线片等影像学检查，以确定肺炎的临床诊断。
4. 对确诊肺炎的患者评估其病情严重程度，选择治疗地点，门诊、病房或监护室。
5. 选择是否进行病原学检查及病原学检查方法。

6. 结合患者的情况选择初始抗感染治疗方案。

7. 在适当时间段判断初始治疗是否成功,若成功,确定下一步治疗方案。

8. 对于初始治疗失败的患者,分析可能原因并进行相应处理。

9. 确定治疗结束的时间、出院随访日期,以及出院后注意事项。

(高占成)

第二节 细菌性肺炎

细菌性肺炎是最常见的肺炎,随着抗感染药物和疫苗的应用,肺炎总体病死率明显下降。但近年来肺炎的总体病死率不降反升,这与病原体变迁、不合理耐药导致细菌耐药性增加、病原学诊断困难、人口老龄化、伴有基础疾病或免疫功能低下的患者人数增多等因素有关。

由于病原学诊断困难,大部分肺炎难以明确病因,因此多按照患病环境将肺炎分为社区获得性肺炎(community acquired pneumonia,CAP)及医院获得性肺炎(hospital acquired pneumonia,HAP),以指导经验性治疗。

社区获得性肺炎是指在院外罹患的肺炎,包括具有明确潜伏期的病原体感染而在入院后平均潜伏期内发病的肺炎。社区获得性肺炎的病原构成复杂,常见病原包括肺炎链球菌、非典型病原(指肺炎支原体、肺炎衣原体、嗜肺军团菌)、流感嗜血杆菌等,其他细菌性肺炎相对少见。病毒性肺炎可能在社区获得性肺炎中占据一定的比例,但是受季节性因素、流行情况等影响,确切的发病率并不十分清楚。有研究显示约占社区获得性肺炎的1/3。

医院获得性肺炎是指患者入院时不存在,也不处于潜伏期,而于入院48小时后在医院(包括老年护理院、康复院等)内发生的肺炎。医院获得性肺炎是美国院内感染的第二大病因,导致患者平均住院时间延长7~9天,并显著增加病死率。近年来又提出医疗保健相关性肺炎的概念,指感染前90天内入住医院2天以上的患者,在护理院或长期护理机构中生活者,最近3个月内接受过抗感染药物治疗、持续透析、居家输液或伤口护理者,以及与有多药耐药(multi-drug resistant,MDR)菌感染的家人接触后发生的肺炎。无感染高危因素的患者常见病原体为肺炎链球菌、流感嗜血杆菌、金黄色葡萄球菌、大肠埃希菌等,有感染高危因素患者为铜绿假单胞菌、肠杆菌属、肺炎克雷伯菌等,金黄色葡萄球菌的感染也明显增加。

一、社区获得性肺炎

【临床关键点】

1. 社区获得性肺炎的诊断多为临床诊断。

2. X线胸片是诊断社区获得性肺炎不可或缺的条件,需要结合其他临床表现进行选择。

3. 病原学检查在社区获得性肺炎中的阳性率不高,但是对重症肺炎或初始治疗失败的肺炎治疗具有指导意义。

4. 社区获得性肺炎的初始治疗基本为经验性治疗。

5. 社区获得性肺炎的治疗地点选择和病情程度相关。

6. 抗微生物药物的选择基于流行病学调查和患者的实际情况。

7. 初始治疗效果的主要评价标准为72小时的体温变化情况。

8. 初始治疗失败需要考虑多种情况。

9. 抗微生物药物治疗肺炎的疗程应视具体病原而定。

临床病例

患者,男性,57岁,因"发热、咳嗽、咳痰1周"就诊。初步病史采集:1周前无明显诱因出现发热,体温最高39.5℃,伴乏力、关节酸痛,咳嗽、咳黄色黏痰,无畏寒、寒战,无胸痛。血常规:白细胞计数13.19×10⁹/L,中性粒细胞百分比70.4%;流感病毒核酸阴性;快速C反应蛋白87mg/L,X线胸片(图6-2-1)示"双肺纹理增重,右肺下野渗出"。予莫西沙星0.4g每日一次静脉抗感染3天后症状无好转,复查血常规:白细胞计数13×10⁹/L,中性粒细胞百分比80.3% 其中,杆状核粒细胞百分比11.2%;快速C反应蛋白109mg/L。无尿频、尿急、尿痛,无腹痛、腹泻等症状。

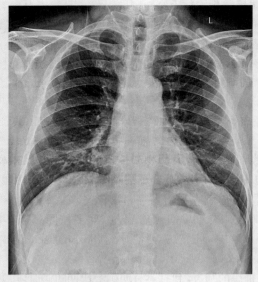

图 6-2-1　胸部正位片

【问题 1】　该患者目前考虑诊断是什么?

思路　该患者有发热、咳嗽、咳痰症状,新出现肺内浸润性病变,白细胞计数>10×10⁹/L,首先考虑肺炎诊断。因患者发病场所为社区,故为社区获得性肺炎。肺炎患者可有全身症状和肺外症状,如乏力、出汗、头痛、肌肉关节痛、咽痛等,老年患者可有呼吸道症状少、精神或意识改变明显等不典型临床表现。

知识点

社区获得性肺炎的诊断标准

1. 急性起病,症状包括咳嗽、咳痰、伴或不伴胸痛。
2. 发热。
3. 体格检查有肺部啰音或肺实变体征。
4. 血白细胞计数升高或降低。
5. X 线胸片显示片状、斑片状或间质性病变。

上述第 1～4 项具备一项 + 第 5 项即可诊断肺炎。

【问题 2】　有无发病的诱因?

思路　有些社区获得性肺炎的发生存在诱因,询问病史时如能及时发现这些诱因,对明确感染病原非常重要。如无基础疾病的青年人,发病前劳累或淋雨,可能为肺炎链球菌肺炎;近期出差或使用空调患者,可能为嗜肺军团菌肺炎;有护理肺炎患者或相应暴露史,要警惕传染性病原如流感病毒、支原体等所致肺炎;有动物(特别是禽类)暴露史,则要警惕禽流感病毒跨种属感染人。患者有无基础疾病、近期是否使用过抗菌药物治疗、是否吸烟或酗酒等,都可能给临床医生以病原学提示。

注意:在询问病史过程中,尤其要重视有无聚集性肺炎病例,警惕急性传染性肺炎。因此,根据疾病的类型询问相关流行病学、个人史、职业史和家族史等十分必要。

知识点

由于某些病毒性肺炎进展迅速,易发生急性呼吸衰竭或 ARDS,预后差,如人感染禽流感肺炎等。一旦发现类似病例,即刻向上级医师汇报,进行特殊病原检测。

【问题 3】　病史采集结束后,下一步体格检查应重点做哪些方面?

思路　对考虑肺炎诊断患者肺部体格检查应注意:肺部有无实变体征和啰音,胸膜有无摩擦感和摩擦音,特别是胸痛患者,如出现胸膜摩擦音,则支持由局部炎性渗出导致的胸膜炎性反应。如患者一般情况较差,需要特别关注患者的体温、呼吸频率、脉搏和血压等生命体征,同时要注意观察患者的意识状态(如是否存在意识障碍)、呼吸困难的程度(有无三凹征)等。心率过快患者需警惕病毒性心肌炎,老年患者警惕肺炎诱发心力衰竭。

补充病史及体格检查

既往史:乙型病毒性肝炎30余年,乙肝肝硬化1年。个人史、家族史无特殊。

体格检查:体温39.2℃,脉搏100次/min,呼吸21次/min,血压148/92mmHg。神清,急性病容。左肺呼吸音清,右肺呼吸音粗,右侧腋后线第5肋间处可闻及细湿啰音,双侧未闻及胸膜摩擦音。心率100次/min,心律齐,心音可,各瓣膜听诊区未及明显杂音。腹软,无压痛、反跳痛及肌紧张,肝脾未触及,移动性浊音阴性。双侧下肢无可凹性水肿。

【问题4】 如何判读该患者的血常规及C反应蛋白结果?

思路 患者白细胞总数及中性粒细胞百分比明显升高,核左移,快速C反应蛋白水平明显升高,提示患者为细菌感染可能性大。

注意:鉴别细菌或病毒感染,还常常进行降钙素原(procalcitonin,PCT)检查,细菌感染较病毒感染PCT升高明显,一般>0.5µg/L。

> 知识点
>
> 炎症状态下PCT可升高至正常值的几千倍,非感染的炎症状态如烧伤、严重创伤、近期手术等亦可导致PCT升高,甚至明显升高。但是,在没有感染的情况下,PCT水平通常会在48小时内降至1µg/L以下。因此PCT随时间的连续测量十分重要。
>
> PCT还可反映疾病严重程度和死亡风险,PCT与社区获得性肺炎严重程度呈正相关。

【问题5】 如何判读患者的门诊X线胸片?

思路 正位胸片示右肺下野渗出,磨玻璃样密度,边缘模糊,符合大叶性肺炎影像学表现,病变可能位于右中叶或右下叶,因没有侧位片,暂时无法分辨病变为右中叶还是右下叶。如果能经X线胸片即可确定肺部病变性质,则无须进一步检查胸部CT;如果仍然难以确定病变性质、部位和范围,则应在有条件时行胸部CT检查。

【问题6】 如何判断门诊治疗是否有效?

思路 肺炎应尽早(4小时内)开始经验性抗感染治疗,48~72小时后再次对病情进行评价,根据治疗反应和病原学检查结果调整抗感染治疗方案。

该患者门诊治疗3天症状无好转,血白细胞计数、中性粒细胞百分比、快速C反应蛋白水平均无下降,考虑治疗无效。

【问题7】 目前该患者首先考虑细菌性肺炎,为何门诊莫西沙星治疗3天无效?

思路 莫西沙星对革兰氏阳性菌、革兰氏阴性菌、厌氧菌和非典型病原体如支原体、衣原体、嗜肺军团菌具有广谱抗菌活性。莫西沙星治疗无效提示:①需尽快完善病原学检查确定是否为细菌感染;②可能为耐药菌感染;③需完善胸部CT进一步明确诊断。

> 知识点
>
> 社区获得性肺炎初始治疗失败原因
>
> 1. 抗感染治疗未覆盖病原。
> 2. 病原耐药。
> 3. 出现合并症(如脓胸)。
> 4. 诊断错误(如肺栓塞、血管炎或阻塞性肺炎等)。

知识点

1. 社区获得性肺炎的常见病原构成

(1) 肺炎链球菌、非典型病原（肺炎支原体、肺炎衣原体、嗜肺军团菌）、流感嗜血杆菌。

(2) 上述病原占细菌性肺炎病原的 80% 以上，其他少见病原包括葡萄球菌、肠杆菌属等。病毒感染可能达到 1/3，但目前缺少有效诊断方法。

2. 社区获得性肺炎经验治疗方案

(1) 门诊患者：大环内酯类 */ 多西环素；呼吸喹诺酮 /β- 内酰胺类 + 大环内酯类（存在合并疾病或耐药肺炎链球菌可能）。

(2) 住院患者：呼吸喹诺酮 /β- 内酰胺类（头孢曲松、头孢噻肟或氨苄西林）+ 大环内酯类。

(3) ICU 患者：β- 内酰胺类（头孢曲松、头孢噻肟或氨苄西林）+ 呼吸喹诺酮 / 大环内酯类。

* 我国肺炎链球菌和肺炎支原体对大环内酯类耐药率高且多为高耐，故现已少用。

【问题 8】 如何确定该患者治疗的地点？是选择门诊还是住院治疗？

思路 1 肺炎患者治疗地点主要取决于肺炎的严重程度，社区获得性肺炎 80% 患者可门诊治疗，20% 患者需住院治疗，其中 1%～2% 患者为重症肺炎，需入住 ICU 治疗。目前对肺炎严重程度评价有多种标准，如 CURB-65/CRB-65 评分（图 6-2-2）、PSI 评分（肺炎严重程度指数评分，图 6-2-3）等。患者 PSI 评分 77 分，为Ⅲ级，可短期住院观察。

```
1. 意识障碍                                    0分    死亡极低危，可门诊治疗
2. 呼吸频率≥30次/min                          1~2分  死亡危险增加，可住院治疗
3. 收缩压<90mmHg或舒张压≤60mmHg               3~4分  高危，需紧急住院治疗或重症监护治疗病房
4. 年龄≥65岁
5. 尿素氮 >7.0μmol/L
```

图 6-2-2 社区获得性肺炎 CURB-65 评分

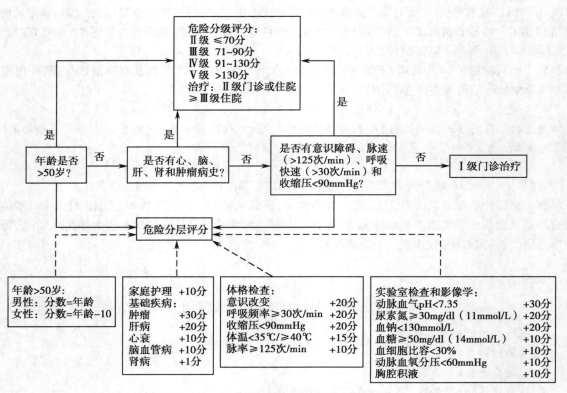

图 6-2-3 肺炎严重程度指数评分（PSI 评分）

思路 2　选择肺炎患者的治疗地点也和是否需要进行感染病原检测有关。如果病情轻，可以在门诊接受治疗，一般不需要进行病原学检查。而有些肺炎患者，尽管在早期较轻，但病情进展相对较快，需要住院治疗期间进行病原学检查，以期初始治疗失败后可根据阳性病原检查结果指导治疗方案的变更。

【问题 9】　该患者究竟是何种病原所致肺炎？如何诊断？

思路　高热、咳嗽、咳痰、血白细胞计数增高伴中性粒细胞百分比增加、X 线胸片呈大叶性肺炎改变、肺部湿啰音等均提示该患者很可能为细菌感染。该患者有肝硬化病史，此次社区获得性肺炎病原体需警惕肠杆菌科如肺炎克雷伯菌感染，尤需警惕耐药肠杆菌科细菌感染可能（因莫西沙星治疗无效）。入院后尽快完善病原学检查，并予较强的可覆盖耐药肠杆菌抗生素治疗。

细菌感染获得病原诊断最常规的方法为痰培养 + 药敏试验和 / 或血培养 + 药敏试验，最好在抗生素使用前留取标本行细菌培养，否则阳性率将减低。现环介导等温扩增技术已广泛应用于临床，可在 2 小时内检测十余种常见致肺炎的细菌及非典型病原体。

知识点

肺炎病原检测的常用方法

1. 痰涂片革兰氏染色（快速）。
2. 痰、血液或胸腔积液细菌培养。
3. 尿抗原（肺炎链球菌、嗜肺军团菌，快速）。
4. 血清学检查病原抗体（嗜肺军团菌、肺炎支原体、肺炎衣原体）。
5. 环介导等温扩增法检测病原核酸（快速、敏感）。

住院后辅助检查和治疗

胸部 CT 见图 6-2-4。

血支原体、衣原体、嗜肺军团菌抗体阴性。PCT 0.58μg/L。痰环介导等温扩增法检测细菌：肺炎克雷伯菌阳性。予哌拉西林他唑巴坦 4.5g 每 8 小时一次静脉抗感染治疗，3 天后患者体温高峰下降至37.3℃，咳嗽、咳痰症状减轻，复查血常规：白细胞计数 10.4×10^9/L，中性粒细胞百分比 76.1%；C 反应蛋白93.68mg/L。

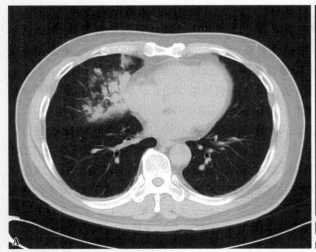
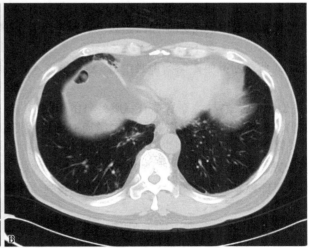

图 6-2-4　胸部 CT 示右肺中叶及双肺下叶多发小结节状、斑片状高密度影，右肺中叶为著

【问题 10】　结合住院后检查，考虑患者初始治疗失败原因为何？

思路　患者胸部 CT 可见右肺中叶斑片状高密度实变影，双肺下叶可见多发小结节状及小片斑片影，仍考虑细菌感染所致肺炎可能性大，初始治疗失败首先考虑耐药菌可能，需尽快行病原学相关检查。

【问题11】　换用抗感染药物后的治疗效果如何？下一步应如何处理？

思路1　患者在换用抗感染药物3天后体温高峰下降明显，临床症状好转，血白细胞计数及中性粒细胞百分比下降，炎症指标如C反应蛋白下降，应判断为治疗有效。对于治疗有效的患者，进一步处理需要考虑的问题有：①抗感染药物的疗程；②是否需要口服序贯治疗；③其他需要观察和复查的情况。

思路2　肺炎治疗疗程一般为7～14天，根据感染严重程度和病原学不同疗程有一定差别，肺炎克雷伯菌可致肺实质坏死，疗程一般需至少2周。一般当肺炎患者体温降至正常后即可换用口服抗感染药物出院治疗，耐药菌感染且无适宜口服抗生素时静脉应用抗生素疗程需延长。治疗有效的健康青年人肺炎充分吸收的时间平均为2周，因此一般建议患者在停止治疗后2～3周再门诊复查胸片，如果复查过早，炎症阴影吸收不完全可造成误判，还可能被迫再次进行复查，增加患者的负担和胸部X线暴露。

知识点

肺炎的抗感染治疗疗程

1. 肺炎链球菌　热退后2～3天，共7～10天。
2. 非典型病原　10～14天。
3. 肺实质坏死的肺炎（金黄色葡萄球菌、肺炎克雷伯菌、铜绿假单胞菌）　疗程>2周。

该患者入院第4天痰培养+药敏试验结果回报：痰涂片镜检示中性粒细胞/上皮细胞>2.5∶1；为超广谱β-内酰胺酶（ESBL）阳性的肺炎克雷伯菌，对氨苄西林、头孢呋辛、头孢他啶、头孢曲松、氨曲南、四环素、莫西沙星等耐药。

【问题12】　对该检验结果应该如何判读？下一步应如何处理？

思路1　为了保证痰培养有诊断价值，需要了解标本是否是来源于下呼吸道且未被上呼吸道污染。常用检查方法为痰革兰氏染色后进行低倍镜检查，观察中性粒细胞和上皮细胞的比值。若大于2.5则提示为下呼吸道来源的样本；如果低于2.5，提示标本被上呼吸道分泌物污染，其结果可能不准确。该患者痰标本符合该要求。难以获取有效呼吸道分泌物者，则应经纤维或电子支气管镜检查气道情况，排除阻塞性肺炎的可能，同时可以通过局部灌洗，获取病变部位标本，进行感染病原的相应监测。

思路2　该患者痰培养为产超广谱β-内酰胺酶的肺炎克雷伯菌，对β-内酰胺类抗生素均耐药。此外，肺炎克雷伯菌尚有生物被膜形成、主动外排、外膜孔蛋白缺失等多种耐药机制，考虑耐药肺炎克雷伯菌感染时，首选复方β-内酰胺类/β-内酰胺酶抑制剂，效果不佳可考虑碳青霉烯类抗生素。

知识点

肺炎克雷伯菌是导致肺炎的重要病原。酗酒是导致肺炎克雷伯菌在上呼吸道定植的危险因素，此时吸入可能是肺炎克雷伯菌肺炎的感染途径。另一部分患者，如肝硬化或重症肝炎患者，因防御能力下降、肠道细菌迁移而发生肺炎，甚至菌血症。肺炎克雷伯菌肺炎易出现多叶段浸润及坏死、液化、脓肿、胸膜受累等表现。

哌拉西林/他唑巴坦治疗1周后复查C反应蛋白37.56mg/L。治疗15天后出院，嘱出院2～3周后门诊复查胸片。

【问题13】　病史和体格检查特征与不同病原肺炎之间的关联。

思路　见表6-2-1。

表 6-2-1　病史和体格检查特征与不同病原肺炎之间的关联

特征	相关病原
环境暴露	
近期旅行史：暴露于污染的空调、冷水塔或其他冷饮水污染的旅馆和医院等	嗜肺军团菌
地方病流行史，如美国等	组织胞浆菌
动物暴露	
接触感染的牛、羊、猫、狗等	立克次体
接触感染禽类	禽流感病毒 H5N1、H7N9 等
宿主因素	
糖尿病酮症	肺炎链球菌、金黄色葡萄球菌
酗酒	肺炎链球菌、肺炎克雷伯菌、金黄色葡萄球菌
慢性阻塞性肺疾病、支气管扩张	肺炎链球菌、流感嗜血杆菌、卡他莫拉菌、铜绿假单胞菌
实体器官移植（>3 个月）	肺炎链球菌、流感、嗜肺军团菌、巨细胞病毒、肺孢子菌
体征	
间断有恶臭味痰	厌氧菌或混合厌氧菌感染
大疱性鼓膜炎	肺炎支原体
脑炎	肺炎支原体、立克次体、嗜肺军团菌
小脑共济失调	肺炎支原体、嗜肺军团菌
多形红斑	肺炎支原体
结节性红斑	肺炎衣原体、结核分枝杆菌

【社区获得性肺炎病原诊断流程图】（图 6-2-5）

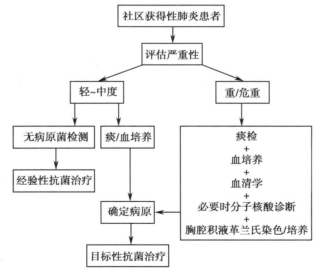

图 6-2-5　社区获得性肺炎病原诊断流程图

二、医院获得性肺炎

【临床关键点】

1. 临床表现、实验室和影像学所见对医院获得性肺炎诊断特异性甚低，还应注意排除肺不张、心力衰竭和肺水肿、基础疾病肺侵犯、药物性肺损伤、肺栓塞和 ARDS 等。

2. 准确的病原学诊断对医院获得性肺炎处理的重要性超过社区获得性肺炎，尤需重视血培养和呼吸道分泌物的定量、半定量培养。

3. 对临床诊断医院获得性肺炎的患者应及早进行经验性治疗。

4. 主要根据患者是否具有多药耐药菌感染的风险选择使用抗感染药物。

5. 重症医院获得性肺炎患者初始治疗时不仅应选择合适抗感染药物,还应注意给药剂量和给药方式。

6. 一旦取得细菌学资料,就要对初始抗感染药物进行调整。

7. 初始治疗无效的患者,需要扩大鉴别诊断范围,同时重复病原学检查。

8. 建议短疗程治疗。

临床病例

患者,男性,66 岁,退休工人,因"胸椎术后 2 天,发热伴咳嗽、咳痰 1 天"自外科转入。初步的病史采集:患者 2 天前因"胸椎管狭窄"于外科行后路 T_{10}、T_{11} 胸椎减压术及内固定术。1 天前出现发热,体温最高 38.3℃,伴咳嗽、咳痰,为多量黄白色黏痰,不易咳出。无胸痛、喘憋,无咳粉红色泡沫痰,无夜间端坐呼吸,无双下肢水肿。既往高血压病史。吸烟 30 包 / 年。

体格检查:体温 37.4℃,脉搏 104 次 /min,呼吸 18 次 /min,血压 100/70mmHg,被动卧位。肺部呼吸运动度对称,语颤对称,双肺呼吸音粗,未闻及干湿啰音。心率 104 次 /min,心律齐,无杂音。腹部平软,无压痛及反跳痛。双下肢无可凹性水肿。

初步病史采集后,因为患者胸椎手术后出现发热,伴有咳嗽、咳痰等呼吸道症状,临床上随之需要考虑以下相关问题。

【问题 1】 患者术后发热的原因是什么?

思路 1 该患者为老年男性,住院行胸椎减压术及内固定术后 1 天出现发热,同时伴有咳嗽、咳痰等呼吸系统的症状,首先考虑院内感染的可能性。该患者胸椎术后卧床期间出现发热,首先疑诊呼吸道感染。还需要判断呼吸道感染部位,患者无咽痛、流涕等上呼吸道感染的症状,以咳嗽、咳痰为主,应考虑出现了下呼吸道感染。胸部体格检查未闻及干湿啰音,还应鉴别是气管支气管炎还是肺炎。患者有长期吸烟史,还应询问此前是否有慢性咳嗽、咳痰、喘息病史,除外如慢性阻塞性肺疾病等基础性肺疾病的急性加重。

思路 2 该患者胸椎术后第 2 天出现发热,还应除外手术部位相关感染、泌尿系统感染等其他部位感染的可能性,以及术后吸收热、药物热等原因。

【问题 2】 该患者是否存在罹患医院获得性肺炎的危险因素?

思路 与医院获得性肺炎相关的危险因素可以分为:①宿主因素,年龄、基础疾病(慢性肺部疾病、恶性肿瘤等)、营养状态、免疫受损、昏迷、误吸、近期呼吸道感染等;②医疗因素,如腹部手术、胸部手术、应用抗感染药物及免疫抑制剂或抑酸药物、输血、长期住院特别是久居 ICU、留置胃管、人工气道和机械通气。该患者高龄、有长期吸烟史,吸烟可增加下呼吸道细菌定植风险,胸部手术后卧床导致自主排痰能力受损,存在医院获得性肺炎的高危因素。有些发病的危险因素与病原学分布相关:如昏迷、头部创伤、近期流感病毒感染、糖尿病、肾衰竭,与金黄色葡萄球菌感染相关;长期住 ICU、长期应用糖皮质激素、应用抗感染药物、支气管扩张、粒细胞缺乏等,与铜绿假单胞菌感染有关;应用糖皮质激素、地方性因素,与嗜肺军团菌感染有关;腹部手术、有明确吸入史的患者容易罹患厌氧菌感染。

【问题 3】 为明确诊断应进一步实施哪些检查?

思路 1 患者病史及体格检查结果支持下呼吸道感染诊断,还需进一步明确感染部位。医院获得性肺炎诊断依据同社区获得性肺炎。胸部 X 线检查出现新的或进展的肺部浸润影加上下列三个临床征候中的两个或以上可临床诊断为肺炎:①发热超过 38℃。②白细胞增多或减少。③脓性气道分泌物。该患者具备发热、咳痰等临床表现,还应行血常规、胸部 X 线检查、尿抗原及血清学检查明确病原。

思路 2 医院获得性肺炎的临床诊断应包括两层含义:一方面明确患者是否患有肺炎,另一方面应确定肺炎的病原学。病原学诊断的要求与步骤和社区获得性肺炎相同,所有疑诊医院获得性肺炎的患者都必须在应用抗感染药物前进行病原学检查。必须强调:①准确的病原学诊断对医院获得性肺炎处理的重要性甚于社区获得性肺炎;②医院获得性肺炎患者除呼吸道标本外应常规做血培养 2 次;③呼吸道分泌物细菌培养尤需重视半定量培养;④在免疫损害宿主应重视特殊病原体(真菌、肺孢子菌、分枝杆菌、病毒)的检查;⑤为减少上呼吸道菌群污染,应采用下呼吸道防污染采样技术;⑥在 ICU 内住院的患者应进行连续性病原学和耐药性监测,指导临床治疗。该患者有发热、咳痰,首选进行痰涂片、痰培养及血培养。

知识点

1. 临床表现、实验室和影像学所见对医院获得性肺炎诊断特异性甚低,还应注意排除肺不张、心力衰竭和肺水肿、基础疾病肺侵犯、药物性肺损伤、肺栓塞和 ARDS 等。粒细胞缺乏、严重脱水患者并发医院获得性肺炎时 X 线检查可以阴性,有 10%~20% 肺孢子菌肺炎患者 X 线检查完全正常。

2. 医院获得性肺炎病原诊断常用的方法

(1)痰定量培养:分离的致病菌或条件致病菌浓度≥10^7cfu/ml,可认为是肺炎的致病菌;≤10^4cfu/ml,则为污染菌;介于两者之间,建议重复痰培养;如连续分离到相同细菌两次以上,浓度 10^5~10^6cfu/ml,也可认为是致病菌。

(2)经纤维支气管镜或人工气道吸引:受口咽部细菌污染的机会较咳痰少,如吸引物细菌培养浓度≥10^5cfu/ml 可认为是感染病原菌。

(3)防污染样本毛刷:如细菌浓度≥10^3cfu/ml,可认为是感染的病原体。

(4)支气管肺泡灌洗:如细菌浓度≥10^4cfu/ml,防污染支气管肺泡灌洗标本细菌浓度≥10^3cfu/ml,可认为是致病菌。

(5)经皮细针抽吸(percutaneous fine-needle aspiration,PFNA):一般用于对抗感染药物经验性治疗无效或其他检查不能确定者。

(6)血、痰液和胸腔积液培养:其结果须排除操作过程中皮肤细菌的污染。血和痰培养分离到相同细菌,可确定为肺炎的病原菌。如仅血培养阳性,但不能用其他原因如腹腔感染、静脉导管相关性感染等解释,血培养的细菌也可认为是肺炎的病原菌。胸腔积液培养的细菌可认为是肺炎的致病菌。

第一次辅助检查

血常规:白细胞计数 24.4×10^9/L,中性粒细胞百分比 91%,淋巴细胞百分比 6%,单核细胞百分比 2%,血红蛋白 152g/L,血小板计数 117×10^9/L。

影像检查见图 6-2-6。

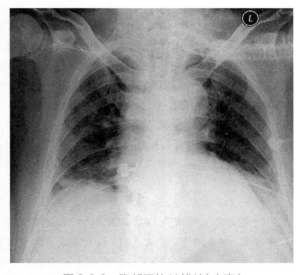

图 6-2-6 胸部正位 X 线片(床旁)

【问题4】 该患者是否可诊断为医院获得性肺炎?

思路 患者有发生医院获得性肺炎的危险因素,有发热、咳痰的临床表现,血常规提示白细胞总数及中性粒细胞分类均明显升高,如影像学见到新增的肺内浸润影即可临床诊断为医院获得性肺炎。因为床旁胸片提供的信息有限,对疑诊医院获得性肺炎者应尽可能行胸部正侧位 X 线检查。该患者由于术后不能直立,无法行胸部正侧位 X 线检查。床旁 X 线胸片显示双下肺野近膈肌处透过度降低,双侧肋膈角显示不清晰,右下可见少许斑片样渗出影,左下肺心缘旁可见较大范围高密度影。尽管此种表现难以与体位、吸气不足导致的盘状肺不张、少许胸腔积液、肺水肿、肺栓塞等病变鉴别,但仍属于双肺野中新发的高密度阴影,应初步诊断为医院获得性肺炎,但仍需进一步经检查明确感染病原。

【问题5】 该患者如何治疗？

思路1 该患者有发生肺炎的危险因素，有明确的感染表现，应积极给予抗感染药物治疗。

思路2 该患者入院时间少于5天，属于早发型医院获得性肺炎，多药耐药（MDR）菌感染相关的危险因素较少，常见病原体为肠杆菌科细菌、流感嗜血杆菌、肺炎链球菌、甲氧西林敏感的金黄色葡萄球菌等。抗感染药物可选择：第二、三代头孢菌素（不必均包括有抗假单胞菌活性），β-内酰胺类/β-内酰胺酶抑制剂；青霉素过敏者选用氟喹诺酮或克林霉素联合大环内酯类。

思路3 该患者胸部手术后卧床导致自主排痰能力受损，是此次发生下呼吸道感染的主要诱因。因此除抗感染治疗外，还应积极改善患者自主排痰功能，包括戒烟、进行深呼吸锻炼、辅助咳嗽、病情许可时侧卧位或俯卧位体位引流、给予祛痰药物等。

思路4 胸部手术、仰卧体位可损害患者肺通气及换气功能，在合并下呼吸道感染时更易加重肺功能损害。因此还应监测血氧饱和度决定是否给予氧疗，必要时行动脉血气分析。还应监测血清离子、肝肾功能等监测以及早发现其他脏器功能损伤。

知识点

与多药耐药（MDR）菌感染有关的危险因素

1. 过去90天内应用抗感染药物治疗。

2. 住院5天或5天以上。

3. 所在地区或病区细菌耐药发生率高。

4. 有医院获得性肺炎的高危因素 感染前90天内入住医院2天以上，在护理院或长期护理机构中生活者，持续透析、居家输液或伤口护理者，家人有多药耐药菌感染者。

5. 免疫功能受损或应用免疫抑制药物。

【问题6】 该患者治疗过程中应评估哪些指标？

思路1 初始经验治疗后48～72小时应对治疗效果进行及时准确的评价。医院获得性肺炎病情好转的评价指标包括临床指标和微生物指标。因此应监测患者发热程度、呼吸道症状、体征、血常规、胸片等临床指标，评价病情改善、缓解、延迟缓解、复发、失败或死亡。也应动态进行病原学监测，评价病原学是否清楚、再感染、复燃或定植。影像学改善往往滞后于临床症状，如果胸片显示进展为多叶病变或48小时内病变扩大≥50%，出现空洞或胸腔积液，应引起重视。

思路2 还应追查抗感染药物治疗前留取的病原学检查结果，初始经验治疗有效时可根据病原学检查结果简化治疗方案，针对特异性病原进行治疗。初始经验治疗无效时应根据病原学检查结果调整治疗方案。

住院后治疗

该患者转入呼吸内科后留取痰培养，使用头孢呋辛（2g，每日2次）静脉滴注3天，发热无显著缓解。1天前咳嗽、咳痰增多，黄白色痰，精神淡漠，10分钟前出现烦躁、意识模糊，无四肢抽搐，无大小便失禁。

体格检查：体温37.8℃，脉搏122次/min，呼吸38次/min，血压90/72mmHg。嗜睡，呼之可应，体格检查不能配合。双侧瞳孔等大等圆，左3mm，右3mm，双侧对光反射灵敏。肺部呼吸运动度对称，语颤对称，双肺可闻散在痰鸣音。心率122次/min，心律齐，无杂音。双下肢无可凹性水肿。四肢肌张力正常，肌力检查无法配合。病理反射未引出。

【问题7】 该患者初始治疗是否有效？

思路 患者经初始经验性治疗3天后，发热无明显缓解，咳嗽、咳痰症状加重并出现神志异常，肺部体格检查出现痰鸣音，考虑初始经验性治疗失败。

【问题8】 应尽快行哪些处置措施？

思路1 患者胸部手术后合并下呼吸道感染，排痰无力，初始经验性治疗效果不佳，突发烦躁、意识障碍；体格检查：双肺可闻痰鸣音，双侧下肢无可凹性水肿。四肢肌张力正常，病理反射未引出，首先考虑排痰不畅导致通气功能障碍。应即刻吸痰,畅通气道。尽快行血气分析、胸部 X 线检查明确病因,并密切监测生命体征、血氧饱和度,必要时可予气管插管,开放气道。

思路 2　患者初始经验性治疗无效,呼吸道感染进展,同时合并意识障碍,应行电解质分析、肝肾功能检查,了解有无电解质平衡紊乱及多器官衰竭。

思路 3　患者近 1 天出现神志改变,突发烦躁、意识模糊,除考虑初始治疗失败、下呼吸道感染进展外,还应考虑是否合并神经系统病变、肺栓塞等。患者四肢肌张力正常,病理反射未引出,暂无神经系统定位体征,继续观察病情,必要时行头颅影像学检查。患者初始抗感染治疗效果不佳,必要时可行腰椎穿刺除外神经系统感染。此外还应除外肺栓塞、心力衰竭等疾病。

补充检查

立即给予吸痰治疗,吸出黄白痰液约 100ml。

血常规:白细胞计数 $13.15×10^9/L$,中性粒细胞百分比 92.59%,血红蛋白 126g/L,血小板计数 $101×10^9/L$。

血气分析(吸氧 10L/min):pH 7.15,$PaCO_2$ 103.9mmHg,PaO_2 62mmHg,HCO_3^- 30mmol/L。

电解质:Na^+ 147.5mmol/L,K^+ 3.65mmol/L,Cl^- 120.5mmol/L。

血生化:总蛋白 45.2g/L,白蛋白 29.8g/L,总胆红素 29.0μmol/L,直接胆红素 9.7μmol/L,尿素氮 9.90mmol/L,尿酸 92μmol/L,葡萄糖 6.49mmol/L。

D- 二聚体 391μg/L。

复查胸部正位 X 线片见图 6-2-7。

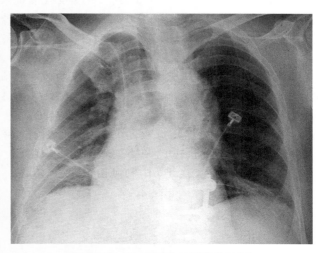

图 6-2-7　胸部正位 X 线片(床旁)

【问题 9】　该患者病情加重最可能的原因是什么?

思路 1　患者近 1 天出现神志改变,突发烦躁、意识模糊,吸出约 100ml 黄白色痰液,血常规仍提示细菌性感染。血气分析示急性呼吸性酸中毒失代偿期,提示下呼吸道感染加重,痰液引流不畅导致通气功能障碍,引起缺氧及二氧化碳潴留、肺性脑病。

思路 2　患者此次床旁胸片显示拍照时投影体位不对称,但可见右肺体积似有缩小,右肺透过度低于左肺,明确显示左下肺斑片状影,双侧肋膈角钝(右侧略为明显)。进一步提示为医院获得性肺炎,右肺体积缩小考虑为痰液引流不畅导致肺不张。

【问题 10】　该患者是否应当调整抗感染治疗?

思路 1　经初始经验性抗感染治疗 3 天后,患者临床症状恶化,血常规仍提示感染,胸部床旁 X 线片提示医院获得性肺炎,且不排除合并肺不张,提示初始经验性抗感染治疗失败,应及时调整抗感染治疗方案。

思路 2　患者抗感染治疗前留取的病原学资料结果未回,仍应给予经验性治疗。患者近 3 天病情进展迅速,出现呼吸衰竭,属重度医院获得性肺炎,应重新评估患者是否存在多药耐药菌感染的危险。患者此次入院已超过 5 天,近期自外科病房转至呼吸内科病房,初始抗感染治疗无效,多药耐药菌感染风险增加。病原体应考虑肠杆菌科细菌、流感嗜血杆菌、高度耐药的革兰氏阴性杆菌(铜绿假单胞菌和不动杆菌)及耐甲氧西林的金黄色葡萄球菌(methicillin-resistant Staphylococcus aureus,MRSA)。抗感染治疗应选择能覆盖上述细菌的广谱药物,可联合静脉用药。

知识点

初始抗感染药物治疗无效的原因

1. 诊断错误　肺栓塞、肺不张、肺泡出血、ARDS 等误诊为肺炎。

2. 宿主因素 高龄、痰液引流不畅、机械通气时间长、双侧肺浸润、抗感染药物治疗史等。

3. 病原菌和治疗因素 初始治疗未覆盖某些病原菌、细菌对抗感染药物耐药；抗感染药物的使用剂量不足，难以有效控制感染；常见的耐药菌包括铜绿假单胞菌、不动杆菌等及其他少见病原体如结核分枝杆菌、真菌、呼吸道病毒等。

4. 合并其他可能导致发热的疾病 如鼻窦炎、静脉导管相关感染、假膜性小肠结肠炎、泌尿系统感染等。

该患者转往 ICU 给予气管插管、床旁支气管镜吸痰，给予美洛培南（0.5g，每 6 小时一次）联合环丙沙星（400mg，每 12 小时一次）静脉滴注 3 天，体温较前下降。

入住 ICU 第二、三天痰培养回报结果均为洋葱伯克霍尔德菌，对哌拉西林/他唑巴坦、头孢他啶、美洛培南敏感，环丙沙星、左氧氟沙星、替卡西林耐药。

血常规：白细胞计数 $11.86×10^9$/L，中性粒细胞百分比 86.9%，血红蛋白 117g/L，血小板计数 $105.8×10^9$/L。

复查胸部正位 X 线片（床旁）见图 6-2-8。

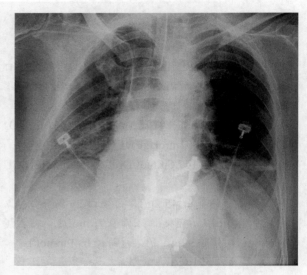

图 6-2-8 胸部正位 X 线片（床旁）

【问题 11】 该患者下一步应如何处理？

思路 1 患者换用美罗培南联合环丙沙星静脉滴注 3 天后，体温较前下降，白细胞计数及中性粒细胞百分比略有改善。提示更换抗感染药物后患者临床情况改善，可考虑降阶梯治疗。两次痰培养均为洋葱伯克霍尔德菌，对美罗培南敏感，环丙沙星耐药，可简化治疗，停用环丙沙星。

思路 2 患者 X 线胸片显示右肺不张较前好转，左下肺仍可见斑片样浸润影，未见新发病变。因胸片的改变往往落后于临床表现 1～2 周（特别是老年人、合并肺部其他病变者），所以临床判断价值有限，除非出现影像学上的急速恶化。

思路 3 长期卧床、痰液引流不畅是患者此次出现感染加重、肺不张的重要原因。气管插管可改善患者痰液引流，但由于气管插管直接跨越和破坏了呼吸道的防御结构和机制，便于各种致病菌进入下呼吸道；气管插管影响正常吞咽功能，易出现口腔分泌物及胃内容物误吸；气管插管内本身也是细菌定植的良好场所，细菌在此形成生物被膜并移行至远端气道，因此还应密切监测患者有无新发的呼吸机相关性肺炎（ventilator-associated pneumonia，VAP）。

知识点

1. 洋葱伯克霍尔德菌为革兰氏阴性需氧非发酵菌，广泛存在于自然界，是一种机会病原菌，可在人与人之间传播，且容易出现多药耐药，是院内感染常见细菌。此菌对多黏菌素、氨基糖苷类药物天然耐药，对亚胺培南耐药率较高。耐药率较低的药物为复方新诺明、哌拉西林/他唑巴坦、头孢他啶、头孢吡肟等。

2. 医院获得性肺炎用药疗程应个体化，其长短取决于感染的病原体、严重程度、基础疾病和临床治疗反应。现有研究支持短期用药，延长抗感染治疗时间只会导致耐药菌定植，最终导致复发。特殊病原体可适当延长疗程。流感嗜血杆菌 10～14 天，肠杆菌科细菌、不动杆菌 14～21 天，铜绿假单胞菌 21～28 天，金黄色葡萄球菌 21～28 天，其中 MRSA 可适当延长疗程。

【问题 12】 医院获得性肺炎感染的主要病原菌有哪些?

思路 在非免疫缺陷患者中,医院获得性肺炎通常由细菌感染引起,由真菌和病毒感染引起者少见。医院获得性肺炎感染的病原菌来源于医疗器械及周围环境(包括空气、水、医疗设备、污染物等),这些病原菌可在患者与医务人员之间传播。口咽部定植菌及气管插管球囊上方聚集的分泌物吸入是病原菌进入下呼吸道最主要的途径,因此口咽部、胃肠道、鼻窦定植菌群常常是医院获得性肺炎的致病菌群。2005 年美国胸科学会、美国感染病学会医院内感染指南推荐根据患者是否具有多药耐药菌感染的高危因素判断患者可能的病原菌(表 6-2-2)。

表 6-2-2　医院获得性肺炎可能致病菌

不同情况	致病菌
无多药耐药菌感染高危因素	甲氧西林敏感的金黄色葡萄球菌、肺炎链球菌、流感嗜血杆菌、革兰氏阴性肠杆菌(不包括铜绿假单胞菌)、肠杆菌属、大肠埃希菌、克雷伯菌属、变形杆菌属、黏质沙雷菌属
有多药耐药菌感染高危因素	左列非多药耐药细菌演变为多药耐药菌、铜绿假单胞菌、肺炎克雷伯菌(产超广谱 β- 内酰胺酶)、不动杆菌属、耐甲氧西林的金黄色葡萄球菌、嗜肺军团菌

【问题 13】 如何预防医院获得性肺炎?

思路 医院获得性肺炎预防措施:①患者取半卧位(45°),以减少吸入风险;②诊疗器械特别是呼吸治疗器械严格消毒、灭菌,切实执行无菌操作制度;③医务人员洗手减少和防止交叉感染;④尽可能缩短人工气道留置和机械通气时间;⑤减少鼻胃插管,缩短留置时间,尽量避免或减少使用 H_2 受体阻滞剂和抑酸药。

【医院获得性肺炎治疗流程图】 (图 6-2-9)

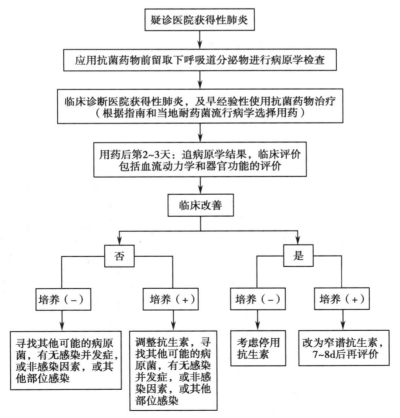

图 6-2-9　医院获得性肺炎治疗流程图

(高占成)

第三节 病毒性肺炎

病毒性肺炎（viral pneumonia）是社区获得性肺炎的一种，是指由呼吸道病毒感染导致的肺部感染。目前对于病毒性肺炎仍缺乏足够的认识，而 2003 年暴发的严重急性呼吸综合征（severe acute respiratory syndrome，SARS）及人感染高致病性禽流感病毒 H5N1 和 H7N9、2009 年发生的甲型 H1N1 流感、2020 年暴发的新型冠状病毒肺炎（新冠肺炎）使我们认识到病毒感染在社区获得性肺炎中的重要性。多种呼吸道病毒可导致病毒性肺炎（表 6-3-1）。

表 6-3-1 与社区获得性肺炎相关的病毒

类别	
相对多见呼吸道病毒	流感病毒 A、B，腺病毒，呼吸道合胞病毒，鼻病毒、人类偏肺病毒，副流感病毒 1、2、3 和 4，冠状病毒（229E、OC43、NL63、HKU1），人类博卡病毒，SARS-CoV-2
相对少见呼吸道病毒	肠道病毒，带状疱疹病毒，汉坦病毒，人小 RNA 病毒，EB 病毒，人类疱疹病毒 6 和 7，单纯疱疹病毒，巨细胞病毒，麻疹病毒，SARS 冠状病毒

注：SARS，严重急性呼吸综合征；CoV，冠状病毒。

知识点

免疫功能正常患者病毒性肺炎临床特点

1. 季节性发病。
2. 常有聚集性发病和人传人特点。
3. 儿童和老年人发病率和病死率高。
4. 外周血白细胞常正常或偏低。
5. 常伴有外周血乳酸脱氢酶（LDH）和肌酸激酶（CK）升高。
6. 抗菌药物治疗无效。
7. 胸部影像学特征为双肺弥漫性磨玻璃影和浸润影。
8. 呼吸道标本病毒核酸检测为最佳诊断方法。
9. 针对不同呼吸道病毒，采取针对性抗病毒治疗。

临床病例

患者，男性，52 岁，农民，因"发热、咳嗽、咳痰 8 天，胸闷、喘憋 4 天"来发热门诊就诊。8 天前患者无明显诱因出现发热，体温最高 39.6℃，无畏寒、寒战，并伴有咳嗽、咳痰，痰量少，呈白色，无头晕、头痛，无咯血、盗汗，无腹痛、腹泻等。4 天前患者咳嗽、咳痰加重，咳嗽较前剧烈，痰量增多，并出现胸闷、憋气。就诊于当地医院，考虑"肺炎"，先予"阿奇霉素"静脉滴注 2 天，后改为"盐酸莫西沙星"静脉滴注 1 天后症状无明显缓解，喘憋较前进一步加重，呼吸窘迫、急促，痰中可见血丝，不能平卧，躁动明显。外院 X 线胸片：双肺弥漫性磨玻璃影和渗出影（图 6-3-1）。外周血白细胞计数 4.36×10⁹/L，中性粒细胞百分比 65.9%，淋巴细胞百分比 26.8%，血红蛋白 141g/L，血小板计数 185×10⁹/L。

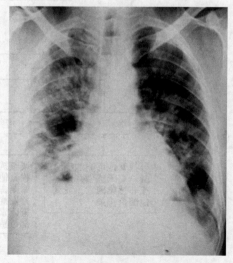

图 6-3-1 胸部 X 线正位片：双肺弥漫性磨玻璃影和渗出影

【问题1】 外院诊断正确吗？患者能否诊断肺炎？

思路1 X线胸片、胸部CT显示片状、实变、磨玻璃或间质性病变是诊断肺炎的必要条件。肺炎诊断同时必须具备下列至少一项临床表现。①呼吸道症状：咳嗽、咳痰、伴或不伴胸闷或者胸痛；②发热；③体格检查：肺部啰音或肺实变体征；④外周血白细胞计数增高或降低。该患者有发热和咳嗽、咳痰和咯血和胸闷、憋气等呼吸道症状。从患者症状和胸部影像学分析，临床诊断"肺炎"明确。

思路2 临床上，急性起病的"发热、肺部阴影"原因以肺炎最常见。但是，肺炎需要和其他可以引起"发热、肺部阴影"的病因进行鉴别，包括肺癌伴阻塞性肺炎（单纯肺癌一般不发热）、肺栓塞（一般不发热，即使发热多为中度热）、结缔组织病肺部表现（比较常见的有：急性狼疮性肺炎、干燥综合征间质性肺炎、系统性硬化间质性肺炎、多发性肌炎和皮肌炎肺部病变、类风湿关节炎胸膜炎等）。

思路3 诊断肺炎胸部CT是否优于胸片？答案是肯定的。胸部CT，特别是高分辨率CT可以发现早期肺部很淡的片状阴影、磨玻璃影及微小病变；可以辨识隐藏在心影后面的肺部阴影；对于肺部阴影可以给出更详细的影像学信息，如更准确定位、了解病变范围和性状、判断胸腔积液和胸膜病变；另外，可以帮助识别纵隔和肺门淋巴结。但是，因为胸部CT费用高，射线量大，临床要严格掌握指征，避免重复检查CT。

入院后实验室检查：天冬氨酸转氨酶（AST）413U/L，丙氨酸转氨酶（ALT）578U/L，LDH 1 093U/L，PCT 0.31μg/L。胸部CT显示双肺多肺段磨玻璃样渗出影，并沿肺外围和支气管小叶分布，部分融合成片。

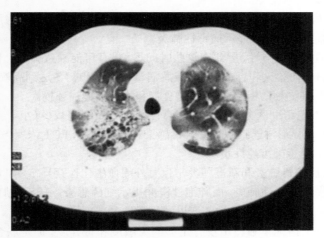

图6-3-2 胸部CT：双肺多肺段磨玻璃样渗出影，并沿肺外围和支气管小叶分布，部分融合成片

【问题2】 在急诊或者门诊如何对患者病情作出判断？

思路 年龄、生命体征和实验室检查是判断肺炎严重程度的主要依据。肺炎严重程度指数（pneumonia severity index，PSI）评分和CURB-65评分是两个最常用的评价标准（图6-2-2、图6-2-3）。但PSI和CURB-65评分常低估流感病毒肺炎的死亡风险和严重程度，最新研究发现：氧合指数结合外周血淋巴细胞绝对值减低预测流感病毒肺炎死亡风险优于CURB-65和PSI。

发热门诊医生体格检查发现：患者神志清楚、精神弱，血压80/40mmHg，心率140次/min，呼吸频率40次/min，储氧面罩吸氧条件下SpO$_2$ 85%～90%。虽然患者病情危重，但是根据CURB-65评分只有2分（呼吸频率>30次/min，收缩压<90mmHg），肺炎相关死亡危险性属于中度危险。其实，决定这个患者预后重要参数是低氧合指数（<100mmHg）。

【问题3】 外院已经接受了3天抗菌药物治疗，为什么治疗无效？

思路1 是否经验性抗菌药物没有覆盖可能的病原体？

肺炎经验性治疗无效的首要原因是初始抗感染没有覆盖致病微生物，包括特殊病原体肺炎，如病毒性肺炎、肺炎支原体肺炎、真菌性肺炎或者肺结核，或者耐药细菌性肺炎。其他可能原因：①细菌性肺炎出现肺脓肿或者脓胸等并发症；②非感染原因，如肺癌伴阻塞性肺炎、肺栓塞、结缔组织病肺部表现、感染后机化性肺炎等；③患者基础病多，病情严重。

思路2 "治疗无效"要与肺炎X线延迟吸收加以区别。

影像学改变常落后于临床变化是很常见的现象。很多肺炎患者，尤其有基础病的老年人，经过规范抗菌药物治疗3～5天后症状好转，但是影像学表现加重或并发胸腔积液，这并不意味着治疗无效。

该患者发热症状无好转，且在原来咳嗽、咳痰基础上出现胸闷、憋气等呼吸道症状和呼吸衰竭。因此不是延迟好转，而是治疗无效，需进一步考虑治疗无效的原因。

思路3 如何确定经验性治疗肺炎无效的原因？

经验性治疗肺炎无效的最常见原因是病原体或药敏信息未明。因此，首先需积极采取措施以明确病原学。

（1）重新采集患者的病史信息：如患者是否有酗酒史，是否有误吸可能，是否有不洁性行为，发病前是否有外出史，是否到过鼠疫疫区，是否到过SARS流行区，是否到过禽流感疫区，是否有明确肺炎接触史，是否为群体肺炎发病者之一，发病前是否接触野生动物，是否接触禽鸟类，是否属于接触禽类人员，是否可能暴露于禽流感病毒或潜在感染性材料。

（2）需要采取进一步的实验室检查手段，包括血培养和胸腔积液培养、肺炎链球菌和嗜肺军团菌尿抗原监测，必要时行胸部CT、支气管镜和经皮肺穿刺活检检查。如果经支气管镜和肺穿刺获得肺组织，除了进行病理学检查外，还需要进行细菌、真菌和分枝杆菌等病原学检查。

非典型病原菌，如支原体、衣原体和嗜肺军团菌和呼吸道病毒等常规病原学检测容易遗漏，应该积极采取合格呼吸道标本，进行分子生物学检查。

【问题4】 病毒性肺炎能否临床诊断？

思路 临床准确区分病毒性肺炎和细菌性肺炎是困难的，确诊仍需病毒学检测。虽然目前没有国际公认的临床鉴别路径，但是部分特征可以提示病毒性肺炎。

（1）呼吸道病毒活动通常有季节性，因此在这些时间里，最有可能导致肺炎。例如呼吸道合胞病毒的流行通常在每年的深秋，鼻病毒在秋天和春天流行，流感病毒在深秋和初冬达到高峰，腺病毒肺炎多出现在春季流感高峰下降后，新冠肺炎取决于患者、污染冷链食物和物品及传播环境。

（2）白细胞计数和PCT能帮助区分细菌性和病毒性肺炎。白细胞减少（小于$4×10^9/L$）常常提示病毒性肺炎，外周血和骨髓涂片发现异形淋巴细胞支持病毒感染。肺炎患者，PCT浓度>0.5μg/L支持细菌感染，重复低水平（<0.5μg/L）表明细菌感染可能性小。

（3）流感病毒性肺炎、腺病毒肺炎和新冠肺炎常伴有外周血生化检查异常，如LDH和CK。

（4）间质性浸润通常提示病毒性肺炎，而肺泡性浸润提示细菌感染。病毒性肺炎多叶受累较多（50%）。病毒性肺炎胸部CT常表现为树芽征、多灶性实变以及弥漫性磨玻璃样浸润影。

总的来说，尽管任何一个指标单独使用没有足够的灵敏度和特异度，但是联合起来在鉴别细菌性肺炎和病毒性肺炎中可能发挥重要作用。

该患者发病在1月份，正是所在地区流感高发季节。入院后实验室检查：AST 413U/L，ALT 578U/L，LDH 1 093U/L，PCT 0.31μg/L。胸部CT双肺多肺段磨玻璃样渗出影，并沿肺外围和支气管小叶分布，部分融合成片。因此，临床诊断流感病毒性肺炎可能性大。

【问题5】 病毒性肺炎的病原学如何确定？

思路1 采集何种临床标本合适？

上呼吸道标本（鼻咽拭子、鼻咽抽吸物、咽拭子）以及下呼吸道标本（痰、气管吸出物、支气管肺泡灌洗液），可以送检病毒培养、免疫荧光法抗原检测和病毒核酸分子诊断。支气管肺泡灌洗液是最佳标本，但是临床采集困难。如果患者无痰，也没有气管插管，采集上呼吸道标本也是可取的，但是尽量采集鼻咽拭子和鼻咽抽吸物。因为咽拭子的检出率最低。

另外，还可以采集急性期和恢复期双份血清，进行抗体检测。

思路2 病毒性肺炎哪种病原学检查方法最佳？

目前，病毒诊断方法可归结为四类：细胞培养法、直接镜检法、核酸检测法及血清学检测法。

（1）细胞培养法：一直被认为是分离和鉴定病毒的"金标准"。这种方法模拟病毒的自然扩增过程，通过观察细胞病变同时检测多种不同病毒，并有望发现未知病毒，获得毒株，研究其生理特性和致病机制。由于传统的细胞培养法需要的细胞种类多,所需时间为5～7天甚至更长,操作过程较为烦琐,所以这种方法未广泛应用于临床病毒诊断。

(2)直接镜检法:不需要等待病毒繁殖,属于快速检测法。临床标本经过简单的处理后可以直接在电子显微镜(电镜)下观察,寻找病毒颗粒。虽然较为昂贵,要求观察人员经验丰富,较其他检测方法灵敏度低,当病毒颗粒浓度达到10^5～10^8时,应用电镜的方法才可以检测到,但电镜法仍是检测临床标本病毒的常见快速的检测方法。

(3)血清学检测法:是检测宿主血清病毒特异性抗体的诊断方法。宿主体内抗体的出现需要一定时间,在感染的初期很难检测到,所以血清学检测不适用于早期诊断,常常作为病毒诊断的辅助工具。

(4)核酸检测法:临床实验室中应用最为广泛的是实时PCR技术。由于PCR技术需要的时间短,灵敏度、特异度高,所以这种方法最为临床诊断实验室所青睐。

患者鼻咽拭子和痰标本甲型H1N1流感病毒核酸阳性。

因此,甲型H1N1流感病毒性肺炎诊断明确。

【问题6】 病毒性肺炎能否通过肺组织病理确诊?

思路 病毒性肺炎通常表现为淋巴细胞浸润为主的间质性肺炎。肺组织病理可以作为辅助诊断方法,如果结合电镜、免疫组化和原位杂交,可以确诊病毒性肺炎。

(1)呼吸道合胞病毒致死性病例尸解显示支气管和肺泡间质有肺泡吞噬细胞和单核细胞浸润,在支气管周围也经常看到CD3[+]淋巴细胞。

(2)鼻病毒肺炎可见肺泡上皮细胞增生和脱落现象,免疫组化方法发现肺泡上皮和吞噬细胞内有鼻病毒抗原。

(3)人类偏肺病毒致死性肺炎显示双侧出血性支气管肺炎。

(4)致死性SARS和H5N1禽流感病毒感染病例的组织病理的改变十分类似,其特征为弥漫性肺泡损伤,肺泡上皮细胞脱落、水肿和透明膜的形成。

(5)2009年H1N1流感病毒感染的死亡病例中也显示弥漫性肺泡损伤,不仅如此,还可见坏死性细支气管炎,伴肺泡出血的弥漫性肺泡损伤、肺泡间质水肿、透明膜的形成,肺泡Ⅱ型上皮细胞的增生和支气管壁的坏死。

(6)新冠肺炎肺脏呈不同程度的实变。实变区主要呈现弥漫性肺泡损伤和渗出性肺泡炎。不同肺区病灶复杂多样。肺泡腔内见浆液、纤维蛋白性渗出物及透明膜形成,可见多种炎性细胞渗出;危重症患者可见肺血管炎、血栓形成(混合血栓、透明血栓)和血栓栓塞,可见出血性梗死、细菌和/或真菌感染。病程较长的病例,可见肺泡腔渗出物机化(肉质变)和肺间质纤维化。

【问题7】 病毒性肺炎抗病毒治疗方案。

思路1 流感病毒性肺炎的抗病毒治疗。

所有流感病毒性肺炎均需要抗病毒治疗。抗病毒治疗越早越好,根据流感流行病学史和临床实验室检查结果,对于疑似流感病毒性肺炎,不需要等待病原学确诊结果就应该抗病毒治疗。因为,早用抗病毒治疗可以最大程度保护患者,降低病死率。证据来自国际多中心PRIDE(大流感后抗病毒疗效)研究,该研究结果于2014年3月19日在国际知名杂志《柳叶刀-呼吸病》(*The Lancet Respiratory Medicine*)发表并配发述评。研究纳入了全球78个医学中心29 000例住院H1N1流感病例。与未使用抗病毒患者比较,使用奥司他韦组病死率可以降低25%;如果在发病48小时内使用奥司他韦,病死率可以降低50%。

神经氨酸酶抑制剂是目前最有效的抗流感病毒药物。对于流感病毒肺炎,吸入剂扎那米韦并不适用,可以考虑口服奥司他韦和静脉帕拉米韦。

思路2 流感病毒以外的其他呼吸道病毒性肺炎的抗病毒治疗。

对于其他呼吸道病毒性肺炎,可选择的抗病毒药物少,治疗经验更少。RSV病毒性肺炎可以选择利巴韦林(口服或者静脉途径);腺病毒肺炎可以选择西多福韦(静脉途径);EB病毒性肺炎可以选择阿昔洛韦(口服或者静脉途径);CMV病毒性肺炎可以选择更昔洛韦(口服或者静脉途径);洛匹拉韦/利托那韦和瑞德西韦具有体外抗SARS-CoV-2活性,临床研究发现不能降低住院新冠肺炎患者病死率,但是对于门诊轻症新冠肺炎的临床疗效仍需要积累更多的证据。

【问题8】 病毒性肺炎是否还需要抗菌药物治疗？

思路　原则上如果确诊为病毒性肺炎，不需要抗菌药物治疗。但是，除非儿童轻症病毒性肺炎，指南推荐所有社区获得性肺炎患者均应当接受抗菌药物治疗，因为除外细菌感染是困难的。2009年甲型H1N1流感病毒感染者，4%～24%混合细菌感染，常见的细菌包括肺炎链球菌、流感嗜血杆菌和金黄色葡萄球菌。研究显示混合感染能诱导更严重的炎症反应，甚至导致严重致命性肺炎。

但是，应该严格按照社区获得性肺炎指南原则选择抗感染药物，如β-内酰胺酶联合大环内酯（或呼吸喹诺酮），或者单用呼吸喹诺酮。

【问题9】 病毒性肺炎使用糖皮质激素治疗有指征吗？

思路　虽然糖皮质激素或抑制炎症因子的作用，而且也有一些关于应用糖皮质激素后临床得到改善的报道，现有证据表明糖皮质激素治疗严重流感感染可能导致病毒排毒时间延长、增加细菌或真菌感染风险、使疾病进展和死亡的风险增加2～4倍。英国RECOVERY研究发现，小剂量短疗程糖皮质激素可以降低需要吸氧或者接受机械通气新冠肺炎患者28天病死率，对于无禁忌证的新冠肺炎患者推荐使用。

（曹　彬）

推荐阅读资料

[1] CAO B，WANG Y，WEN D，et al. A trial of lopinavir-ritonavir in adults hospitalized with severe Covid-19. N Engl J Med，2020，382（19）：1787-1799.

[2] HORBY P，LIM W S，EMBERSON J R，et al. Dexamethasone in hospitalized patients with Covid-19. N Engl J Med，2021，384（8）：693-704.

[3] HUANG C，WANG Y，LI X，et al. Clinical features of patients infected with 2019 novel coronavirus in Wuhan，China. Lancet，2020，395（10223）：497-506.

[4] SHANG L，XU J，CAO B. Viral pneumonia in China: from surveillance to response. Lancet Public Health，2020，5（12）：e633-e634.

[5] ZHOU F，WANG Y，LIU Y，et al. Disease severity and clinical outcomes of community-acquired pneumonia caused by non-influenza respiratory viruses in adults: a multicentre prospective registry study from the CAP-China Network. Eur Respir J，2019，54（2）：1802406.

[6] ZHOU F，YU T，DU R，et al. Clinical course and risk factors for mortality of adult inpatients with COVID-19 in Wuhan，China: a retrospective cohort study. Lancet，2020，395（10229）：1054-1062.

第四节　非典型病原体肺炎

非典型病原体肺炎是指由非典型病原体感染引起的肺炎。非典型病原体是指能引起人呼吸道感染，但既不能通过革兰氏染色发现，也不能利用常规细菌培养基培养的一类微生物。临床常见的非典型病原体主要包括肺炎支原体（mycoplasma pneumoniae，MP）、肺炎衣原体（chlamydia pneumoniae，CP）和嗜肺军团菌（legionella pneumophila，LP）。这三种病原体引起的肺炎具有许多共同特点：①均通过呼吸道传播，并可引起局部流行；②临床症状缺乏特异性，常伴有肺外症状；③敏感抗菌药物均为大环内酯类、喹诺酮类、四环素类。

非典型病原体在呼吸道感染中占有重要地位。来自北美的临床研究显示，在社区获得性肺炎门诊患者中，非典型病原体的诊断率为30%～55%，住院患者为8%～44%。在欧洲，社区获得性肺炎中肺炎支原体、肺炎衣原体、嗜肺军团菌的发病率分别位列第2、第4和第5位。国内刘又宁教授等在2003—2004年检测了610例成人社区获得性肺炎的病原，结果肺炎支原体为最常见病原体（20.7%），超过了肺炎链球菌（10.3%）；3种非典型病原体总检出率为31.3%。

一、肺炎支原体肺炎

肺炎支原体是临床最常见的非典型病原体，大小介于病毒和细菌之间，无细胞壁结构。肺炎支原体肺炎好发于夏末至初冬季节,可通过飞沫传播,可在家庭及学校等场所暴发流行发病。其所致肺炎多为轻至中度,有自愈性。

临床病例

患者 A,女性,17 岁,学生。因"发热伴干咳 7 天"来医院就诊。患者 7 天前受凉后出现发热,最高体温 39℃,伴畏寒,无明显寒战。干咳,无痰。无胸痛、胸闷,无呕吐、腹痛、腹泻等伴随症状。曾于社区医院就诊,先后口服及静脉注射头孢呋辛酯共 7 天,同时口服对乙酰氨基酚退热及镇咳药物治疗,症状无明显改善。既往体健,无基础疾病史。入院体格检查:双肺呼吸音粗糙,未闻及明显干湿啰音。血常规:白细胞计数 $7.6×10^9$/L,中性粒细胞百分比 85.1%,胸片提示:右下肺斑点状渗出影(图 6-4-1)。来院后给予静脉注射阿奇霉素 0.5g 每日一次,联合头孢呋辛 1.5g 每日 2 次治疗,共 5 天,治疗第 2 天即退热,治疗第 5 天咳嗽症状已基本缓解。

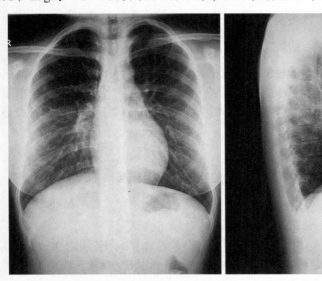

图 6-4-1 患者 A 胸部 X 线:右下肺点片状渗出影

患者 B,女性 43 岁,患者 A 之母,与患者 A 同时就诊。自诉"发热伴干咳 3 天"。患者无明显诱因于 3 天前出现发热,最高体温 38.5℃,同样伴有干咳症状。来院前已于社区医院静脉注射左氧氟沙星 0.5g 每日一次,连续 3 天,发热及咳嗽症状已有缓解。入院体格检查肺部未闻及明显干湿啰音。血常规:白细胞计数 $7.1×10^9$/L,中性粒细胞百分比 55.0%,胸片提示:右下肺斑点状渗出影(图 6-4-2)。建议患者继续应用左氧氟沙星静脉滴注,疗程 1 周。随访患者疗程第 5 天时退热,发病 10 天后咳嗽症状消失。

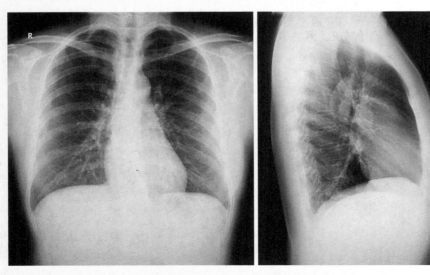

图 6-4-2 患者 B 胸部 X 线:右下肺点片状渗出影

结合两例患者临床症状及胸部影像学检查，肺炎诊断明确，就诊后经过抗感染治疗病情均很快得到明显改善。但回顾患者病史，有如下问题需引起重视。

【问题1】 患者 A 与 B 为同一家庭成员，先后发病，症状相似，两者发病是否存在某种关联？两者肺炎可能的病原体是什么？

思路1 两例患者为家庭成员，先后发病，症状相似，均表现为发热、干咳，辅助检查均提示血象无明显升高，胸部影像学均表现为右下肺斑片样渗出影，不同于典型细菌性肺炎的大叶实变特征，应当想到两例患者感染的是一种有一定传染性的病原体。而符合上述临床特征且具有传染性的呼吸道病原主要包括病毒以及肺炎支原体、肺炎衣原体等非典型病原体以及呼吸道病毒。

思路2 患者 A 在院外应用头孢菌素类药物治疗效果不佳，来院后给予头孢菌素联合阿奇霉素治疗后症状得到改善，而患者 B 在来院前应用喹诺酮类药物治疗后症状已在短时间内明显改善，提示这种病原体可能对头孢菌素类抗菌药物耐药，而对大环内酯类和喹诺酮类抗菌药物敏感，高度提示患者感染的是非典型病原体。

【问题2】 下一步应进行哪些辅助检查以明确病原学？

思路 目前临床用于非典型病原体的检测的手段主要包括血清抗体、呼吸道分泌物核酸检测和细菌培养。嗜肺军团菌还可通过尿抗原检查加以鉴别。细菌特异基因产物的聚合酶链反应扩增鉴定（如 PCR、实时 PCR 等）具有快速、简便、灵敏度高的特点，现已成为另一项诊断非典型病原体感染的金标准。

知识点

非典型病原体感染的实验室判定标准

1. 确定
(1) 呼吸道标本培养到肺炎支原体、肺炎衣原体、嗜肺军团菌。
(2) 血清肺炎支原体、肺炎衣原体、嗜肺军团菌抗体效价呈 4 倍或 4 倍以上变化（增高或降低），同时肺炎支原体抗体效价（补体结合试验）≥1:64，肺炎衣原体抗体效价（微量免疫荧光试验）≥1:32。
(3) 嗜肺军团菌抗体效价（间接荧光抗体法）≥1:128。
(4) 嗜肺军团菌 I 型尿抗原检测（酶联免疫吸附试验）阳性。
(5) 呼吸道标本经 PCR、实时 PCR 检测肺炎支原体、肺炎衣原体、嗜肺军团菌特异性基因片段呈阳性。
2. 有意义
(1) 血清肺炎衣原体 IgG 抗体效价≥1:512 或 IgM 抗体效价≥1:16（微量免疫荧光法）。
(2) 血清嗜肺军团菌试管凝集试验抗体效价升高达 1:320 或间接荧光试验 IgG 抗体≥1:1 024。

两例患者就诊后均行咽拭子肺炎支原体核酸检测，结果均阳性。呼吸道常见病毒如呼吸道合胞病毒、甲型/乙型流感病毒、鼻病毒、腺病毒等病毒核酸检测均阴性，嗜肺军团菌尿抗原检测阴性。最后诊断均为肺炎支原体肺炎（图6-4-3）。

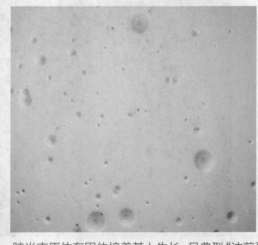

图6-4-3 肺炎支原体在固体培养基上生长，呈典型"油煎蛋"样菌落

作为最常见的非典型病原体，肺炎支原体感染所致肺炎在临床特征等方面与肺炎链球菌等典型病原体所致肺炎有很多明显差异。具体表现在：

（1）多数患者仅以低热、疲乏为主，呼吸道症状以干咳最为突出。

（2）常伴随有呼吸道以外的症状，如耳痛、皮疹等，少数患者可伴发胃肠炎、心肌炎、脑膜脑炎、脊髓炎、溶血性贫血、弥散性血管内凝血、关节炎及肝损伤等。

（3）体格检查时肺部常无阳性体征。

（4）外周血白细胞总数和中性粒细胞比例一般正常。

（5）肺部影像学表现多为边缘模糊、密度较低的云雾样片状浸润影，部分病例表现为节段性分布或双肺弥漫分布的网状及结节状间质浸润影。

因为肺炎支原体缺乏细胞壁结构，因此对 β- 内酰胺类抗菌药物天然耐药，所以其首选治疗药物是大环内酯类、喹诺酮类和四环素类抗菌药物。因此早期诊断并给予能覆盖非典型病原体的抗感染药物对于改善患者预后，缩短病程非常重要。但现有肺炎支原体检测方法、限于检测周期过长（如培养及抗体检测）或限于检测方法未能普及（如 PCR 方法），难以快速有效地帮助临床医生作出准确合理判断。

日本呼吸病学会在其 2000 年制定的社区获得性肺炎诊治指南中提出了临床诊断肺炎支原体肺炎的评分体系，共有 5 个项目，每项计 1 分，≥4 分以上的患者需要高度怀疑非典型病原体，特别是肺炎支原性肺炎。其灵敏度及特异度均在 70%～80%。

知识点

日本呼吸学会评分体系（JRS 评分）（每项计 1 分）

1. 年龄≤60 岁。
2. 无基础疾病。
3. 顽固性咳嗽。
4. 无痰或痰涂片检查无异常发现。
5. 外周血白细胞计数<$10×10^9$/L。

肺炎支原体肺炎治疗中需要关注的另一个重要问题就是其对大环内酯类药物的耐药问题。感染耐大环内酯肺炎支原体菌株将增加临床治疗难度，导致患者治疗时间延长，使用及更换抗菌药物频率及强度增加，加重医疗负担。

知识点

肺炎支原体对大环内酯类药物耐药问题

1. 2000 年发现第一株对红霉素耐药的肺炎支原体菌株。
2. 我国社区获得性肺炎患者中分离到的肺炎支原体对大环内酯类抗菌药物耐药率急剧攀升。
3. 目前我国儿童患者耐药率达 90% 以上，成人患者耐药率达 60% 以上。

【问题3】 如何早期识别耐大环内酯类药物耐药株感染？

思路 临床高度怀疑或经过 PCR 等方法临床确诊的肺炎支原体感染病例，如果使用大环内酯抗菌药物治疗 72 小时后发热等症状仍无明显改善，应考虑大环内酯耐药菌株感染的可能。对于成人支原体感染患者，建议换用呼吸喹诺酮类药物或四环素类抗菌药物。在儿科患者，8 岁以上儿童可使用四环素类药物治疗。

二、肺炎衣原体肺炎

肺炎衣原体系革兰氏阴性菌，为严格的细胞内寄生病原体，具有 DNA 和 RNA 及与革兰氏阴性菌类似的细胞壁。肺炎衣原体肺炎大多症状较轻，与肺炎支原体肺炎的临床表现与胸部影像学表现等极为相似。

特异性实验室检查方法包括细胞培养、血清学和 PCR 技术。抗菌药物治疗同样主要应用大环内酯类、氟喹诺酮类和四环素类抗菌药物。

三、军团菌肺炎

嗜肺军团菌（legionella pneumophila）是引起军团菌肺炎的主要病原菌。广泛存在于天然淡水环境和人工水系中。人类感染军团菌肺炎与嗜肺军团菌在住宅、宾馆和工业供水系统中定植相关。目前已知嗜肺军团菌有 52 个种，3 个亚群，70 个血清型。

虽然同为非典型病原体，嗜肺军团菌所致肺炎在其临床和影像学特征等方面与支原体、衣原体所致肺炎有很大不同。下面通过临床病例来对军团菌肺炎进行初步了解。

临床病例

患者，女性，67 岁，主因"发热伴进行性呼吸困难 7 天"就诊。患者在 7 天前出现发热，最高体温 39℃，伴干咳、呼吸困难，呈进行性加重。同时伴有恶心、呕吐、腹泻等胃肠道症状。

入院时体格检查：体温 38.3℃，血压 90/60mmHg，心率 140 次 /min，呼吸频率 30 次 /min，指氧饱和度 96%（面罩吸氧，氧流量 5L/min）。双肺均可闻及湿啰音，偶可闻及哮鸣音。

既往有高血压、甲状腺功能减退症和类风湿关节炎病史。2 年前曾服用硫唑嘌呤治疗，近 10 周来每月使用阿达木单抗 40mg。否认有结核病患者接触史。

辅助检查：血常规示白细胞计数 $5.9×10^9$/L，中性粒细胞百分比 90%，肌酐 146μmol/L，尿素氮 8.6μmol/L，AST 150U/L，ALT 440U/L，总胆红素 15μmol/L，白蛋白 19g/L。血气分析（面罩吸氧，氧流量 5L/min）示 pH 7.23，$PaCO_2$ 41mmHg，PaO_2 71mmHg。X 线胸片示右肺实变影（图 6-4-4）。

患者立即进行了气管插管，呼吸机辅助通气，并收住 ICU。入院后给予头孢曲松联合万古霉素治疗。

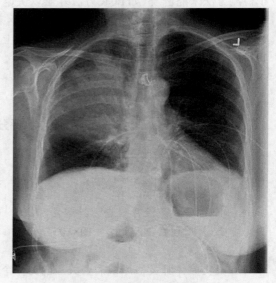

图 6-4-4　X 线胸片：右肺实变影

【问题 1】　患者是否属于重症肺炎？判断依据是什么？

思路　该患者属于重症肺炎。首先根据中华医学会呼吸病学分会制定的社区获得性肺炎诊治指南草案，按其中的重症肺炎 PSI 评分，患者呼吸频率≥30 次 /min 且 PaO_2/FiO_2≤250mmHg，需行机械通气治疗，已具备两项重症肺炎判断指征，可诊断为重症肺炎。另根据国际通用的 CURB-65 肺炎严重程度判定标准，患者年龄>65 岁，呼吸频率≥30 次 /min，舒张压≤60mmHg，评分 4 分，同样可诊断为重症肺炎。

知识点

1. 中华医学会呼吸病分会制定的重症肺炎诊断标准　符合下列 1 项主要标准或≥3 项次要标准者可诊断为重症肺炎，需密切观察，积极救治，有条件时建议收住 ICU 治疗（ⅡA）。

（1）主要标准：①需要气管插管行机械通气治疗。②感染性休克经积极液体复苏后仍需要血管活性药物治疗。

（2）次要标准：①呼吸频率≥30 次 /min；②PaO_2/FiO_2≤250mmHg；③多肺叶浸润；④意识障碍和 /或定向障碍；⑤血尿素氮≥7.0μmol/L；⑥收缩压<90mmHg 需要积极的液体复苏。

2. CURB-65 评分系统　下述每项计 1 分，0～1 分为低危，可院外治疗；2 分为中危，建议住院治疗或院外密切观察下治疗；3 分及以上为重症肺炎，需立即住院或入住 ICU。

（1）意识障碍。

（2）呼吸频率≥30 次 /min。

（3）收缩压 <90mmHg 或舒张压 ≤60mmHg。

（4）年龄≥65 岁。

（5）尿素氮 >7.0μmol/L。

患者应用上述抗感染治疗 3 天后，症状无明显改善，仍间断发热，不能脱离呼吸机辅助通气。

【问题 2】 患者抗感染治疗效果不佳，下一步应如何应对？

思路　患者经验性抗感染治疗失败，需要思考是否存在如下问题：①所用抗菌药物是否未覆盖致病菌，如不典型病原体、病毒、真菌等。②患者是否感染耐药致病菌，如耐甲氧西林的金黄色葡萄球菌（MRSA）；③是否存在并发症（如脓胸）或宿主存在免疫缺陷；④核实肺炎诊断，是否存在其他肺部占位病变，如肺结核、肿瘤等。

根据患者急性起病，有高热、咳嗽、咳痰、呼吸困难等特点，结合影像学特征，仍应首先考虑患者存在急性重症肺炎。患者近期曾应用免疫抑制剂治疗类风湿关节炎，需高度怀疑机会性致病菌感染可能。为解决治疗上的困境，仍需首先从病原学诊断着手。

入院后为明确病原学，患者进行了如下检查：

痰细菌真菌涂片及培养；痰抗酸杆菌涂片及结核分枝杆菌培养；痰六胺银染色查找肺孢子菌；痰呼吸道合胞病毒、EB 病毒、巨细胞病毒等常见呼吸道病毒以及肺炎支原体、衣原体、嗜肺军团菌核酸检测；血肺炎支原体、衣原体、嗜肺军团菌抗体、G 试验及T-SPOT 检测；肺炎链球菌和嗜肺军团菌尿抗原检测。

上述病原学检查最终仅嗜肺军团菌尿抗原检测阳性，提示嗜肺军团菌感染。抗菌药物更改为入院第 5天换用左氧氟沙星联合阿奇霉素治疗。24 小时后患者症状即明显改善，后逐渐脱机并转至普通病房。2周后复查胸部 CT（图 6-4-5）可见肺实变较入院时减轻，但伴有空洞形成。后经过恢复期检查嗜肺军团菌抗体，恢复期 1：400，与入院时比较存在 4 倍升高（急性期 1：100），进一步明确军团菌肺炎诊断。

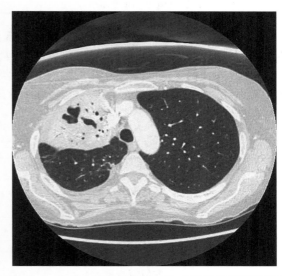

图 6-4-5　治疗两周复查胸部 CT：右肺实变伴空洞形成

军团菌肺炎好发于免疫功能下降的群体，常见危险因素包括男性、吸烟、慢性心肺疾病、糖尿病、晚期肾衰竭、合并肿瘤、免疫抑制等状态。免疫抑制包括移植、HIV 感染和使用糖皮质激素或肿瘤坏死因子等。该患者存在使用肿瘤坏死因子导致免疫抑制，存在感染军团菌肺炎的危险因素。

军团菌肺炎除发热、咳嗽及呼吸困难等呼吸道症状外，还可伴有呕吐、腹痛、腹泻等消化道症状。部分呈精神错乱、定向力障碍、昏迷。常见并发症有心肌炎、心包炎、急性肾衰竭、弥散性血管内凝血（DIC）等。与支原体、衣原体肺炎相比，重症肺炎比例较高。

知识点

对于以下类型社区获得性肺炎患者，均要求进行军团菌肺炎的检测：

1. 重症社区获得性肺炎。

2. 具有一项以上高危因素。

3. 出现人群暴发流行的社区获得性肺炎病例。

4. 所有重症社区获得性肺炎患者均应进行嗜肺军团菌尿抗原检测。

5. 所有重症社区获得性肺炎及可疑军团菌肺炎患者均应进行呼吸道分泌物（包括痰、肺泡灌洗液）嗜肺军团菌培养。

目前临床常用的进行军团菌肺炎检测的手段：①痰、胸腔积液、血或支气管灌洗液培养。但是嗜肺军团菌培养需要特殊培养基，生长缓慢，阳性率不高。②嗜肺军团菌尿抗原。这种方法仅能检查嗜肺军团菌血清Ⅰ型。③双份血清抗体4倍升高或减低。因为需要急性期和恢复期双份血清标本进行对比，临床多仅限于回顾性分析。④分子诊断技术（PCR、实时PCR）检测呼吸道分泌物中的嗜肺军团菌核酸是新一代检测方法，具有快速、灵敏度高等优势（表6-4-1）。

表6-4-1 常用军团菌肺炎实验室诊断方法特点

试验方法	灵敏度/%	特异度/%	所需时间
痰培养	10～80	100	3～7d
血清抗体	40～70	95～99	2～4h
免疫层析法（尿抗原）	>90	99～100	15min
酶联免疫吸附试验（尿抗原）	>90	99～100	2～3h
聚合酶链反应（呼吸道、血等标本）	33～70	98～100	2～4h

影像学方面军团菌肺炎X线或CT肺部表现无特异性，主要为肺实质性浸润影，常为肺单侧段或叶发生，除大片状浸润影外亦可呈结节状、条索状和网状阴影，可伴有胸腔积液及空洞形成。

治疗：军团菌肺炎的治疗药物主要大环内酯类、喹诺酮类和四环素类（表6-4-2）。整个治疗疗程对免疫力正常患者为10～14天，对于免疫缺陷者和治疗延迟病例可延长至3周。不适当的初始治疗明显增加军团菌肺炎患者的病死率。

表6-4-2 军团菌肺炎治疗药物及用量

抗菌药物	剂量
大环内酯类	
阿奇霉素	500mg，每日一次
克拉霉素	500mg，每12h一次
喹诺酮类	
左氧氟沙星	500mg，每日一次
莫西沙星	400mg，每12h一次
四环素类	
多西环素	100mg，每12h一次或每日一次

（曹 彬）

推荐阅读资料

[1] 瞿介明，曹彬. 中国成人社区获得性肺炎诊断和治疗指南（2016年版）修订要点. 中华结核和呼吸杂志，2016，39（4）：241-242.

[2] 中华医学会呼吸病学分会. 中国成人社区获得性肺炎诊断和治疗指南（2016年版）. 中华结核和呼吸杂志，2016，39（4）：253-279.

[3] CAO B，ZHAO C J，YIN Y D，et al. High prevalence of macrolide resistance in Mycoplasma pneumoniae isolates from adult and adolescent patients with respiratory tract infection in China. Clin Infect Dis，2010，51（2）：189-194.

第五节 真菌性肺炎

肺部真菌感染（pulmonary fungal infection）主要由条件致病性真菌（念珠菌、曲霉、隐球菌、毛真菌）引起（图 6-5-1）。肺部真菌感染的流行病学调查显示：肺部真菌感染最常见的条件性致病真菌中曲霉菌占第一位，其次是隐球菌和念珠菌。少见的有毛真菌、马尔尼菲青霉菌、肺孢子菌、组织胞浆菌、球孢子菌。

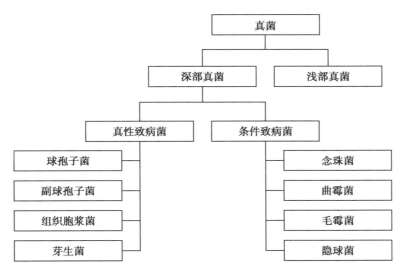

图 6-5-1 真菌分类

【临床关键点】

1. 肺部真菌感染大都在基础疾患和诱发因素的基础上发生。

2. 真菌病发生的决定因素包括机体免疫状况、环境条件、真菌的致病性。

3. 重症患者病死率高。

4. 其临床表现无特异性，易被误诊、漏诊。

5. 常伴有半乳甘露聚糖抗原（GM 试验）和 1，3-β-D 葡聚糖抗原（G 试验）升高。

6. 胸部影像学方面，新月征、晕轮征及以胸膜为基底的楔形高密度影具有一定诊断价值。

7. 抗真菌药物不良反应较大，未达到满意的疗效。

临床病例

患者，女性，67 岁，退休工人，因"咯血伴低热 2 个月余"就诊。患者 2 个多月前无明显诱因咳嗽时出现咯血一次，为鲜血，约 20ml，胸闷不适，伴午后低热，体温波动在 37.6℃ 左右，无出汗，无喘憋，无咳痰，于当地医院就诊，行肺部 CT 示左肺上叶多发空洞影，壁厚薄不均匀，部分空洞内可见孤立球形灶，可见空气半月征（图 6-5-2），考虑"肺炎"，给予头孢类抗菌药物抗感染治疗 10 余天，患者仍有低热，体温较前无明显改变，咳嗽，偶有咳痰，痰中带血。

患者自发病以来，精神状态一般，食欲一般，睡眠差，大小便正常，体重无明显减轻。

40 年前确诊肺结核，抗结核治疗 1 年余。不吸烟。

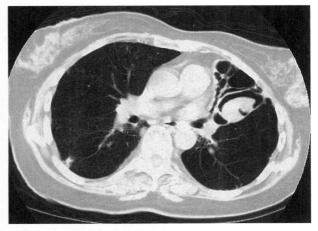

图 6-5-2 胸部 CT 显示左肺上叶多发空洞影，部分空洞内可见孤立球形灶，可见空气半月征

【问题1】 通过问诊，该患者可疑的诊断是什么？

根据患者的主诉、症状、诊疗经过和既往史和个人史，应高度怀疑肺曲霉病的可能。

思路1 该患者有发热和咳嗽、咯血和胸闷等呼吸道症状。外院胸CT显示：左肺上叶多发空洞影，壁厚薄不均匀，部分空洞内可见孤立球形灶，可见空气半月征。从患者症状和胸部影像学分析，临床诊断"真菌性肺炎"可能性大。肺部真菌感染的临床表现并没有特异性，单纯根据临床表现很难作出确切诊断，只能提供诊断参考。因此对可疑患者，如原因不明的肺部病变和发热性疾病，要想到真菌感染的可能。

思路2 临床上，慢性起病的"发热、咯血、肺部CT新月征"原因以侵袭性肺真菌病最常见。但是，需要和其他可变现为发热、咯血、肺部阴影的疾病相鉴别。鉴别诊断如下：

（1）社区获得性肺炎：有咳嗽、咳痰症状，可伴发热、胸痛、气促。X线胸片表现为肺野内可见斑片状或大片状密度不均匀模糊阴影。

（2）肺结核：可有咳嗽、咳痰、咯血症状。有低热、盗汗、乏力的全身结核中毒症状。X线胸片上病变部位多位于两肺上叶，尤以上叶尖后支为甚。PPD试验、痰结核菌检查可帮助诊断。

（3）肺肿瘤：肺癌常以咳嗽为最早症状，虽然在慢性咳嗽中所占比例<1%，但因漏诊的后果严重，仍应高度警惕。可行X线胸片和痰细胞学检查，必要时行纤维支气管镜、肺活检、肺CT检查。

（4）脓胸：多有高热寒战等感染中毒症状，血象明显升高，以中性为主，渗出液，为混浊脓性，细菌培养可见致病菌，pH<7.2，白细胞明显升高，LDH明显升高。

（5）支气管扩张：可表现为慢性咳嗽、咳痰，多咳大量脓性痰、可有反复咯血，体格检查肺部多有固定性湿啰音，可伴有杵状指/趾。影像学检查可见支气管扩张和管壁增厚等。

思路3 问诊时应特别注意既往史、个人史的收集，判断有无侵袭性真菌感染的危险因素。如：①基础疾病，肺部真菌感染患者常有肺部或肺外基础疾病；②诱发因素，虽无基础疾病但由于诱发因素存在，也可患肺部真菌感染；③其他病史，职业史、旅行史和接触史对于肺部真菌感染诊断也很重要。

知识点

侵袭性真菌感染的高危因素

1. **基础疾病** 肺部真菌感染患者常有肺部或肺外基础疾病。①呼吸系统基础疾病：如慢性阻塞性肺疾病、支气管扩张、肺癌、肺结核或尘肺等。②肺外疾病：欧美国家艾滋病较多，我国艾滋病患者占比例较少，主要见于恶性肿瘤、白血病、糖尿病、慢性肝病、尿毒症、结缔组织病和大面积烧伤等。

2. **诱发因素** 如长期使用广谱抗菌药物、糖皮质激素、免疫抑制剂、细胞毒性药物、放射治疗、外科手术（尤其是器官移植）、吸毒、雾化吸入治疗、气管切开或气管插管、静脉输液留置导管和留置导尿管等。

3. **其他职业史、旅行史和接触史等** 如从事动物皮毛加工、饲鸟、酿造、挖掘地基和考古等。到真菌流行地域旅行、进入蝙蝠等动物栖息的岩洞、接触鸽粪等都是诊断肺部真菌感染的重要线索。

思路4 肺部真菌感染的影像学。

（1）肺曲霉球特征表现：肺空洞样病变中有一实质性球形阴影，球体上方有一新月形透亮区，也有球体位于空腔中央形成"月晕"样环状透亮区或因空腔大球体小，构成"宝石戒指"形。如让患者改变体位检查，球体也可随之变位，常伴大量咯血。

（2）侵袭性真菌感染：不同的病原菌侵袭表现有所不同。肺念珠菌X线胸片可见大小不等、形状不一的均匀阴影，边缘不清，一般不波及肺尖，但病灶部位可经常变换；曲霉侵袭常见肺的中下部，早期结节实变影，数天后出现晕轮征，10～15天肺实变区液化出现空洞或新月征；肺隐球菌病X线胸片多在肺中下野出现孤立的中度致密的浓厚阴影，直径常为2～7cm，很少发生空洞，但CT片可见多个"石榴样"块状阴影融合而成；肺孢子菌肺炎，为双侧间质性浸润，逐渐进展至肺泡实质。

（3）侵袭性真菌感染肺CT血管侵袭和气道侵袭两种模式的区别。由中华医学会呼吸病学分会感染学组牵头，通过对全国15家单位254例侵袭性肺部真菌感染研究发现：在42.1%患者中两者模式并存。血管侵袭模式包括空洞（40.2%）、空气新月征（11.4%）、软组织影（31.5%）、楔形实变（9.8%）和晕轮征（20.5%）。气道侵袭模式包括小叶中心结节（37.4%）、沿气道分布的斑片（61.8%）、气道壁增厚（35.4%）、树芽征（36.6%）。在免疫抑制患者中血管侵袭模式更常见（72.7% *vs.* 55.3%，*P*=0.013），而在非免疫抑制患者中，气道侵袭模式更常见（85.6% *vs.* 65.2%，*P* <0.001）。

【问题2】　为进一步明确诊断，需要进行何种检查？

思路　应重视专科体格检查。重点检查胸部情况，腋窝、锁骨上淋巴结情况，尤其是左锁骨上淋巴结是否肿大。

体格检查：神志清楚，一般状态可，血压 120/78mmHg，浅表淋巴结未触及肿大，双肺呼吸音粗可闻及干啰音，未闻及湿啰音和胸膜摩擦音。

【问题3】　患者目前进行鉴别诊断，需要实施哪些检查？

思路　痰涂片与培养（细菌、真菌、结核分枝杆菌）、痰结核分枝杆菌核酸检测、痰细胞学检查、G 试验及 GM 试验、肿瘤标志物、纤维支气管镜检查、经皮肺活检。纤维支气管镜可视范围大，对周围型、局限性及弥漫性病变可行肺活检，可行呼吸道冲洗。

知识点

G 试验及 GM 试验

血液标本中真菌细胞壁成分曲霉菌半乳甘露聚糖抗原（GM 试验）和 1,3-β-D 葡聚糖抗原（G 试验）的检测，是诊断侵袭性真菌感染的微生物学检查依据之一，其灵敏度和特异度均达到 80% 以上。GM 检测对诊断侵袭性曲霉感染有临床意义，但少数情况下可出现假阳性，如使用半合成青霉素、食用牛奶制品等。隐球菌感染时可出现 GM 试验假阳性。G 试验阳性提示可能为念珠菌或曲霉感染，对于诊断侵袭性真菌感染具有临床意义。当隐球菌感染时，G 试验则呈假阴性。接合菌也可呈假阴性。但静脉使用白蛋白或 γ- 球蛋白，G 试验可呈假阳性。

入院后完善检查，辅助检查回报：G 试验及 GM 试验均阳性，痰未找见抗酸杆菌，痰真菌培养阴性；CA125 42.08U/ml 及铁蛋白 224.50μg/L，值稍高，其他肿瘤标志物无明显异常；肺灌洗液及刷片涂片未见明显异常。支气管黏膜活检标本（镜检及诊断）：（左上叶舌叶开口）支气管黏膜组织，上皮未见异型性，基底膜增厚，间质内少量淋巴、浆细胞及嗜酸性粒细胞浸润，并见曲霉菌团（图 6-5-3）。

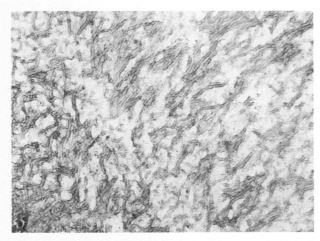

图 6-5-3　支气管黏膜活检病理（HE 染色，×100）：基底膜增厚，间质内少量淋巴、浆细胞及嗜酸性粒细胞浸润，并见曲霉菌团

【问题4】　目前诊断是什么？

思路 1　肺部真菌感染的诊断目前主要依据临床、真菌学检查和组织病理三者的结合（表 6-5-1）。据此，确诊为慢性空洞型肺曲霉病。

表 6-5-1 侵袭性肺曲霉病诊断分级

诊断级别	危险因素	临床特征①	微生物学②	组织病理学
确诊（proven）	+	+	+	+
临床诊断（proble）	+	+	+	−
拟诊（possible）	+	+	−	−

注：①包括影像学。

②肺组织、胸腔积液、血培养阳性。

思路 2 实验室检查：①真菌镜检为直接检查，即对临床标本作直接涂片、镜检，直接检查快速简便。如发现菌丝、假菌丝，即说明真菌处于感染状态；心包积液、胸腔积液、腹水、脑脊液等如发现真菌孢子或菌丝可以确诊真菌感染。普通直接镜检不能区别的，可采用涂片染色检查法。②G 试验检测真菌感染的定性试验及 GM 试验用于侵袭性曲霉病诊断。③分子生物学检测真菌 DNA。④烟曲霉 IgM 和 IgG 抗体检测。

思路 3 肺部真菌病作为深部真菌病，无论从"深部"还是"病"来理解，都需要从组织学上证明真菌侵犯及其形成的炎症损害，而不仅仅是支气管分泌物中分离到真菌，特别是可以在呼吸道定居的条件致病性真菌，就简单地作出诊断。病理检查发现真菌有诊断价值，但阴性并不能除外。

【问题 5】 下一步如何处理？

思路 1 肺部真菌感染的治疗以抗真菌药物治疗为主，在选择性病例可辅以手术治疗，而治疗基础病和调整免疫功能同样重要。

思路 2 抗真菌药物从其抗真菌作用机制来分析，大概可归纳为以下几类：直接作用于真菌细胞膜，损害细胞膜脂质结构和功能的抗真菌药物（如多烯类）；影响真菌细胞膜麦角固醇生物合成的抗真菌药物（如唑类、烯丙胺类和吗啉类）；作用于真菌细胞壁，主要影响几丁质、葡聚糖、甘露聚糖和甘露聚糖 - 蛋白质复合体的抗真菌药物（如棘球白素、尼克霉素类）；干扰真菌核酸的合成及其功能的抗真菌药物（如 5- 氟胞嘧啶，灰黄霉素等）；尚不明的一些其他作用机制和抗真菌机制。

思路 3 要监测药物的不良反应，如对肝肾功能、血液系统、心血管系统、消化系统等的影响。

知识点

抗真菌治疗策略

可分为 4 个阶段：

1. 对未发生的高危患者进行预防性治疗。

2. 对可能发生（拟诊）的患者进行经验性治疗。

3. 对很可能发生（临床诊断）的患者进行抢先治疗。

4. 对确诊患者进行目标性治疗。

【问题 6】 常见肺真菌感染的治疗。

思路 1 常见的肺真菌感染为念珠菌病、曲霉病、隐球菌病。

（1）侵袭性肺曲霉病：传统治疗应用两性霉素 B，若不能耐受可使用两性霉素 B 脂质体制剂。目前，通常选用伊曲康唑、伏立康唑或卡泊芬净，或先使用两性霉素 B，2～3 周后改为伊曲康唑或伏立康唑。必要时可联合两种抗真菌药物治疗。

（2）支气管 - 肺念珠菌病：白念珠菌感染首选氟康唑，亦可选择伊曲康唑、两性霉素 B（或脂质体制剂）、卡泊芬净或伏立康唑治疗。非白念珠菌仍以氟康唑为首选，但对光滑和克柔念珠菌推荐优先选择两性霉素 B、伏立康唑或卡泊芬净治疗。对于重症患者可联合用药，如两性霉素 B 联合 5- 氟胞嘧啶或伊曲康唑或氟康唑治疗。

（3）肺隐球菌病：常需根据患者免疫功能状态的不同而选用不同的治疗药物，对于轻度感染或无危险因素的患者可单用氟康唑，对播散型肺隐球菌病或病变虽然局限但宿主存在免疫损害时，推荐两性霉素 B 或两性霉素 B 脂质体（可联合 5- 氟胞嘧啶或氟康唑），疗程 8 周至 6 个月，重症患者先用两性霉素 B（或联合并

5- 氟胞嘧啶），病情好转后改用伊曲康唑或氟康唑维持治疗，直至肺部阴影完全消失。对肺隐球菌病必须强调，即使进行肺部病灶手术治疗（常被误诊为肺肿瘤做手术切除），仍必须用氟康唑或伊曲康唑治疗 8 周，以免引发隐球菌性脑膜炎。

思路 2　其他肺部真菌感染。

（1）肺接合菌病（如肺毛霉病）：目前唯一有效的治疗是两性霉素 B 及其脂质体，或与伊曲康唑或 5- 氟胞嘧啶联合使用。此外，控制和治疗基础疾病特别是糖尿病性酸中毒和中性粒细胞减少，对肺毛霉病的治疗十分重要。同时，应提高机体的细胞免疫功能，并进行全身支持治疗。局限性病变能胜任手术者可采用外科手术治疗，同时再进行系统性抗真菌治疗 8 周。

（2）肺孢子菌肺炎：磺胺甲噁唑 / 甲氧苄啶（复方新诺明）是急性重症患者首选药物，疗程 21 天。亦可选用泼尼松 + 克林霉素 + 伯氨喹；或喷他脒。非急性轻中症患者可口服复方新诺明，或氨苯砜 + 甲氧苄啶口服，疗程 21 天。另选方案为克林霉素 + 伯氨喹口服。

（3）肺组织胞浆菌病：病情相对较轻的普通患者，可选用氟康唑、伊曲康唑或伏立康唑等治疗。重症患者首选两性霉素 B 或其脂质体治疗，见效后改用伊曲康唑维持治疗，也可用两性霉素 B 全程治疗。

该患者给予伏立康唑 200mg，每日 2 次，静脉滴注 6 天，改口服治疗。2 个月后 CT 病变较之前范围增大，行左肺上叶切除。病理：（左上叶间嵴）支气管黏膜慢性活动性炎，被覆假复层纤毛柱状上皮，部分上皮脱落。间质见大量淋巴细胞、中性粒细胞浸润。组织边缘可见少量真菌菌丝。形态及特殊染色符合曲霉菌的特点。特殊染色：六胺银及 PAS（显示真菌）。

【问题 7】　何时行外科手术治疗？

思路　对于部位明确的局限性肺真菌病经药物治疗无效时，则可考虑手术治疗，如肺部空洞、肺曲霉球、脓肿、大咯血、脓胸、胸壁窦道以及与肺癌难以鉴别的肺真菌病。肺叶切除、楔形或部分切除是手术治疗的主要方式。

（曹　彬）

推荐阅读资料

[1] DANNER B C，DIDILIS V，DÖRGE H，et al. Surgical treatment of pulmonary aspergillosis/mycosis in immunocompromised patients. Interact Cardiovasc Thorac Surg，2008，7（5）：771-776.

[2] LIU Z，LI Y，TIAN X，et al. Airway-invasion-associated pulmonary computed tomography presentations characteristic of invasive pulmonary aspergillosis in non-immunocompromised adults：a national multicenter retrospective survey in China. Respir Res，2020，21（1）：173.

第七章 肺脓肿

肺脓肿是由微生物引起肺实质组织坏死，形成脓腔的感染性疾病。临床上多有高热、脓臭痰等表现。影像学特征为单发或多发的含有气液平的空洞。肺脓肿根据其病程持续时间不同可以分为急性肺脓肿（病程小于 3 个月）和慢性肺脓肿（病程多大于 3 个月），还可以根据感染途径不同分为吸入性肺脓肿、继发性肺脓肿和血源性肺脓肿。

【诊疗要点】

肺脓肿的诊疗经过通常包括以下环节：

1. 详细询问患者的症状学特征及相关病史，包括诱发因素。

2. 体格检查时重点关注有无基础性肺疾病（如支气管扩张）和原发灶（如肝脓肿）的体征，以及有无并发胸腔积液的体征。

3. 针对疑诊患者进行胸部 X 线片或 CT 等影像学检查，以确定肺脓肿的临床诊断。

4. 除外其他可形成空洞性病变的疾病。

5. 进行病原学检查，选择病原学检查的方法。

6. 结合患者情况选择初始的抗感染治疗方案。

7. 结合患者情况选择合适的脓液引流方法及确定患者是否需要外科手术。

8. 在适当的时间段判断初始治疗是否成功，确定下一步治疗方案。

9. 确定治疗结束的时间、出院指征及出院后随诊内容。

【临床关键点】

1. 肺脓肿的初步诊断多为临床诊断。

2. 胸部 X 线片或 CT 是诊断肺脓肿不可或缺的条件。在疾病早期脓液尚未形成或排出时易与肺炎混淆，需要结合其他临床表现并动态观察影像学的变化协助诊断。

3. 病原学检查对于抗菌药物的合理使用有一定的指导意义。需要注意痰液标本是不适宜进行厌氧菌培养的，此时需要结合痰涂片分析。闭合腔液体（如胸腔积液）或血培养需要同时送检需氧菌及厌氧菌培养。

4. 细菌性肺脓肿最常见的感染途径是口咽内容物的吸入。

5. 肺脓肿的初始治疗主要为经验性治疗。肺脓肿的类型（吸入、继发、血源）是初始经验性抗菌药物选择的主要依据。

6. 评价初始治疗效果主要基于药物治疗 72 小时内包括体温在内的临床症状改善情况。

7. 初始治疗失败需要考虑多种情况，特别要注意脓液引流、继发性肺脓肿及血源性肺脓肿原发病灶的治疗等情况。

8. 抗微生物药物治疗肺脓肿的疗程应视具体病原而定，通常细菌性肺脓肿的抗菌药物疗程为 6~8 周，多用至影像学上肺脓肿吸收或脓腔闭合。

临床病例

患者，男性，55 岁，因"发热伴咳嗽、咳痰 10 天"入院。初步病史采集：10 天前癫痫发作后出现发热，体温最高达 42℃，伴咳嗽，咳少量白色黏痰，每日咳痰数口。院外口服头孢呋辛 0.5g/ 次，每日 2 次，持续 4 天，症状无明显好转。后于急诊就诊，改为头孢曲松 2g/ 次，每日 1 次，持续 4 天，静脉滴注，患者症状仍无改善。2 天前改为厄他培南 1g/ 次，每日 1 次，静脉滴注。1 天前患者咳嗽有减轻，咳痰量增多，为黄色脓性痰，有臭味，每日十余口，体温逐渐下降至 38℃，经急诊收入院。

初步采集病史后，整理患者主要的症状为发热伴咳嗽、咳痰等呼吸道症状，应首先考虑存在呼吸道感染。临床常规思路如下。

【问题1】 患者疾病发生部位为何？

思路1 所有临床拟诊呼吸道感染的患者都需要判断感染部位，是上呼吸道还是下呼吸道。上呼吸道感染引起高热的常见疾病有急性化脓性扁桃体炎、传染性单核细胞增多症、流感、疱疹性咽峡炎等。如果考虑上呼吸道感染，患者多有咽痛、鼻塞、流涕等症状。该患者无上述上呼吸道感染的症状，故考虑下呼吸道感染可能。

思路2 如果考虑下呼吸道感染，则还需要进一步判断是气管支气管病变还是累及肺。可以引起高热的气管支气管病变常见的有支气管扩张合并感染，患者多有反复咳嗽、咳脓性痰、咯血的病史；导致高热不退的常见肺部疾病有肺脓肿、阻塞性肺炎、肺炎合并胸腔积液、干酪性肺炎等。患者往往有咳脓臭痰；导致阻塞的基础疾病的特点，如肺癌的消瘦、咯血等；胸膜性胸痛或呼吸困难；结核中毒症状等。该患者有咳出大量脓臭痰及其后体温下降的症状，这是吸入性肺脓肿相对有特征性的表现之一。

知识点

肺脓肿早期易误诊为肺炎

化脓性细菌感染肺实质后，7～10天后局部肺组织化脓、坏死，脓液淤积于肺内；当脓液通过相应支气管引流，患者表现为咳大量脓臭痰，体温也随着引流显著降低，此时胸部影像学检查可以发现特异的带气液平的脓腔。但是在脓液引流之前，患者往往表现为非特异的发热、咳嗽、咳痰，影像学表现也多为大片高密度渗出影，与肺炎不易区分。因此临床遇到治疗效果不好、高热持续不退的患者需要考虑肺脓肿的可能，需要持续观察患者症状的变化和及时复查胸部影像。

【问题2】 发病诱因是什么？

思路 不同的发病诱因可能会提示不同的肺脓肿类型，继而对推测可能的病原体及之后经验性抗菌药物的选择具有重要意义。如吸入性肺脓肿患者往往有龋齿、醉酒、麻醉、癫痫发作、镇静药物过量、近期拔牙、牙周疾病史和脑血管疾病后遗症进食饮水呛咳等诱因；继发性肺脓肿往往有支气管扩张、肺囊肿、支气管肺癌、肺结核空洞等基础肺疾病或横膈下脓肿、肾脓肿、肝脓肿、食管穿孔等邻近器官化脓性感染；血源性肺脓肿往往有皮肤破损、外伤手术史等诱因。该患者具有癫痫发作的诱因，可能导致误吸，从而引发吸入性肺脓肿。

知识点

肺脓肿的分类

临床上按发病机制将肺脓肿分为三类：吸入性肺脓肿、继发性肺脓肿和血源性肺脓肿。其中，吸入性肺脓肿最常见。吸入性肺脓肿是由病原体经口咽吸入肺内所致。病原体多为厌氧菌等。影像学检查显示脓肿多为单发的带气液平的空洞。继发性肺脓肿是指患者在其他肺疾病基础上继发肺部化脓性感染或邻近器官化脓性感染累及肺。病原体多为肺炎克雷伯菌、铜绿假单胞菌、金黄色葡萄球菌等。影像学检查除了肺脓肿特点外，还多可以发现基础性肺疾病及邻近器官脓肿的异常。血源性肺脓肿是原发灶病原体入血，导致血流感染，病原体经血行播散到肺所致。病原体多为金黄色葡萄球菌、表皮葡萄球菌和链球菌等。影像特点为两肺外带多见的随机分布的带气液平的空洞。

门诊体格检查记录

体温39.6℃，脉搏98次/min，呼吸28次/min，血压135/80mmHg。急性病容，神志清楚，准确应答。胸廓正常，未触及胸膜摩擦感，双肺叩诊清音，双肺呼吸音清，未闻及干湿啰音。心律齐，各瓣膜听诊区未及杂音。腹平软，无压痛，肝区无叩击痛，双肾区无叩击痛。双下肢无水肿。

【问题3】 病史采集结束后,体格检查重点应关注什么?

思路1　首先需要区分是上呼吸道感染还是下呼吸道感染,体格检查时应主要关注患者是否具有扁桃体肿大、颈部淋巴结肿大、结膜充血等上呼吸道感染的体征及肺部有无干湿啰音,是否有肺实变体征、呼吸音减低、胸膜摩擦音或胸腔积液等下呼吸道感染的体征。

思路2　除了关注呼吸系统感染本身的相关体征外,还应注意提示不同类型肺脓肿的肺外体征。吸入性肺脓肿需要关注有无龋齿、扁桃体化脓、脑血管后遗症等神经系统体征;继发性肺脓肿需要注意有无右上腹叩击痛、肾区叩击痛等肝、肾脓肿的体征;血源性肺脓肿需要关注有无皮肤疖、痈等原发病灶的体征。该患者体格检查肺部无阳性体征,不能除外肺脓肿的诊断。

> **知识点**
>
> 肺脓肿没有特异的体征,肺部体征与脓肿的大小及部位有关。当脓肿较小或部位较深时,体格检查常无阳性体征;当脓肿较大或位置靠近胸壁时,可有空瓮音或肺实变体征。合并脓胸的患者可以发现胸腔积液的体征。慢性肺脓肿患者往往可见杵状指。

【问题4】 结合患者临床症状和体征,为明确诊断需要进行哪些检查?

思路　患者为中年男性,急性起病,有癫痫发作的诱因,有发热、咳嗽、咳脓臭痰等呼吸道症状,尽管缺乏特异性体征,依然首先考虑呼吸道感染性疾病。因此,需要进行血常规和胸部影像学检查明确诊断。

门诊辅助检查

血常规:白细胞计数 $15.19×10^9/L$,血红蛋白 142g/L,血小板计数 $229×10^9/L$,中性粒细胞百分比88%。

血降钙素原 1.020μg/L。

胸部正位片见图7-0-1。

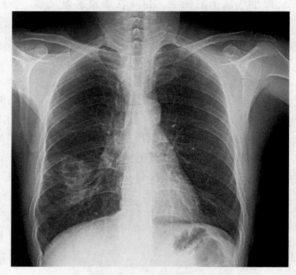

图 7-0-1　胸部正位 X 线片

【问题5】 如何判读患者的血常规和降钙素原结果?

思路　患者血常规的特点:白细胞计数及中性粒细胞百分比明显增高,提示为细菌感染可能性大。降钙素原明显升高,也提示细菌感染可能大。

> **知识点**
>
> 典型的病毒感染多白细胞计数正常或降低,淋巴细胞百分比降低,降钙素原正常;细菌感染多白细胞计数及中性粒细胞百分比升高,降钙素原升高;真菌感染时白细胞计数也有可能升高,可以通过其他检查鉴别,如G试验或GM试验,真菌感染时往往升高。

【问题6】 如何判读患者的X线胸片?

思路1　胸部X线正位片提示右下肺可见空洞样高密度渗出病变,边缘模糊,其内有液平。

思路 2 胸部影像学表现中带有气液平的空洞样病变，是诊断肺脓肿相对特异的影像学改变。影像学检查不仅在与其他肺部疾病（如阻塞性肺炎、干酪性肺炎等）鉴别时有重要的意义，而且也可为判断肺脓肿类型及评估治疗效果提供帮助。肺脓肿患者胸片上可见带有气液平的脓腔，肺 CT 检查在准确定位脓腔、发现体积较小或隐蔽部位的脓腔方面具有更大的优势。

思路 3 影像学表现为空洞样病变，需要与以下疾病相鉴别。①空洞性肺结核：结核影像上空洞多为厚壁无气液平，周边可见结核播散灶；且结核空洞多发生在上叶尖后段、下叶背段等结核好发部位，该患者与上述特点不符合，不支持诊断。②支气管肺癌：癌性空洞多为厚壁偏心空洞，内壁凹凸不平，空洞周边较清晰无炎性渗出。该患者与上述特点不符合，不支持诊断。③肺囊肿：没有合并感染的肺囊肿多为薄壁光滑的空腔，周边边界清晰，无炎性渗出，腔内无气液平。合并感染时与肺脓肿不易区分，此时需要结合患者既往病史及既往影像学检查结果对照鉴别。该患者胸片可见单发的带气液平的空洞，边界模糊，考虑吸入性肺脓肿可能大。

知识点

肺脓肿的诊断及影像学特点

患者有发热、咳嗽、咳痰等呼吸道症状，影像学表现为单发或多发的带有气液平的空洞性病变，并能够除外其他疾病即可诊断为肺脓肿。因此，影像学有坏死性、空洞性病变是肺脓肿诊断的必要条件。

吸入性肺脓肿影像学多表现为单发性带气液平的脓腔，多见于上叶后段、下叶背段及后基底段等易吸入的部位。由于右侧支气管陡直粗大误吸物质更易进入，所以吸入性肺脓肿右肺多于左肺。血源性肺脓肿则为两肺多发的随机分布的带气液平的脓腔，肺外带多见。

【问题 7】 判断是何种病原体感染？

思路 1 正确判断引发肺脓肿的病原体，是准确治疗合理选择用药的重要依据。由于病原体检查需要一定时间，并且其阳性率受多种因素的影响，所以临床上往往会根据患者的症状、实验室检查结果和影像学特点推测可能的病原体。细菌性肺脓肿最常见的病原菌是厌氧菌，如消化链球菌、梭形杆菌、脆弱类杆菌、微需氧链球菌等。当患者存在易吸入的诱因，有咳脓臭痰的症状，影像学表现为单发性肺脓肿时，考虑厌氧菌感染可能大。如果患者存在皮肤的疖、痈，有血流感染的临床表现，影像学表现为多发的随机分布的脓腔，则考虑金黄色葡萄球菌、表皮葡萄球菌的可能。如果患者为肝脓肿、肾脓肿后的继发性肺脓肿，则考虑肠杆菌、克雷伯菌感染可能大。此外，除了细菌，肺脓肿还可由其他病原体所致。免疫功能抑制时，肺脓肿可以由奴卡菌、放线菌、曲霉菌等真菌导致。

思路 2 确诊细菌性肺脓肿病原学的方法是细菌培养，可以是痰标本，也可以是支气管镜下吸取物标本。如果使用经支气管镜下保护性毛刷或支气管肺泡灌洗液标本进行培养可以提高阳性率。另外需要注意，痰标本由于无法避免其暴露于空气，所以不适宜进行厌氧菌培养。此时需结合痰细菌涂片综合判断。如果涂片可见大量细菌，但培养阴性，需要考虑厌氧菌感染。血源性肺脓肿的患者需要进行血培养，合并胸腔积液的患者需要进行胸腔积液的细菌培养，血标本及胸腔积液标本均应该同时进行需氧菌及厌氧菌的培养。

知识点

如何提高痰培养的阳性率

痰是最方便的无创性标本。痰培养对于发现病原体，指导之后抗菌药物的使用具有重要意义。但是痰易受口咽部细菌的污染，以不合格的痰标本获得的结果会误导医生。留取痰标本需要注意以下情况：在抗菌药物使用前收集痰标本；留取痰标本前先用清水漱口；深部咳嗽排出下呼吸道分泌物留取标本;需要收集在无菌容器中;留取痰标本后尽量在 1~2 小时送检,如果不行则 4℃保存,24 小时内送检;通过痰染色后的低倍镜观察确定是合格痰标本(中性粒细胞 >25 个 / 低倍视野,鳞状上皮细胞 <10 个 / 低倍视野或中性粒细胞与上皮细胞之比 >2.5)。

【问题 8】 肺脓肿应如何治疗?

思路 1 临床诊断肺脓肿后,应尽早应用抗菌药物治疗。由于病原体培养的滞后性,临床上往往首先经验性地选择抗菌药物,而后根据培养结果进行药物调整。吸入性肺脓肿以厌氧菌感染为主,经验性首选青霉素、甲硝唑和克林霉素,也可以选择头孢霉素类药物(如头孢美唑、头孢米诺)。喹诺酮类药物中的莫西沙星及碳青霉烯类药物也对厌氧菌具有较好的疗效。血源性肺脓肿病原体多为金黄色葡萄球菌,常有青霉素耐药,治疗可选用耐青霉素酶的半合成抗菌药物,如苯唑西林;耐甲氧西林的葡萄球菌引起的,可选用万古霉素、替考拉宁或利奈唑胺。继发性肺脓肿可以是革兰氏阴性杆菌感染,可选用第二代头孢菌素(头孢呋辛、头孢西丁)或第三代头孢菌素(头孢他啶、头孢噻肟、头孢哌酮)、喹诺酮(环丙沙星、左氧氟沙星),必要时可联合使用氨基糖苷类抗菌药物(如阿米卡星、异帕米星)。该患者考虑癫痫发作后吸入性肺脓肿,厌氧菌感染可能大,所以使用头孢曲松效果不佳,更换为厄他培南后治疗有效。

思路 2 除了使用有效的抗菌药物外,充分的脓液引流是提高疗效的有效措施。身体状况好的患者可以采用体位引流,即使脓腔处于身体最高位,每日 2~3 次,每次 10~15 分钟。如患者无力咳痰,也可以经支气管镜进行冲洗及吸引帮助引流。痰液黏稠不易咳出者,可辅以祛痰药、支气管扩张药或雾化生理盐水协助痰液引流。

住院后治疗

该患者住院留取痰培养后继续使用厄他培南 1g,每日一次,静脉滴注。患者咳嗽减轻,仍咳脓臭痰每日 10 余口,2 天后体温下降至正常。

【问题 9】 如何评判治疗是否有效?

思路 由于是经验性治疗,需要对治疗效果及时进行评价,以便调整治疗方案。肺脓肿病情好转的评价指标包括发热程度、呼吸道症状、体征、血常规、X 线胸片。需要特别注意:对于吸入性肺脓肿的患者,体温下降的决定因素除了选择合适的抗菌药物治疗外还包括有效的引流。如该患者在早期未引流时,即使使用了正确的抗菌药物,体温也有可能居高不下。对于继发于邻近器官的肺脓肿及血源性肺脓肿,要注意原发病灶的处理(如肾脓肿的引流、痈的切开引流)。肺脓肿影像的消退较慢,肺部体格检查也往往缺乏阳性体征。所以初始治疗效果评估常依靠痰液引流后体温的下降、咳嗽咳痰等呼吸道症状的减轻及患者一般情况的改善。

该患者经过治疗后体温下降至正常,治疗有效。

知识点

初始治疗失败的原因

抗感染治疗未覆盖病原菌;病原菌耐药;吸入性肺脓肿未引流;出现合并症(如脓胸);诊断错误(如肺癌的无菌性空洞、坏死性肉芽肿性血管炎或为肺结核空洞等)。

【问题 10】 下一步应如何处理?

思路 1 患者的进一步处理需要考虑以下问题:①何时可以出院;②抗菌药物疗程;③何时复查肺部影像。

思路 2 患者满足以下条件可以出院:体温正常 24 小时;一般情况稳定;在院外有条件继续使用抗菌药物。

思路 3 肺脓肿的治疗疗程较长,通常静脉使用抗菌药物为 6~8 周,推荐抗菌药物使用至 X 线胸片显示空洞闭合或仅遗留小的稳定病灶。

思路 4　肺脓肿胸片吸收较临床表现滞后，治疗后 1 周部分患者有可能浸润阴影仍有扩大，甚至有新的空洞出现，所以推荐治疗后 2 周左右复查肺部影像。之后推荐病情变化时或治疗 6～8 周后复查胸片，了解是否可以停止抗菌药物治疗。

思路 5　若内科治疗效果不佳，可考虑手术治疗。手术的适应证：病期超过 3 个月，经内科治疗无好转或脓腔过大（5cm 以上）；大咯血经内科治疗无效或危及生命；有支气管阻塞（如肺癌）导致气道引流障碍；伴支气管胸膜瘘或合并脓胸经内科治疗效果不佳时。

（沈　宁）

第八章 肺结核病与非结核分枝杆菌感染

肺结核病系由结核分枝杆菌引起的发生在肺组织、气管、支气管和胸膜的结核病变，是一种慢性呼吸道传染病。感染途径通常为吸入带结核分枝杆菌的飞沫，因细菌数量、毒力及机体反应性状态的不同，可表现为不同的病理类型，主要包括渗出、增殖、坏死三种类型，形成结核结节、干酪坏死和空洞等改变。临床上除少数患者急性发病外，大多呈慢性病程，常有低热、乏力、盗汗、消瘦等全身症状和咳嗽、咳痰、咯血等呼吸系统表现。随着老龄化社会的到来、耐多药结核分枝杆菌的增加以及伴有糖尿病、艾滋病等多种疾病导致免疫功能受损患者的增多，肺结核病的诊断和治疗日趋复杂。对肺结核病及时、准确地诊断和彻底治愈患者，不仅有利于恢复患者的健康，而且是消除传染源、控制结核病流行的最重要措施。肺结核病仍为目前一个重要的公共卫生问题，是我国重点防治疾病之一，需要呼吸科专业医师及其他有关医疗卫生机构医师取得共识，正确掌握诊断技术，合理使用化疗方案，提高肺结核病的诊断和处理水平。

【诊疗要点】

肺结核病的诊疗经过通常包括以下环节：

1. 详细询问患者的症状学特征，以及既往疾病史、预防接种史（卡介苗）、接触史、个人史、生活史、用药等相关病史。

2. 体格检查时重点关注肺结核的呼吸系统体征及有助于诊断的其他全身各系统体征。

3. 针对患者进行胸部 X 线片或 CT 等影像学检查，以初步明确病灶位置、形态特征，为诊断及鉴别诊断提供影像学依据。

4. 对疑诊者进行结核菌素纯蛋白衍生物（PPD）皮肤试验以及其他一些体外免疫学检查，包括结核抗体、γ 干扰素释放试验（IGRA）等，并结合临床解读结果。

5. 对部分疑诊肺结核病，特别是支气管结核和淋巴结支气管瘘的患者进行支气管镜检查，以了解气管支气管受累情况，获取生物学标本，以明确病原学病理学诊断。

6. 进行结核分枝杆菌病原学检查，包括各种呼吸系统标本（痰液、肺泡灌洗液、胸腔积液等）涂片、培养以及分子诊断方法取得病原学诊断。必要时也可通过经皮肺穿刺、支气管镜等检查取病灶活检组织等取得病原学和病理学诊断。

7. 结合具体临床资料对患者作出初步诊断，内容应包括肺结核类型、病变部位、细菌学检查结果、抗结核药物敏感性试验结果、治疗史等。

8. 根据我国传染病防治相关法律规定，完成病例登记、报告流程。

9. 根据结核患者具体情况选择初始抗结核化疗方案，告知患者及家属化疗药物相关毒副反应及注意事项，并定期随访、复查有关实验室及影像学检查。在适当的时间段判断治疗是否有效，随时调整治疗方案。

临床病例

患者，女性，32 岁，因"发热伴干咳 3 周余"入院，入院日期 2019 年 2 月 25 日，末次月经 2018 年 10 月 9 日，因多囊卵巢综合征（PCOS）2018 年 11 月 3 日行胚胎移植术，移植两枚冻胚，存活一枚，预产期 2019 年 7 月 23 日。

现病史：患者约 3 周前无明显诱因下出现发热，体温在 38℃ 左右，最高 38.2℃，常在午后发热，伴轻微干咳，无痰，伴夜间盗汗，无胸闷、胸痛，无喘憋、发绀，无皮疹、关节痛，无头晕、头痛，无恶心、呕吐等不适，遂于约 2 周前（2019 年 2 月 8 日）至当地县人民医院就诊，自述查白细胞基本正常（具体不详），C 反应蛋白 31.82mg/L，嘱多饮水，未予特殊治疗，后患者服用中药汤剂 5 天，体温无明显变化，咳嗽较前加剧，10 天前（2019 年 2 月 15 日）患者返沪就诊途中因出现阴道流血，至当地市人民医院就诊，当时出血量 5～10ml，鲜红色。血常规示白细胞计数 7.33×10⁹/L，中性粒细胞百分比 82.7%，血红蛋白 109g/L，C 反应蛋白 47.90mg/L，降钙素原（PCT）0.447μg/L；血生化示天冬氨酸转氨酶（AST）63U/L，血钾 3.08mmol/L；流感病毒抗原阴性；产科超声提示胎盘位置前壁，宫内单胎，存活；胸片示两肺斑片影，右中肺野高密度影；血气分析（吸空气）示 pH 7.457，二氧化碳分压 30.1mmHg，氧分压 74.6mmHg。予头孢呋辛抗感染及硫酸镁抑制宫缩治疗，但患者治疗期间仍反复发热，体温波动于 36.4～39.5℃，咳嗽无痰，渐出现气短，能平卧，尿量无减少，阴道每日有少量流血，色鲜红，其中一次见暗红色血块 3～5ml。

遂于 2 天前（2019 年 2 月 23 日）来诊，血气分析提示 pH 7.51，氧分压 10.18kPa（76.4mmHg），二氧化碳分压 3.80kPa（28.5mmHg）；血常规示白细胞计数 6.79×10⁹/L，中性粒细胞百分比 76.0%，血红蛋白 94g/L；血生化示 AST 52U/L，血钾 2.91mmol/L；心电图提示窦性心动过速，T 波轻度改变；妇科超声提示单胎活胎，相当于孕 19⁺⁰ 周，予口服补钾，头孢曲松钠 2.0g，每日一次抗感染，黄体酮 40mg 每日一次，肌内注射。患者仍有发热，体温 37.9～39.3℃，心率偏快 110～120 次/min，伴胸闷不适，双下肢不肿，阴道间断少量出血，每次 1～2ml，淡粉色，入院当日急诊复查 PCT 0.57ng/ml，血气分析示 pH 7.42，二氧化碳分压 27mmHg，氧分压 99mmHg。

自发病以来，患者神清，精神可，食欲缺乏，夜眠尚可，大小便无异常，体重减轻 5kg（入院时身高 163cm，体重 60kg，体质量指数 22.58kg/m²）。

既往史：父亲有肺结核病史，7 年余前死亡。因 PCOS 原因 2018 年 9 月曾于某妇产医院行胚胎移植术，胚胎未存活；2018 年 11 月 3 日再次行胚胎移植术，移植两枚冻胚，存活一枚，预产期 2019 年 7 月 23 日。曾于 2018 年 11 月 26 日出现少量阴道流血，当时血人绒毛膜促性腺激素（HCG）14 000mU/ml，予短期服用戊酸雌二醇及地屈孕酮、血诺酮保胎治疗。

对患者的初步病史进行总结：患者有结核患者接触史，此次呈亚急性起病，表现为咳嗽、气短等呼吸道症状，同时伴有发热（午后多见）、盗汗、食欲缺乏、消瘦等全身症状，病程中反复发热是较为突出的症状，患者血常规基本正常，第二代及第三代头孢菌素抗感染治疗无效。比较特殊的是患者因 PCOS 不孕，胚胎移植术后孕 19 周。针对这些临床特点，需要考虑以下几个相关问题。

【问题 1】　患者是否存在呼吸道感染或其他非感染性疾病？

思路　该患者起病呈亚急性，表现为反复发热，初期以低热为主，多于午后出现，随病程发展逐渐出现高热，同时伴有咳嗽（干咳为主）、气短等呼吸道症状以及盗汗、消瘦等全身症状。首先考虑到呼吸道感染性疾病，典型致病菌如肺炎链球菌、肺炎克雷伯菌、卡他莫拉菌、葡萄球菌肺炎等所致的社区获得性肺炎常表现为急性起病、高热、胸痛、咳嗽等不适，且在年轻无明显并发症患者中更为明显。而该患者亚急性起病，以发热为主要表现，且初期以低热为主，伴有持续干咳，同时患者血常规基本正常，第二代及第三代头孢菌素抗感染治疗无效，故首先考虑非典型病原如支原体、衣原体、嗜肺军团菌感染等。既往存在 PCOS 病史，且目前处于胚胎移植术后妊娠状态，患者免疫功能相对低下，故亦需考虑结核分枝杆菌、真菌等较为特殊的致病菌感染。同时患者为育龄期女性，妊娠状态，亦可诱发结缔组织疾病，且表现为反复发热、干咳为主，伴有气促，不能排除结缔组织疾病合并间质性肺疾病可能，必要时考虑行胸部 CT 检查明确。

知识点

1. 盗汗　是中医的一个病症名，是一种常见的临床症状。指入睡时汗出，醒后汗自止。其发病机制主要是自主神经功能紊乱，常见于某些慢性消耗性疾病，如结核病、甲状腺功能亢进和肿瘤等，同时糖尿病、原发性高血压、更年期综合征、系统性红斑狼疮等慢性疾病以及精神紧张、心理压力等因素都可能引起盗汗症状。

2. 诊断性抗感染治疗　对于胸部影像学（X线胸片或CT）表现为肺部渗出阴影，临床表现为一般细菌感染可能性较大，如发热、白细胞计数高、非结核发病经典部位等，但肺结核难以完全排除者，除积极获得病原学依据（细菌培养、抗酸染色和结核培养等）外，可给予诊断性抗感染治疗。但尽量避免选择使用兼有抗结核活性的抗生素，如氟喹诺酮类抗生素（如氧氟沙星、左氧氟沙星和莫西沙星等）、氨基糖苷类抗生素（如链霉素、卡那霉素和阿米卡星）、利福类（利福布汀等）、阿莫西林/克拉维酸、克拉霉素等。

3. 妊娠患者肺炎的诊断　当妊娠患者怀疑肺部感染时其X线胸片检查的指征与非妊娠患者一致（如气短或咳嗽伴发热、心率偏快、呼吸困难、氧饱和度下降、肺部实变体征等），且在拍X线胸片时需对腹部进行射线保护，如予铅板覆盖。

【问题2】　患者有无发病的危险因素？

思路　在患者的病史中有几点值得注意：患者为PCOS患者，往往伴有胰岛素抵抗和糖耐量异常，患者为胚胎移植术后妊娠状态，应用多种激素，常伴有免疫功能受损，是结核分枝杆菌、真菌以及其他某些条件致病菌感染的危险因素，下一步应通过相应检查明确2型糖尿病的诊断。同时其父亲有肺结核病史，患者存在接触结核患者的危险因素。另一方面，患者为育龄期妇女，目前处于妊娠状态，出现反复发热且伴有干咳，不能完全排除结缔组织疾病，可完善相关免疫指标排除。

【问题3】　病史采集后下一步体格检查应重点注意哪些方面？同时应进一步完善哪些辅助检查？

思路　患者的体格检查不仅应注意呼吸系统的局部体征，如呼吸运动、肺部叩诊、呼吸音异常、湿啰音的部位和范围等，同时要注意全身其他系统的体征，如全身皮肤、杵状指、浅表淋巴结、心脏各瓣膜区听诊、腹部体征等。患者胸片示两肺斑片影，右中肺野高密度影，提示肺部感染，但胸片影像分辨率较低且积极抗感染治疗后患者疾病仍持续进展，故需完善胸部CT检查，以进一步协助对病原体的鉴别诊断，以利于后续治疗。考虑到患者为中期妊娠，故在行相关检查前需与患者及家属进行充分沟通后进行，并在检查过程中注意防护。由于患者为孕妇，邀请妇产科医师参与疾病的诊治。

知识点

常见影像学检查的电离辐射损伤

X线、CT、核医学检查等可能引起电离性辐射损伤，故需谨慎使用。电离辐射损伤往往包括两种效应：确定效应和随机效应，前者存在某种导致损伤的辐射阈值（一般都在1Sv以上），而后者不存在导致损伤的辐射阈值（如导致基因突变、癌症发生以及胎儿畸形等），临床上具有辐射作用的检查辐射剂量一般在25mSv以内（环境辐射量为3mSv/年）。胸片的辐射剂量为0.1mSv，胸部CT平扫的辐射剂量为7mSv左右，其可能的损伤作用主要为随机效应，而对于该效应一般认为只有在短时间内接触0.1Sv以上的辐射剂量才会导致较显著的致癌效应，而即使短时间内接触0.1Sv的辐射剂量也没有发现明显的遗传性疾病风险增加。而对于妊娠患者而言，小于50mSv的辐射不论是在妊娠早期还是在中晚期都没有发现明显的增加胎儿流产和生长发育异常风险的效应，因此对于高度怀疑肺部感染且需进一步鉴别病因的妊娠患者，必要时可行胸部CT检查以提供诊治线索，同时为了尽量减少可能的随机效应，对患者的腹部可进行充分防护。

入院体格检查和影像学检查结果

体温38.7℃，脉搏123次/min，呼吸22次/min，血压132/79mmHg。神清，精神可，皮肤巩膜未见明显黄染及瘀点、瘀斑，浅表淋巴结未及肿大压痛，呼吸稍急促，右下肺叩诊浊音，双肺呼吸音低，未闻及明显干湿啰音，心律齐，无杂音，腹软，无压痛，反跳痛，肝脾肋下未及，移动性浊音阴性，神经系统无异常，双下肢无水肿。

胸部CT平扫见图8-0-1。

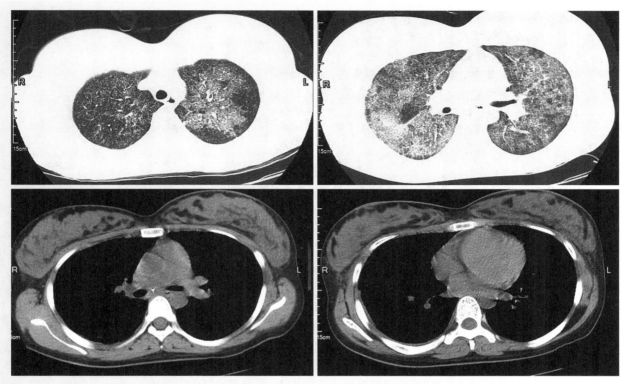

图 8-0-1　胸部 CT 平扫可见双肺弥漫性磨玻璃结节影，双上肺明显，结节大小不一，部分结节阴影融合

【问题 4】　上述哪些体格检查结果有助于患者的临床诊断？

思路　患者体格检查示呼吸稍急促，右下肺叩诊浊音，双肺呼吸音低，但听诊未及明显干湿啰音，不符合典型病原体如肺炎链球菌、流感嗜血杆菌、金黄色葡萄球菌、卡他莫拉菌等细菌引起的肺部感染的体征（如触觉语颤增强、叩诊浊音、听诊可闻及支气管呼吸音等实变体征）。双肺呼吸音低提示肺部病变范围较广，需考虑鉴别诊断包括间质性肺疾病、弥漫性肺泡出血、慢性阻塞性肺疾病、重症感染等，同时患者右下肺叩诊浊音，提示存在局部实变或者胸腔积液。呼吸稍急促，说明肺功能受损比较严重。综上，患者目前的体征提示患者可能存在肺部广泛病变同时伴有部分实变或胸腔积液，结合患者病史首先血行播散型肺结核可能，但亦不能排除其他病原体导致的肺部感染可能。

【问题 5】　如何解读患者的胸部 CT？

思路　胸部 CT 表现为双肺弥漫磨玻璃结节样病变，双上肺明显，结节大小不一，部分结节阴影融合。结合患者病史，首先考虑患者为亚急性血行播散型肺结核。典型细菌性肺炎多表现为呈叶段分布的肺部实变渗出影，与该影像学表现不符，基本可排除。非典型病原菌中嗜肺军团菌多表现为肺部局灶性实变迅速进展为多肺叶累及，且患者无头痛、肌痛、腹泻等症状，无慢性阻塞性肺疾病、免疫缺陷等危险因素，故暂不考虑该诊断；支原体感染以肺部沿支气管走向的散在斑片状实变影为主，与该患者不符。部分真菌感染如肺球孢子菌病、肺孢子菌病等可能出现弥漫性粟粒样或磨玻璃样改变，但多见于免疫缺陷患者，该患者可行进一步检查排除。流感病毒等病毒感染亦可能引起双肺弥漫性磨玻璃样改变，但该类患者多进展迅速，短期内即可能出现呼吸困难症状，与该患者不符，故暂不考虑此诊断，可查咽拭子病毒核酸进一步排除。此外，结缔组织疾病亦是引起双肺磨玻璃样改变的重要原因之一，该患者亦需筛查风湿相关指标排除。

知识点

肺结核的常见影像学表现

1. 多发生在肺上叶尖后段、肺下叶背段，病变可局限，也可多肺段侵犯。

2. 影像学可呈多形态表现，可伴有钙化，常见表现包括如下：

（1）渗出性病灶：片状、云絮状，密度较淡，边缘模糊。

（2）干酪性病灶：密度较高，浓度不一。

（3）空洞：薄壁、厚壁或虫蚀样无壁空洞。

（4）硬结病灶：斑点、条索、结节状，密度高，边缘清晰。

3. 可伴有同侧或对侧支气管播散灶，呈球形病灶时（结核球），周围可有卫星病灶。

4. 可伴胸腔积液、胸膜增厚与粘连。

入院后其他辅助检查

入院期间患者还完善了除影像学以外的其他检查，检查结果如下：

血常规：白细胞计数 $7.26×10^9$/L，中性粒细胞百分比 86.4%，淋巴细胞百分比 8.7%，单核细胞百分比 4.5%，血红蛋白 83g/L，血小板计数 $310×10^9$/L。

肝肾功能：基本正常。

血气分析（吸氧 3L/min）：pH 7.44，SaO_2 89.9%，PaO_2 7.09kPa（53.2mmHg），$PaCO_2$ 4.09kPa（30.7mmHg），碱剩余 −3.0mmol/L。

DIC 全套：纤维蛋白原 5.3g/L，D- 二聚体 0.94mg/L。

结缔组织疾病相关指标（Ro-52、PM-Scl、着丝点蛋白 B、增殖细胞核抗原、双链 DNA、核小体、组蛋白、核糖体 P 蛋白、线粒体 M2、RNP/SM、Sm、SSA、SSB、SCL-70、Jo-1、抗核抗体）：阴性。

病原学检查：支原体抗体 IgM，抗嗜肺军团菌 IgM，抗 Q 热立克次体 IgM，抗肺炎衣原体 IgM，抗甲型流感病毒 IgM，抗乙型流感病毒 IgM，抗副流感病毒 1、2、3 型 IgM，抗 RSV IgM：阴性。

甲型流感病毒、乙型流感病毒、副流感病毒、冠状病毒、呼吸道合胞病毒、腺病毒、人偏肺病毒、鼻病毒、肠道病毒和博卡病毒核酸：阴性。

降钙素原：0.57μg/L。

痰细菌＋真菌培养：阴性。

G 试验、GM 试验：阴性。

T-SPOT：阳性，其中 A 抗原 33，B 抗原 54。

痰抗酸杆菌涂片＋培养：阴性。

结核菌素纯蛋白衍生物（PPD）皮肤试验：（++），皮肤硬结直径 10mm，表面无水疱、伪足、坏死等表现。

痰液和支气管肺泡灌洗液：GeneXpert MTB/RIF 示结核分枝杆菌复合群，利福平敏感。

血液和支气管肺泡灌洗液：宏基因组测序（NGS）阴性。

【问题 6】 患者入院后的实验室检查有哪些阳性和重要阴性发现，对诊断有何帮助？

思路 入院后复查的血常规白细胞计数在正常范围，中性粒细胞百分比和 PCT 稍高，提示可能合并细菌感染。吸氧 3L/min 血气分析提示动脉氧分压和二氧化碳分压均明显下降，提示患者存在 I 型呼衰，病变主要影响肺部弥散功能，与影像学表现一致。结缔组织相关指标均阴性，故基本排除患者结缔组织疾病。非典型病原体抗体均阴性，排除非典型病原体感染，病毒咽拭子均阴性，排除常见呼吸道病毒感染。T-SPOT 和 PPD 试验阳性，痰液和肺泡灌洗液：GeneXpert MTB/RIF 示结核分枝杆菌复合群，利福平敏感，结合患者影像学表现和临床症状，虽然痰涂片及培养阴性，血行播散型肺结核诊断明确。

知识点

1. 抗酸杆菌直接涂片法 抗酸杆菌直接涂片法为结核病的常规检查方法。操作简单、快速，但涂片阴性不能排除肺结核，连续检查≥3 次，可提高其检出率。因分离培养法检测耗时较长，涂片法在早期诊断分枝杆菌感染中占重要地位，涂片阳性者作为活动性结核的重要诊断依据之一。涂片法灵敏度为 22%～80%，受标本类型、离心速度、染色技术及工作人员读片经验等多种因素影响。但要注意涂片染色阳性只能说明抗酸杆菌存在，不能区分是结核分枝杆菌还是非结核分枝杆菌，此外，部分诺卡菌属和军团菌属细菌也会出现抗酸染色阳性，需要结合培养结果鉴别菌种。但由于非结核分枝杆菌病的临床发病相对较少，故抗酸杆菌直接涂片法阳性对诊断结核病有极重要的意义。

2. 痰抗酸杆菌涂片法诊断标准

（1）抗酸杆菌阴性：连续观察 300 个不同视野，未发现抗酸杆菌。

（2）抗酸杆菌阳性：

抗酸杆菌报实数，并要求重检：1～8 条/300 个视野。

抗酸杆菌阳性（+）：3～9 条/100 个视野，连续观察 300 个视野。

抗酸杆菌阳性（++）：1～9 条/10 个视野，连续观察 100 个视野。

抗酸杆菌阳性（+++）：1～9 条/1 个视野。

抗酸杆菌阳性（++++）：≥10 条/1 个视野。

【问题 7】 患者 PPD 皮试为（++）是否能诊断为活动性肺结核？

思路 结核菌素纯蛋白衍生物（PPD）皮肤试验是一种常用的结核菌素皮肤试验（tuberculin skin test，TST）。根据皮肤硬结直径大小判断该患者 PPD 结果为阳性，但还不足以诊断活动性肺结核。由于我国是结核病高流行国家，儿童普种卡介苗，阳性对诊断结核病意义不大，但对未种卡介苗儿童如皮试阳性则提示已受结核分枝杆菌感染或体内有活动性结核病。当呈现强阳性时表示机体处于超过敏状态，活动性肺结核发病概率较高，可作为临床诊断结核病的参考指征。

注意：如 PPD 皮试阴性可能存在以下几种可能性：①未感染结核分枝杆菌；②结核分枝杆菌感染不满 4～8 周，过敏反应未充分建立；③营养不良、HIV 感染、麻疹、水痘、癌症、严重感染及重症结核病时机体免疫力严重受损。故即使阴性结果也不能完全排除活动性肺结核可能性。

知识点

1. PPD 结果判断 阴性：<5mm；一般阳性：5～10mm；中度阳性：10～15mm；强阳性：≥15mm 或局部出现双圈、水疱、坏死及淋巴管炎。

2. Ⅳ型变态反应 Ⅳ型变态反应又称迟发型变态反应，主要由特异性致敏效应 T 细胞介导。机体初次接触抗原后，T 细胞转化为致敏淋巴细胞，使机体处于过敏状态。当相同抗原再次进入时，致敏 T 细胞识别抗原，出现分化、增殖，并释放出许多淋巴因子，吸引、聚集并形成以单核细胞浸润为主的炎症反应，甚至引起组织坏死。常见Ⅳ型变态反应有接触性皮炎、移植排斥反应、多种细菌、病毒（如结核分枝杆菌、麻疹病毒）感染过程中出现的Ⅳ型变态反应等。结核病的免疫主要是细胞免疫，表现为 T 细胞的致敏和吞噬细胞作用的增强，当皮肤局部注射结核分枝杆菌的胞体成分或代谢产物后，局部组织产生了由致敏 T 细胞介导的炎症反应，形成结核结节，这就是 PPD 皮试的原理。

【问题 8】 如何判读该患者的 T-SPOT 检查结果？

思路 患者 T-SPOT 检查结果为阳性，对于活动性肺结核的辅助诊断具有重要价值，但确诊仍需综合其他影像学、微生物学、病理等检查结果。

结核病免疫学检测方法分为两大类型：①体液免疫检测。如结核抗体，由于特异度和灵敏度的局限，临床价值不高。②细胞免疫学检测。体内试验，如 PPD 皮试和体外试验 γ 干扰素释放试验（IGRA，包括 T-SPOT）等。由于 IGRA 检测不会受卡介苗接种以及常见非结核分枝杆菌影响，在鉴别结核分枝杆菌感染和卡介苗接种影响及非结核分枝杆菌感染方面比 PPD 皮试更有意义。

知识点

1. γ 干扰素释放试验（interferon-γ release assay，IGRA） 机体感染结核分枝杆菌以后，存在血液中的特异性淋巴细胞会在再次接触结核分枝杆菌特异性抗原时，产生和分泌相应的细胞因子 γ 干扰素（IFN-γ）。有两种 IGRA 已经被美国食品药品监督管理局批准：QuantiFERON®-TB Gold In-Tube test（QFT-GIT）和 T-SPOT®.TB test（T-SPOT）。两种方法的区别在于 QFT-GIT 测定 T 细胞分泌的 γ 干扰素浓度,而 T-SPOT 则计数能分泌 γ 干扰素的 T 细胞数量(斑点,spot)。国内目前较多开展的是 T-SPOT。与 TST 相似,IGRA 不能区分结核感染或致病,诊断结核病仍需结合临床资料。

与 TST 相比,IGRA 的优势表现如下:

(1)仅需患者就诊 1 次即可获得结果(TST 需要 48～72 小时再次就诊看结果)。

(2)速度快,24 小时即可获得结果。

(3)不会对随后的试验产生增强效应。

(4)此前接种卡介苗不会导致假阳性结果。

2.结核感染 T 细胞斑点试验(T-SPOT)　T-SPOT 又称释放 γ 干扰素的特异性 T 细胞检测。结核分枝杆菌感染的免疫应答反应以细胞免疫为主,结核感染后体内长期存在抗原特异性的记忆性 T 细胞。T-SPOT 是利用结核分枝杆菌感染者外周血单核细胞(PBMC)中存在结核特异的效应 T 细胞,这些淋巴细胞在受到结核分枝杆菌特异抗原(ESTA-6、CFP-10)刺激后分泌 γ 干扰素而设计的 T 细胞免疫斑点试验,通过计数分泌 γ 干扰素的 T 细胞数量,确定结核分枝杆菌感染或致病,具有较高的灵敏度和特异度。

结果判断:阳性结果参照以下标准。

(1)空白对照孔斑点数为 0～5 个且(抗原 A 或抗原 B 斑点数)-(空白对照孔斑点数)≥6。

(2)空白对照孔斑点数 6～10 个时且(抗原 A 或抗原 B 斑点数)≥2 倍空白对照孔斑点数。

如果上述标准不符合且阳性质控对照孔正常时,检测结果为"阴性"。

结果导读:

(1)阴性结果:提示患者体内不存在结核分枝杆菌特异的效应 T 细胞。

如出现以下情况,阴性结果不能排除结核分枝杆菌感染的可能:①因感染阶段不同(如标本是在细胞免疫发生前获取的)引起的假阴性结果;②少数免疫系统功能不全的情况,如 HIV 感染者、肿瘤患者、儿童等;③其他免疫学、实验非正常操作的差异。

(2)阳性结果:①提示患者体内存在结核分枝杆菌特异的效应 T 细胞,患者存在结核分枝杆菌感染。但是否为活动性结核病,需结合临床症状及其他检测指标综合判断。T-SPOT 结果不能作为单独或是决定性诊断结核病的依据。②虽然 ESTA-6 和 CFP-10 在所有卡介苗菌株以及绝大多数环境分枝杆菌中缺失,但 T-SPOT 阳性结果有可能是由堪萨斯、苏氏、戈登或海分枝杆菌感染所致。

【问题9】　痰涂片及培养阴性时进一步如何确诊患者的病因?(肺结核病的分子生物学诊断)

思路　综合患者的临床表现、体格检查以及目前的辅助检查结果,临床疑诊肺结核,既往确诊往往需以下 3 项依据之一:①痰标本直接涂片抗酸杆菌镜检阳性;②痰标本结核分枝杆菌培养阳性;③肺部病变标本病理学诊断为结核病变者。但在 2017 年 11 月由国家卫生和计划生育委员会发布的肺结核诊断标准中明确分子诊断学结果尤其是结核分枝杆菌核酸检测阳性的结果可作为肺结核确诊的病原学依据。

患者 3 次痰涂片及培养检查均为阴性,考虑痰液中结核分枝杆菌数量较少,为了明确诊断,入院后完善支气管镜并取得肺泡灌洗液标本,并通过分子诊断技术 GeneXpert 和 NGS 最终明确该患者为肺结核且结核分枝杆菌利福平敏感。

知识点

1.痰涂片阳性肺结核　满足以下条件之一即为痰涂片阳性肺结核病例:①2 份痰标本直接涂片抗酸杆菌镜检阳性;②1 份痰标本直接涂片抗酸杆菌镜检阳性,加肺部影像学检查符合活动性肺结核影像学表现;③1 份痰标本直接涂片抗酸杆菌镜检阳性,加 1 份痰标本结核分枝杆菌培养阳性。

2.GeneXpert　是一种通过实时荧光定量 PCR 技术检测临床标本中是否存在结核分枝杆菌及其对利福平耐药性的技术,检测标本类型包括痰、胸腔积液及脑脊液,检测结果阳性可作为肺结核的病原学诊断依据。

3.宏基因组测序(NGS)　该技术是通过对结核分枝杆菌靶标基因中基因序列的测定并与国际核酸数据库中的标准序列进行对比从而实现对结核分枝杆菌及其耐药性的精确检测,目前主要用于分枝杆菌病原菌的耐药检测和菌种测定。

4. 结核分枝杆菌病原学检查标本的采集

（1）痰标本：一般于清晨采集痰液，此时痰液分枝杆菌浓度最高，患者可自行或雾化吸入后咳深部痰 5～10ml，连续送检 3 次以上。

（2）支气管肺泡灌洗和支气管冲洗液：对于无痰的患者可用支气管镜作支气管肺泡灌洗、支气管冲洗，一般支气管镜检查术后的痰检阳性率也会增高。

（3）胃液：对于婴儿、儿童及感觉迟钝的患者，往往会将痰液咽下去，此时需收集胃液 5～10ml 送检 3 次，抽取胃液，在 4 小时内应加入碳酸钠将 pH 调至中性，因为酸性环境会使分枝杆菌破坏，一般于清晨收集为佳。

（4）血标本：对于免疫缺陷患者尤其是艾滋病患者需做血培养，血培养阳性是临床确诊的重要依据。

（5）尿液标本：夜晚菌体可在膀胱中聚集浓缩，一般于清晨收集中段尿或导尿 40ml 送检，应需连续送检 3 次。

（6）体液标本：体液（如脑脊液、胸腔积液及关节积液）因含菌量较少，阳性率较低故至少取 2ml 送检。

【问题 10】　此类患者免疫功能检测的意义是什么？

思路　对于肺结核患者往往同时需检测其免疫功能，这在其诊断和治疗中均具有重要意义。免疫功能低下患者的临床表现中，咯血更为常见，肺内病灶常出现播散，淋巴管炎和结核性胸膜炎更常发生，同时肺外结核和感染性休克的风险也明显增加。此外，免疫功能低下患者其影像学表现往往不太典型，病灶可分布于全肺而非以上叶尖后段和背段为主，常出现粟粒性结核、干酪性肺炎表现以及纵隔和肺门淋巴结肿大。而对于 T-SPOT 和 PPD 试验等检测机体对结核分枝杆菌免疫反应的试验往往出现假阴性，从而影响疾病的诊断。

而对于肺结核的治疗，免疫功能的检测亦十分重要。例如 HIV 阳性结核患者若免疫功能低下，在使用抗反转录病毒治疗后可能会出现免疫重建综合征并出现结核症状的加重，因此在治疗时需权衡该风险与抗反转录病毒治疗的获益，从而在合适的时间进行抗反转录病毒治疗，最终改善患者的预后。

【问题 11】　对于此类型患者是否需常规行肝炎及艾滋病毒检测？

思路　对于临床疑诊或确诊的肺结核患者都应完善肝炎病毒及艾滋病毒学检查。慢性活动性肝炎患者在接受联合抗结核化疗药物后容易出现严重肝功能损害，故此类患者应根据病毒复制情况积极进行抗病毒及保肝治疗，以保证顺利完成全疗程抗结核治疗。结核和非结核分枝杆菌是人类免疫缺陷病毒感染／艾滋病（HIV/AIDS）患者的最常见机会感染，全球 30% HIV 患者合并结核感染，是结核病发病率回升的重要原因。其临床特点是病情进展迅速，播散型结核与肺外结核常见，最常见的形式是血行播散和肺外淋巴结，其次是骨髓和泌尿生殖道以及中枢神经系统。影像学表现不典型，中下肺或双肺弥漫性病变多见，PPD 皮试多阴性。抗结核化疗药物的选择以及疗程都与一般肺结核有所不同。故目前 HIV 病毒检测已要求作为结核病患者的常规检查。

知识点

结核分枝杆菌与非结核分枝杆菌

分枝杆菌属于一个独立的菌属，广泛分布于土壤、水、人体和动物体内，主要引起肺部病变，尚可引起全身其他部位的病变，包括淋巴结炎、皮肤软组织和骨骼系统感染，对严重免疫抑制者还可引起血行播散。临床将分枝杆菌分为结核分枝杆菌复合群（包括结核分枝杆菌、牛分枝杆菌、非洲分枝杆菌、田鼠分枝杆菌）、非结核分枝杆菌（NTM）和麻风杆菌。分枝杆菌属内各菌种具有共同的着色特性，即抗酸性，被石炭酸复红染色后，能抵抗酸性酒精的脱色，故常将分枝杆菌称为抗酸杆菌。其中结核分枝杆菌是人类分枝杆菌疾病最主要的病原体，而非结核分枝杆菌属于条件致病菌，可引起肺、局部淋巴结、皮肤和软组织感染，以肺多见，其临床表现和影像学表现类似肺结核。其鉴别主要通过 NTM 初筛实验对结核分枝杆菌培养阳性的标本进行初筛，初筛阳性者通过分子诊断技术或分析细菌菌体组成成分差异的方法进行菌种鉴定。

【问题 12】 患者的初步诊断应包括哪些内容?

思路 根据患者的辅助检查结果,初步诊断为肺结核,其完整的诊断应包括以下内容:

1. 肺结核临床分型。

2. 病变部位、范围(肺结核病变部位按左侧、右侧、双侧,范围按上、中、下记录)。

3. 细菌学检查结果 细菌学检查是确定传染和诊断、治疗的主要依据。痰菌检查阳性以(+)表示,阴性以(-)表示。需注明痰检方法,如涂片(涂)、培养(培)等,以涂(+)、涂(-)、培(+)、培(-)表示。当患者无痰或未查痰时,则注明(无痰)或(未查)。

4. 抗结核药物敏感试验结果。

5. 治疗史,分为初治与复治。

故该患者的完整诊断应记录为血行播散型肺结核,双侧,涂(-),培(-),GeneXpert(+)初治。

【问题 13】 患者还有哪些其他检查需要补充?

思路 考虑到该患者的肺结核诊断为血行播散型肺结核,因此要仔细排除其他部位有无结核病灶,如颅脑、脊柱、肾脏等肺外结核好发病灶。检查的方法包括 PET/CT、脑脊液检测等。此外,患者为 PCOS 患者,常常出现糖代谢异常,可完善口服葡萄糖耐量试验(OGTT)及糖化血红蛋白(HbAlc)检查评估患者是否存在糖尿病。

知识点

1. 肺结核临床分型

(1)原发性肺结核:原发性肺结核为原发结核感染所致的临床病症,包括原发复合征及胸内淋巴结核(儿童尚包括干酪性肺炎和气管、支气管结核)。多见于儿童或边远地区成人。典型的 X 线表现为原发病灶、淋巴管炎和肺门淋巴结炎,合称原发复合征。

(2)血行播散型肺结核:此型包括急性血行播散型肺结核(急性粟粒型肺结核)及亚急性、慢性血行播散型肺结核。

(3)继发性肺结核:继发性肺结核是肺结核中的一个主要类型,可出现以增殖病变为主、浸润病变为主、干酪病变为主以及空洞为主等多种病理改变,包括浸润性肺结核、结核球、干酪性肺炎、慢性纤维空洞性肺结核和毁损肺等。

(4)气管、支气管结核:是肺结核中较特殊的类型,包括气管、支气管黏膜及黏膜下层的结核病,常被误诊为支气管炎、支气管哮喘等,造成严重后果(支气管狭窄、肺不张等)。

(5)结核性胸膜炎:临床上已排除其他原因引起的胸膜炎。在结核性胸膜炎发展的不同阶段,有结核性干性胸膜炎、结核性渗出性胸膜炎、结核性脓胸。

2. 血行播散型肺结核 血行播散型肺结核指由结核分枝杆菌血行播散引起的临床疾病,特征是存在类似于粟粒的白色坚硬小结节。其可由进展性原发性感染引起,或者通过潜伏病灶再激活并随后发生传播引起。其临床表现差别很大,多为亚急性和慢性病程,但亦可出现急性发作。

急性病程可呈暴发性,包括多器官系统功能衰竭、感染性休克和 ARDS 等。亚急性或慢性患者可表现为体重下降或全身不适、不明原因发热,或者 1 个或多个器官系统功能不全,症状通常与病变累及部位有关。最常见的受累部位包括肺、淋巴系统、骨和关节、肝脏、中枢神经系统和肾上腺。

血行播散型肺结核典型胸片表现为非常均匀分布于全肺的大小近似的网状结节性浸润,其他胸片异常包括胸膜反应、肺门或纵隔淋巴结肿大、间质或肺泡浸润,或者空洞。胸部 CT 的灵敏度高于胸部 X 线片。

一般情况下,血行播散型肺结核的抗菌治疗方法与其他肺结核相同,但对耐药性结核可能需要进行调整。此外,对于儿童、免疫功能受损患者、病原菌负荷大的患者和微生物学或临床反应缓慢的患者,可能需给予更长时间的治疗,更长时间的治疗也适用于中枢神经系统受累的患者、某些有骨或关节病变的患者及某些淋巴结炎患者。某些患者可能需要手术干预以进行诊断性和治疗性处理。

3. 初治和复治

(1)初治肺结核的定义:有下列情况之一者为初治。①尚未开始抗结核治疗的患者;②正进行标准化疗方案用药而未满疗程的患者；③不规则化疗未满 1 个月的患者。

（2）复治肺结核的定义：有下列情况之一者为复治。①初治失败的患者；②规则用药满疗程后痰菌又复阳的患者；③不规律化疗超过 1 个月的患者；④慢性排菌患者。

4. 菌阴肺结核的诊断　菌阴肺结核为 3 次痰涂片及 1 次培养阴性的肺结核。其诊断标准为：

（1）典型肺结核临床症状和胸部 X 线表现。

（2）抗结核治疗有效。

（3）临床可排除其他非结核性肺部疾患。

（4）PPD（5TU）强阳性；血清抗结核抗体阳性。

（5）痰结核分枝杆菌 PCR+ 探针检测呈阳性。

（6）肺外组织病理证实结核病变。

（7）支气管肺泡灌洗液检出抗酸杆菌。

（8）支气管或肺部组织病理证实结核病变。

具备 1～6 中 3 项或 7～8 条中任何 1 项可确诊。

制订患者治疗方案

患者入院后在完善各项检查的同时，给予利奈唑胺和美罗培南抗感染治疗，体温仍无明显下降。入院 3 天后经痰液和支气管肺泡灌洗液 GeneXpert 均显示结核分枝杆菌复合群（利福平敏感），结合胸部 CT，血行播散型肺结核确诊，考虑患者为孕妇，经与妇产科多学科讨论，经家属知情同意，立即给予抗结核治疗：HRZE（异烟肼＋利福平＋吡嗪酰胺＋乙胺丁醇），并给予保肝治疗，一周后患者体温正常后出院。

【问题 14】　根据患者的临床诊断如何制订初步的治疗方案，服药同时应注意哪些事项？

思路　患者诊断明确为成人血行播散型肺结核，同时化疗前查肝肾功能基本正常，初治方案定为：2HRZE/4HR。强化期使用 HRZE 方案治疗 2 个月，巩固期使用 HR 方案治疗 4 个月。疗程一般 6 个月，但对于病情严重，存在影响预后的合并症如糖尿病、长期糖皮质激素治疗等患者，应适当延长疗程。化疗前需向患者说明服用抗结核药物可能出现的不良反应及其应对措施。服药方法为晨间空腹、顿服，如患者对药物耐受性较差，可酌情将空腹、顿服药改为饭后服用或分服。服药期间如出现严重反应（如过敏、严重全身性皮疹、黄疸等）应及时停药并至专科门诊就诊。患者为妊娠状态，异烟肼肝毒性增加，故需加强肝功能检测，若转氨酶明显升高超过正常值上限 5 倍以上则需停药。同时治疗前需检测乙肝、丙肝的抗体和核酸情况，并进行相应处理。对于同时存在 HIV 感染且 CD4 细胞计数低于 $50/mm^3$（$50×10^6/L$）的肺结核患者，则需在抗结核治疗 2 周内加用抗反转录病毒治疗以减少免疫重建炎症综合征的风险。此外，妊娠期活动性肺结核可能引起胎儿先天性结核感染，故需在产后进行结核筛查并进行相应处理。考虑长期抗结核药物可能会对胎儿产生不利影响，因此治疗抗结核方案邀请妇产科参与，并与患者和家属充分沟通，确定知情同意。

【问题 15】　该患者存在低热、盗汗等结核全身毒性症状，是否需使用糖皮质激素治疗？

思路　糖皮质激素具有免疫抑制作用，长期使用是结核病发病的一个危险因素，故结核患者应谨慎使用糖皮质激素。治疗原则为必须与有效之抗结核药物同时应用，剂量和疗程要适中，并严格掌握指征。常见的应用指征包括：①中毒症状严重，而对症治疗效果不佳；②顽固性结核性胸腹膜炎；③结核性脑膜炎；④结核性心包炎。该患者持续高热，全身毒性反应明显，故存在短期使用糖皮质激素指征，但应在症状改善后短期内停用。

知识点

1. 结核分枝杆菌的不同代谢状态及治疗药物　结核分枝杆菌根据其代谢状态分 4 群。

A 群：细胞外、代谢旺盛、快速繁殖、致病力强、传染性强、易被药物杀灭（主要有效药物：异烟肼、利福平等大多数抗结核药物）。

B 群：细胞内菌、繁殖缓慢、半静止状态（主要有效药物：利福平、异烟肼）。

C群：偶尔繁殖菌，干酪坏死灶内，对少数药物敏感；B、C群为复发根源（主要有效药物：吡嗪酰胺、异烟肼）。

D群：休眠菌（大多数抗结核药无效，主要依赖机体免疫功能）。

单用一种敏感药，可杀死大多数敏感菌，而使少数耐药变异菌存活并大量繁殖，故采用联合用药正规治疗，通过交叉杀菌，防止耐药性产生。

2. 化疗原则 早期、联合、适量、规律和全程用药。

早期：结核病早期，肺泡内有炎性细胞浸润和渗出，病灶内血液供应好，有利于药物的渗透、分布，同时巨噬细胞活跃，可吞噬大量结核分枝杆菌，有利于促进组织修复和有效杀灭结核分枝杆菌，所以应尽可能早地发现和治疗肺结核患者。

联合：利用多种抗结核药物的交叉作用，提高杀菌能力，防止产生耐药性。

适量：过量使用抗结核药物，会增加不良反应的发生率，剂量不足又易诱发耐药性的产生。所以，在治疗过程中，必须根据患者的年龄、体重，参照抗结核药物剂量表，给予适当治疗剂量。

规律：按时规律服药可保持相对稳定血浓度，以达到杀灭菌的作用。不规则用药，时服时断，导致血浓度高低不一，在低浓度下达不到杀菌和抑菌的作用，反而会诱发细菌产生耐药性。

全程：患者应用抗结核药物后，许多症状可在短期内消失，2个月左右大部分敏感菌已被杀灭，但此时部分非敏感菌及细胞内结核分枝杆菌可能依然存活，只有坚持全程用药才能达到减少复发的目的。

知识点

常用一线及二线抗结核药物剂量及不良反应（表8-0-1）

表 8-0-1　常用一线及二线抗结核药物剂量及不良反应

药名	每日剂量			间歇疗法（每周2~3次）		主要不良反应	用法
	成人/g		儿童/（mg/kg）	成人/g			
	<50kg	≥50kg		<50kg	>50kg		
异烟肼（INH、H）	0.3	0.3	10~15	0.5	0.6	肝毒性	每日1次顿服
链霉素（SM、S）	0.75	0.75	15~30	0.75	0.75	听力障碍、眩晕、肾障碍、变态反应	每日1次
利福平（RFP、R）	0.45	0.6	10~20	0.6	0.6	肝毒性、肠胃反应、变态反应	每日1次饭前2h顿服
利福喷丁（RFT、L）	—	—	—	0.45	0.6	同利福平	每周2次，饭前或饭后顿服
吡嗪酰胺（PZA、Z）	1.5	1.5	20~30	2.0	2.0	肝毒性、肠胃反应、变态反应、高尿酸血症	每日1次顿服或分2~3次服用
乙胺丁醇（EMB、E）	0.75	1.0	15~25	1.0	1.2	视力障碍、视野缩小	每日1次顿服
阿米卡星（AMK、丁胺卡那霉素）	0.4	0.4	10~20	0.4	0.4	同链霉素	每日1次肌内注射
左氧氟沙星（LFX、V）	0.3	0.5	—	—	—	肝毒性，肌腱炎，QT间期延长	每日1次
丙硫异烟胺（PTH、TH）	0.75	1.0	10~20	—	—	肠胃反应、口感金属味	每日分3次服用

续表

药名	每日剂量			间歇疗法（每周2~3次）		主要不良反应	用法
	成人/g		儿童/（mg/kg）	成人/g			
	<50kg	≥50kg		<50kg	>50kg		
对氨基水杨酸钠（PAS、P）	8.0	8.0	150~250	10	12	肝毒性、肠胃反应、变态反应	每日分3次服用
卷曲霉素（CPM）	0.75	0.75	—	0.75	0.75	同链霉素、电解质紊乱	每日1次肌内注射
异烟肼对氨基水杨酸盐（帕星肼、PSNZ）	0.6	0.9	—	—	—	同异烟肼	每日分2~3次
莫西沙星（Mfx）	0.4	0.4	7.5~10	—	—	肝毒性，肌腱炎，QT间期延长	每日1次
贝达喹啉（Bdq）	0.4	0.4	—	0.2	0.2	胃肠道反应，肝毒性，QT间期延长	第1~2周，每日1次，每次400mg，第3~24周，每日200mg，每周3次，与食物同服
德拉马尼（Dlm）	0.2	0.2	—	—	—	胃肠道反应，QT间期延长	每日2次，与食物同服

注：抗结核药物一线治疗药物指异烟肼、利福平、吡嗪酰胺、乙胺丁醇、利福喷丁和利福布汀，而二线治疗药物根据其使用的优先程度可分为 A、B、C 和其他组（详见后文介绍）。—表示无此项。

【问题16】 利奈唑胺和美罗培南是否也具有抗结核作用？

思路　利奈唑胺属恶唑烷酮类抗菌药物，其通过与细菌核糖体 50S 亚基结合抑制 mRNA 与核糖体连接，阻止 70S 起始复合物的形成，从而在翻译的早期阶段抑制细菌蛋白质的合成，目前临床上多用于需氧的革兰氏阳性菌尤其是耐甲氧西林的金黄色葡萄球菌引起的感染。但是近期研究显示，利奈唑胺同样也具有较强的抗分枝杆菌作用，且和常用抗结核药物无交叉耐药，也不易诱导细菌耐药性的产生，因此在 2016 年 WHO 耐药结核病治疗指南中将其归为耐多药结核病（MDR-TB）的核心治疗药物，适用于利福平耐药结核病（RR-TB）、MDR-TB、泛耐药结核病（XDR-TB）以及耐药、重症和难治性结核性脑膜炎（TBM）。

美罗培南为碳青霉烯类抗菌药物，通过抑制细菌细胞壁合成而产生抗菌作用，具有广谱、强效、细菌耐药发生率低的特点，临床多用于产超广谱 β- 内酰胺酶菌的抗感染治疗。近年来研究显示，美罗培南对结核感染亦具有一定的抗菌活性。对于 MDR-TB、RR-TB、XDR-TB 以及耐药、重症和难治性 TBM，在其他核心二线药物无法组成有效方案时可考虑使用。

> **知识点**
>
> 单耐药结核病：对一种抗结核药物耐药。
>
> 多耐药结核病：对一种以上的抗结核药物耐药（耐异烟肼和利福平除外）。
>
> 耐多药结核病（MDR-TB）：至少对异烟肼和利福平耐药。
>
> 广泛耐药结核病（XDR-TB）：对任意一种氟喹诺酮类及三种二线抗结核药物注射剂（卷曲霉素、卡那霉素和阿米卡星）中的至少一种耐药。
>
> 利福平耐药结核病（RR-TB）：通过表型或基因型的检测方法发现的利福平耐药，可以同时耐受或者不耐受其他药品。

【问题17】 如何对肺结核患者进行出院后随访和监测管理？

思路　保证肺结核患者在治疗过程中坚持规律用药、完成规定疗程是肺结核治疗成功的关键，对所有治疗中的肺结核患者采取统一有效管理措施,包括归口管理(即患者由接受系统培训的结核病防治机构医务人员管理负责到底,直至痊愈)和督导化疗。除了一部分急、危、重肺结核患者和有严重并发症、药物不良反应和耐多药等肺结核患者需结核专科医院住院治疗,大多数门诊确诊或未愈出院的肺结核患者定期在各地区的结核定点医院或结防机构继续督导化疗,直至完成规定疗程。随访过程中根据患者的不同化疗方案以及个体情况主要的检查项目如下:

(1)血常规、肝肾功能:治疗开始前检查 1 次,治疗开始后第 2～4 周检查 1 次,以后每 1～2 个月检查 1 次;结果异常者检查频率可适当增加。

(2)痰抗酸杆菌涂片镜检:治疗开始前检查 1 次,治疗第 2、5、6 个月(复治患者为第 8 个月)各检查 1 次;耐多药结核患者强化期每月检查 1 次,以后每 2 个月检查 1 次。

(3)胸片:治疗开始前检查 1 次,治疗开始第 4 周检查 1 次,以后每 3～6 个月检查 1 次,治疗结束时检查 1 次。必要时建议治疗前、治疗 1 个月和疗程结束时,胸部 CT 检查各 1 次。

(4)听力(使用氨基糖苷类药物如链霉素、卡那霉素、阿米卡星)、视力、视野(使用乙胺丁醇者):治疗开始前检查 1 次,治疗开始后第 2～4 周检查 1 次,以后每 1～2 个月检查 1 次。

(5)心电图(使用喹诺酮类者):治疗开始前检查 1 次,以后每 1～2 个月检查 1 次。

(6)尿常规(使用静脉制剂如氨基糖苷类药物者):治疗开始前检查 1 次,以后每 1～2 个月检查 1 次;结果异常者检查频率可适当增加。

(7)电解质(使用卷曲霉素者):治疗开始前检查 1 次,以后每月检查 1 次;结果异常者检查频率可适当增加。

> **知识点**
>
> 全程督导短程化疗(directly observed therapy short-course,DOTS),指医务人员直接面视下督导短程化疗,在不住院条件下要取得化学疗法的成功。关键在于对肺结核患者实施有效治疗管理,即目前推行的 DOTS 策略,旨在确保肺结核患者在全疗程中规律、联合、足量和不间断地实施规范化疗,减少耐药性的产生,最终获得治愈。

【问题 18】 如何判断抗结核治疗的疗效?

思路 对于抗结核治疗效果的判断应根据患者治疗前的具体诊断,综合临床症状、细菌学检查结果以及影像学表现等指标进行判断。对于痰菌持续阳性者,在排除血糖控制不理想的因素后,应想到细菌耐药问题,可通过药敏试验,选用敏感的或未使用过的抗结核药物,调整抗结核化疗方案。对于肺结核痰菌阴转后复阳、化学治疗 3～4 个月痰菌仍持续阳性及复治患者应进行药物敏感性检测。对久治不愈的排菌者要警惕非结核分枝杆菌感染的可能性。

> **知识点**
>
> **肺结核治疗结果判断标准**
>
> 1.治愈 涂片结果阳性肺结核患者完成规定的疗程,连续 2 次痰涂片结果阴性,其中 1 次是治疗末。
>
> 2.完成疗程 涂片结果阴性肺结核患者完成规定疗程,疗程末痰涂片检查结果阴性或未痰检者;涂片结果阳性肺结核患者完成规定疗程,最近一次痰检结果阴性,完成疗程时无痰检结果。
>
> 3.结核死亡 活动性肺结核患者因病变进展或并发咯血、自发性气胸、肺心病、全身衰竭或肺外结核等原因死亡。
>
> 4.非结核死亡 结核病患者因结核病以外的原因死亡。
>
> 5.失败 涂片结果阳性肺结核患者治疗至第 5 个月末或疗程结束时痰涂片检查阳性的患者。
>
> 6.丢失 肺结核患者在治疗过程中中断治疗超过两个月,或由结防机构转出后,虽经医生努力追访,2 个月内仍无信息或已在其他地区重新登记治疗。

【知识扩展】

【问题1】 耐多药结核（MDR-TB）指什么？

思路　耐多药结核（MDR-TB）指对至少包括异烟肼和利福平两种或两种以上药物产生耐药的结核病，以治疗时间长、死亡率和复发率高为特点。MDR-TB 必须要有痰结核分枝杆菌药敏试验结果才能确诊，是控制结核病面临的巨大挑战。中国是 MDR-TB 感染的高发国家，故应引起广大医生的足够重视。结核分枝杆菌的耐药分为天然耐药和继发耐药。患者以往未用过药物，但其痰菌对该药耐药，称天然耐药菌。一般由基因突变而出现的极少量天然耐药菌（自然变异），通常不致引起严重后果。药物与结核分枝杆菌接触后，有的细菌发生诱导变异，逐渐能适应在含药环境中继续生存称为继发耐药，耐药菌不断生长繁殖，终致菌群中以耐药菌为主，抗结核药物即失效。长期不合理用药包括药物联合错误、药物剂量不足、用药不规则、中断治疗或过早停药等，均可导致细菌耐药。避免与克服细菌耐药性发生是结核病化学治疗成功的关键。复治患者中很多为继发耐药病例。近年来对多种药物耐药结核分枝杆菌日渐增多，成为临床上的难治病例。

治疗 MDR-TB 的有效方法是针对多个靶点联用多种药物来治疗。二线抗结核药物是耐多药肺结核治疗的主线药物，包括 A、B、C 组药物和其他类药物。A 组药物为对结核分枝杆菌疗效较好目前证据高推荐的抗结核药物，包括高剂量左氧氟沙星（≥750mg/d）和莫西沙星、贝达喹啉及利奈唑胺，在 MDR-TB 和 RR-TB 中属于若无禁忌则必须纳入治疗方案的药物，该类药物安全性良好，但需注意可能引起 QT 间期延长，需严密监测。B 组药物指特定条件下推荐的药物，包括氯法齐明及环丝氨酸或特立齐酮。C 组指由 A、B 组药物无法构成有效抗结核治疗方案时可以考虑选用的药物，包括乙胺丁醇、德拉马尼、吡嗪酰胺、亚胺培南或美罗培南、阿米卡星或链霉素、乙硫异烟胺或丙硫异烟胺及对氨基水杨酸。而其他类药物指不推荐用于长程抗结核治疗的药物，包括高剂量异烟肼、卡那霉素、卷曲霉素、克拉维酸（该药只在与碳青霉烯类药物合用时使用，不作为抗结核药物单独使用列入该分类）、加替沙星、氨硫脲。

这些二线药物在使用过程中需注意其不良反应，例如乙硫异烟胺和丙硫异烟肼与对氨基水杨酸联合应用时可能出现甲减（停药即缓解），环丝氨酸可能引起神经精神不良反应，利奈唑胺可以引起血小板减少和贫血，还可能引起周围神经病和视神经病变，氯法齐明可引起皮肤变色、变暗，并延长 QT 间期。

制订化疗方案必须以实验室提供的药物敏感试验结果为基础或地区耐药监测数据为依据，同时必须了解患者既往的治疗经过和用药情况。目前对于 RR-TB 及 MDR-TB，若满足以下条件可考虑进行短程治疗：①短程治疗方案中药物既往未使用超过 1 个月。②对喹诺酮类药物和二线注射药物敏感。该方案包括 4 个月的强化期（高剂量异烟肼、乙胺丁醇、吡嗪酰胺、莫西沙星、卡那霉素、丙硫异烟胺和氯法齐明）和 5 个月的巩固期（乙胺丁醇、吡嗪酰胺、莫西沙星和氯法齐明）。

但在不满足以上条件或者伴有播散性结核、中枢神经受累、妊娠及 HIV 感染且存在肺外受累时患者需要使用个体化的长程治疗方案。该方案推荐治疗方案中包含至少 4 种有效抗结核药物，其中 A 组的三类药物需全部包括（无禁忌时），同时至少包含一种 B 组药物。若 A 组里部分药物无法使用时，B 组药物需选用所有类别的药物。若 A、B 组药物无法构成有效治疗方案时，则在 C 组中选择药物加入方案中以构成有效治疗方案。这些药物构成的抗结核方案其总疗程一般在 18～20 个月，而在痰菌转阴后常需治疗 15～17 个月，对于需要使用阿米卡星或链霉素的患者其治疗中需要包含 6～7 个月的注射药物治疗期。若患者存在难以吸收的病灶可考虑肺部分切除术以减少细菌负荷，改善患者预后。

【问题2】 何为非结核分枝杆菌病？

思路　分枝杆菌属内除结核分枝杆菌复合群（包括结核分枝杆菌、牛分枝杆菌、非洲分枝杆菌、田鼠分枝杆菌）和麻风分枝杆菌以外的分枝杆菌统称为非结核分枝杆菌（nontuberculous mycobacteria，NTM），其中部分是致病菌或条件致病菌。NTM 是一种环境分枝杆菌，在自然界中广泛分布，主要源于污水、土壤、气溶胶。本病主要从环境中获得感染，可引起肺、局部淋巴结、皮肤和软组织感染，以肺多见，属于条件致病菌，故通常是在慢性肺疾病（如肺结核、硅沉着病、慢性阻塞性肺疾病、支气管扩张）基础上或在全身免疫功能受损的患者中发病。流行病学表明非结核分枝杆菌的感染率日趋上升，在美国及欧洲等国家，由于 HIV 感染者的增多，合并非结核分枝杆菌感染的发病率也随之提高。另外，某些非结核分枝杆菌引起的肺部疾病等与结核病难以鉴别。因此对于 NTM 的研究需进一步加快。

NTM 感染具有以下特点：①NTM 主要引起肺部病变、淋巴结炎、皮肤骨关节病及全身播散 4 种临床表现。多发生于机体免疫力低下时，为机会性感染，患者多为老年有基础肺疾病者或由于脏器移植、肿瘤、自身免疫系统性疾病等长期使用免疫抑制剂和糖皮质激素患者。②除快速生长型 NTM（如龟分枝杆菌等）外，由于该菌致病力较结核分枝杆菌低，它所导致的疾病往往进展缓慢、病程较长，中毒症状较轻。③艾滋病患者是感染高危人群，最常见的感染是由鸟 - 胞内分枝杆菌复合群引起，其次是偶然分枝杆菌、堪萨斯分枝杆菌、瘰疬分枝杆菌等。晚期艾滋病患者，由于 CD4$^+$T 细胞功能缺陷，易引起播散性非结核分枝杆菌感染，从而加重艾滋病患者的临床症状。④可与结核分枝杆菌合并感染，多见于有空洞的结核患者身上，继发鸟 - 胞内分枝杆菌复合群感染者最多见。⑤对抗结核药具天然的耐药性，临床疗效不佳。⑥肺部症状与 X 线表现程度不符，非结核分枝杆菌引起的肺部感染症状较轻，但胸片可表现为广泛的病灶。

非结核分枝杆菌病诊断需结合临床特征、影像学表现、菌种的培养鉴定、病理表现、非结核分枝杆菌皮试、PCR-DNA 测序等分子生物学方法等。对于以下临床情况需作为非结核分枝杆菌病可疑者进一步排查：①痰涂片荧光染色发现大分枝杆菌形体；②标本分枝杆菌培养阳性，但其菌落状态和生长情况与人型结核分枝杆菌有异；③初治患者首次分离出的分枝杆菌对抗结核药物耐药；④痰中发现抗酸杆菌而临床表现与肺结核不相符者；⑤经支气管卫生净化处理后痰分枝杆菌不能阴转者；⑥接受正规抗结核治疗的新发现肺结核患者，疗程完成后仍反复排菌；⑦已诊断为肺结核的患者应用各种抗结核药物治疗无进步，痰菌仍呈阳性者；⑧有免疫缺陷且已除外肺结核的肺疾患者；⑨医源性或非医源性软组织损伤或外科术后伤口长期不愈者。

NTM 细胞表面的高疏水性及细胞壁通透屏障是其广谱耐药的生理基础，是有效化疗的障碍。目前尚无特异高效的抗 NTM 药物，对多数抗结核药物耐药。由于 NTM 的耐药模式因亚群种类不同而有所差异，所以治疗前药物敏感试验十分重要。目前对 NTM 病的化疗方案和疗程还没有一致标准，多主张 5～6 种药物联合治疗，强化期共 6～12 个月，巩固期 12～18 个月，在细菌培养转阴后至少继续治疗 12 个月。治疗中避免单一用药，注意药物的不良反应。而对于症状较轻微，胸部影像学表现病灶较为局限，经过动态随访变化不明显且药敏结果显示为高度耐药的 NTM 肺病患者，可不给予抗分枝杆菌治疗。

（时国朝）

推荐阅读资料

[1] 中国防痨协会. 耐药结核病化学治疗指南（2009）. 中华结核和呼吸杂志，2010，33（7）：485-497.

[2] 中华人民共和国国务院办公厅. "十三五"全国结核病防治规划. 中国实用乡村医生杂志，2017，24（5）：1-5.

[3] 中华医学会结核病学分会临床检验专业委员会. 结核病病原学分子诊断专家共识. 中华结核和呼吸杂志，2018，41（9）：688-695.

[4] 中华医学会结核病学分会，抗结核药物超说明书用法专家共识编写组. 抗结核药物超说明书用法专家共识. 中华结核和呼吸杂志，2018，41（6）：447-460.

[5] 中华医学会结核病学分会，《中华结核和呼吸杂志》编辑委员会. 非结核分枝杆菌病诊断与治疗专家共识. 中华结核和呼吸杂志，2012，35（8）：572-580.

[6] REVES R, SCHLUGER N W. Update in tuberculosis and nontuberculous mycobacterial infections 2013. Am J Respir Crit Care Med，2014，189（8）：894-898.

第九章　支气管扩张

支气管扩张（bronchiectasis）主要指急、慢性呼吸道感染和支气管阻塞后，反复发生支气管化脓性炎症，致使支气管壁结构破坏，管壁增厚，引起支气管异常和持久性扩张的一类异质性疾病的总称。主要临床表现为慢性咳嗽、咳大量脓性痰和／或反复咯血。多有童年麻疹、百日咳或支气管肺炎等病史。我国广东省及山东省支气管扩张流行病学研究结果均显示以特发性（广东省为 48.9%，山东省为 66.0%）、结核分枝杆菌感染及儿童期感染后为主。

【诊疗要点】

支气管扩张的诊疗经过通常包括以下环节：

1. 应全面采集病史，包括既往史（特别是幼年时下呼吸道感染性疾病的病史）、误吸史、呼吸道症状和全身症状、有害物质接触史等。

2. 体格检查时重点关注支气管扩张的体征（肺部听诊闻及湿啰音）及有助于判断病情严重程度或并发症的其他体征（如合并肺心病的患者可出现右心衰竭的体征）。

3. 针对疑诊的患者进行胸部高分辨率 CT 等影像学检查，以确定支气管扩张的临床诊断。

4. 对于慢性咳嗽、咳痰或反复咯血表现的支气管扩张的鉴别诊断。

5. 对确诊的支气管扩张患者，进行病原学检查以及为进一步确定其病因的检查（如结核分枝杆菌、非结核分枝杆菌、百日咳杆菌、细菌、病毒及支原体感染等，是我国支气管扩张最常见的原因）。

6. 支气管扩张患者的治疗中抗感染和止血治疗，需考虑铜绿假单胞菌感染及大咯血的处理。

7. 支气管扩张终末期合并呼吸衰竭、心力衰竭的处理。

8. 确定支气管扩张病因的患者进行去除病因的治疗。

9. 确定治疗结束的时间、出院随访日期、出院后注意事项和稳定期治疗方案。

【临床关键点】

1. 支气管扩张的初步诊断为临床诊断。

2. 胸部高分辨率 CT 是支气管扩张诊断必备条件。

3. 支气管扩张的病原学检查中注意选择铜绿假单胞菌感染及相应抗感染治疗。

4. 支气管扩张合并大咯血的处理。

5. 支气管扩张患者合并变应性支气管肺曲霉病（ABPA）的诊断和治疗方法。

6. 支气管扩张患者终末期出现呼吸衰竭、心力衰竭的处理。

7. 确定支气管扩张的病因及治疗。

8. 支气管扩张患者稳定期的预防治疗。

临床病例

患者，女性，78 岁，退休工人，因"反复咯血 30 余年，咳痰 20 年，气急 5 年，再发咯血 1 天"来急诊就诊。初步病史采集：30 余年前无明显诱因下出现咯血，曾在院外止血治疗好转后出院，但其后反复于劳累或受凉后出现咯血，多次住院治疗后好转。20 年前患者开始出现咳嗽、咳痰，黄绿色脓性痰，经抗感染等对症治疗后可有所好转，后仍于受凉或抵抗力下降时出现，多次住院治疗后好转。5 年前无明显诱因出现胸闷、气急，稍活动后出现，休息后可缓解，多次医院就诊。1 天前洗澡后出现咯血 4 口，共约 40ml，鲜红色血液，无血凝块，无胸闷、气促，无畏寒、发热及胸痛，来急诊就诊。予以垂体后叶激素止血和哌拉西林／他唑巴坦抗感染等处理后咯血有所好转，现为痰中带有少量暗红色血块，急诊拟"支气管扩张伴咯血"收入院。

初步病史采集后，因为患者有反复咳嗽、咳痰、间断咯血等症状，首先考虑支气管扩张，临床上随之需要考虑以下问题。

【问题1】 支气管扩张患者痰液性状如何？

思路 典型患者表现为持续或反复咳嗽和咳脓性痰，感染时收集全天痰量于玻璃瓶中。静置后出现分层的特征（图9-0-1）：上层为泡沫，下悬脓性成分，中层为混浊黏液，下层为坏死组织沉淀物。50%～70%患者有不同程度咯血，大多是由于易损的、炎性气道黏膜出血，较大量出血经常由扩张的支气管动脉出血所致。有一类"干性支气管扩张"仅表现为反复咯血，其病变多位于上叶支气管，引流较好，故不易感染，常见于结核性支气管扩张患者。

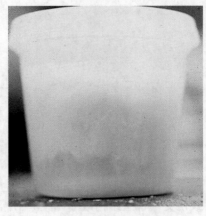

图9-0-1 支气管扩张患者痰液

【问题2】 何谓大咯血？

思路 咯血是支气管扩张的常见症状，而且大咯血是支气管扩张致命的并发症。因此所有支气管扩张患者咯血，都应该估计咯血量。一次咯血量超过100ml或24小时内咯血量总和超过500ml即为大咯血。大咯血严重时可导致窒息，故在临床上属于危重症，需要重视和积极处理。

> 知识点
>
> 支气管扩张的典型症状为慢性咳嗽、咳大量脓性痰和反复咯血。

【问题3】 该患者既往有无相关引起支气管扩张的基础疾病？

思路 该患者追问病史，50年前曾患肺结核，未正规治疗，考虑肺结核感染后引起的继发性支气管扩张，同时需要排除肺结核复发可能。支气管扩张并非一种独立的疾病，多种直接或间接影响支气管壁防御功能的疾病均可导致支气管扩张，但主要病因是支气管-肺组织感染和支气管阻塞。两者相互影响，促使支气管扩张的发生和发展。反复呼吸道感染的病原体包括腺病毒、流感病毒、单纯疱疹病毒等病毒及金黄色葡萄球菌、肺炎克雷伯菌、铜绿假单胞菌等常见细菌。肿瘤、异物吸入、肺门淋巴结肿大、慢性阻塞性肺疾病及支气管淀粉样变可致支气管阻塞，除此之外遗传性缺陷、先天性解剖学缺陷及免疫缺陷也可致支气管扩张。

> 知识点
>
> 1. 支气管扩张病因
>
> （1）先天性疾病：囊性纤维化、Young综合征、原发性纤毛运动障碍、卡塔格内综合征（Kartagener syndrome）。
>
> （2）感染性疾病：百日咳、细支气管炎、肺炎（细菌如铜绿假单胞菌等，病毒如麻疹、腺病毒等）、HIV、肺结核、非结核分枝杆菌性肺病、慢性肺曲霉病。
>
> （3）其他：支气管阻塞（肿瘤、异物）、ABPA、低丙种球蛋白血症（普通变异型免疫缺陷病）、类风湿关节炎、溃疡性结肠炎、特发性。
>
> 2. Kartagener综合征 是由支气管扩张、慢性鼻窦炎或鼻息肉、内脏反位三联征组成，主要以反复呼吸道化脓性感染、咯血为特征的支气管扩张症状及鼻窦炎和右位心，又称为内脏逆位-鼻窦炎-支气管扩张综合征，或称家族性支气管扩张，属于先天性常染色体隐性遗传疾病，具有家族遗传倾向，可同代或隔代发病，其父母多有近亲婚姻史。

【问题4】 支气管扩张急性加重的特征是什么？

思路 支气管扩张常因感染导致急性加重。如果出现至少一种症状加重（痰量增加或脓性痰、呼吸困难加重、咳嗽增加、肺功能下降、疲劳乏力加重）或出现新症状（发热、胸膜炎、咯血、需要抗感染药物治疗），往往提示出现急性加重。该患者此次入院出现了咳嗽、咳黄色脓性痰、咯血，具备支气管扩张急性加重特征。

【问题5】 该患者支气管扩张是否已经引起呼吸衰竭、心力衰竭的临床表现?

思路 询问患者有无头痛、腹胀、食欲减退、尿少等症状,是否曾经出现双下肢水肿,并使用利尿药等情况,既往住院期间是否行无创或有创呼吸机治疗。该患者无明显头痛、腹胀、食欲减退和尿少症状,病程中从未出现双下肢水肿,未使用呼吸机治疗,故目前患者无呼吸衰竭、心力衰竭的临床表现。

【问题6】 病史采集结束后,体格检查应重点做哪些方面?

思路1 重点是支气管扩张引起的一些特征性体征及相关呼吸衰竭、心力衰竭的体征,包括球结膜是否水肿、口唇有无发绀、有无杵状指/趾、颈静脉充盈或搏动、肺部视触叩听(重点听诊有无固定性湿啰音)、剑突下心脏搏动、肝脾有无肿大、双下肢有无水肿。

知识点

1. 支气管扩张的典型体征 肺部听诊固定性湿啰音、杵状指/趾。

2. 杵状指/趾 表现为手指或足趾末端增生、肥厚,呈杵状膨大(图9-0-2)。其特点为末端指/趾节明显增宽增厚,指/趾甲从根部到末端呈拱形隆起,使指/趾端背面的皮肤与指/趾甲所构成的基底角≥180°(图9-0-3、图9-0-4)。可见于多种疾病,如肺部肿瘤、慢性脓毒性疾病(如支气管扩张和肺脓肿)、肺内分流(如动静脉瘘)、特发性肺纤维化及心脏、肝脏、肾脏等多系统疾病。

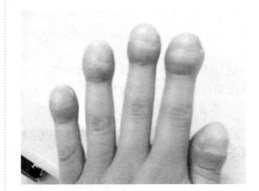

图9-0-2 杵状指

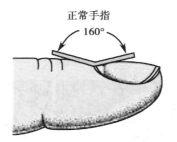

图9-0-3 正常手指解剖图

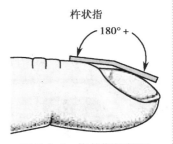

图9-0-4 杵状指解剖图

思路2 体格检查时注意有无引起支气管扩张的基础疾病的相关体征:如鼻窦区压痛,肿瘤的浅表淋巴结有无肿大,慢性阻塞性肺疾病(简称慢阻肺病)有无桶状胸、呼吸音减低等。

体格检查记录

体温37.5℃,脉搏66次/min,呼吸20次/min,血压148/64mmHg。神志清,精神可,口唇无发绀,浅表淋巴结未及肿大,气管居中,胸廓无畸形,触觉语颤无减弱,两肺呼吸音偏低,两肺可闻明显双时相湿啰音,未闻及哮鸣音;心律齐,心脏各瓣膜区无病理性杂音。腹软,肝脾肋下未及,未触及压痛反跳痛。双下肢无水肿,无杵状指/趾。

【问题7】 结合上述体格检查结果,为明确诊断应进一步实施哪些检查?

思路 通过患者反复咯血、咳嗽、咳脓性痰等病史,体格检查肺部听诊湿啰音,应该首先考虑支气管扩张诊断。为进一步明确诊断,需考虑进行胸部高分辨率CT,若条件有限可行胸部正、侧位片检查。

【问题8】 如何寻找支气管扩张患者感染的病原学?

思路 支气管扩张患者感染主要病原体包括流感嗜血杆菌、铜绿假单胞菌、肺炎链球菌、金黄色葡萄球菌。询问病史,包括是否曾住院治疗并行气管插管,使用有创或无创呼吸机,以前住院期间是否痰培养到铜绿假单胞菌,以明确有无铜绿假单胞菌感染的高危因素。此次住院常规进行痰细菌涂片、痰培养加药敏试验、痰特殊细菌涂片、痰找抗酸杆菌检查。必要时气管镜下防污染样本毛刷(PSB)刷检、支气管肺泡灌洗(BAL)进行培养。

知识点

支气管扩张患者铜绿假单胞菌感染的高危因素：①近期住院；②频繁（每年4次以上）或近期（3个月以内）应用抗菌药物；③重度气流阻塞（FEV$_1$<30%）；④口服糖皮质激素（最近2周每日口服泼尼松>2周）。

至少符合4条中的2条或既往铜绿假单胞菌培养阳性选择抗感染药物。

【问题9】 其他辅助检查应包括哪些？

思路1 血常规、肝肾功能、电解质、C反应蛋白、红细胞沉降率（血沉），可了解有无咯血导致的血红蛋白水平下降、炎症感染指标情况、肝肾功能基础状态。查动脉血气分析进一步明确有无呼吸衰竭。肺通气功能、弥散功能和舒张试验检查以了解肺功能受损情况，支气管扩张常见的肺功能提示阻塞性或混合性通气功能障碍，舒张试验评价气道是否存在可逆性痉挛狭窄。气管镜检查用以明确咯血部位或除外阻塞（包括ABPA），但是大咯血期间无肺不张并发症时，一般情况不推荐常规进行气管镜检查。另外，心电图、心脏超声可评价心脏结构和功能，是否合并肺动脉高压和右心衰竭。

思路2 支气管扩张病因检查：抗核抗体、抗中性粒细胞胞质抗体、血清免疫球蛋白、囊性纤维化（CF）汗液试验、曲霉菌抗体或皮肤针刺试验、过敏原组筛、HIV等。鼻窦冠状位或水平位高分辨率CT、心脏彩超等检查。对于怀疑纤毛功能障碍者可以取呼吸道黏膜标本进行电镜检查。部分怀疑遗传或免疫性疾病引起支气管扩张患者建议行有关基因检测。

辅助检查

血常规：白细胞计数 $9.1×10^9$/L，血红蛋白 96g/L，中性粒细胞计数 $7.70×10^9$/L，中性粒细胞百分比 84.6%，C反应蛋白 21.5mg/L，红细胞沉降率 50mm/h。痰涂片及结核菌涂片均未找到细菌及结核分枝杆菌。血气分析：pH 7.436，PaCO$_2$ 38.0mmHg，PaO$_2$ 89.4mmHg。胸部高分辨率CT见图9-0-5。

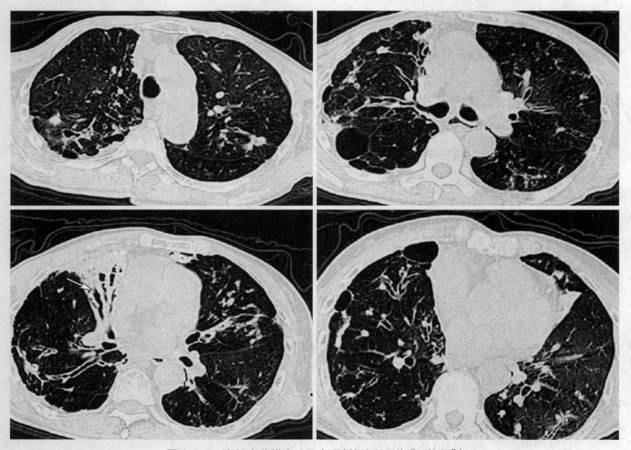

图9-0-5 胸部高分辨率CT表现（箭头所示为"双轨征"）

【问题10】 如何判断患者的血常规及炎症指标结果？

思路 血常规提示中性粒细胞百分比升高，血红蛋白水平轻度下降，C反应蛋白水平轻度升高，红细胞沉降率增快，提示细菌感染，同时需要排除结核感染。

【问题11】 如何判断患者的胸部高分辨率CT结果？

思路 胸部高分辨率CT对支气管扩张有确诊价值，可明确支气管扩张累及部位、范围和病变性质，诊断支气管扩张灵敏度为87%～97%，特异度为93%～100%。该患者高分辨率CT显示双肺多发纤维增殖灶，上肺明显，且见较多"轨道征"，并见右中叶支气管扩张伴膨胀不全，未见明显结核急性感染或肺炎急性渗出表现，故结合临床表现，考虑支气管扩张诊断明确。

知识点

1. 支气管扩张 可分为柱状支气管扩张、静脉曲张状支气管扩张和囊状支气管扩张（图9-0-6）。典型的支气管扩张在影像学上表现为"双轨征"（图9-0-5箭头处）、"印戒征"（图9-0-7）和"串珠征"。

2. 不同病因导致支气管扩张的影像学特点见图9-0-8。

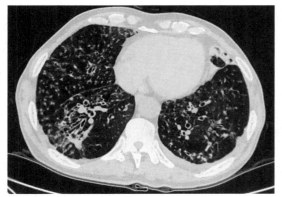

图9-0-6 囊状支气管扩张　　　　　图9-0-7 印戒征（箭头所示）

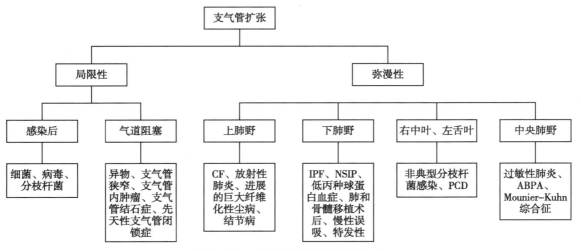

图9-0-8 支气管扩张的影像学特点

CF. 囊性纤维化；IPF. 特发性肺纤维化；NSIP. 非特异性间质性肺炎；PCD. 原发性纤毛运动不良症；ABPA. 变应性支气管肺曲霉病。

【问题12】 该患者能否明确支气管扩张的诊断？

思路 依据反复咳嗽、咳脓性痰、咯血的病史，结合影像学高分辨率CT检查显示柱状支气管扩张征象，可明确支气管扩张的诊断。

同时需进一步进行病因诊断，包括是否继发于下呼吸道感染，如结核分枝杆菌、非结核分枝杆菌、百日咳杆菌、细菌、病毒及支原体感染等。需要仔细询问既往病史，有无合并上呼吸道症状，有无纤毛功能异常和体液免疫功能异常等。结合患者曾患肺结核，且 CT 提示多发纤维灶，考虑病因诊断为既往肺结核所致。

【问题 13】 支气管扩张需与哪些疾病鉴别诊断？

思路 1 出现慢性咳嗽、咳痰者需要与慢性阻塞性肺疾病、肺结核、慢性肺脓肿等鉴别。需要强调的是，典型的支气管扩张患者肺功能检查出现不完全可逆气流受限时，不能诊断为慢性阻塞性肺疾病。慢性阻塞性肺疾病主要是中年发病，症状缓慢进展，多有长期吸烟史，活动后气促，肺功能表现为不完全可逆的气流受限（$FEV_1/FVC<70\%$）。肺结核在所有年龄均可发病，影像学检查提示肺浸润性病灶或结节状空洞样改变，细菌学检查可确诊。慢性肺脓肿起病初期多有吸入因素，表现为反复不规则发热、咳脓性痰、咯血，消瘦、贫血等全身慢性中毒症状明显。影像学检查提示厚壁空洞，形态可不规则，内可有液平面，周围有慢性炎症浸润及条索状阴影。

思路 2 反复咯血需要与支气管肺癌、结核病及循环系统疾病进行鉴别。支气管肺癌多见于 40 岁以上患者，可伴有咳嗽、咳痰、胸痛。咯血少量到中量，多为痰中带血，持续性或间断性，大咯血者较少见。影像学检查、痰细胞学检查、支气管镜检查等有助于确诊。肺结核可有低热、乏力、盗汗和消瘦等结核中毒症状及慢性咳嗽、咳痰、咯血和胸痛等呼吸系统症状，约半数有不同程度的咯血，可以咯血为首发症状，出血量多少不一，病变多位于双上肺，影像学及痰液检查有助于确诊。心血管疾病多有心脏病病史，常见疾病包括风湿性心脏病、二尖瓣狭窄、急性左心衰竭、肺动脉高压等。体格检查可能有心脏杂音，咯血可多可少，肺水肿时咳大量浆液性粉红色泡沫样痰为其特点。

【问题 14】 该患者应该如何治疗？

思路 1 支气管扩张的治疗有 4 个主要目的：①控制或去除可确定的基础病；②促进气管 - 支气管分泌物清除；③控制感染，尤其是急性发作期；④改善气流阻塞。有效的排痰方法（如体位引流等物理治疗、药物祛痰及经支气管镜吸引）在支气管扩张治疗中也必不可少。

思路 2 抗感染治疗：支气管扩张患者出现急性加重、症状恶化，即出现咳嗽、痰量增加或性质改变，脓性痰增加和 / 或喘息、气急、咯血及发热等全身症状时，应考虑使用抗感染药物。在使用抗感染药物之前留取痰进行细菌培养和药敏试验，并开始经验性抗感染治疗。无铜绿假单胞菌感染高危因素的支气管扩张患者的常见病原体有肺炎链球菌、流感嗜血杆菌、卡他莫拉菌、金黄色葡萄球菌、肠杆菌科等，经验性用药可以选择半合成青霉素 / 酶抑制剂，第二、三代头孢菌素，喹诺酮类等。对有铜绿假单胞菌感染高危因素的患者，应选择有抗铜绿假单胞菌活性的抗感染药物，还应根据当地药敏试验的监测结果调整用药，尽可能应用支气管穿透性好且可降低细菌负荷的药物。抗感染药物疗程一般在 2 周左右。该病例无明显铜绿假单胞菌的高危因素，给予哌拉西林 / 他唑巴坦 4.5g，每 8 小时一次，静脉滴注抗感染治疗。

知识点

抗铜绿假单胞菌感染的治疗

既往有铜绿假单胞菌感染的高危因素或此次住院咳黄绿色痰，且细菌涂片或培养出铜绿假单胞菌，结合临床表现，考虑为致病菌时，抗生素需常规覆盖铜绿假单胞菌，且需注意其药敏的结果，判断为敏感、多药耐药（MDR）还是泛耐药（XDR）的铜绿假单胞菌。若为敏感铜绿假单胞菌，则抗生素可考虑头孢他啶等第三代头孢菌素、头孢吡肟等四代头孢菌素、β- 内酰胺类 / 酶抑制剂（如哌拉西林 / 他唑巴坦、头孢哌酮钠 / 舒巴坦钠等）、碳青霉烯类等进行治疗。MDR 铜绿假单胞菌推荐 β- 内酰胺类 + 氨基糖苷类或喹诺酮类或磷霉素。XDR 铜绿假单胞菌推荐多黏菌素 +β- 内酰胺类 + 环丙沙星或磷霉素。

思路 3 治疗咯血：咯血量较少时安慰患者，缓解患者紧张，嘱患者卧位休息。在咯血治疗中应注意保持呼吸道通畅，绝对卧床休息，酌情给予小剂量镇静药，做好输血准备，备好吸引器，并予以止血治疗。该患者入院后评估咯血减少，无大咯血，予床边备吸引器，绝对卧床休息，心理安慰，垂体后叶激素止血治疗，未见明显高血压、腹痛、腹泻等副作用。

知识点

大咯血的治疗

首先应保证气道通畅，改善氧合状态、稳定血流动力学状态。出现窒息时应采取头低足高45℃的俯卧位，用手取出患者口中的血块，轻拍健侧背部促进气道内血液及时排出，必要时进行气管插管或气管切开。针对咯血可予一般止血药，大咯血时首选垂体后叶激素5～10U静脉推注后，10～20U加入0.9%氯化钠溶液或5%葡萄糖注射液500ml稀释后静脉滴注[0.1U/(kg·h)]，出血停止后再继续使用2～3天巩固疗效，但该药在支气管扩张合并高血压、冠心病、心力衰竭的患者和孕妇慎用。另外，促凝血药如抗纤维蛋白溶解药物氨基己酸或氨甲苯酸，增加毛细血管抵抗力和血小板功能药物如酚磺乙胺、巴曲酶等常用止血药物，可酌情使用。其他药物包括普鲁卡因、酚妥拉明等也可考虑使用；药物治疗无效可考虑采用支气管镜下局部止血法；对支气管动脉破裂造成的大咯血可采用支气管动脉栓塞术；对于内科保守治疗无效，且出血部位相对明确、病变单侧、心肺功能可耐受手术者，可考虑外科手术行肺叶或段切除术。

【问题15】　支气管扩张合并ABPA的诊断和治疗方法是什么？

思路　ABPA是人体对寄生于支气管内曲霉抗原发生变态反应所引起的一种肺部疾病，其特征是对存在支气管内的烟曲霉抗原呈现免疫应答，并引起肺浸润和近端支气管扩张。临床表现为喘息、胸闷、低热、咯血、咳嗽及咳痰等，部分患者咳出黑褐色黏液痰，高达90%患者哮喘发作，肺部听诊可正常或闻哮鸣音或湿啰音，少部分患者出现杵状指等。胸部CT表现为中心性支气管扩张、黏液栓、树芽征。

2008年美国感染学会（IDSA）制定的曲霉病诊治指南中提出了ABPA诊断标准：

7项主要标准：①发作性哮喘；②外周血嗜酸性粒细胞增多；③曲霉抗原皮试呈速发阳性反应；④血清曲霉变应原沉淀抗体阳性；⑤血清总IgE抗体水平升高；⑥游走性或固定性肺部浸润影；⑦中心性支气管扩张。

次要诊断标准：①多次痰涂片或培养曲霉阳性；②咳褐色痰栓；③血清曲霉特异性IgE增高；④曲霉变应原迟发型皮肤反应阳性。主要标准和次要标准各符合2条以上即可诊断。

治疗：首选糖皮质激素治疗，抗真菌药物作为辅助治疗，两者需联合应用，避免暴露于高浓度的曲霉环境，并治疗伴随的其他疾病，如变应性鼻炎等。

【问题16】　支气管扩张出现呼吸衰竭、心力衰竭的治疗。

思路　支气管扩张患者如果出现呼吸衰竭，如患者意识清楚，能主动配合且咳痰相对较少，无明显支气管痉挛时可考虑使用无创通气治疗，可改善这类已经出现慢性呼吸衰竭患者的生活质量，缩短部分患者的住院时间。如果患者出现意识改变、不能配合无创呼吸机或已经咳大量脓性痰，则需要考虑气管插管，辅助有创呼吸机治疗。支气管扩张患者出现心力衰竭一般为右心衰竭，治疗的关键是控制感染，待基础疾病改善，心力衰竭也一定程度缓解后，可以使用利尿、扩血管药物，一般不常规使用强心药物，必要时小剂量使用，注意洋地黄中毒。

【问题17】　支气管扩张的稳定期治疗包括哪些？

思路　稳定期治疗包括患者教育和管理、排痰引流、增强免疫力、预防感冒等，不推荐常规使用抗感染药物。通过患者教育和管理，让患者了解支气管扩张的特征，能自行识别急性加重并及时就诊，意识到感染在支气管扩张急性加重中的重要作用，掌握排痰引流的方法和常用药物的使用。增加免疫力药物可以使用一些多肽类或胸腺肽类药物，预防感冒除了注意保暖，适时增减衣物外，可以定期注射流感疫苗等。

【问题18】　支气管扩张如何预防？

思路　支气管-肺组织感染是支气管扩张重要的原因之一，积极预防和治疗呼吸道感染，尤其是幼年期间的麻疹、百日咳、鼻窦炎、支气管肺炎、肺脓肿、肺结核等，对于减少支气管扩张的发生有重要意义。另外异物吸入、支气管哮喘、慢性阻塞性肺疾病等支气管阻塞性疾病易继发支气管扩张，故积极治疗、缓解支气管阻塞对于支气管扩张的预防也起到重要作用。避免吸入有毒气体、烟雾及有害粉尘也是重要的预防措施。

【支气管扩张的诊疗流程】（图 9-0-9）

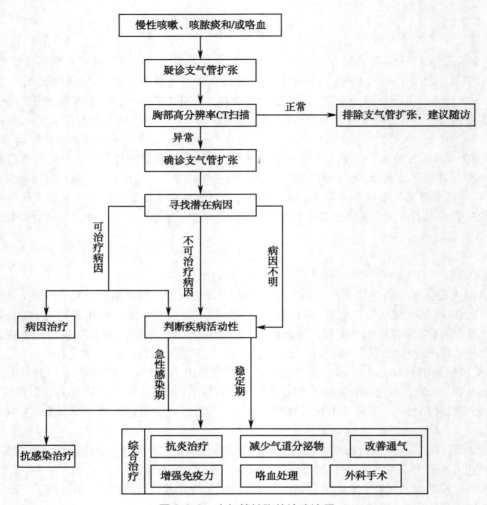

图 9-0-9 支气管扩张的诊疗流程

（沈华浩）

第十章　慢性阻塞性肺疾病

第一节　概　　述

慢性阻塞性肺疾病（chronic obstructive pulmonary disease, COPD）简称慢阻肺病，是一种可防治的常见疾病，其特征为持续存在的气流受限。气流受限呈进行性发展，伴有气道和肺对有害颗粒或气体所致慢性炎症反应增加，急性加重和合并症影响整体疾病的严重程度。慢阻肺病主要累及肺脏，但也可引起全身（或肺外）的不良反应。

慢阻肺病与慢性支气管炎和肺气肿有密切关系。慢性支气管炎（chronic bronchitis）是指支气管的慢性非特异性炎症，临床上以慢性咳嗽、咳痰或伴有喘息为特征，为临床诊断。肺气肿（emphysema）是指肺终末细支气管远端气腔出现异常持久的不均一扩张，并伴有肺泡壁和细支气管正常结构破坏，无明显肺组织纤维化，为解剖诊断。在慢性支气管炎或/和肺气肿的早期，大多数患者虽有慢性咳嗽、咳痰症状，如无肺功能检查气流受限，则不能诊断为慢阻肺病；当患者病情严重到一定程度，肺功能检查出现持续气流受限时，则诊断为慢阻肺病，所以慢阻肺病为功能诊断性疾病。在临床上，慢性支气管炎和肺气肿是导致慢阻肺病的最常见疾病。

支气管哮喘（哮喘）不是慢阻肺病，但慢阻肺病和哮喘可以发生于同一位患者。此外，一些已知病因或具有特征病理表现的气流受限疾病，如支气管扩张、肺结核、肺囊性纤维化、弥漫性泛细支气管炎及闭塞性细支气管炎等均不属于慢阻肺病。

第二节　慢性支气管炎

慢性支气管炎是指气管、支气管黏膜及其周围组织的慢性非特异性炎症。临床上以咳嗽、咳痰或伴有喘息为主要症状，呈反复发作的慢性过程。其中长期、反复、逐渐加重的咳嗽是慢性支气管炎的一个主要特点，在询问病史时应避免只关注近期症状，务必要追问病史，尤其是针对长期吸烟的患者。

慢性支气管炎按病情进展分为 3 期：急性发作期、慢性迁延期和临床缓解期。不同分期治疗的侧重点不同。因其诊断主要依据临床症状，故为临床诊断。根据咳嗽、咳痰或伴喘息，每年发病持续 3 个月，并连续 2 年或以上，排除其他心、肺疾患（例如肺结核、尘肺、哮喘、支气管扩张、肺癌、肺脓肿、心力衰竭等）之后，即可作出慢性支气管炎诊断。如每年发病持续时间虽不足 3 个月，但有明确的客观检查依据（如 X 线检查）支持，亦可诊断。

慢性支气管炎治疗目的在于减轻或消除症状，防止肺功能损伤，促进康复。在急性发作期和慢性迁延期应以控制感染和祛痰、镇咳为主；伴发喘息时，应给予解痉平喘治疗。在缓解期以加强锻炼、增强体质、提高机体抵抗力、预防复发为主。

临床病例

患者，男性，62 岁，因"间断咳嗽、咳痰伴喘息 5 年，加重 2 周"入院。5 年前患者受凉后出现咳嗽、咳痰伴喘息，痰量中等且黏稠，服用抗感染镇咳药可缓解，此后 5 年间断出现上述症状，多于冬春季出现，咳嗽以晨起和夜间明显，咳白色黏痰，时有痰量增多、痰液变稠或呈黄色，常迁延 1 个月以上，每年发作 3～4 个月。两年前曾因上述症状住院经 X 线胸片检查确诊为"慢性喘息性支气管炎"，经治疗后缓解。2 周前患者受凉后流涕、咽痛，而后转为咳嗽、咳痰伴喘息，痰量多且黏稠不易咳出，自服"急支糖浆、甘草片"等未见缓解而逐渐加重，夜间明显以致影响睡眠。发病以来食欲差，进食少。来社区就诊。

既往史：吸烟史 30 年，每天 20 支左右。

体格检查：体温 36.8℃，血压 120/70mmHg，呼吸 18 次 /min，精神差。颈静脉无充盈，胸廓正常，双肺呼吸音粗，可闻及少量散在细湿啰音及喘鸣音，心率 66 次 /min，律齐，未闻及杂音。腹软，肝脾未触及，双下肢不肿。

血常规：白细胞计数 $12×10^9$/L，中性粒细胞百分比 78%。

X 线胸片：双下肺纹理增粗、紊乱。

初步病史采集后，因为患者有咳嗽、咳痰伴喘息等呼吸道症状，首先考虑为呼吸道感染。对于此类患者，临床上随之需要考虑以下几个相关问题。

【问题 1】该患者的主要诊断是什么？

思路　患者反复咳嗽、咳痰多年，逐渐加重，2 周前咳嗽咳痰较重伴有喘息。部分医生可能会仅仅关注患者近 2 周来的症状，从而将患者诊断为"急性支气管炎"。治疗上也只针对急性支气管炎给予抗感染及祛痰治疗。治疗后，患者症状可能会有所改善，但不久可能症状会再次复发加重，所以应该更加详细地了解病史。该患者为中老年患者，有长期吸烟史，反复咳嗽、咳痰多年，病情迁延不愈，该患者近 2 周的症状并不是一个孤立的短期症状，而是一个长期慢性病史中的一次急性加重。了解病史后该患者诊断为"慢性支气管炎"。

知识点

慢性支气管炎是指气管、支气管黏膜及其周围组织的慢性非特异性炎症。临床上以咳嗽、咳痰或伴有喘息为主要症状，呈反复发作的慢性过程。随病情进展，常并发肺气肿，进而发生肺动脉高压、肺源性心脏病。它是一种严重危害人民健康的常见病。

【问题 2】该患者患慢性支气管炎的原因是什么？

思路　采集患者病史后得知，该患者吸烟史 30 年，每天 20 支左右。吸烟可能是诱发慢性支气管炎的主要原因，反复的呼吸道感染也是促进病情发展的主要因素。

知识点

1. 慢性支气管炎相关病因较多

（1）吸烟：吸烟与慢性支气管炎的发生密切相关。吸烟开始的年龄越早，吸烟时间越长，每天吸烟量越多，患病率越高。减少吸烟或戒烟后，可使症状减轻或消失，病情缓解。

（2）大气污染：大气中的刺激性烟雾、有害气体如二氧化硫、二氧化氮、氯气、臭氧等对支气管黏膜造成损伤，纤毛清除功能下降，分泌增加，为细菌入侵创造条件。

（3）感染：感染是促进慢性支气管炎发展的重要因素，主要病因多为病毒和细菌。病毒有鼻病毒、流感病毒、副流感病毒、腺病毒和呼吸道合胞病毒等。常见细菌有肺炎链球菌、流感嗜血杆菌、甲型链球菌和奈瑟球菌。

（4）气候寒冷：寒冷常为慢性支气管炎急性发作的重要诱因。慢性支气管炎的患病率北方多于南方，高原多于平原，而且冬季高发。

（5）机体内在因素：多种机体内在因素可能参与慢性支气管炎的发病和病变进展，如过敏因素、自主神经功能失调、年龄因素、营养状态及遗传因素，可能也参与慢性支气管炎的发生。

2. 慢性支气管炎的临床表现

（1）症状：病程长、反复急性发作、逐渐加重。主要症状为慢性咳嗽、咳痰，部分患者可有喘息。

1）咳嗽：长期、反复、逐渐加重的咳嗽是慢性支气管炎的一个主要特点。

2）咳痰：一般为白色黏液或浆液泡沫状痰，合并感染时，痰液转为黏液脓性痰或黄色脓性痰，且咳嗽加重，痰量随之明显增多，偶带血。晨起后症状明显。

3）喘息或气短：部分患者有支气管痉挛，可引起喘息，常伴哮鸣音，可因吸入刺激性气体而诱发。

早期常无气短；反复发作，并发慢阻肺病时，可伴有轻重程度不等的气短。

（2）体征：早期轻症慢性支气管炎可无任何异常体征。在急性发作期可有散在干湿啰音，特点为多在背部及肺底部，咳嗽后可减少或消失，啰音多少和部位不固定。伴喘息症状者可闻及哮鸣音。

【问题3】　如何确定慢性支气管炎的诊断？

思路　多数患者主要依据临床症状作出诊断。根据咳嗽、咳痰或伴喘息，每年发病持续3个月，且连续2年或以上，排除其他心、肺疾患（如肺结核、肺尘埃沉着病、哮喘、支气管扩张、肺癌、肺脓肿、心力衰竭等）之后，即可作出慢性支气管炎诊断。如每年发病持续时间虽不足3个月，但有明确的客观检查依据（如X线检查）支持，亦可诊断。

【问题4】　该患者慢性支气管炎的分期是怎样的？

思路　该患者就诊时有明显的咳嗽咳痰加重，应处于急性发作期。目前该患者慢性喘息性支气管炎急性发作可以确诊。但尚未发生肺气肿、肺源性心脏病。

知识点

慢性支气管炎的分期

按病情进展分为3期。

1. 急性发作期　指在1周内出现脓性或黏液脓性痰，痰量明显增加，或伴有发热、白细胞计数增高等炎症表现，或1周内咳嗽、咳痰、喘息中任何一项症状明显加剧。

2. 慢性迁延期　指不同程度的咳嗽、咳痰或喘息症状迁延不愈达1个月以上者。

3. 临床缓解期　指经治疗后或自然缓解，症状基本消失，或偶有轻微咳嗽和少量咳痰，保持2个月以上者。

【问题5】　该患者慢性支气管炎应该怎样治疗？

思路　治疗目的在于减轻或消除症状，防止肺功能损伤，促进康复。在急性发作期和慢性迁延期应以控制感染和祛痰、镇咳为主；伴发喘息时，应给予解痉平喘治疗。在缓解期以加强锻炼、增强体质、提高机体抵抗力、预防复发为主。

（1）急性发作期的治疗

1）控制感染：开始时一般根据临床经验和本地区病原菌的耐药性流行病学监测结果选用抗感染药物，同时积极进行痰病原菌培养和药敏试验；对病原菌诊断明确者应依据抗菌谱选用抗感染药物。轻者可口服，较重者可用静脉滴注抗感染药物，常用有青霉素类、大环内酯类、氟喹诺酮类和头孢菌素类等抗感染药物。

2）镇咳祛痰：保持体液平衡可以使痰液变稀薄，有利于黏痰的排出，是最有效的祛痰措施。化痰和祛痰药物种类繁多，但疗效并不确实。对急性发作期患者在抗感染治疗的同时可酌情选用化痰和祛痰药物，常用溴己新、乙酰半胱氨酸、盐酸氨溴索等。对老年体弱无力咳痰或痰量较多者，应以祛痰为主，不宜选用强镇咳药如可待因等，以免抑制呼吸中枢及加重呼吸道阻塞，导致病情恶化。

3）解痉平喘：对于喘息型慢性支气管炎，常选用支气管舒张药（具体见本章第三节）。

4）雾化治疗：可选用抗感染药物、祛痰药、解痉平喘药等进行雾化吸入治疗，以加强局部抗炎及稀释痰液作用，对部分患者可能有一定疗效。

（2）缓解期治疗：应注意避免各种致病因素，吸烟者需戒烟。加强锻炼，增强体质，提高机体抵抗力。依据中医辨证施治原则酌情使用扶正固本方药，可能有一定效果。

第三节　慢性阻塞性肺疾病

慢性支气管炎和阻塞性肺气肿（肺气肿）是引起慢阻肺病的最常见疾病。慢阻肺病最突出的特征是呈进行性发展的持续性气流受限,在吸入支气管舒张药后肺功能指标第一秒用力呼气容积占用力肺活量百分比(FEV$_1$/FVC)<70%。因慢阻肺病诊断是在排除其他疾病的基础上,依据肺功能指标中气流受限的程度进行诊断,为功能性诊断。

吸烟是导致慢性支气管炎、肺气肿和慢阻肺病的最重要环境因素,戒烟是现有可延缓慢性支气管炎、肺气肿和慢阻肺病病情进展的最有效措施。

慢阻肺病稳定期患者的综合治疗措施包括以戒烟宣教为重点的教育和管理,应用支气管舒张药、祛痰药和吸入糖皮质激素等药物、长期家庭氧疗、康复治疗以及流感疫苗接种等。可按病情轻重进行分级治疗。

慢阻肺病急性加重期患者的综合治疗措施包括控制性氧疗,应用抗感染药物、支气管舒张药、祛痰药和静脉或口服糖皮质激素等药物,机械通气,维持内环境稳定,加强营养支持,处理并发症等。

临床病例

患者,男性,64岁,主诉"反复咳嗽咳痰二十余年,活动后胸闷气促十余年,再发加重伴发热1周"。20年前开始出现咳嗽、咳痰,为黄色脓性痰,多在感冒或者天气突变后出现;10年前出现活动后胸闷气促,渐进性加重,多在予以抗感染平喘治疗后减轻;此后上述症状反复发作,冬春季加重。近1周咳嗽、咳痰、胸闷、气促症状加重,咳黄色脓性痰,每日约40ml,于门诊输液治疗(具体不详)后,痰量减少,每日约5ml,痰色由黄转白,咳嗽次数减少,但气促症状于停药后再次加重。有重度吸烟史,吸烟40年,每天20支,已戒烟2年。

【问题1】 该患者的诊断是什么?

思路 该患者有长期反复咳嗽、咳痰史,符合慢性支气管炎的诊断,但患者有进行性加重活动性气促,提示肺功能逐渐下降,说明患者可能已经出现肺气肿,所以可能的诊断是慢阻肺病。

知识点

阻塞性肺气肿(obstructive pulmonary emphysema) 简称肺气肿,是由于吸烟、感染、大气污染等有害因素刺激,引起终末细支气管远端(呼吸性细支气管、肺泡管、肺泡囊和肺泡)的组织弹性减退,过度膨胀、充气,肺容量增大,并伴有肺泡壁和细支气管的破坏,而无明显纤维化病变。肺气肿常与慢性支气管炎并存,一般病程较长,发展缓慢;当排除以可逆性气流受限为关键特征的哮喘,发生持续性气道阻塞和气流受限时即诊断为慢阻肺病;可并发慢性肺源性心脏病。

【问题2】 引起慢阻肺病的原因有哪些?

思路 患者有重度吸烟史,吸烟指数20(支/d)×40(年)=800支年,反复发作的呼吸道感染也是引起慢阻肺病的原因。

知识点

慢阻肺病的病因

慢阻肺病的确切病因尚不清楚,所有与慢性支气管炎和肺气肿发生有关的因素都可能参与慢阻肺病的发病。一生当中吸入颗粒物的总量会增加罹患慢阻肺病的风险。

1. 吸烟,包括香烟、斗烟、雪茄和其他类型的烟草在内产生的烟雾。被动吸烟也可能导致呼吸道症状以及慢阻肺病的发生。

2. 采用生物燃料取暖和烹饪所引起的室内污染,是发展中国家贫穷地区女性慢阻肺病的重要危险因素。

3. 长时间暴露于大量职业性粉尘和化学烟雾,包括蒸汽烟雾、刺激性毒气和烟熏等。

4. 室外空气污染加重肺部可吸入颗粒的累积,可能是导致慢阻肺病发病的一个重要因素。

5. 遗传性 α_1 抗胰蛋白酶缺乏是最重要的易感危险因素。

6. 任何可能影响胚胎和幼儿肺部发育的原因，如低体重儿和呼吸道感染等，也是潜在可导致慢阻肺病的危险因素。

7. 呼吸道感染。对于已经罹患慢阻肺病者，呼吸道感染是导致疾病急性发作的一个重要因素，可以加剧病情进展。但是，感染是否可以直接导致慢阻肺病发病目前尚不清楚。

【问题3】　慢阻肺病的病理与病理生理特征是什么？

思路　炎症机制、蛋白酶抗蛋白酶失衡机制、氧化应激机制以及自主神经功能失调等共同作用，产生两种重要病变。①小气道病变：包括小气道炎症，小气道纤维组织形成，小气道管腔黏液栓等，使小气道阻力明显升高。②肺气肿病变：使肺泡对小气道的正常牵拉力减小，小气道较易塌陷，同时使肺泡弹性回缩力明显降低。这种小气道病变与肺气肿病变共同作用，造成慢阻肺病特征性的持续气流受限。气道阻塞和气流受限是慢阻肺病最重要的病理生理改变，引起阻塞性通气功能障碍。患者还有肺总量、残气量和功能残气量增多等肺气肿的病理生理改变。大量肺泡壁的断裂导致肺泡毛细血管破坏，剩余的毛细血管受肺泡膨胀的挤压而退化，致使肺毛细血管大量减少。此时肺区虽有通气，但肺泡壁无血液灌流，导致生理无效腔气量增大；也有部分肺区虽有血液灌流，但肺泡通气不良，不能参与气体交换，导致血液分流。这些改变产生通气与血流比例失调，肺内气体交换效率明显下降。加之肺泡及毛细血管大量丧失，弥散面积减少，进一步使换气功能发生障碍。通气和换气功能障碍可引起缺氧和二氧化碳潴留，发生不同程度的低氧血症和高碳酸血症，最终出现呼吸衰竭，继发慢性肺源性心脏病。

知识点

慢阻肺病的发病机制

1. 炎症机制　气道、肺实质及肺血管的慢性炎症是慢阻肺病的特征性改变，中性粒细胞、巨噬细胞、T 细胞等炎症细胞均参与了慢阻肺病发病过程。中性粒细胞的活化和聚集是慢阻肺病炎症过程的一个重要环节，通过释放中性粒细胞弹性蛋白酶等多种生物活性物质引起慢性黏液高分泌状态并破坏肺实质。

2. 蛋白酶、抗蛋白酶失衡机制　蛋白水解酶对组织有损伤、破坏作用；抗蛋白酶对弹性蛋白酶等多种蛋白酶具有抑制功能，其中 α_1 抗胰蛋白酶（α_1-AT）是活性最强的一种。蛋白酶增多或抗蛋白酶不足均可导致组织结构破坏，产生肺气肿。

3. 氧化应激机制　有许多研究表明慢阻肺病患者的氧化应激增加。氧化物可直接作用并破坏许多生化大分子如蛋白质、脂质和核酸等，导致细胞功能障碍或细胞死亡，还可以破坏细胞外基质；引起蛋白酶-抗蛋白酶失衡；促进炎症反应。

【问题4】　病史采集结束后，下一步应重点做哪些方面的检查？

思路1　对门诊就诊患者而言，在门诊进行体格检查的重点应包括如下。①详细的肺部体检：患者有无桶状胸、肋间隙增宽；呼气相是否延长，听诊呼气延长常提示有明显的气道阻塞和气流受限；肺部听诊有没有闻及干湿啰音；如剑突下出现心脏搏动，其心音较心尖部明显增强，提示并发早期肺源性心脏病。②肺功能检查。③胸部影像学检查。

思路2　肺功能检查是确诊慢阻肺病的必备条件，应用支气管舒张药后 $FEV_1/FVC<70\%$ 表明患者存在持续性气流阻塞，即慢阻肺病。在对慢阻肺病患者进行诊治的时候，必须参考肺功能结果。肺功能检查是判断气道阻塞和气流受限的主要客观指标，对慢阻肺病诊断、严重程度评价、疾病进展状况、预后及治疗反应判断等都有重要意义。气道阻塞和气流受限是以 FEV_1/FVC 的降低来确定的，它是慢阻肺病的一项敏感指标，可检出轻度气流受限。第一秒用力呼气容积占预计值百分比（$FEV_1\%$ 预计值）是慢阻肺病严重程度分级的主要指标。它变异性小，易于操作，应作为慢阻肺病肺功能检查的基本项目。吸入支气管舒张药后 $FEV_1/FVC<70\%$ 者，可确定为持续性气道阻塞和气流受限。

肺总量（TLC）、功能残气量（FRC）、残气量（RV）和 RV/TLC 增高，肺活量（VC）减低，均为肺气肿的特征性变化。

思路3 慢阻肺病早期胸片可无异常变化，以后可出现慢性支气管炎和肺气肿的影像学改变。虽然 X 线胸片改变对慢阻肺病的诊断特异度不高，但作为确定肺部并发症及与其他肺疾病进行鉴别的一项重要检查，应该常规使用。CT 检查不作为慢阻肺病的常规检查项目，但其主要临床意义在于排除其他具有相似症状的呼吸系统疾病；高分辨率 CT 对辨别小叶中心型或全小叶型肺气肿及确定肺大疱的大小和数量，有很高的灵敏度和特异度，对预计肺大疱切除或外科减容手术等效果有一定价值。

【问题5】 该患者是否要考虑哮喘的诊断？

思路 哮喘为慢阻肺病的主要鉴别诊断（表 10-3-1）。现有的影像学和生理学检查手段并不能将部分慢性哮喘与慢阻肺病鉴别开来。

表 10-3-1 慢阻肺病和哮喘的鉴别诊断

项目	慢阻肺病	哮喘
起病年龄	中年起病	发病年龄较轻
症状	症状逐渐加重	每日症状变化较大，常在夜间和清晨发作
诱因	在呼吸困难之前常有咳嗽、咳痰，诱发因素不确定，或与感染有关	诱发因素：运动、灰尘或变应原暴露
肺功能检查	持续性气流受限，应用支气管舒张药后，$FEV_1/FVC<70\%$	可逆性气流受限（肺功能、呼气流量峰值）
支气管扩张药反应	短效支气管舒张药缓解作用有限	可自发缓解或对支气管舒张药有即时反应，或吸入糖皮质激素数周后好转
X 线胸片	可有肺过度充气	无异常表现

注：FEV_1，第 1 秒用力呼气容积；FVC，用力肺活量。

知识点

支气管哮喘（哮喘）和慢性阻塞性肺疾病（慢阻肺病）是两种不同的疾病，但在临床实践中，要明确区分哮喘和慢阻肺病，有时并非易事；而更为复杂的是哮喘与慢阻肺病的并存问题，即哮喘慢阻肺病重叠（asthma COPD overlap，ACO）。ACO 临床常见，但一直缺乏明晰的定义和诊断标准，没有相应的治疗建议可循。ACO 以持续性气流受限为特征，通常既有哮喘又有慢阻肺病的临床特点，当患者所具有的哮喘和慢阻肺病的症状特点数量相似时，就应考虑 ACO 的诊断。此外，如果其吸入支气管舒张药后 $FEV_1/FVC<70\%$，同时伴有可逆性或显著可逆性气流受限，即符合 ACO 的诊断。

门诊体格检查记录

体温 38.2℃，呼吸 22 次/min，脉搏 90 次/min，血压 130/85mmHg。神志清楚，精神萎靡，呼吸促，半卧位，口唇发绀，颈软，颈静脉充盈，桶状胸，两肺呼吸音减低，可闻及粗湿啰音，心率 90 次/min，律不齐，可闻及期前收缩，约 6 次/min，未闻及病理性杂音。腹平软，无压痛。双下肢轻度凹陷性水肿。

辅助检查：近期（病情处于稳定期时）肺功能检查示 FEV_1 占预计值百分比（$FEV_1\%$ 预计值）<39%，$FEV_1/FVC<50\%$，支气管舒张试验阴性。

通过对照上面鉴别诊断的表格内容，不难发现该患者更符合慢阻肺病的诊断，并不支持哮喘的诊断，除哮喘之外，还有不少疾病需要与慢阻肺病鉴别（表 10-3-2）。

表 10-3-2　慢阻肺病及其鉴别诊断

诊断	鉴别诊断要点
慢阻肺病	中年发病；症状缓慢进展；长期吸烟史；活动后气促；持续性气流受限
哮喘	早年发病（通常在儿童期）；每日症状变化快；夜间和清晨症状明显；过敏史、过敏性鼻炎和 / 或湿疹；哮喘家族史；气流受限大部分可逆
充血性心力衰竭	听诊肺基底部可闻细啰音；X 线胸片示心脏扩大、肺水肿；肺功能测定示限制性通气功能障碍（而非气流受限）
支气管扩张	大量脓性痰；伴有细菌感染；粗湿啰音、杵状指；X 线胸片或 CT 示支气管扩张、管壁增厚
肺结核	所有年龄阶段发病；胸部 X 线检查显示肺浸润；微生物学证实；当地结核病流行史
闭塞性细支气管炎	年轻非吸烟患者；可能有风湿性关节炎或急性烟雾暴露；可见于肺和骨髓移植后；呼气相 CT 可见低密度区
弥漫性泛细支气管炎	主要见于亚洲人，大多数为男性非吸烟患者，几乎均患有慢性鼻窦炎，胸部 X 线和高分辨率 CT 可见弥漫性的小叶中心型结节和肺过度充气。

注：这些临床表现均为相应疾病的特征性表现，但并非绝对。例如，部分从不吸烟的患者也可患慢阻肺病（尤其是在发展中国家，其他的危险因素的影响较吸烟更为显著；哮喘也可成年或老年起病）。

其他门诊辅助检查

胸部正位 X 线片见图 10-3-1。心电图检查见图 10-3-2。心脏彩超检查结果提示：①右心室流出道内径 ≥30mm；②右心室内径≥20mm；③右肺动脉内径≥18mm。

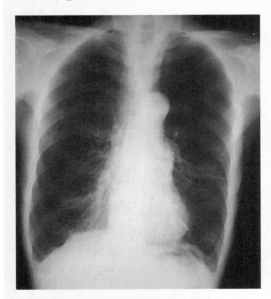

图 10-3-1　胸部正位 X 线片

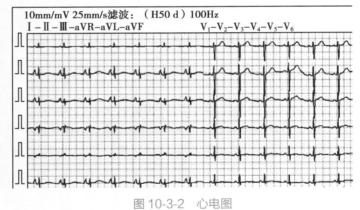

图 10-3-2　心电图

【问题 6】　如何判读该患者的胸部正侧位 X 线片结果?

思路　该患者胸部 X 线诊断有以下表现：①右下肺动脉干扩张，横径≥15mm 或右下肺动脉横径与气管横径比值≥1.07。②肺动脉段明显突出或其高度≥3mm。③右心室增大。④慢性支气管炎，肺气肿征象。提示患者慢性肺气肿已合并慢性肺源性心脏病。除此之外，胸片 X 线检查也可以用来排除其他可引起相似症状的肺部疾病。

【问题 7】　如何判读该患者的心电图检查结果?

思路　患者心电图结果显示：Ⅱ、Ⅲ、aVF 导联 P 波呈高尖形，时限约 0.09 秒，P 波电压 0.25～0.35mV，电轴右偏，顺钟向转位。结果提示右心房肥大，右心房负荷过重，提示患者可能已合并慢性肺源性心脏病。

【问题 8】　如何判读该患者的心脏超声检查结果?

思路　患者心脏彩超检查结果提示：①右室流出道内径≥30mm；②右心室内径≥20mm；③右肺动脉内径≥18mm。上述结果提示肺动脉高压征象，右心房增大，右心室肥厚、增大。

知识点

慢阻肺病的常见并发症

1. 自发性气胸 自发性气胸是肺气肿的常见并发症，其典型临床表现为突然加剧的呼吸困难，可伴有明显的胸痛、发绀，叩诊患侧胸部呈鼓音，听诊呼吸音减弱或消失。

肺气肿并发局限性气胸时体征不典型，不易与肺气肿本身的体征相鉴别，极容易误诊，应特别注意。通过胸部 X 线检查可明确诊断。

2. 呼吸衰竭 肺气肿进展形成慢阻肺病后，在肺功能严重损害基础上，可以由于呼吸道感染、痰液引流不畅和其他多种诱因使病情急性加重，导致呼吸衰竭。

3. 慢性肺源性心脏病

【问题 9】 如何评估患者病情的严重程度？

思路 慢阻肺病评估的目标是明确疾病的严重程度，疾病对患者健康状况的影响及某些事件的发生风险（急性加重、住院治疗和死亡），同时指导治疗。应分别对疾病的以下方面进行评估：症状、气流受限的程度（肺功能检查）、急性加重风险、合并症。

（1）症状评估：采用肺功能检查来评估气流受限严重程度，表 10-3-3 为慢阻肺病患者气流受限严重程度分级。推荐采用有效的问卷如慢阻肺病评估测试（CAT）或临床慢阻肺病问卷（CCQ）来对症状进行全面的评估（表 10-3-4）。改良的英国医学委员会（mMRC）量表只能够用于呼吸困难的评估（表 10-3-5）。

表 10-3-3 慢阻肺病患者气流受限严重程度的肺功能分级

肺功能分级	患者肺功能 FEV_1 占预计值的百分比（FEV_1% 预计值）
GOLD 1 级：轻度	FEV_1% 预计值≥80%
GOLD 2 级：中度	50%≤FEV_1% 预计值<80%
GOLD 3 级：重度	30%≤FEV_1% 预计值<50%
GOLD 4 级：极重度	FEV_1% 预计值<30%

注：FEV_1，第 1 秒用力呼气容积。

知识点

CAT 问卷共包括 8 个问题，核心在于：咳嗽、咳痰、胸闷、睡眠、精力、情绪这 6 项主观指标和运动耐力，日常运动影响这两项耐受力评价指标。患者根据自身情况，对每个项目作出相应评分（0～5），CAT 分值范围是 0～40。得分为 0～10 分的患者被评定为慢阻肺病"轻微影响"，11～20 分者为"中等影响"，21～30 分者为"严重影响"，31～40 分者为"非常严重影响"。患者 CAT 评估测试≥2 分的差异或改变量即可提示具有临床意义。

表 10-3-4 CAT：慢性阻塞性肺疾病（慢阻肺病）评估测试呼吸问卷

我从不咳嗽	⓪①②③④⑤	我一直咳嗽
我一点痰也没有	⓪①②③④⑤	我有很多很多痰
我没有任何胸闷的感觉	⓪①②③④⑤	我有很严重的胸闷
当我爬坡或上一层楼梯时，我没有气喘的感觉	⓪①②③④⑤	当我爬坡或上一层楼梯时，我感觉非常喘不过气
我在家里能做任何事情	⓪①②③④⑤	我在家里做任何事情都很受影响
尽管我有肺部疾病，但我对离家外出很有信心	⓪①②③④⑤	由于我有肺部疾病，我对离家外出一点信心都没有
我的睡眠非常好	⓪①②③④⑤	由于我有肺部疾病，我的睡眠相当差
我精力旺盛	⓪①②③④⑤	我一点精力都没有

知识点

表 10-3-5　改良版英国医学研究委员会呼吸困难问卷（mMRC 问卷）

mMRC 分级	呼吸困难症状
0 级	剧烈活动时出现呼吸困难
1 级	平地快步行走或爬缓坡时出现呼吸困难
2 级	由于呼吸困难，平地行走时比同龄人慢或需要停下来休息
3 级	平地行走 100m 左右或数分钟后即需要停下来喘气
4 级	因严重呼吸困难而不能离开家，或在穿衣脱衣时即出现呼吸困难

（2）急性加重风险评估：慢阻肺病急性加重的定义为呼吸症状加重，变化超过正常的每日变异率，需要调整药物治疗的急性发作。频繁急性加重的最佳预测指标（每年 2 次或更多）为既往急性加重病史。急性加重风险会随着气流受限严重程度的升高而增加。需要入院治疗的慢阻肺病急性加重患者预后不良，死亡风险增加。

（3）合并症评估：心血管疾病、骨质疏松、抑郁和焦虑、骨骼肌功能下降、代谢综合征和肺癌常见于慢阻肺病患者。这些合并症会影响慢阻肺病的死亡率和入院率，应对患者常规行相关检查，并选择合适的治疗方案。

（4）慢阻肺病综合评估：进行风险评估时，依据 GOLD 分级或急性加重病史选择最高的风险级别。出现至少 1 次需住院治疗的慢阻肺病急性加重应被视为高风险（图 10-3-3、表 10-3-6）。

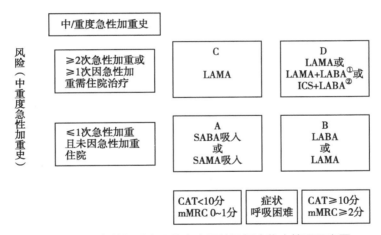

图 10-3-3　急性加重高风险患者评估及相应临床管理示意图

LAMA. 长效抗胆碱能药物；LABA. 长效 β₂ 受体激动剂；ICS. 糖皮质激素；SABA. 短效 β₂ 受体激动剂；SAMA. 短效抗胆碱能药物。

①如果症状重（如 CAT>20 分）考虑选择；②外周血嗜酸性粒细胞计数>300/μl 时考虑选择。

表 10-3-6　慢阻肺病综合评估

患者	特征	肺功能分级	急性加重/年	CAT/分	mMRC/分
A	低风险 症状较少	GOLD 1～2	≤1	<10	0～1
B	低风险 症状较多	GOLD 1～2	≤1	≥10	≥2
C	高风险 症状较少	GOLD 3～4	≥2	<10	0～1
D	高风险 症状较多	GOLD 3～4	≥2	≥10	≥2

【问题 10】 该患者应如何治疗？

思路 1 慢阻肺病患者首次就诊通常是处于急性加重期。慢阻肺病急性加重发作的定义：短期内患者的呼吸道症状加重，超出了其日常的波动范围，需要更改药物治疗。导致患者急性加重的最常见原因是呼吸道感染（病毒或细菌感染）。细菌或病毒感染，使气道炎症加重，气流受限加重，患者自觉症状加重，严重时并发呼吸衰竭和右心衰竭。应根据患者病情严重程度决定门诊或住院治疗。该患者近 1 周咳嗽咳痰及胸闷气促症状加重，应处于急性加重期。

思路 2 如何评估急性加重发作的严重程度？

根据临床征象将慢阻肺病急性加重分为 3 级（表 10-3-7）。

表 10-3-7 慢阻肺病急性加重严重程度分级

	Ⅰ级	Ⅱ级	Ⅲ级
呼吸衰竭	无	有	有
呼吸频率 /（次•min⁻¹）	20～30	>30	>30
应用辅助呼吸肌群	无	有	有
意识状态改变	无	无	有
低氧血症	能通过鼻导管或文丘里（Venturi）面罩 28%～35% 浓度吸氧而改善	能通过文丘里面罩 28%～35% 浓度吸氧而改善	低氧血症不能通过文丘里面罩吸氧或 >40% 吸氧浓度而改善
高碳酸血症	无	有，二氧化碳分压增加到 50～60mmHg	有，二氧化碳分压 >60mmHg，或存在酸中毒（pH≤7.25）

思路 3 慢阻肺病急性加重期的治疗措施如下：

（1）控制性氧疗：氧疗是慢阻肺病加重期住院患者的基础治疗。无严重并发症的慢阻肺病加重期患者氧疗后较容易达到满意的氧合水平（PaO_2>60mmHg 或 SaO_2>90%），但有可能发生潜在的 CO_2 潴留。给氧途径包括鼻导管或文丘里（Venturi）面罩。鼻导管给氧时，吸入的氧浓度与给氧流量有关，估算公式为吸入氧浓度（%）=21+4× 氧流量（L/min）。一般吸入氧浓度为 28%～30%，吸入氧浓度过高时引起 CO_2 潴留的风险加大。应注意复查动脉血气以确定氧合满意而未引起 CO_2 潴留或酸中毒。

（2）抗感染药物：由于多数慢阻肺病急性加重由细菌感染诱发，故抗感染药物在慢阻肺病急性加重的治疗中具有重要地位。慢阻肺病急性加重并有脓性痰是应用抗感染药物的指征。开始时应根据患者所在地常见病原菌类型经验性地选用抗感染药物，如给予 β- 内酰胺类或 β- 内酰胺酶抑制剂、大环内酯类或喹诺酮类。若对最初选择的抗感染药物反应欠佳，应及时根据痰培养及抗感染药物敏感试验结果调整药物。长期应用广谱抗感染药物和激素者易继发真菌感染，宜采取预防措施。

（3）支气管舒张药：药物同稳定期使用者。有严重喘息症状者可给予较大剂量雾化吸入治疗，如应用沙丁胺醇 2 500μg 或异丙托溴铵 500μg，或沙丁胺醇 1 000μg 加异丙托溴铵 250～500μg，通过小型雾化吸入器给患者吸入治疗以缓解症状。对喘息症状较重者常给予静脉滴注茶碱，应注意控制给药剂量和速度，以免发生中毒，有条件者可监测茶碱的血药浓度。

（4）糖皮质激素：慢阻肺病急性加重期住院患者宜在应用支气管舒张药基础上口服或静脉使用糖皮质激素。可口服泼尼松龙 30～40mg/d，有效后即逐渐减量，一般疗程为 10～14 天。也可静脉给予甲泼尼龙，一般 40mg/d，3～5 天，有效后可改为口服并逐渐减量。

（5）机械通气：对于并发较严重呼吸衰竭的患者可使用机械通气治疗，具体见第十六章。

（6）其他治疗措施：合理补充液体和电解质以保持身体水电解质平衡。注意补充营养，根据患者胃肠功能状况调节饮食，保证热量和蛋白质、维生素等营养素的摄入，必要时可以选用肠外营养治疗。积极排痰治疗，最有效的措施是保持机体有足够体液，使痰液变稀薄；其他措施如刺激咳嗽、叩击胸部、体位引流等方法，并可酌情选用祛痰药。积极处理伴随疾病（如冠心病、糖尿病等）及并发症（如自发性气胸、休克、弥散性血管内凝血、上消化道出血和肾功能不全等）。对于并发肺源性心脏病患者，要全面评估其右心功能不全是属于"代偿期"还是"失代偿期"，以给予及时、适当的处理。

住院后治疗

患者住院后动脉血气分析结果是 PaO_2 55mmHg，$PaCO_2$ 71mmHg，提示存在呼吸衰竭。

入院后给予莫西沙星 0.4g 静脉注射（每天一次）抗感染治疗，甲泼尼龙 40mg 静脉注射（每天一次），多索茶碱 0.2g 口服（每天两次），沙丁胺醇 1 000μg 加异丙托溴铵 250～500μg 雾化，并给予祛痰药物及其他支持（持续低流量吸氧等）。治疗 4 天后，患者病情明显改善，开始降阶梯治疗，莫西沙星 0.4g 口服（每天一次），甲泼尼龙由静脉改为口服 20mg 口服（每天一次），复查动脉血气：PaO_2 65mmHg，$PaCO_2$ 40mmHg，呼吸衰竭得以缓解。1 周后患者好转出院。

【问题 11】 该患者出院后是否治疗就此结束？

思路　尽管该患者好转出院，但仅仅是急性发作得到缓解，再次进入稳定期。此时如不开始稳定期治疗，患者可能在不久之后再次急性加重。慢阻肺病患者每急性加重一次，病情就加重一次，难以恢复到之前稳定期水平，所以稳定期治疗十分重要。稳定期治疗目的是减轻患者症状，减少急性发作频率和严重程度，并改善患者健康状态和运动耐量，延长患者生存时间。

【问题 12】 该患者稳定期应采取什么样的治疗措施？

思路 1　慢阻肺病的诊断一旦确定，应当基于对患者当前症状和未来风险的个体化评估，对其进行以下有效治疗：①通过缓解症状，提高运动耐量，改善健康状况，减少症状。②通过预防疾病进展，预防并治疗急性加重，降低病死率，降低风险。

临床医生应尽量以最小的治疗不良反应来实现上述目标。但由于慢阻肺病患者经常伴有需要仔细鉴别和治疗的合并症，因此，要达到上述目标需面临巨大挑战。

思路 2　首先是慢阻肺病患者稳定期的药物治疗。药物治疗目的是减轻患者症状，减少急性发作的频率和严重程度，并改善患者的健康状态和运动耐量。每一个患者的治疗方案都应该个体化，因为患者症状的严重程度并不一定总是和气流受限程度相关，还受到其他因素影响，例如急性发作的频率和严重程度、出现呼吸衰竭、合并症（如心血管疾病、骨质疏松等）及患者整体健康状态。治疗慢阻肺病的常用药物种类见表 10-3-8。无论选择某一类药物中的哪一种都应根据当地药物供应情况和患者的反应来决定。

表 10-3-8　慢阻肺病使用药物和制剂

药物	吸入剂量 /μg	雾化液浓度 /（mg·ml^{-1}）	口服	注射剂规格 /mg	用药间隔 /h
β₂受体激动剂					
短效制剂					
非诺特罗	100～200（MDI）	1	0.05%（糖浆）		4～6
左旋沙丁胺醇	40～90（MDI）	0.21、0.42			6～8
沙丁胺醇	100，200（MDI&DPI）	5	5mg（片剂） 0.24%（糖浆）	0.1，0.5	4～6
特布他林	400，500（DPI）		2.5mg，5mg（片剂）		4～6
长效制剂					
福莫特罗	4.5～12（MDI&DPI）	0.01			12
阿福特罗		0.007 5			12
茚达特罗	75～300（DPI）				24
沙美特罗	20～50（MDI&DPI）				12
妥洛特罗			2mg（经皮）		24
抗胆碱能制剂					
短效制剂					
异丙托溴铵	20，40（MDI）	0.25～0.5			6～8
氧托溴铵	100（MDI）	1.5			7～9

续表

药物	吸入剂量 /μg	雾化液浓度 / (mg·ml⁻¹)	口服	注射剂规格 /mg	用药间隔 /h
长效制剂					
阿地溴铵	322（DPI）				12
格隆溴铵	44（DPI）				24
噻托溴铵	18（DPI），5（SMI）				24
umeclidinium	62.5（DPI）				24
短效 β₂ 受体激动剂与抗胆碱能药物的复方吸入制剂					
福莫特罗 / 异丙托溴铵	200/80（MDI）	1.25/0.5			6～8
沙美特罗 / 异丙托溴铵	100/20（SMI）				6～8
长效 β₂ 受体激动剂与抗胆碱能药物的复方吸入制剂					
茚达特罗 / 格隆溴铵	85/43（DPI）				24
维兰特罗 / umeclidinium	26/62.5（DPI）				24
甲基黄嘌呤类药物					
氨茶碱			200～600mg（片剂）	240	不定，最长 24
茶碱			100～600mg（片剂）		不定，最长 24
吸入糖皮质激素					
倍氯米松	50～400（MDI&DPI）	0.2～0.4			
布地奈德	100，200，400（DPI）	0.2，0.25，0.5			
氟替卡松	50～500（MDI&DPI）				
长效 β₂ 受体激动剂与糖皮质激素的复方吸入制剂					
福莫特罗 / 布地奈德	4.5/160（MDI），9/320（DPI）				
福莫特罗 / 莫卡松	10/200，10/400（MDI）				
沙美特罗 / 氟替卡松	50/100，250，500（DPI）25/50，100，250（MDI）				
维特罗 / 糠酸氟替卡松	25/100（DPI）				
全身激素					
泼尼松			5～60mg（片剂）		
甲泼尼龙			4，8，16mg（片剂）		
磷酸二酯酶 4 抑制剂					
罗氟斯特			500mg（片剂）		24

注：MDI，定量吸入器；DPI，干粉吸入器；SMI，软雾吸入剂。

（1）支气管舒张药（慢阻肺病患者症状管理的核心）

1）优先推荐吸入制剂。

2）无论选择 β₂ 受体激动剂、抗胆碱能药物、茶碱或者联合制剂，都应根据当地药物供应情况和每一个患者的反应如症状缓解的程度、副作用等来决定。

3）支气管舒张药可以按需使用或者规律使用，以预防或者减轻症状。

4）长效吸入支气管舒张药使用方便，而且与短效支气管舒张药相比，在持续缓解患者症状上更加有效。

5）长效吸入支气管舒张药可以减少患者急性发作和相关住院次数，改善其症状和健康状况。

6）与单独增加某一种支气管舒张药剂量相比，联合使用不同支气管舒张药可以提高药效和减少相应副作用。

（2）吸入糖皮质激素：对于 $FEV_1\%$ 预计值<50% 慢阻肺病患者，规律使用吸入糖皮质激素可以改善症状、提高肺功能和生活质量，并减少急性发作的次数。吸入糖皮质激素治疗与患者发生肺炎的风险增高相

关。对于某些患者而言，撤除吸入糖皮质激素会导致急性发作。不推荐单药使用吸入糖皮质激素长期维持治疗。

（3）联合使用吸入糖皮质激素 / 支气管舒张药治疗：对于轻度至极重度的慢阻肺病患者而言，联合使用吸入糖皮质激素和长效 β₂ 受体激动剂治疗在改善患者肺功能和生活状态，减少急性发作等方面均优于联合制剂中的单一药物成分。联合治疗与患者发生肺炎的风险增高相关。在长效 β₂ 受体激动剂联合吸入糖皮质激素的基础上，加用噻托溴铵可以使患者额外获益。

（4）口服糖皮质激素：不推荐长期口服糖皮质激素维持治疗。

（5）磷酸二酯酶 -4 抑制剂（PDE-4 抑制剂）：对于既往有急性发作史和支气管炎症状且处于 GOLD 3、4 期的患者，磷酸二酯酶 -4 抑制剂罗氟司特联合口服糖皮质激素可以减少急性发作次数。这一效应同样见于罗氟司特和长效支气管舒张药联合应用时。尚没有关于罗氟司特与吸入糖皮质激素的比较研究。

（6）甲基黄嘌呤类药物：甲基黄嘌呤类药物与长效吸入支气管舒张药相比较，效果不好且患者耐受性更差，因此在患者能够获得且负担长效吸入支气管舒张药情况下，不做推荐。有证据显示对于稳定期慢阻肺病患者，甲基黄嘌呤类药物与安慰剂比较，有轻微的支气管舒张作用和症状获益。与单用沙美特罗比较，联合使用茶碱和沙美特罗可以使 FEV₁ 增加更多，并且减轻患者的气促症状。低剂量茶碱可以减少急性发作次数，但是不能改善使用支气管舒张药后患者的肺功能。

（7）其他的药物治疗

1）疫苗：流感疫苗可以减少慢阻肺病患者出现急性加重概率。流感疫苗分死疫苗和活疫苗，推荐使用减毒活疫苗并且每年接种一次。对于年龄 >65 岁及 <65 岁但 FEV₁% 预计值<40% 的慢阻肺病患者，使用肺炎链球菌多聚糖疫苗可以减少社区获得性肺炎的发生率。

2）α₁ 抗胰蛋白酶增加疗法：对于无 α₁ 抗胰蛋白酶缺乏的慢阻肺病患者不推荐。

3）抗感染药物：对于非感染性急性加重和其他细菌感染的情况下不推荐。

4）黏液溶解剂：有黏痰的患者可以从黏液溶解剂（如羧甲司坦）中获益。

5）镇咳药：不推荐使用。

6）血管舒张药：稳定期慢阻肺病患者忌用一氧化氮。不推荐使用血管内皮调节剂治疗合并肺动脉高压的慢阻肺病患者。

思路 3　药物的选择方案如下：

（1）初始治疗：具体方案见图 10-3-3。

（2）治疗的评估：初始治疗启动之后，采用循环管理评估模式，回顾分析患者的症状，评估装置的应用技术及依从性，据此判断治疗是否需要升级或降级，如果患者反应良好，继续原方案。如果治疗效果不好，调整治疗方案之后再进行评估。

（3）对于以控制呼吸困难为主要治疗目的患者，如果仅使用一种支气管舒张药无效时，可以升级为两种支气管舒张药联用；若糖皮质激素（ICS）/ 长效 β₂ 受体激动剂（LABA）仍然无效，可添加长效毒蕈碱受体拮抗剂（LAMA）；若 ICS 反应不佳或有不良反应时可考虑替换为双支气管舒张药。

（4）对于频繁急性加重的患者，使用一种支气管舒张药仍存在持续急性加重，可升级为 LABA/LAMA 或 ICS/LABA；有哮喘史患者更适于用 ICS/LABA，嗜酸性粒细胞（EOS）计数可推荐作为判断 ICS 是否能够获益的指标。如果每年一次急性加重且外周血 EOS>300 个 /μl，或每年有两次中度急性加重，且外周血 EOS >100 个 /μl，可推荐 ICS/LABA；若使用 ICS/LABA 仍有急性加重，可加用 LAMA 升级为 LABA/LAMA/ICS；若使用 LABA/LAMA 仍有急性加重，以外周血 EOS 高于或低于 100 个 /μl 作为切点值，前者选择 LABA/LAMA/ICS，后者选择联用磷酸二酯酶（PDE）-4 抑制剂罗氟司特或大环内酯类药物；使用 LABA/LAMA/ICS 三联治疗时，当 ICS 疗效不佳或存在不良反应（肺炎）可考虑停用。但对于 EOS≥300 个 /μl 的患者，停用 ICS 后发生急性加重的可能性会大大增加。

思路 4　慢阻肺病稳定期的其他治疗包括：

（1）康复治疗：无论处于疾病哪一期的患者均可以从运动训练中获益，可以改善其运动耐量，减轻呼吸困难症状和疲劳感。甚至在一次康复计划完成后获益还将持续。一次有效的康复计划至少应持续 6 周以上，持续的时间越长效果越明显。即使康复计划结束了获益也不会停止，如果患者能够在家里继续运动训练，那么将会保持比康复前更好的状态。

（2）氧疗：对于严重的静息状态下低氧血症的患者，长期氧疗（每天>15 小时）可以提高慢性呼吸衰竭患者的生存率。长期氧疗的指征如下：$PaO_2 \leq 55mmHg$ 或者 $SaO_2 \leq 88\%$，伴或不伴有在 3 周时间内至少发生两次的高碳酸血症，或者 PaO_2 为 55～60mmHg，或者 SaO_2 88%，合并有肺动脉高压、提示充血性心力衰竭的外周水肿，或者红细胞增多症（血细胞比容>55%）的证据。

（3）机械通气支持：对于特定的患者，尤其是具有白天高碳酸血症的患者，联合使用无创通气和长期氧疗也许有用。可以提高生存率，然而却没有改善生活质量。持续气道内正压通气（CPAP）具有改善生存率和减少住院风险的明确益处。

（4）外科治疗：对于上叶为主的肺气肿且在治疗前运动水平很低的患者，与药物治疗相比，外科肺减容术（LVRS）或通过支气管镜肺减容手术可以使得患者获益。尽管手术治疗不在相关医保名录中，且价格不菲。但对于特定的极重度慢阻肺病患者而言，肺移植术能够改善生活质量和其功能状态。

（5）姑息治疗、终末期护理和临终关怀：慢阻肺病的发展规律通常是患者的症状改善，但健康状态持续下降，急性发作可增加死亡风险。姑息治疗、终末期护理和临终关怀是进展期慢阻肺病患者治疗的重要组成部分。

思路 5　慢阻肺病非药物治疗应当基于对患者当前症状及其急性加重发作风险的个体化评估来进行（表 10-3-9）。

表 10-3-9　慢阻肺病的非药物治疗

患者分组	基本措施	建议推荐	根据本地指南选定
A 组	戒烟（可以包括使用药物戒烟）	体育活动	流感或肺炎疫苗
B、C、D 组	戒烟（可以包括使用药物戒烟），肺康复	体育活动	流感或肺炎疫苗

【问题 13】　作为呼吸科医师应该怎样去管理慢阻肺病患者？

思路

（1）戒烟对慢阻肺病的自然病程影响巨大。医务人员应督促吸烟患者戒烟。由内科医师和其他的医务工作者对患者进行教育、督促能够显著提高患者主动戒烟率。即使短时间戒烟咨询（3 分钟）也能使戒烟率达到 5%～10%。

1）尼古丁替代疗法：尼古丁口香糖、吸入剂、鼻喷雾剂、透皮贴、舌下含片或锭剂及采用伐尼克兰、安非他酮或去甲替林的药物治疗能够有效提高长期戒烟率。

2）避免吸入烟雾：鼓励制定全面烟草控制政策，开展相应项目，向公众传达清晰、一致和重复宣传不吸烟的信息。建设无烟学校、无烟公共场所和无烟的工作环境，鼓励患者不在家中吸烟。

（2）职业暴露：强调初级预防的重要性，通过消除或减少工作环境中多种有害物质的暴露能够实现初级预防。次级预防同样重要，可以通过检测和早期发现来得以实现。

（3）室内和室外空气污染：采取措施降低或避免，在通风不良的地方，因烹饪和取暖而燃烧生物燃料所造成的室内空气污染。建议患者留意当地发布的空气质量结果，依据自身疾病的严重程度来避免剧烈的室外运动或在污染严重时期待在室内。

（4）体育活动：所有的慢阻肺病患者都能从规律的体育锻炼中获益，应鼓励患者保持一定量的体育活动。

（刘先胜）

第十一章 支气管哮喘

支气管哮喘（简称哮喘）是临床常见的慢性气道疾病之一，可发生在各年龄段人群，但以儿童和青少年发病为主，目前随着人口老龄化和城市化进程，老龄人群哮喘发病有明显增加趋势。哮喘是由遗传和环境因素共同作用引起的以气道慢性炎症为主要病理生理过程、以可逆性气流受限为主要功能特点、以反复发作性呼气性呼吸困难为主要临床症状的一种疾病。治疗上需贯彻"长治久安"的策略，在急性发作期，在去除哮喘触诱发加重因素的基础上，给予全身应用糖皮质激素、吸入短效 β_2 受体激动剂等综合措施；在稳定期，则以长期吸入糖皮质激素作为一线治疗单独或联合使用其他控制性药物进行维持治疗。

【临床关键点】

1. 哮喘是由多种细胞包括气道炎性细胞、结构细胞和细胞组分参与的气道慢性炎症性疾病。这种慢性炎症导致气道高反应性，通常出现广泛多变的可逆性气流受限，并引起反复发作性喘息、气急、胸闷或咳嗽等症状，常在夜间和 / 或清晨发作，多数患者可自行缓解或经治疗后缓解。

2. 哮喘发病的危险因素包括宿主因素（遗传因素）和环境因素两个方面。

3. 哮喘的主要临床表现为反复发作喘息、气急、胸闷或咳嗽，多与接触过敏原、冷空气、物理或化学性刺激、病毒性上呼吸道感染、运动等有关；发作时在双肺可闻及散在或弥漫性、以呼气相为主的哮鸣音，呼气相延长。

4. 哮喘的辅助检查主要包括支气管舒张试验、支气管激发试验、呼气流量峰值变异率监测。

5. 根据临床表现，结合肺功能等结果，对哮喘患者进行分期、控制水平及病情严重程度分级。

6. 对急性发作期患者进行及时的支气管舒张药吸入治疗缓解症状，中重度患者尽早使用全身糖皮质激素。病情缓解后长期治疗方案根据哮喘病情和控制水平制订。

临床病例

患者，女性，32 岁，家庭主妇，因"间断喘息、咳嗽 25 年，加重 3 天"来门诊就诊。初步病史采集如下。

患者幼年曾有咳嗽、喘息症状反复发作，多次按"支气管炎"治疗，成年后症状趋于稳定。6 年前出现发作性喘息症状，呼气时自己可听到"拉风箱样"的喘鸣音，多在秋冬季及受凉后发作，发作前数天常伴有喷嚏、流清涕、胸闷、憋气症状。每次发作静脉滴注氨茶碱、抗菌药物后症状可减轻。3 天前受凉后出现喘息、咳嗽、咳少量白痰，活动后感气短，咳嗽较剧烈，夜间症状重、影响睡眠，采取端坐体位，伴出汗。无胸痛、痰中带血，无发热。

患者既往 15 年前曾有荨麻疹，3 年前曾患过敏性鼻炎。无吸烟史。家中养狗 8 年。否认家族成员中有慢性呼吸道疾病病史。

该患者为青年女性，慢性病程，急性加重，有呼吸困难、咳嗽、咳痰等呼吸道症状，首先考虑为慢性气道疾病急性加重，同时应在问诊中重点关注呼吸困难症状，以便进行鉴别诊断。

【问题 1】 引起呼吸困难的可能疾病？

思路 除应询问是否曾有哮喘、慢性阻塞性肺疾病（慢阻肺病）、肺间质病、肺栓塞等呼吸系统疾病外，还应在问诊中询问是否有风湿性心脏病、心功能不全等心血管疾病病史，如为糖尿病患者，还应考虑是否为酮症酸中毒引起的呼吸困难。近期有胸部外伤或在持重物、屏气、剧烈体力活动后出现的呼吸困难，还应考虑到气胸可能。另外应询问呼吸困难类型，本患者为呼气性呼吸困难，常见于哮喘、慢阻肺病、过敏性肺炎、细支气管炎；如为吸气性呼吸困难，常见于异物、肿瘤或其他原因引起的喉、气管与支气管狭窄或阻塞所致；如为混合性呼吸困难，常见于大量胸腔积液、气胸、大片肺炎、肺不张或肺水肿。肺功能检查可以提示是否存在气流受限及可逆程度。

【问题2】 病史和发作诱因有何提示作用？

思路 从发病年龄来看，哮喘多在青少年发病，慢阻肺病多在中老年发病。因为哮喘多发生在有过敏体质的患者，应注意询问有无幼年湿疹，是否有荨麻疹、过敏性鼻炎、春秋季花粉症等病史及宠物饲养史、特殊职业接触史。而慢阻肺病患者多有慢性支气管炎反复发作史及长期大量吸烟史。本例中患者有荨麻疹病史、宠物饲养史及过敏性鼻炎发作症状，应考虑哮喘可能。受凉后呼吸道感染可以作为哮喘发作或慢阻肺病加重的诱因，但哮喘为发作性喘息，可自行或治疗后缓解，发作间期无症状，哮喘的发作与季节、环境接触、职业、运动和服用阿司匹林等药物有密切关系，与慢阻肺病有所区别。

【问题3】 上述临床表现对哮喘是否具有诊断特异性？

思路 在过敏原引起急性哮喘发作前，往往有鼻和黏膜的前驱症状，如打喷嚏、流涕、眼痒、流泪、干咳或胸闷等。喘息是哮喘的典型症状。喘息发作往往较突然，呼吸困难呈呼气性，表现为吸气时间短，呼气时间长，患者感到呼气费力，但部分患者感到呼气和吸气都费力。咳嗽是哮喘的常见症状，由气道炎症和支气管痉挛引起。干咳常是哮喘的前兆或不典型表现，哮喘急性发作期或合并支气管感染时可出现痰量增多或咳黄痰表现。在临床表现中，呼气性呼吸困难对哮喘具有提示意义，但尚需体格检查和辅助检查进一步寻找证据。

门诊体格检查记录

患者，男性，28 岁，体温 36.9℃，脉搏 124 次 /min，呼吸 30 次 /min，血压 130/75mmHg，神志清楚，精神差，喘息貌，端坐位，说话不成句。口唇发绀，颈静脉无怒张，气管居中，胸廓对称，无明显畸形及桶状胸，双肺叩诊过清音，双肺可闻及广泛呼气相哮鸣音，伴呼气相延长，未闻及湿啰音。心界不大，心率 124 次 /min，律齐，各瓣膜听诊区未闻及杂音及奔马律。腹软，无压痛，肝脾肋下未触及，双下肢无静脉曲张，无水肿。余体格检查正常。

【问题4】 结合上述体格检查结果，下一步应如何处理？应进一步完善哪些辅助检查？

思路 从以上体格检查结果中可见，患者具备了哮喘急性发作呼吸困难的表现和肺部阳性体征，且可能合并严重低氧血症，应尽快确定诊断、评估严重程度，并给予相应处理。如患者尚能配合肺功能检查，可完成检查。如患者不能配合检查，可考虑急诊观察或收入院，并尽快进行生命体征监测，并给予吸氧及平喘药物，缓解呼吸困难和喘息症状。另外，动脉血气、胸部 X 线检查包括胸部 CT、血常规、痰液细胞学检查等检查对于病情评估也有参考意义。

入院后辅助检查

肺通气功能 + 支气管舒张试验：肺功能呈阻塞性通气功能障碍（FEV_1 占预计值 52%，FEV_1/FVC 55%），支气管舒张试验阳性（吸入沙丁胺醇后 FEV_1 改善率 14%，绝对值增加 310ml）。

血常规：白细胞计数 $11.2×10^9/L$，中性粒细胞百分比 78%，淋巴细胞百分比 11%，单核细胞百分比 6%，嗜酸性粒细胞百分比 5%，红细胞计数 $3.6×10^{12}/L$，血红蛋白 128g/L，血小板计数 $290×10^9/L$。

胸片：双肺透过度增高，余未见异常。

动脉血气：pH 7.45，PaO_2 55mmHg，$PaCO_2$ 32mmHg。

诱导痰细胞学分类：中性粒细胞百分比 75%，嗜酸性粒细胞百分比 18.5%，单核细胞百分比 6.5%。

血清总 IgE $100.5×10^3U/L$，屋尘螨 sIgE 3 级，狗毛 sIgE 4 级。

【问题5】 该患者的临床诊断考虑什么疾病？

思路 综合病史、症状、体征及肺功能支气管舒张试验阳性结果，该患者考虑为：①哮喘，急性发作期，重度发作；②Ⅰ型呼吸衰竭；③过敏性鼻炎。

知识点

1. 哮喘的诊断标准

(1) 典型哮喘的临床症状和体征

1) 反复发作喘息、气急，伴或不伴胸闷或咳嗽，夜间及晨间多发，常与接触过敏原、冷空气、物理或化学性刺激以及上呼吸道感染、运动等有关。

2) 发作时双肺可闻及散在或弥漫性哮鸣音，呼气相延长。

3) 上述症状和体征可经治疗缓解或自行缓解。

(2) 可变气流受限的客观检查

1) 支气管舒张试验阳性 (吸入支气管扩张剂后，FEV_1 增加>12%，且 FEV_1 绝对值增加>200ml)。

2) 支气管激发试验阳性。

3) 呼气流量峰值 (PEF) 平均每昼夜变异率>10%，或 PEF 周变异率>20%。

符合上述症状和体征，同时具备气流受限客观检查中的任一条，并除外其他疾病所引起的喘息、气急、胸闷、咳嗽，可以诊断为哮喘。

2. 哮喘的体征

(1) 一般体征：哮喘患者在发作时，精神一般比较紧张，焦虑不安，呼吸加快、端坐呼吸，严重时可出现口唇和指/趾发绀。

(2) 呼气相延长和双肺哮鸣音：在胸部听诊时可听到呼气时间延长而吸气时间缩短，伴有双肺如笛声的高音调，称为哮鸣音。这是小气道梗阻的特征。两肺满布的哮鸣音在呼气时较明显，称呼气性哮鸣音。很多哮喘患者在吸气和呼气都可闻及哮鸣音。单侧哮鸣音突然消失要考虑发生自发性气胸的可能。在哮喘严重发作，支气管发生极度狭窄，出现呼吸肌疲劳时，喘鸣音反而消失，称为寂静肺 (silent lung)，是病情危重的表现。

(3) 肺过度膨胀特征：即肺气肿体征。表现为胸腔前后径扩大，肋间隙增宽，叩诊呈过清音，肺肝浊音界下降，心浊音界缩小。长期哮喘的患者可有桶状胸，儿童可有鸡胸。

(4) 奇脉：重症哮喘患者发生奇脉是吸气期间收缩压下降幅度 (一般不超过 10mmHg，即 1.33kPa) 增大的结果。奇脉明显 (≥25mmHg，即 3.33kPa) 是重症哮喘的可靠指征。这种吸气期收缩压下降的程度和气流受限程度相关，它反映呼吸肌对胸腔压波动的影响程度明显增加。如果病情进一步加重，患者发生呼吸肌疲劳，则无法再产生较大的胸腔压波动，奇脉也随之消失。

(5) 呼吸肌疲劳的表现：可出现"三凹征"，吸气时由于肋间肌和胸锁乳突肌的收缩，胸骨上窝、锁骨上窝、下胸壁膈肌附着的肋间隙出现明显凹陷。

(6) 重症哮喘的体征：随着气流受限的加重，患者变得更窘迫，说话不连贯，仅能讲单词或单个字，大汗、皮肤潮湿，呼吸和心率增加。并出现奇脉和呼吸肌疲劳表现。呼吸频率≥25 次/min，心率≥110 次/min，奇脉≥25mmHg 是重症哮喘的指征。患者垂危状态时可出现寂静肺或呼吸乏力、发绀、心动过缓、意识恍惚或昏迷等表现。

【问题6】 如何对哮喘进行分期?

思路 根据临床表现哮喘可分为急性发作期、慢性持续期和临床缓解期。①哮喘急性发作是指喘息、气急、咳嗽、胸闷等症状突然发生，或原有症状急剧加重，常有呼吸困难，以呼气流量降低为其特征，常因接触过敏原、刺激物或呼吸道感染诱发。其程度轻重不一，病情加重，可在数小时或数天内出现，偶尔可在数分钟内危及生命。②慢性持续期是指每周均不同频度和/或不同程度地出现症状 (喘息、气急、胸闷、咳嗽等)。③临床缓解期是指患者无喘息、气急、胸闷、咳嗽等症状，并维持 1 年以上。

因此该病例目前属于哮喘急性发作期。

【问题7】 哮喘鉴别诊断需考虑哪些疾病?

思路 哮喘的鉴别诊断包括：

(1) 慢阻肺病：多见于中老年人，有慢性咳嗽史，喘息长年存在，有加重期。患者多有长期吸烟或接触有害气体的病史。有肺气肿体征，急性加重时部分患者可闻及湿啰音和/或干啰音。该患者临床表现不符合。通过支气管舒张试验也有助于鉴别，与哮喘不同，慢阻肺病患者的肺功能表现为持续性气流受限：支气管扩张剂后 $FEV_1/FVC<70\%$，而且 FEV_1 容积改善的绝对值<200ml，其改善率<15%。

（2）心功能不全：常见于左心衰竭，发作时的症状与哮喘相似，但心功能不全多有冠心病、风湿性心脏病和二尖瓣狭窄等病史和体征。呈阵发性咳嗽，常咳出粉红色泡沫痰，两肺（尤其是双下肺）可闻及广泛湿啰音和哮鸣音，左心界扩大，心率增快，心尖部可闻及奔马律。胸部 X 线检查时，可见心脏增大、肺淤血征，有助于鉴别。若一时难以鉴别，可雾化吸入 β_2 肾上腺素受体激动剂或静脉注射氨茶碱缓解症状后，进一步检查，忌用肾上腺素或吗啡，以免造成危险。

（3）上气道阻塞：多见于中央型肺癌、气管支气管结核、复发性多软骨炎等，导致支气管狭窄或伴发感染时，可出现喘鸣音或类似哮喘样呼吸困难，肺部可闻及哮鸣音。但根据临床病史，患者呼吸困难常为吸气性呼吸困难，以及痰液细胞学或细菌学检查，胸部 X 线、CT 检查或支气管镜检查等，常可明确诊断。

（4）变应性支气管肺曲霉病：本病是一种由烟曲霉等致病真菌在具有特应性个体中引起的一种变态反应性疾病。其特征性表现为反复发作的呼吸困难（喘息），外周血嗜酸性粒细胞增高和血清 IgE 及烟曲菌特异性 IgE 升高，影像学示沿气道分布的浸润病灶和／或中心性支气管扩张，黏液嵌塞，痰内含多量嗜酸性粒细胞，痰涂片和培养常见烟曲霉。

（5）变应性肉芽肿性血管炎：本病多见于中青年。患者可有喘息、过敏性鼻炎症状，变应原皮试可呈阳性。其与哮喘的鉴别要点如下：①过敏性鼻炎、哮喘和发热等症状常在多系统病变出现前即已存在，常伴有副鼻窦炎、单发性或多发性神经炎病变；②外周血嗜酸性粒细胞>1.5×10^9/L；③全身性血管炎可累及两个以上的肺外器官（心、肝、肾、皮肤等），其组织活检的病理学特征是嗜酸性粒细胞浸润、血管肉芽肿形成及坏死性血管炎；④相当一部分患者出现嗜酸性粒细胞肺浸润。

知识点

哮喘急性发作病情严重程度分级（表 11-0-1）

表 11-0-1　哮喘急性发作病情严重程度分级

临床特点	轻度	中度	重度	危重
气短	步行、上楼时	稍事活动	休息时	休息时明显
体位	可平卧	喜坐位	端坐呼吸	端坐呼吸或平卧
讲话方式	连续成句	单句	单词	不能讲话
精神状态	可有焦虑，尚安静	时有焦虑或烦躁	常有焦虑、烦躁	嗜睡或意识模糊
出汗	无	有	大汗淋漓	大汗淋漓
呼吸频率	轻度增加	增加	常>30 次/min	常>30 次/min
辅助呼吸肌活动及三凹征	常无	可有	常有	胸腹矛盾运动
哮鸣音	散在，呼吸末期	响亮、弥漫	响亮、弥漫	减弱，乃至无
脉率/(次·min^{-1})	<100	100~120	>120	脉率变慢或不规则
奇脉	无，<10mmHg	可有，10~25mmHg	常有，10~25mmHg	无，提示呼吸肌疲劳
使用 β_2 激动剂后 PEF 预计值或个人最佳值 %	>80%	60%~80%	<60% 或<100L/min 或作用时间<2h	无法完成检测
PaO_2（吸空气）/mmHg	正常	≥60	<60	<60
$PaCO_2$/mmHg	<45	≤45	>45	>45
SaO_2（吸空气）/%	>95	91~95	≤90	≤90
pH	正常	正常	正常或降低	降低

注：只要符合某一严重程度的某些指标，而不需满足全部指标，即可提示为该级别的急性发作。

PEF，呼气流量峰值；PaO_2，动脉血氧分压；$PaCO_2$，动脉血二氧化碳分压；SaO_2，动脉血氧饱和度。

入院后治疗

吸氧。

雾化吸入治疗：入院后立即给予硫酸沙丁胺醇溶液 0.5ml（2.5mg），每 20 分钟雾化吸入一次，共 1 小时。第 2 天后，改为雾化吸入异丙托溴铵 / 硫酸沙丁胺醇溶液 2.5ml，每日 4 次雾化吸入。

全身糖皮质激素：琥珀酸氢化可的松 200mg，每日 2 次，静脉滴注。多索茶碱 0.3g，每日 1 次，静脉滴注。

知识点

哮喘急性发作的医院治疗流程见图 11-0-1。

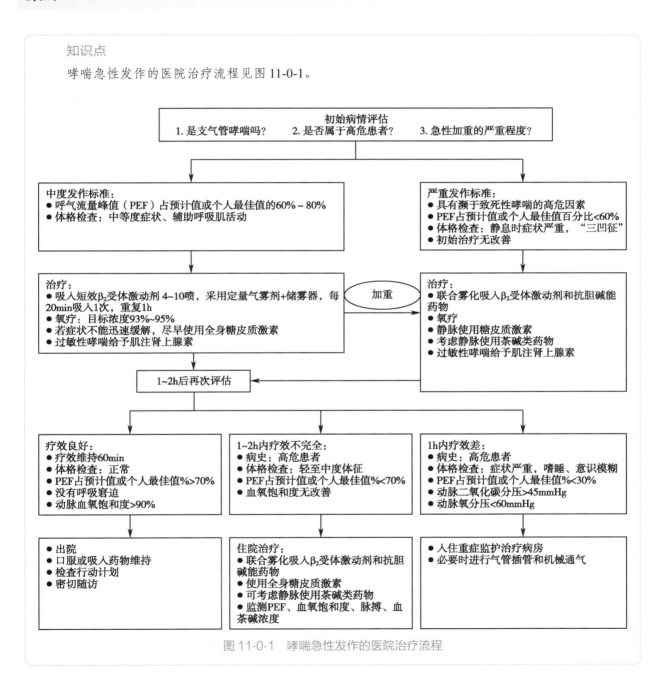

图 11-0-1　哮喘急性发作的医院治疗流程

按照上述治疗方案治疗 2 天后患者呼吸困难症状显著缓解，夜间可平卧，活动耐量改善，体格检查听诊双肺哮鸣音消失。复查动脉血气：pH 7.41，PaO_2 72mmHg，$PaCO_2$ 39mmHg。将氢化可的松改为 200mg，每日 1 次，静脉滴注 2 天后停药。

出院医嘱：

脱离过敏原：弃养宠物，避免主动及被动吸烟。

规律吸入沙美特罗/氟替卡松干粉吸入剂 50/250μg，每日 2 次吸入。

沙丁胺醇气雾剂 200μg，必要时吸入。

丙酸氟替卡松鼻喷雾剂喷鼻，必要时用药。

每日早晚进行呼气流量峰值监测，记录哮喘日记。

每月门诊随访，每 3 个月评估哮喘控制情况，必要时调整治疗方案。

【问题 8】 治疗期间如何对哮喘患者控制水平进行分级？

思路 治疗期间的分级应根据哮喘控制水平，分为 3 级：良好控制、部分控制和未控制。见表 11-0-2。

表 11-0-2　哮喘控制分级

哮喘症状控制	哮喘症状控制水平		
过去 4 周，患者存在：	良好控制	部分控制	未控制
日间哮喘症状>2 次/周　　是□否□			
夜间因哮喘憋醒　　是□否□	无	存在 1~2 项	存在 3~4 项
使用缓解药次数>2 次/周　　是□否□			
哮喘引起的活动受限　　是□否□			

【问题 9】 哮喘患者进入慢性持续期后，如何进行治疗和管理？

思路 达到并维持哮喘控制已成为治疗方案制订的基本目标。哮喘的长期治疗方案（表 11-0-3）制订过程如下：首先判定哮喘控制分级，然后根据哮喘控制分级，选择适当的治疗药物达到控制，最后使用最少的药物维持控制。

表 11-0-3　哮喘患者长期（阶梯式）治疗方案

药物类别	第 1 级	第 2 级	第 3 级	第 4 级	第 5 级
推荐选择控制药物	不需使用药物	低剂量 ICS	低剂量 ICS/LABA	中/高剂量 ICS/LABA	加其他治疗，如口服激素。
其他选择控制药物	低剂量 ICS	LTRA 低剂量茶碱	中/高剂量 ICS[①] 低剂量 ICS/LTRA（或加茶碱）	中/高剂量 ICS/LABA 加 LAMA# 高剂量 ICS/LTRA 或加茶碱	加 LAMA[②] IgE 单克隆抗体
缓解药物	按需使用 SABA		按需使用 SABA 或低剂量布地奈德/福莫特罗或倍氯米松/福莫特罗		

注：ICS，糖皮质激素；LABA，长效 β₂ 受体激动剂；LTRA，白三烯受体拮抗剂；LAMA，长效抗胆碱能药物；SABA，短效 β₂ 受体激动剂。

①中国哮喘患者接受全球哮喘防治创议（GINA）推荐 ICS 剂量的一半，也能获得相似效果。

②LAMA 吸入仅用于 18 岁及以上成人。

【问题 10】 哮喘的常用缓解药物和控制药物有哪几种？

思路 治疗哮喘的药物可以分为缓解药物和控制药物：①缓解药物，是指按需使用的药物。这些药物通过迅速解除支气管痉挛从而缓解哮喘症状，其中包括速效吸入 β₂ 受体激动剂、全身用激素、吸入性抗胆碱能药物、短效茶碱及短效口服 β₂ 受体激动剂等。②控制药物，是指需要长期每天使用的药物。这些药物主要通过抗炎作用使哮喘维持临床控制，其中包括吸入糖皮质激素、全身用激素、白三烯调节剂、长效 β₂ 受体激动剂（LABA）、缓释茶碱、抗 IgE 单抗及其他有助于减少全身激素剂量的药物等。

知识点

治疗哮喘的药物

1. 糖皮质激素 糖皮质激素是控制哮喘气道炎症最有效的药物。给药途径包括吸入、口服和静脉应用等。

(1)吸入给药:采用此方式的药物局部抗炎作用强;通过吸气过程给药,药物直接作用于呼吸道,所需剂量较小;通过消化道和呼吸道进入血液的药物,大部分能被肝脏灭活,因此全身性不良反应较少。口咽部局部的不良反应包括声音嘶哑、咽部不适和念珠菌感染。吸药后及时用清水含漱口咽部。目前上市的药物中丙酸氟替卡松和布地奈德的全身不良反应较少。吸入型糖皮质激素是长期治疗持续性哮喘的首选药物:①气雾剂,目前我国临床上常用的糖皮质激素有3种。其成人每日剂量高低和互换关系见表11-0-4。②干粉吸入剂,包括布地奈德都保、丙酸氟替卡松碟剂等。一般而言,使用干粉吸入装置比普通定量吸入器方便,吸入下呼吸道的药物量较多。糖皮质激素气雾剂和干粉吸入剂通常需连续、规律地吸入1周后方能奏效。③溶液,布地奈德溶液经以压缩空气或高流量氧气为动力的射流装置雾化吸入,对患者吸气配合的要求不高,起效较快,适用于治疗哮喘急性发作。

表 11-0-4 临床上常用的糖皮质激素及其剂量换算关系

药物	成人和青少年(12岁及以上)		
	每日剂量/μg		
	低剂量	中剂量	高剂量
二丙酸倍氯米松(CFC)	200~500	>500~1 000	>1 000
二丙酸倍氯米松(HFA)	100~200	>200~400	>400
布地奈德(DPI)	200~400	>400~800	>800
环索奈德(HFA)	80~160	>160~320	>320
丙酸氟替卡松(DPI)	100~250	>250~500	>500
丙酸氟替卡松(HFA)	100~250	>250~500	>500
糠酸莫米松	110~220	>220~440	>440
曲安奈德	400~1 000	>1 000~2 000	>2 000

注:CFC,氯氟烃(氟利昂)抛射剂;DPI,干粉吸入剂;HFA,氢氟烷烃抛射剂。

(2)口服给药:适用于轻中度哮喘发作、慢性持续哮喘大剂量吸入激素联合治疗无效的患者,以及静脉应用激素治疗后的序贯治疗。一般使用半衰期较短的糖皮质激素,如泼尼松、泼尼松龙或甲泼尼龙等。对于糖皮质激素依赖型哮喘,可采用每日或隔日清晨顿服给药的方式,以减少外源性激素对脑垂体-肾上腺轴的抑制作用。泼尼松的维持剂量最好≤10mg/d。哮喘患者合并结核病、寄生虫感染、骨质疏松、青光眼、糖尿病、严重忧郁或消化性溃疡时,给予系统糖皮质激素治疗时应慎重,并应密切随访。

(3)静脉用药:严重急性哮喘发作时,应经静脉及时给予琥珀酸氢化可的松(400~1 000mg/d)或甲泼尼龙(80~160mg/d)。无糖皮质激素依赖倾向者,可在短期(3~5天)内停药;有激素依赖倾向者应延长给药时间,控制哮喘症状后改为口服给药,并逐步减少激素用量。

2. β_2 受体激动剂 通过兴奋气道平滑肌和肥大细胞膜表面的 β_2 受体,舒张气道平滑肌,减少肥大细胞和嗜碱性粒细胞脱颗粒和介质释放,降低微血管的通透性,增加气道上皮纤毛摆动等,缓解哮喘症状。

β_2 受体激动剂种类较多,可分为短效(作用维持4~6小时)和长效(维持10~12小时)。后者又可分为速效(数分钟起效)和缓慢起效(半小时起效)两种,见表11-0-5。

(1)短效 β_2 受体激动剂:常用的药物包括沙丁胺醇(salbutamol)和特布他林(terbutaline)等。短效 β_2 受体激动剂主要包括如下剂型:

表 11-0-5　β₂受体激动剂的分类

起效时间分类	作用维持时间分类	
	短效	长效
速效	沙丁胺醇吸入剂 特布他林吸入剂 非诺特罗吸入剂	福莫特罗吸入剂
缓慢起效	沙丁胺醇口服剂 特布他林口服剂	沙美特罗吸入剂

1）吸入，可供吸入的短效 β₂ 受体激动剂包括气雾剂、溶液等。这类药物松弛气道平滑肌作用强，通常在数分钟内起效，疗效可维持数小时，是缓解轻至中度急性哮喘症状的首选药物，也可用于预防运动性哮喘。如沙丁胺醇每次吸入 100～200μg 或特布他林 250～500μg，必要时每 20 分钟重复 1 次。1小时后疗效不满意者，应向医生咨询或急诊就诊。这类药物应按需间歇使用，不宜长期、单一使用，也不宜过量应用，否则可引起骨骼肌震颤、低血钾、心律不齐等不良反应。加压定量吸入器（pMDI）和干粉吸入器吸入短效 β₂ 受体激动剂不适用于重度哮喘发作；其溶液（如沙丁胺醇、特布他林）经雾化泵吸入适用于轻至重度哮喘发作。

2）口服，如沙丁胺醇、特布他林、丙卡特罗片等，通常在服药后 15～30 分钟起效，疗效维持 4～6 小时。用法：如沙丁胺醇 2～4mg，特布他林 1.25～2.5mg，每日 3 次；丙卡特罗 25～50μg，每日 2 次。使用虽较方便，但心悸、骨骼肌震颤等不良反应比吸入给药多。缓释剂型和控释剂型的平喘作用维持时间可达 8～12 小时。长期、单一应用 β₂ 受体激动剂可造成细胞膜 β₂ 受体下调，表现为临床耐药现象，故应予避免。

（2）长效 β₂ 受体激动剂：具有较强的脂溶性，对 β₂ 受体的选择性较高，其舒张支气管平滑肌的作用可维持 12 小时以上。治疗哮喘时应该联合吸入糖皮质激素。目前在我国上市的吸入型长效 β₂ 受体激动剂有以下几种：①沙美特罗（salmeterol），经气雾剂或碟剂装置给药，给药后 30 分钟起效，平喘作用维持 12 小时以上。推荐剂量 50μg，每日 2 次吸入。②福莫特罗（formoterol），经都保装置给药，给药后 3～5 分钟起效，平喘作用维持 10～12 小时。平喘作用具有一定的剂量依赖性，推荐剂量 4.5～9μg，每日 2 次吸入。③维兰特罗：干粉吸入给药 25μg，每日 1 次。5 分钟起效，持续 24 小时。对 β₂ 受体的选择性高于福莫特罗。④茚达特罗：干粉吸入给药 150μg，每日 1 次。具有 5 分钟起效、持续 24 小时的特点。

吸入长效 β₂ 受体激动剂适用于哮喘（尤其是夜间哮喘和运动诱发哮喘）预防及其持续期的治疗。

近年来推荐联合吸入糖皮质激素和长效 β₂ 受体激动剂治疗哮喘。这两者具有协同抗炎和平喘作用，可获得更好的疗效，患者依从性高，并能减少较大剂量糖皮质激素引起的不良反应，尤适合于中重度持续哮喘患者的长期治疗。

3. 白三烯调节剂　除吸入激素外，白三烯受体拮抗剂是唯一可单独应用的长期控制药，可作为轻度哮喘的替代治疗药物和中重度哮喘的联合治疗用药。目前在国内应用的主要是半胱氨酰白三烯受体拮抗剂。可减轻哮喘症状，改善肺功能，减少哮喘恶化。但其作用不如吸入型糖皮质激素，也不能取代糖皮质激素。作为联合治疗中的一种药物，本品可减少中至重度哮喘患者每日吸入糖皮质激素的剂量，并可提高吸入糖皮质激素治疗的临床效果。本品服用方便。尤适用于阿司匹林过敏性哮喘、运动性哮喘和伴有变应性鼻炎哮喘患者的治疗。常用药物如孟鲁司特 10mg，口服给药，每日 1 次。

4. 茶碱　茶碱在发挥舒张支气管平滑肌作用的同时，也具有强心、利尿、扩张冠状动脉、兴奋呼吸中枢和呼吸肌等作用。

（1）口服给药：包括氨茶碱和控／缓释型茶碱。用于轻至中度哮喘发作和维持治疗。一般剂量为每日 6～10mg/kg。控／缓释型茶碱口服后昼夜血药浓度平稳，平喘作用可维持 12～24 小时，尤适用于夜间哮喘症状的控制。但本品与 β 受体激动剂联合应用时易出现心率增快和心律失常，应慎用并适当减少剂量。

（2）静脉给药：氨茶碱加入葡萄糖溶液中，缓慢静脉注射[注射速度不宜超过 0.25mg/(kg·min)]或静脉滴注，适用于哮喘急性发作且近 24 小时内未用过茶碱类药物的患者。负荷剂量为 4～6mg/kg，维持剂量为 0.6～0.8mg/(kg·h)。在有条件的情况下应监测其血药浓度，及时调整浓度和滴速。茶碱有效、安全的血药浓度范围应在 6～15mg/L。影响茶碱代谢的因素较多（如发热性疾病、妊娠和应用抗结核药物等可以降低茶碱的血药浓度），肝脏疾患、充血性心力衰竭以及合用西咪替丁或喹诺酮类、大环内酯类等药物均可影响茶碱代谢而使其排泄减慢，增加茶碱的毒性作用。多索茶碱的作用与氨茶碱相同，但不良反应较轻。双羟丙茶碱的作用较弱。

5. 抗胆碱能药物　吸入抗胆碱能药物，如溴化异丙托品等，可通过降低迷走神经张力而舒张支气管。其舒张支气管的作用比 β_2 受体激动剂弱，起效也较慢，但长期应用不易产生耐药，各年龄段人群均有效。本品有气雾剂和雾化溶液两种剂型。经 pMDI 吸入溴化异丙托品气雾剂，常用剂量为 40～80μg，每日 3～4 次；经雾化泵吸入溴化异丙托品溶液的常用剂量为 50～125μg，每日 3～4 次。噻托溴铵系长效抗胆碱能药物，对 M_1 和 M_3 受体具有选择性抑制作用，仅需每日 1 次吸入给药。本品对有吸烟史的老年哮喘患者较为适宜，但对妊娠早期妇女和患有青光眼或前列腺肥大的患者应慎用。

6. 其他治疗哮喘药物

（1）抗 IgE 单克隆抗体：可应用于血清 IgE 水平增高的过敏性哮喘患者。目前主要用于经过吸入激素和 LABA 联合治疗后症状仍未控制的重症哮喘患者。

（2）过敏原特异性免疫疗法：该疗法通过皮下给予常见吸入过敏原提取液（如螨、猫毛、豚草等），可减轻哮喘症状和降低气道高反应性。但对其远期疗效和安全性尚待进一步研究与评价。过敏原制备的标准化工作也有待加强。哮喘患者应用此疗法应在医师严格指导下进行。

（3）抗组胺药物：口服第二代抗组胺药物（H_1 受体拮抗剂）如氯雷他定、氮卓斯汀等具有抗变态反应作用，在哮喘治疗中作用较弱。可用于伴有过敏性鼻炎的哮喘患者治疗。

（林江涛）

推荐阅读资料

[1] 中华医学会呼吸病学分会哮喘学组. 支气管哮喘防治指南（2016 版）. 中华结核和呼吸杂志，2016，39（9）：675-697.

[2] 中华医学会呼吸病学分会哮喘学组，中国哮喘联盟. 支气管哮喘急性发作评估及处理中国专家共识. 中华内科杂志，2018，57（1）：4-13.

[3] 中华医学会呼吸病学分会哮喘学组. 支气管哮喘控制的中国专家共识. 中华内科杂志，2013，52（5）：440-443.

[4] 中国医师协会呼吸医师分会. 无创气道炎症评估支气管哮喘的临床应用中国专家共识. 中华结核和呼吸杂志，2015，38（5）：329-341.

第十二章 间质性肺疾病

第一节 概 述

间质性肺疾病（interstitial lung disease，ILD）是以肺泡壁为主并包括肺泡周围组织及其相邻支撑结构病变的一组非肿瘤、非感染性疾病群。病变可波及细支气管和肺泡实质，因此亦称为弥漫性实质性肺疾病（diffuse parenchyma lung disease，DPLD）。由于细支气管所属肺组织区域和肺泡壁纤维化使肺顺应性降低，导致肺容量减少和限制性通气功能障碍。此外，细支气管炎变及肺小血管闭塞引起通气血流比例失调和弥散能力降低，最终发生低氧血症和呼吸衰竭。

【临床关键点】

1. ILD 是一组异质性疾病，包括临床常见病、少见病、急性病、慢性病，诊断具有挑战性。

2. 诊断需要根据病史、临床表现、影像学表现、肺功能、实验室检查、病理诊断等多方面综合考虑，临床、影像及病理科多学科合作能提高诊断准确率。

3. 不同 ILD 治疗和预后完全不同，诊断需谨慎。

一、明确是否属于间质性肺疾病

主要通过询问病史、体格检查、胸部影像学、肺功能（包括动脉血气分析）检查来确定。

病史中最重要的症状是进行性气短，干咳和乏力也较常见。多数 ILD 患者体格检查可在双侧肺底部闻及 velcro 啰音，偶可闻及喘鸣和湿啰音。晚期患者低氧严重者可见发绀。

胸部高分辨率 CT 对 ILD 的诊断有重要作用，某些征象可提示特异性诊断。疾病早期可见磨玻璃样改变，更典型的改变是小结节影、线状（网状）影，或二者混合的网状结节状阴影。肺泡充填性疾病表现为弥漫性边界不清的肺泡性小结节影，有时可见含气支气管征。随病情进展，浸润改变逐渐聚拢变实，形成纤维索条、小叶间隔增厚等改变，伴肺容积丧失，晚期可出现囊性变（蜂窝样改变）。

肺功能检查主要表现为限制性通气功能障碍。典型改变为 1 秒钟用力呼气容积（FEV_1）和用力肺活量（FVC）成比例下降，所以 FEV_1/FVC 正常或增加，肺总量（TLC）减少。一氧化碳弥散量（DL_{CO}）下降。静息或运动肺泡 - 动脉血氧分压差（$P_{A-a}O_2$）可正常或增加。动脉血气分析依病情可出现不同程度的低氧血症，二氧化碳潴留少见。

对符合上述临床特点的患者应考虑为 ILD。

需要注意的是，ILD 患者也可以同时表现出发热、咳嗽，胸部影像学呈"炎症"改变，因此初诊时往往易被诊断为感染性疾病，并较长时间应用抗感染药物。在临床诊断思维中保持对 ILD 的甄别意识，避免误诊，尽早明确诊断。

二、明确属于哪一类间质性肺疾病

（一）分类

引起 ILD 的病因很多，可达 180 种以上。整理 2002 年美国胸科学会 / 欧洲呼吸学会（ATS/ERS）发表的专家共识所推荐的 ILD 分类方法和 2013 年修订的特发性间质性肺炎（IIP）国际多学科新分类标准，该组疾病的分类见表 12-1-1。

表 12-1-1　间质性肺疾病（ILD）分类

分类	疾病
已知病因 ILD	职业性（如尘肺等）
	药物性（如胺碘酮等）
	结缔组织疾病相关性间质性肺疾病（CTD-ILD）
特发性间质性肺炎（IIP）	主要特发性间质性肺炎
	特发性肺纤维化
	特发性非特异性间质性肺炎
	呼吸性细支气管炎 - 间质性肺疾病（RB-ILD）
	脱屑性间质性肺炎
	隐源性机化性肺炎
	急性间质性肺炎
	罕见特发性间质性肺炎
	特发性淋巴细胞间质性肺炎
	特发性胸膜肺实质弹力纤维增生症
	不能分类的特发性间质性肺炎[①]
肉芽肿性 ILD	结节病
	过敏性肺炎
	Wegener 肉芽肿
少见性 ILD	肺泡蛋白沉积症
	肺出血 - 肾炎综合征
	朗格汉斯细胞组织细胞增生症
	特发性肺含铁血黄素沉着症
	慢性嗜酸细胞性肺炎等

注：①不能分类的特发性间质性肺炎原因包括：A. 临床资料、影像学资料或者病理学资料不足。B. 临床表现、影像学资料和病理学发现不一致，可见于以下情况：a. 先前的治疗导致影像学或组织学表现发生巨大变化（如激素治疗后的脱屑性间质性肺炎行肺活检只显示残余的非特异性间质性肺炎）；b. 新的类型，或已知类型的特殊变异不能以现行的美国胸科学会 / 欧洲呼吸学会（ATS/ERS）分类标准来具体归类（如机化性肺炎合并肺纤维化）。C. 同一个 IIP 患者同时出现多种类型的高分辨率 CT 表现和 / 或病理学类型，因而难以确定其具体类型。

（二）翔实的病史是诊断的基础

要想鉴别是哪一类 ILD，临床上最重要也是最基本的工作应从收集病史开始。包括环境接触史、职业史、治疗史和用药史及家族史。应特别注意职业史，注意追寻工种及是否接触吸入致病因素。明确有接触致病因素后，还应了解暴露的环境、强度及时间。如果患者工作在高危环境中（如农民），或暴露于过敏性肺炎已知病因（包括鸟、药物和湿化器），应疑诊过敏性肺泡炎。ILD 患者从职业接触到出现症状和影像学改变可能有较长的潜伏期。高危人群及其相关疾病包括矿工（尘肺），掘沙工和凿岩工（硅沉着病），制牙工（牙工尘肺），电焊工、造船工、电器工、机械工及建闸工（石棉沉着病），农民（过敏性肺炎），养禽工和鸟类饲养者（过敏性肺炎），航天、核工业、计算机以及电子工业人员（肺铍沉积症）。有些致病因素可以在业余爱好和娱乐活动中接触，如饲鸽者肺、桑拿浴病。过敏性肺炎（hypersensitivity pneumonitis, HP）的常见症状为畏寒和发热，与工作地点和爱好有关，周末、度假或脱离相关环境后症状可减轻或消失，重新接触可再次出现同样症状。同时也应注意职业外的接触史，认真回顾用药和治疗情况以发现 ILD 的医源性病因。

（三）胸部 X 线影像特点可提供线索

影像学病变分布有助于 ILD 诊断。病变以双上肺野分布为主，则提示结节病、肺铍沉积症、肺朗格汉斯细胞组织细胞增生症、肺囊性纤维化、硅沉着病（矽肺）和强直性脊椎炎；亚急性嗜酸细胞性肺炎、特发性肺纤维化（IPF）、石棉沉着病和与类风湿关节炎、硬皮病相伴的肺纤维化则以中下肺野异常为主；癌性淋巴管炎则依据病变累及部位的不同判断，无明显的倾向性。

淋巴结肿大的表现形式也可以提供诊断线索。气管旁和对称性双肺门淋巴结肿大强烈提示结节病，也可见于淋巴瘤和转移癌。蛋壳样钙化提示硅沉着病和肺铍沉积症。心影正常时出现 Kerley B 线的 ILD 提示癌性淋巴管炎，如果伴有肺动脉高压，应考虑肺静脉闭塞性疾病。

上中野为主的浸润影而肺门区或中心区域相对清晰（肺水肿的负性影像）高度提示慢性嗜酸细胞性肺炎（CEP）。同一部位反复发生双侧浸润影提示隐源性机化性肺炎（COP）、CEP、药物性 ILD 或回忆性 / 复发性放射性肺炎。游走性浸润影提示 Churg-Strauss 综合征、变应性支气管肺曲霉病（ABPA）、COP、热带嗜酸细胞肺炎或 Löffler 综合征。

如果 ILD 病变主要累及下野并出现胸膜斑或局限性胸膜肥厚提示石棉沉着病。弥漫性胸膜肥厚提示石棉沉着病、类风湿关节炎、硬皮病或恶性肿瘤。出现胸膜腔积液提示类风湿关节炎、系统性红斑狼疮、药物反应、石棉沉着病、淀粉样变性、淋巴管平滑肌瘤或癌性淋巴管炎。肺容积不变和增加提示并存阻塞性通气功能障碍和淋巴管平滑肌瘤、肺朗格汉斯细胞组织细胞增生症、结节性硬化症和结节病。

（四）支气管肺泡灌洗液（BALF）检查的作用

1. 确诊价值或者有助于诊断。

（1）找到感染原，如肺孢子菌。

（2）找到癌细胞。

（3）肺泡蛋白沉积症：BALF 呈牛乳样，PAS 染色阳性。

（4）含铁血黄素沉着症：肺泡巨噬细胞吞噬红细胞。

（5）石棉小体计数>1 个 /ml：提示石棉接触。

2. 分析 BALF 细胞成分可帮助区分 ILD 的类别（表 12-1-2）。

表 12-1-2　支气管肺泡灌洗液细胞分类改变的意义

细胞分类	提示意义
T 细胞增高	结节病、非特异性间质性肺炎、过敏性肺炎、肺铍沉着症、药物性间质性肺疾病、放射性肺炎
嗜酸细胞增高	嗜酸细胞性肺炎、系统性红斑狼疮、药物性间质性肺疾病、寄生虫、真菌感染
中性粒细胞增高	特发性肺纤维化、胶原血管病、吸入性肺炎、急性呼吸窘迫综合征

三、如何应对特发性间质性肺炎

如经上述系统、认真地询问病史、必要的实验室和 BALF 检查及胸部影像学分析，仍不能确定为何种 ILD，就应归为特发性间质性肺炎（IIP）了。除前述 IIP 分类外，还有根据疾病进展特点或临床行为进行分类的建议，对诊断有一定参考价值（表 12-1-3）。

表 12-1-3　根据疾病进展特点的特发性间质性肺炎分类

影像和 / 或病理形态学类型	临床 - 影像 - 病理诊断
慢性致纤维化性间质性肺炎	
普通型间质性肺炎（UIP）	特发性肺纤维化（IPF）
非特异性间质性肺炎（NSIP）	特发性非特异性间质性肺炎
吸烟相关性间质性肺炎[①]	
呼吸性细支气管炎（RB）	呼吸性细支气管炎 - 间质性肺疾病（RB-ILD）
脱屑性间质性肺炎（DIP）	脱屑性间质性肺炎
急性 / 亚急性间质性肺炎	
机化性肺炎（OP）	隐源性机化性肺炎（COP）
弥漫性肺泡损伤（DAD）	急性间质性肺炎（AIP）

注：①脱屑性间质性肺炎也可见于非吸烟者。

除表 12-1-3 所示不同 IIP 可表现为差异性病程进展外，其药物治疗反应也有很大区别。因此，为使临床医生更好地明确治疗目的、制订监测策略，最新根据疾病临床行为提出的 IIP 分类可能更有利于临床实际工作（表 12-1-4）。

表 12-1-4　根据疾病临床行为的特发性间质性肺炎分类

临床行为	治疗目的	监测策略
可逆性或自限性（如大多 RB-ILD 患者）	去除可能的原因	短期（3～6 个月）观察以判断疾病进展
伴有进展因素的可逆性疾病（如富细胞型 NSIP 和某些纤维化型 NSIP、DIP、COP）	取得初始效果后，短期观察证实治疗有效，合理的长期治疗	长期观察保证治疗效果稳定
伴有部分残留的稳定病变（如某些纤维化型 NSIP）	维持目前状态	长期观察评估疾病进程
潜在稳定，但可能进展的不可逆疾病（如某些纤维化型 NSIP）	预防进展	长期观察评估疾病进程
即使积极治疗，仍呈不可逆进行性进展的疾病（如 IPF、某些纤维化型 NSIP）	延缓疾病进展	长期观察评估疾病进程，判定肺移植或有效的辅助治疗

注：RB-ILD，呼吸性细支气管炎 - 间质性肺疾病；NSIP，非特异性间质性肺炎；DIP，脱屑性间质性肺炎；COP，隐源性机化性肺炎；IPF，特发性肺纤维化。

（康　健）

推荐阅读资料

TRAVIS W D，COSTABEL U，HANSELL D M，et al.An official American Thoracic Society/European Respiratory Society statement：update of the international multidisciplinary classification of the idiopathic interstitial pneumonias.Am J Respir Crit Care Med，2013，188（6）：733-748.

第二节　特发性肺纤维化

特发性肺纤维化（idiopathic pulmonary fibrosis，IPF）是病因未明的慢性进展性纤维化型间质性肺炎的一种特殊类型，病变局限于肺部，组织病理学和 / 或影像学表现具有普通型间质性肺炎（UIP）的特征。好发于老年人，其发病率随年龄增长而增加，典型症状一般在 60～70 岁出现，50 岁以下的 IPF 患者少见。男性明显多于女性，多数患者有吸烟史。疾病进展表现为呼吸困难进行性加重，肺功能恶化，高分辨率 CT 呈进展性纤维化，最终导致呼吸衰竭或死亡。

【临床关键点】

1. 所有表现为原因不明的慢性劳力性呼吸困难，并且伴有咳嗽、双肺底 velcro 啰音和杵状指的成年患者均应考虑 IPF 可能性。仔细排除其他可能病因是获得准确诊断最为重要的环节。

2. 多学科讨论的诊断原则。具有诊断 ILD 丰富经验的呼吸内科医生、影像科医生和病理科医生进行多学科讨论能提高 IPF 诊断的准确性。在多学科讨论不可行的情况下，建议将患者推荐给对 ILD 有丰富经验的临床专家咨询。

3. 高分辨率 CT 对 IPF 的诊断有重要意义，对高分辨率 CT 呈典型 UIP 表现者可不进行外科肺活检。

临床病例

患者，男性，60 岁，因"呼吸困难进行性加重 2 年"就诊。初步病史采集及辅助检查资料：患者 2 年前无明显诱因出现咳嗽，干咳为主，伴活动后呼吸困难，休息可减轻，无胸痛、咯血、发热、消瘦，无关节疼痛。当地给予支气管扩张剂等吸入治疗后症状无明显改善，呼吸困难呈进行性加重。既往有长期大量吸烟史（20 支 /d），已戒 2 年。

体格检查：口唇及四肢发绀，杵状指，双肺呼吸音粗，双肺底可闻及 velcro 啰音。心率 88 次 /min。

肺通气功能测试及弥散试验：FEV_1/FVC 82%，VC 46%，FVC 64%，DL_{CO} 38%，提示限制性通气功能障碍及弥散功能障碍。

胸部正位片（图12-2-1）显示双肺弥漫分布的网格状阴影，双下肺及肺外带明显，肺容积缩小。

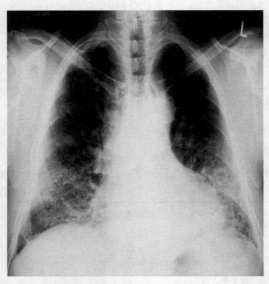

图 12-2-1　X 线胸片可见双肺弥漫分布的网格状阴影，双下肺及肺外带明显，肺容积缩小，与肺内病变部位相邻近的心界、侧胸壁及横膈边界模糊不清

根据初步采集的病史资料，初步诊断思路需考虑以下问题。

【问题1】　该患者的临床特点主要提示什么疾病？

思路　该患者为老年男性，有长期吸烟史，慢性病程，干咳伴进行性加重的劳力性呼吸困难，首先应考虑常见的慢性气道阻塞性疾病如慢阻肺病，但其对常规支气管扩张剂治疗效果不佳。体格检查：口唇发绀，双肺底 velcro 啰音，杵状指。肺功能测试显示限制性通气功能障碍，伴弥散功能减退。X 线胸片显示双肺弥漫性对称性网格影，以双下肺及肺野外带明显，伴有肺容积缩小，高度提示肺间质纤维化。

知识点

1. IPF 发病率随年龄增长而增加，典型症状多在 50～70 岁出现，男性多见，多数有吸烟史。起病隐匿，在诊断明确前往往已有数年病史。

2. IPF 患者常见体征包括 velcro 啰音及杵状指。velcro 啰音为全吸气相爆裂音，起病初期多于肺底部闻及，随着病情进展，肺尖部亦可闻及，但并非 IPF 特异性改变，在许多 ILD 中亦可闻及。杵状指可见于 25%～50% 的 IPF 患者中，无特异性，但在结节病、COP、胶原血管疾病相关性肺间质疾病中少见。

3. IPF 最常见的 X 线影像学异常是双侧弥漫分布、相对对称的网状或网状结节影，多位于基底部、周边部或胸膜下区，多伴肺容积缩小。随疾病进展，可出现直径多在 3～15mm 大小的多发性囊状透光影（蜂窝肺）。

【问题2】　对于该患者，还需补充哪些病史资料？

思路　诊断 IPF 首先需排除其他已知的 ILD。病史采集时需详细询问吸烟史、职业史、暴露史、用药史、家族史和旅游史等，是否饲养鸽子等家禽，以及是否存在其他系统（肺外）症状，如是否合并鼻窦炎、食管反流症、皮疹、关节肿痛、近端肌无力、雷诺现象等。

病史补充

患者无光敏现象，全身未见皮疹、结节性红斑，无肌痛、肌无力、关节肿痛，无反酸、呃逆等症状。

既往无慢性心力衰竭病史，无职业粉尘暴露史，无饲养家禽史，无肿瘤家族史。

知识点

IPF 被冠以"特发性"之名,即病因不明,但亦存在一些危险因素似乎与其发生相关,包括:

1. 遗传因素　以下事实提示遗传因素或先天性易感因子可能与本病的发病有关:①家族性肺纤维化的病例在国内外均有报道,这种病例多见于嫡亲和单卵双胞胎,呈常染色体显性遗传,具有不同的外显率;②某些已知遗传疾病患者的肺纤维化发病率很高;③同样暴露于已知可引起肺纤维化的环境中,但仅有少数发病。

2. 吸烟　虽然约 1/3 的 IPF 发生在终生不吸烟者,但许多临床研究证实吸烟增加 IPF 发生的危险性,其暴露程度与 IPF 的发生率呈正相关,尤其是吸烟大于 20 包/年者。

3. 环境暴露　暴露于某些金属粉尘(黄铜、铅及钢铁)和木质粉尘(松木)者,患病风险显著增加。其他粉尘暴露,如理发业、鸟类饲养、石材切割和抛光等也可能与 IPF 的发生有关。IPF 患者尸体解剖发现肺部淋巴结内可见无机物颗粒,也支持 IPF 环境学病因。

4. 病毒感染　某些病毒在 IPF 发生中是否发挥了重要作用一直受到学者们的关注。目前支持病毒感染与 IPF 发病机制之间存在联系的主要证据是流行病学研究结果。有资料表明,高达 97% 的 IPF 患者肺中可以检测到 EB 病毒、巨细胞病毒、丙型肝炎病毒和人疱疹病毒中的一种或多种。但关于病毒感染的病因假说仍存不少争议。

5. 胃食管反流　动物实验和临床研究均发现长期反复胃内容物吸入可导致肺纤维化,因此胃食管反流(gastroesophageal reflux,GER)与 IPF 的关系受到重视。也有人认为,IPF 患者降低的肺顺应性导致胸膜腔压力在吸气时较正常人更低,导致食管和食管下段括约肌功能不全,故而发生了 GER,即其可能是 IPF 的结果,而非病因。

【问题 3】　对于该患者,为明确诊断,还需要进行哪些检查?

思路 1　IPF 主要的鉴别诊断应包括:

(1)慢性过敏性肺炎(chronic hypersensitive pneumonitis,CHP):CHP 患者胸部影像学可见小叶间隔及小叶内间质不规则增厚,蜂窝肺伴牵拉性支气管或细支气管扩张和肺大疱,类似于 IPF 改变。鉴别要点在于详细了解并明确抗原接触史,明确症状发作与抗原暴露的关系。HP 是抗原吸入后导致肺脏巨噬细胞 - 淋巴细胞性炎症和肉芽肿性疾病,BALF 检查显示淋巴细胞明显增加(通常 >40%),经支气管镜肺活检取得合格病理标本可进一步支持诊断。

(2)结缔组织病相关性间质性肺疾病(CTD-ILD):类风湿关节炎、皮肌炎、干燥综合征等引起的肺损伤可为 UIP,其影像学表现有时与 IPF 类似。鉴别要点在于详细了解有无风湿病的临床表现和分析血清学实验室结果等,尤其对女性,年龄 <50 岁者,应格外注意。

(3)尘肺:详细询问患者的职业史,明确接触时间、吸入粉尘浓度、粉尘性质及同工种其他从业人员的健康情况等,在此基础上结合影像学特点可作出鉴别诊断。

(4)其他 IIP:如 NSIP、COP、RB-ILD/DIP 等。IPF 与其他 IIP 治疗及预后有显著差别,故鉴别十分必要。

1)NSIP:可发生于任何年龄,肺高分辨率 CT 表现为双侧任何部位间质性浸润影和斑片磨玻璃影。BALF 主要表现为淋巴细胞增高。

2)COP:亚急性起病,发病前常有"流感样"症状。双肺闻及 velcro 啰音,但无杵状指。影像学表现为弥漫分布的肺泡和 / 或肺间质浸润影,表现多样,无蜂窝肺。肺部复发性和游走性异常影像是本病的重要特点。BALF 主要表现为淋巴细胞增高。

3)RB-ILD/DIP:多见于男性吸烟者。RB-ILD 肺高分辨率 CT 主要表现为网状 - 小结节影,DIP 早期出现双肺磨玻璃样改变,后期可出现线状、网状和结节影,一般不出现蜂窝肺。BALF 中见到大量棕色巨噬细胞有提示意义。

思路 2　因此,为进一步明确诊断并与其他疾病相鉴别,需进一步完善实验室检查如全血细胞计数及分类、肝功能、血钙水平、尿液分析、自身抗体谱、血沉、血管紧张素转换酶(ACE)水平、PPD、脑钠肽(BNP),以及高分辨率 CT、超声心动图检查等。必要时可进一步完善 BALF、经支气管镜肺活检或肺活检。

辅助检查

全血细胞计数及分类、尿常规正常。血沉24mm/h。肝肾功能、电解质正常。

血ACE、BNP正常。自身抗体谱未见明显异常。PPD试验阴性。

超声心动图：未见心脏结构异常改变。射血分数正常。

胸部高分辨率CT：双下肺广泛网格状阴影及蜂窝改变，以胸膜下分布显著。伴牵拉性支气管扩张（图12-2-2）。

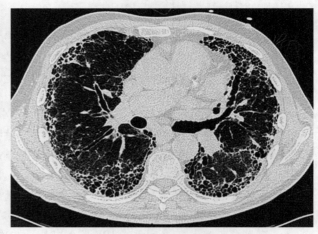

图12-2-2　胸部CT：可见双下肺广泛网格状阴影及蜂窝改变，以胸膜下分布显著，伴牵拉性支气管扩张

知识点

高分辨率CT（HRCT）呈UIP型改变，是诊断IPF的重要依据（表12-2-1）。

表12-2-1　UIP高分辨率CT诊断类型

UIP型 （4条全都符合）	可能UIP型 （符合3条）	非UIP型 （有以下任意一条）
1. 胸膜下、肺底显著 2. 网格影 3. 蜂窝肺伴或不伴牵拉性支气管扩张 4. 不具有非UIP型的特征（见第三列）	1. 胸膜下、肺底显著 2. 网格影 3. 不具有非UIP型的特征（见第三列）	1. 上或中肺显著 2. 支气管血管周围明显 3. 广泛的磨玻璃影 4. 弥漫的微结节影 5. 囊腔影 6. 弥漫马赛克征/气体陷闭 7. 支气管肺段/叶实变

【问题4】 根据以上结果是否能诊断为IPF？是否需进一步行肺活检？

思路1　IPF诊断标准包括：

1. 仔细排除其他已知病因的间质性肺疾病（ILD）：例如家庭或职业环境暴露、结缔组织疾病或药物性肺损害等。

2. 高分辨率CT呈现UIP型表现者不需要进行外科肺活检。

3. 高分辨率CT表现不典型者（可能、疑似者）接受外科肺活检，高分辨率CT和肺活检组织病理学结果符合特定的组合（表12-2-2）。

表12-2-2　高分辨率CT和组织病理学所见相结合的IPF诊断标准

高分辨率CT类型	外科肺活检组织病理类型	是否诊断IPF
典型UIP	典型UIP	是
	可能UIP	
	不可分类的纤维化	
	非UIP	否

高分辨率 CT 类型	外科肺活检组织病理类型	是否诊断 IPF
可能 UIP	典型 UIP	是
	可能 UIP	
	不可分类的纤维化	很可能
	非 UIP	否
非 UIP	典型 UIP	可能
	可能 UIP	否
	不可分类的纤维化	
	非 UIP	

注：CT，计算机断层扫描；UIP，普通型间质性肺炎；IPF，特发性肺纤维化。

思路 2　本患者除长期吸烟史外，无明确粉尘暴露史，无家族史、特殊用药史等，无合并肺外系统症状，高分辨率 CT 呈典型 UIP 改变（可见蜂窝肺、网格影，以胸膜下分布显著，伴牵拉性支气管扩张），不需进行外科肺活检。

IPF 诊断流程见图 12-2-3。

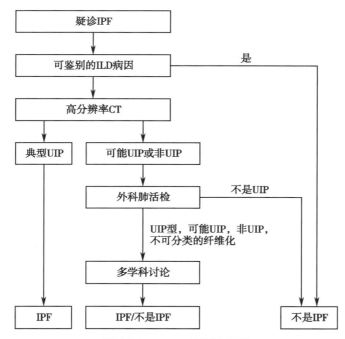

图 12-2-3　IPF 诊断流程图

IPF. 特发性肺纤维化；ILD. 间质性肺疾病；CT. 计算机断层扫描；UIP. 普通型间质性肺炎。

知识点

1. 组织病理学表现为 UIP，成纤维细胞灶是其重要的特征性所见。根据病理所见可分为以下几种情况：

（1）典型 UIP：①明显的结构破坏和纤维化伴或不伴胸膜下蜂窝肺；②肺实质可见斑片状纤维化；③成纤维细胞灶；④无不符合 UIP 诊断的特征。

（2）可能 UIP：①明显的结构破坏和纤维化伴或不伴胸膜下蜂窝肺；②仅有斑片状纤维化和成纤维细胞灶所见之一者；③斑片或弥漫的肺实质纤维化，伴或不伴肺间质炎症；④无不符合 UIP 诊断的特征。

（3）非 UIP：①透明膜形成；②机化性肺炎；③多见肉芽肿病变；④远离蜂窝区有明显炎性细胞浸润；⑤病变以气道为中心分布为主；⑥其他提示另一种诊断的特征。

（4）不可分类的纤维化：部分活检标本表现为不符合上述 UIP 诊断标准的纤维化类型。这些标本可称为"不可分类的纤维化"。

2. 侵袭性检查在诊断 IPF 中的意义

（1）支气管肺泡灌洗（BAL）：BAL 在诊断 IPF 中的作用有限，但耐受性良好，可用于排除其他类型的肺间质疾病，如感染、嗜酸细胞性肺炎、恶性病变等。应认识到 BAL 结果可提示肺间质疾病的诊断方向，一般认为当 BALF 中淋巴细胞比例>30% 时可基本排除 IPF。

（2）经支气管镜肺活检：由于经支气管镜肺活检所取组织太小（2～5mm），且 IPF 本身病变分布不均，将此技术用于诊断 IPF 意义不大，但可用于排除诊断，结合一些特殊的组织病理学方法或染色确诊一些其他类型的间质疾病，如恶性肿瘤、感染、肺结节病、过敏性肺炎、隐源性机化性肺炎等。

（3）开胸肺活检或电视胸腔镜外科手术（video-assisted thoracic surgery, VATS）：采用外科性肺活检或 VATS 获取组织标本进行组织病理学分析，对于肺高分辨率 CT 不表现为典型 UIP 型患者的最终诊断具有重要意义。但由于这是一种创伤性检查，会给患者带来不同程度的痛苦，因此对年老体弱、呼吸功能差而不适合或拒绝做活检，以及高分辨率 CT 呈典型 UIP 所见者不推荐此项检查。活检时至少在不同部位取 2 块组织，选择中等度病变区及相对正常部位（肉眼观察），避免在重病区取材。

【问题 5】 IPF 预后如何？

思路　IPF 没有自然缓解倾向，是致死性肺疾病，自然病程各异且很难预测。大多数 IPF 患者的肺功能在数年内逐渐恶化，而少数患者肺功能可维持稳定；一些患者可以在病情相对稳定的情况下出现急性加重（5%～10%）。IPF 患者可能合并亚临床或明显的肺动脉高压、胃食管反流、阻塞型睡眠呼吸暂停、肥胖和肺气肿，这些共存疾病对 IPF 患者预后的影响尚不清楚。总体预后差，在出现症状后平均生存年限为 2～5 年。最常见的死因是呼吸衰竭，其他还包括心力衰竭、缺血性心脏病、感染和肺栓塞等。

【问题 6】 下一步如何治疗？

思路　IPF 的治疗目标包括：减轻症状、减缓发展、预防急性发作及延长生存期。治疗包括：

1. 药物治疗

（1）吡非尼酮：主要通过拮抗转化生长因子 -β_1 来抑制胶原纤维形成。剂量：1 800mg/d（600mg，3 次 /d），对于疗程目前尚无证据支持。其不良反应发生率较高，包括光敏感、疲劳感、胃部不适、厌食症等。

（2）尼达尼布：一种细胞内多种酪氨酸激酶的抑制剂，靶点为多种生长因子受体，包括血管内皮生长因子、成纤维细胞生长因子、血小板衍生生长因子。剂量：150mg，2 次 /d。

（3）抑酸药物治疗：高达 90% 的 IPF 患者伴有胃食管反流，包括无临床症状反酸。胃食管反流是吸入或微吸入的高危因素，而引发肺炎，推测是导致或使 IPF 恶化的机制之一。对 IPF 患者可常规使用抑酸药物治疗。

2. 合并症治疗

（1）肺动脉高压：已有资料表明，多数 IPF 相关性肺高血压患者并未从针对肺高血压的治疗中明显获益，所以总体不推荐 IPF 患者此项治疗。但是随着新的肺动脉高压治疗药物涌现，效果尚需进一步评估。

（2）呼吸衰竭：对因病情持续进展而致呼吸衰竭的 IPF 患者一般不建议使用机械通气。

3. 非药物治疗

（1）对临床出现明显静息性低氧血症 IPF 患者应给予长期氧疗。

（2）多数 IPF 患者应该进行肺康复治疗。

（3）肺移植是目前治疗 IPF 最有效的手段。在充分评估患者预期寿命的基础上，对有条件者应积极推荐本项治疗方法。

知识点

1. 除非有其他疾病需要，例如合并静脉血栓栓塞性疾病或心房颤动，不推荐使用华法林进行抗凝治疗。

2. 伊马替尼（imatinib），另一种酪氨酸激酶抑制剂，目前尚未观察到其可减缓 IPF 病情进展或降低病死率。

3. 既往认为，免疫抑制是 IPF 治疗的重要组成部分。关于三药联合治疗（泼尼松 + 硫唑嘌呤 +N- 乙酰半胱氨酸）的随机对照研究发现联合治疗组较安慰剂组病死率增加，住院率增加，FVC 变化值、DL_{co} 变化值、生活质量指数则无差异。因此目前已不推荐。

4. 不推荐单用 N- 乙酰半胱氨酸治疗 IPF。

【问题 7】　如何进行随访监测 IPF？

思路　疾病进展表现为呼吸困难和咳嗽等呼吸系统症状加重、肺功能指标恶化、高分辨率 CT 表现为纤维化增加或急性呼吸衰竭。每 3～6 个月进行随访，在无其他原因可解释的情况下，出现以下任一表现即为 IPF 疾病进展：①进行性呼吸困难（客观评估）；②FVC 绝对值较基线呈进行性持续降低；③DL_{co} 绝对值（血红蛋白校正后）较基线值呈进行性持续降低；④高分辨率 CT 上纤维化程度进行性进展；⑤急性加重；⑥因呼吸衰竭死亡。

【问题 8】　其他类型特发性间质性肺炎有何特点？

思路　非 IPF 特发性间质性肺炎的临床、影像学、病理和治疗特点见表 12-2-3。

表 12-2-3　非 IPF 特发性间质性肺炎的临床、影像学、病理和治疗特点

类型	临床表现	BLAF 细胞分类	影像学	病理特点	治疗策略和疗程
NSIP	起病隐匿，常表现为干咳、活动后气短、发热、皮疹。体格检查可闻及 velcro 啰音，杵状指少见	淋巴细胞升高，$CD4^+/CD8^+$ 比例降低。部分患者中性粒细胞和嗜酸性粒细胞增加	下肺外周对称性分布，磨玻璃多见，伴网状影及牵拉性支气管扩张，下叶体积缩小。细胞型主要为磨玻璃，纤维化型表现为磨玻璃与其他表现共存	具有肺损伤时间的一致性 细胞型：轻中度慢性间质性炎症，炎症部位Ⅱ型上皮增生 纤维化型：均匀的致密或疏松的间质纤维化，仍保持基本肺结构的轮廓	细胞型激素治疗反应好，纤维化型激素治疗反应可能差。起始泼尼松 40～60mg/kg，根据治疗反应减量，一般 1～3 个月后 20～40mg/kg，4～6 个月后维持 10～15mg/kg，总疗程 1 年。激素反应不好的患者可考虑联合免疫抑制剂
RB-ILD	与吸烟高度相关；气促和干咳；体格检查可闻及全吸气相湿啰音，可延长至呼气相，杵状指少见	类似于未患病的吸烟者，可见含有黄色、棕色和黑色色素的巨噬细胞	小叶中央结节影（不弥漫、多斑片）、磨玻璃影、伴有气体潴留的肺气肿	色素沉着的巨噬细胞斑片状聚集于呼吸性细支气管管腔及周围的肺泡管和肺泡腔内	戒烟是首要措施 戒烟无改善或进行性加重可试用糖皮质激素 1mg/kg 维持 1 个月，然后改为 30～40mg/d 维持 2 个月，之后 5～10mg/d 维持 6～9 个月，总疗程 1 年
DIP	与吸烟高度相关；亚急性起病，呼吸困难、干咳；可伴有杵状指	细胞总数明显增加，分类无特异性，可见大量褐色素性肺泡巨噬细胞	弥漫磨玻璃影伴散在囊腔。可见不规则网格影、条索影，肺底部及胸膜下明显	肺泡腔弥漫分布均一的肺泡巨噬细胞，肺结构基本完整，纤维化少	戒烟是首要措施 激素和细胞毒性药物作用有限。可使用泼尼松 30～60mg/d、3 个月评估效果

续表

类型	临床表现	BLAF 细胞分类	影像学	病理特点	治疗策略和疗程
COP	亚急性起病，伴有流感样前驱症状，常见干咳、呼吸困难。体格检查可闻及 velcro 啰音，杵状指少见	淋巴细胞增高，$CD4^+/CD8^+$ 比例降低	最常见为多发斑片状浸润影，常双侧、周边分布，为大片或类球形分布，可游走也可表现为双肺不对称网状、结节状浸润影，无蜂窝 少数表现为孤立的局灶性肺部阴影，可见支气管充气征	细支气管、肺泡管、肺泡腔内的机化性炎症，病变片状分布、均匀一致，不破坏原有肺组织	全身激素治疗：起始剂量为泼尼松 0.75～1mg/kg，维持 1～3 个月后激素逐步减量，疗程 6～12 个月
AIP	急性起病，最常见咳嗽、呼吸困难、发热，常有流感样前驱症状，类似于急性呼吸窘迫综合征。可闻及 velcro 啰音，可见杵状指	细胞总数增加，中性粒细胞比例增加（>50%），淋巴细胞百分比偶有增加，可见反应性Ⅱ型肺泡上皮细胞	磨玻璃影和实变并存，常地图样分布，短期内出现牵拉性支气管扩张，病变进行性扩大	渗出期为肺泡腔内透明膜形成；机化期为肺间质中肌成纤维细胞增生，肺泡隔纤维化并有显著的肺泡隔增厚。成纤维比胶原更广泛	无特异治疗手段，对症支持治疗为主 可试用激素冲击治疗，如甲泼尼龙 500～1 000mg/d，3～5 天，之后 80～120mg/d
LIP	女性多见，常表现为气促和干咳，可有胸膜痛、关节痛、发热。常见双肺 velcro 啰音，可有杵状指	淋巴细胞增高，$CD4^+/CD8^+$ 比例正常	磨玻璃影、边界不清的小叶中央型结节，可见薄壁囊腔散在分布。	间质内多克隆淋巴细胞弥漫浸润，引起小叶间隔和肺泡隔扩张和增宽。细支气管周围可见反应性淋巴滤泡增生	糖皮质激素治疗：泼尼松 0.75～1mg/kg，治疗 8～12 周，可逐步减量至 0.25mg/kg 维持 6～12 周。总疗程 6～12 个月
PPFE	常见反复感染病史。表现为活动后呼吸困难、干咳，易合并气胸。双肺可闻及吸气相啰音	尚无循证数据	不对称，上肺胸膜增厚、牵拉性支气管扩张、肺结构紊乱	病变部位胸膜及其下区域密集分布的呈漩涡状或杂乱排列的弹力纤维和胶原纤维，片状的弹力纤维板	无有效治疗方案对症支持治疗和肺移植

注：IPF，特发性肺纤维化；BLAF，支气管肺泡灌洗液；NSIP，非特异性间质性肺炎；RB-ILD，呼吸性细支气管炎 - 间质性肺疾病；DIP，脱屑性间质性肺炎；COP，隐源性机化性肺炎；AIP，急性间质性肺炎；LIP，特发性淋巴细胞间质性肺炎；PPFE，特发性胸膜肺实质弹力纤维增生症。

（康 健）

推荐阅读资料

[1] COLLARD H R，RYERSON C J，CORTE T J，et al. Acute exacerbation of idiopathic pulmonary fibrosis. An international working group report.Am J Respir Crit Care Med，2016，194（3）：265-275.

[2] RAGHU G，ROCHWERG B，ZHANG Y，et al. An official ATS/ERS/JRS/ALAT clinical practice guideline: treatment of idiopathic pulmonary fibrosis. An update of the 2011 clinical practice guideline.Am J Respir Crit Care Med，2015，192：e3-e19.

[3] SHARIF R. Overview of idiopathic pulmonary fibrosis（IPF）and evidence-based guidelines.Am J Manag Care，2017，23（11 Suppl）：S176-S182.

[4] TRAVIS W D，COSTABEL U，HANSELL D M，et al. An official American Thoracic Society/European Respiratory Society statement: update of the international multidisciplinary classification of the idiopathic interstitial pneumonias. Am J Respir Crit Care Med，2013，188：733-748.

第三节　结　节　病

结节病是一种原因不明的以非干酪样坏死性肉芽肿为病理特征的多系统疾病。经常表现为双侧肺门淋巴结肿大，肺脏浸润，眼部和皮肤损害。肝脏、脾脏、淋巴结、唾液腺、心脏、神经系统、肌肉、骨骼和其他脏器也可以受累及。结节病的发病与遗传、种族、环境、地域有一定关系，在白色人种和非裔美国人中高发，如在北欧、美国的白色人种中年发病率大概是 11/10 万人，非裔美国人的发病率大约是 36/10 万；非裔女性是最易感的人群，发病率为 43/10 万～71/10 万。西班牙、亚裔人的发病率很低，为 3/10 万～4/10 万。结节病高峰发病年龄为 30～55 岁。女性稍多于男性。发生于非裔美国人的结节病通常倾向于进展为慢性疾病，多器官受累并最终导致死亡。我国被认为是结节病发病率较低的地区，但是随着对其认识和诊断水平的提高，近年来结节病也不十分少见。

结节病的临床过程表现多样，与起病的急缓和脏器受累的不同及肉芽肿的活动性有关，还与种族和地区有关。结节病的症状通常能提示受累的特定脏器。结节病的多系统累及和多样性表现使得结节病患者可能根据其最初的症状就诊于不同的科室，如眼科、皮肤科、风湿免疫科或其他专科。但是，一旦怀疑或确诊为结节病，应该转由呼吸科医生诊治，因为 90% 以上有肺脏受累。呼吸科医生根据临床、影像和病理等特征进行确诊。

【诊疗要点】

肺结节病的诊疗通常包括以下环节：

1. 疑诊　根据相应的症状、体征，尤其胸部影像学特点疑诊结节病。

2. 确诊　病理组织学检查证实非干酪样坏死性肉芽肿，并除外引起肉芽肿的其他原因，如结核、真菌感染等。

3. 判断结节病的活动性及脏器累及的程度。

4. 进行治疗决策。

5. 随访观察。

【临床关键点】

1. 结节病的病程多为慢性或亚急性病程，其中近半数无症状，多因其他原因行胸部影像检查偶然发现。

2. X 线胸片是诊断结节病并进行分期的必要条件，但 X 线胸片不能清楚显示结节病的肺实质累及情况。结节病根据胸部正位片的表现分为五期（Wurm 分期）。①0 期：X 线胸片正常，占 5%～10%；②Ⅰ 期：双肺门淋巴结肿大，无肺部病变，占 50%；③Ⅱ 期：双肺门淋巴结肿大伴肺野病变，占 25%；④Ⅲ 期：肺间质改变（病变多位于双上肺野），占 15%；⑤Ⅳ 期：肺纤维化，占 5%～10%。

3. 胸部增强 CT 能够更加直观地评估肺门淋巴结肿大的情况，胸部高分辨率 CT 能够清楚地显示肺实质受累的情况及病变的分布，而且能够指导纤维支气管镜检查，进行经支气管镜针吸活检术（TBNA）、超声引导下经支气管针吸活检（EBUS-TBNA）、支气管肺泡灌洗（BAL）及经支气管镜肺活检术（TBLB）及经支气管冷冻肺活检（TBCB），因此也是必要的检查。

4. 支气管肺泡灌洗显示淋巴细胞比例增高（通常 >25%），$CD4^+/CD8^+$ 增高（通常 >3.5），对于结节病具有重要提示意义。

5. 组织活检病理诊断是结节病的确诊依据，非干酪样坏死性肉芽肿是其特征性病变，需除外引起肉芽肿的其他原因，如结核、真菌感染等。

6. 鉴别诊断主要包括结核、淋巴瘤和其他引起肺门淋巴结肿大的疾病，有肺实质侵犯表现为弥漫性结节，肺纤维化时需与过敏性肺炎、特发性肺纤维化等鉴别。

7. 建立诊断以后，还需要判断疾病累及的脏器范围、疾病的严重程度和活动性。活动性判断缺乏严格的标准。起病急、临床症状明显、病情进展较快、重要脏器受累、血清血管紧张素转换酶（ACE）增高等，提示处于活动期。

8. 60%～70% 的结节病可以自然缓解，因此，对于无活动、无症状的结节病可以观察 3 个月至半年，对于活动性结节病通常给予糖皮质激素口服治疗。

9. 结节病的复发率较高，因此，结节病治疗结束后也需要每 3～6 个月随访一次，至少 3 年或直至病情稳定。

10. 结节病预后多良好，预后与其临床类型有关。急性起病者，经治疗或自行缓解，预后较好；而慢性进行性，多个脏器功能损害，肺广泛纤维化等则预后较差，总病死率 1%～5%。死亡原因常为呼吸功能不全或心脏、中枢神经系统受累。

临床病例

患者，女性，35 岁，因"干咳 2 个月"来门诊就诊。初步的病史采集及门诊辅助检查如下：

2 个月前患者无明显诱因出现干咳，白天和夜间症状无差别，咳嗽症状不由体位变动引起；伴乏力，轻度活动气短；无咯血、胸痛，无发热、消瘦，无关节痛。

门诊体格检查记录：体温 36.5℃，双肺呼吸音清，心率 80 次/min。

胸部正位片显示双下肺纹理增重，双侧肺门淋巴结肿大（图 12-3-1）。

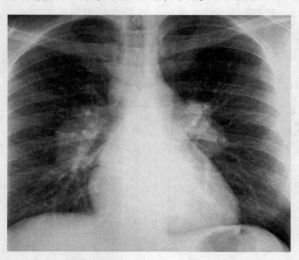

图 12-3-1　胸部正位片

根据初步采集的病史资料，初步诊断思路需要考虑以下问题。

【问题 1】　该患者的临床特点主要提示什么疾病？应考虑哪些疾病并进行鉴别？

思路　该患者为青年女性，慢性起病，主要表现为干咳，X 线胸片显示双肺门淋巴结对称性肿大，双下肺纹理增重紊乱，提示结节病，应主要与以下疾病鉴别：

1. 肺门淋巴结结核　患者较年轻，结核菌素试验多阳性。肺门淋巴结肿大一般为单侧性，有时伴有钙化，可见肺部原发病灶。CT 可见淋巴结中心区有坏死。

2. 淋巴瘤　多有发热、消瘦、贫血、胸腔积液等。常累及上纵隔、隆突下等处的纵隔淋巴结，大多为单侧或双侧不对称肿大，淋巴结可呈现融合。结合其他检查及活组织检查可鉴别。

3. 肺门转移性肿瘤　肺癌和肺外肿瘤转移至肺门淋巴结，皆有相应的症状和体征。对可疑原发灶进行进一步的检查可助鉴别。

4. 其他肉芽肿病　过敏性肺炎、肺铍沉积症、硅沉着病以及感染性、化学性因素所致的肉芽肿，结合临床资料及相关检查进行综合分析有助于与结节病进行鉴别。

知识点

1. 肺门是血管、气管和淋巴管出入的地方，形成团块状密度增高的阴影，向外密度逐渐变淡，一般不超过内带。肺门有固定的形态，左肺门比右肺门高 1～2cm，血管粗细匀称。正常情况下两侧肺门的密度、范围大致相同。因肺门阴影在 X 线胸片上的重叠较多，组成较为复杂，若 X 线胸片提示异常，经常需要行增强 CT 检查以进一步评估。

2. 肺门增大在 X 线胸片上主要表现为肺门范围增大、密度增高，肺门角消失。肺门增大可见于肺门淋巴结增大、支气管腔内或腔外的肿瘤及肺血管病变。

3. 单侧肺门增大包括淋巴结肿大、肺肿瘤、纵隔肿瘤，常见于支气管肺癌、恶性肿瘤肺门淋巴结转移、淋巴瘤等，另外细菌和病毒感染、肺结核也可合并肺门淋巴结肿大而造成肺门增大，肺血管病变亦可引起肺门增大，如肺动脉高压引起的肺门血管的扩张。

4. 双侧肺门对称性增大是结节病的特征影像改变，是由双侧肺门淋巴结增大导致。

5. 结节病Ⅲ/Ⅳ期或晚期肺纤维化改变者还需要与特发性肺纤维化等进行鉴别。

【问题2】 对于该患者，还需要补充哪些病历资料？

思路　结节病是一种累及多系统的肉芽肿性疾病，症状因累及的部位不同而表现各异，结节病的症状通常能提示受累的特定脏器，因此，病史采集和体格检查时需要补充收集有无多系统累及的证据。同时结节病还需主要与上述疾病进行鉴别，也需要补充既往结核病史或有无活动性结核患者的接触史、卡介苗接种史、吸烟史、环境职业暴露及肿瘤家族史等。同时，进行相应实验室检查如血常规、血生化（肝肾功能、血钙）、ACE、C 反应蛋白（CRP）、红细胞沉降率（ESR）等，以及心电图、PPD 试验等。

病史补充与相关检查

患者无皮疹、结节性红斑，无视物模糊、视力障碍，无面瘫，无心悸等。

无结核病史，无吸烟史，无职业粉尘暴露史，无结节病、肿瘤家族史。

体格检查：无皮疹，全身浅表淋巴结无肿大。听诊双肺无啰音；心率 80 次 /min，律齐，未及杂音，无 P₂ 亢进。腹软无压痛。

辅助检查：血常规正常，CRP 0.1g/L，ESR 20mm/h，肝肾功能与电解质正常，ACE 60U/L。

PPD 5TU 弱阳性。

心电图：心率 80 次 /min，窦性心律。心脏超声示正常心脏结构。

肺功能：轻度限制性通气功能障碍和弥散量降低，乙酰甲胆碱气道激发试验阳性。

知识点

结节病是一种累及多系统的慢性肉芽肿性疾病，约 50% 的结节病无症状，是体检或 X 线胸片检查偶尔发现，因此，结节病临床表现多样，主要与疾病活动程度及累及脏器有关。

1. 系统症状　约 1/3 患者可以有非特异性表现如发热、体重减轻、无力、不适和盗汗。

2. 胸内结节病　90% 以上的结节病累及肺脏。临床表现隐匿，30%~50% 有咳嗽、胸痛或呼吸困难，20% 有气道高反应性或伴喘鸣音。

3. 胸外结节病

（1）淋巴结：30%~40% 能触及淋巴结肿大，不融合，可活动，无触痛，不形成溃疡和窦道，颈、腋窝、肱骨内上髁、腹股沟淋巴结受累多见。

（2）皮肤：25% 累及皮肤，表现为皮肤结节性红斑（多位于下肢伸侧，6~8 周内消散）、冻疮样狼疮（lupus pernio）和皮下结节等。

（3）眼：11%~83% 累及眼部，以葡萄膜炎最常见。

（4）心脏：尸检发现 30% 累及心脏，但临床只发现 5%，主要表现为心律失常、心力衰竭或猝死。

（5）内分泌：2%～10% 有高钙血症，高钙尿症的发生率大约是其 3 倍。高钙血症与激活的巨噬细胞和肉芽肿使 1,25- 二羟维生素 D₃ 的产生调节障碍有关。

（6）其他系统：肌肉、骨骼、神经、腮腺、肝脏、胃肠、血液、肾脏及生殖系统等都可受累。

4. 急性结节病（Löfgren's syndrome）　极少情况下，结节病呈急性表现，表现为双肺门淋巴结肿大，急性关节炎和结节性红斑三联征，常伴有发热、肌肉痛、不适。85% 的患者于一年内自然缓解。这种临床综合征被称为 Löfgren 综合征或急性结节病，多见于白色人种。

【问题3】 对于该患者，为明确诊断，还需要进行哪些主要检查？

思路 为明确肺门淋巴结和肺实质病变情况，主要行以下检查：

1. 胸部增强CT和胸部高分辨率CT可以评估肺门淋巴结增大和肺实质病变的具体情况，协助进行支气管镜检查，应予安排。

2. 支气管镜检查对于结节病的诊断有着重要意义，除了可以直接观察气管 - 支气管管腔及内膜的病变外，还可以进行支气管肺泡灌洗及不同形式的活检（图12-3-2）。气管 - 支气管内膜活检和TBLB病理检查可以明确病变的性质，发现肉芽肿病变，提供确诊依据。对于有纵隔和/或肺门淋巴结肿大的患者，进行EBUS-TBNA，明确淋巴结病变的性质。这些检查尤其是EBUS-TBNA的诊断产生率较高，风险低，成为目前肺结节病的重要确诊手段。一般不需要纵隔镜或外科肺活检。

> 知识点
>
> 1. 支气管肺泡灌洗（BAL）是一种经纤维支气管镜获取肺泡的细胞与生化成分的广泛使用而安全的方法，临床上主要用于协助间质性肺疾病（ILD）的诊断。BAL结合高分辨率CT已成为临床上ILD的常规诊断工具。
>
> 2. 支气管肺泡灌洗液（BALF）细胞学分类。正常情况下，肺泡巨噬细胞>85%，淋巴细胞≤15%，中性粒细胞≤3%，嗜酸性粒细胞≤1%，肥大细胞≤0.5，鳞状上皮/纤毛柱状上皮≤5%。
>
> （1）如果BALF细胞学分类显示淋巴细胞≥25%提示肉芽肿性疾病（包括结节病、过敏性肺炎或慢性肺铍沉积症、结核）、药物反应、淋巴细胞间质性肺炎、富细胞型非特异性间质性肺炎、隐源性机化性肺炎或淋巴瘤。
>
> （2）如果BALF细胞学分类显示淋巴细胞比例增高，同时，$CD4^+/CD8^+>3.5$，诊断结节病的特异度高（>90%），而结核$CD4^+/CD8^+$多正常。
>
> （3）如果BALF细胞学分类显示淋巴细胞比例增高（>50%），通常提示过敏性肺炎，且$CD4^+/CD8^+$降低或正常。

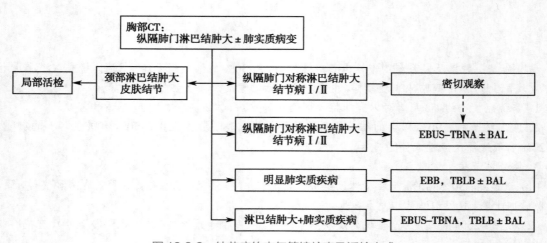

图12-3-2 结节病的支气管镜检查及活检方式

EBUS-TBNA. 超声引导下经支气管针吸活检；BAL. 支气管肺泡灌洗；EBB. 支气管内膜活检；TBLB. 经支气管镜肺活检术。

患者增强CT检查及气管镜检查结果回报如下：

（1）增强CT提示双肺多发细小结节，多沿肺门、支气管血管束、小叶间隔、叶间裂和胸膜下分布，双侧肺门淋巴结肿大（图12-3-3A、B）。

（2）支气管镜检查：镜下见各叶段支气管通畅，黏膜散在黄白色小结节。

（3）支气管肺泡灌洗液细胞计数：巨噬细胞百分比 52%，淋巴细胞百分比 38%，中性粒细胞百分比 10%；T 细胞亚群：$CD4^+/CD8^+$ 为 4。

（4）气道黏膜活检病理：可见非干酪样坏死性肉芽肿病变；右下肺透壁肺活检：可见非干酪样坏死性肉芽肿病变（图 12-3-3C）。

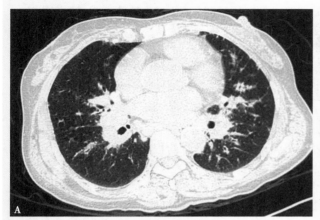
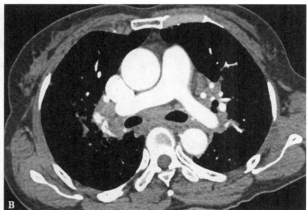

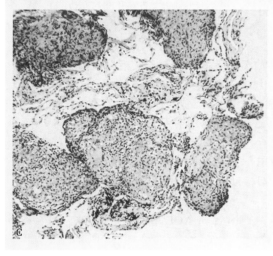

图 12-3-3　增强 CT 肺窗（A）提示双肺多发细小结节，多沿肺门、支气管血管束、小叶间隔、叶间裂和胸膜下分布，纵隔窗（B）双侧肺门淋巴结肿大。右下肺行经支气管镜肺活检术（TBLB）可见非干酪样坏死性肉芽肿病变（C）

【问题 4】　根据以上检查结果，该患者可以确诊为结节病吗？

思路　结节病的诊断应符合三个条件：①临床和胸部影像表现与结节病相符合；②活检证实有非干酪样坏死性类上皮肉芽肿；③除外其他引起肉芽肿病变的原因，如结核、真菌感染等。虽然该患者无结核或真菌感染的临床征象，PPD 5TU 弱阳性，但是对于肉芽肿病变的组织还需要进行抗酸染色、PAS 染色等以除外结核或真菌感染，方可确诊。

进一步资料补充，活检气道黏膜或肺组织抗酸染色、PAS 染色结果阴性。

据此，该患者确诊为结节病，根据 X 线胸片表现分期为肺结节病 II 期。

知识点

结节病的确切病因和发病机制还不十分清楚。目前认为结节病是由于遗传易感者受特定的环境暴露刺激，导致受累脏器局部产生 Th1 型免疫反应所致。

1. 对 PPD 5TU 的结核菌素皮肤试验无或弱反应是结节病的特点，可以用来鉴别结核和结节病。但是在我国结核是常见病，而且卡介苗接种比较常见，因此临床实践中需要慎重应用此项试验结果来进行结节病与结核的鉴别。

2. Kveim-Siltzbach（KS）试验作为曾经的结节病的临床诊断手段已经退出了历史舞台。一方面，KS 试验需要使用结节病患者的淋巴结或脾组织制备抗原，难以标准化，影响试验阳性反应率，也容易造成感染；另一方面，纤维支气管镜检查和支气管肺泡灌洗等诊断技术的应用已经明显提高了结节病的诊断速度和成功率。

3. ^{67}Ca 扫描检出结节病的灵敏度较高，为 60%～90%，但特异度却较差，在诊断结节病、评价结节病的活动性和监测结节病治疗效果方面价值有限，因此目前已经不再推荐作为结节病的常规检查方法。

4. PET/CT 可以评价结节病炎症活动程度和影响范围，发现隐匿的结节病变累及，如心脏结节病等，但其对心脏结节病的诊断灵敏度和特异度不如心脏磁共振（CMR）。PET/CT 和 CMR 只是用在有相应心脏累及提示的人群。

【问题 5】 对于该结节病患者，下一步该做什么？

思路 建立结节病诊断以后，还需要判断疾病累及的脏器范围、脏器受累的程度和严重性，评价疾病的活动性。

据患者有呼吸道症状，肺部 CT 显示肺实质弥漫受累，肺功能异常，支气管肺泡灌洗液淋巴细胞比例增高及 $CD4^+/CD8^+$>3.5，ACE 升高等，应判断为结节病活动期。该患者结节病仅累及肺脏，肺功能轻度异常；无明显肺外脏器累及征象，包括眼部、心脏、肝、脾、肾等脏器检查均正常。最后诊断肺结节病Ⅱ期（活动期）。

知识点

1. 结节病活动性的含义是疾病处于非静止期，持续发展的 T 细胞和巨噬细胞炎症以及肉芽肿，疾病仍在进展。

2. 活动性判断缺乏严格的标准。起病急、临床症状明显、病情进展、肺功能恶化、重要脏器受累、血清 ACE 增高、高钙血症及高钙尿症、支气管肺泡灌洗液淋巴细胞比例增高及 $CD4^+/CD8^+$>3.5 等，可能提示疾病处于活动期。

3. ACE 主要来源于肉芽肿内的激活巨噬细胞，血清 ACE 水平可反映体内肉芽肿的负荷，与结节病累及的广泛程度及肉芽肿的数量相关，可以作为反映结节病活动的生化标志。50%～75% 活动期结节病患者的 ACE 升高。

4. ACE 升高也可见于结核、真菌等感染，过敏性肺炎等，因此，血清 ACE 增高对于结节病不是一个灵敏和特异的生化标志，在结节病的诊断中已经不再具有价值。

【问题 6】 该结节病患者，下一步该如何治疗？

思路 结节病的自然缓解率在Ⅰ期是 55%～90%，Ⅱ期 40%～70%，Ⅲ期 10%～20%。因此，无症状和肺功能正常的Ⅰ期结节病无须治疗；无症状和病情稳定的Ⅱ期和Ⅲ期，肺功能轻微异常，也不需要治疗。糖皮质激素是目前结节病的主要治疗药物。鉴于结节病的高自然缓解率及激素长期治疗的可能副作用，因此，在结节病诊断后进行治疗决策时，通常需要考虑下列问题：该患者有症状吗？症状可以通过局部治疗控制吗？患者是否显示有重要脏器功能受损或生命危险？患者是慢性病程或有可能转变为慢性？患者是否有药物治疗的相对或绝对禁忌证？

该患者虽然为肺结节病Ⅱ期，活动，但是仅累及肺脏，表现轻微咳嗽，气道高反应，肺功能轻度异常。据此开始没有给予系统激素治疗，仅给予布地奈德/福莫特罗吸入治疗，并观察 3 个月。

3 个月后，患者咳嗽减轻，但复查胸部 CT，病变无明显吸收，肺功能损害稍加重，ACE 升高（80U/L）。

【问题 7】 该结节病患者，下一步该如何治疗？

思路 对于结节病患者，目前推荐系统使用糖皮质激素治疗的适应证包括：①生命或视力受到威胁的脏器受累，如心脏、中枢神经系统或眼部受累；②持续性高钙血症，持续性肾功能不全，严重的肝功能障碍伴门静脉高压或黄疸、脾大或脾功能亢进，严重的乏力和消瘦，皮肤损害或慢性肌病。对于肺结节病，当出现肺部症状,肺功能障碍严重或逐渐恶化,影像学表现加重时,需要系统激素治疗。

肺结节病的药物治疗见图12-3-4。

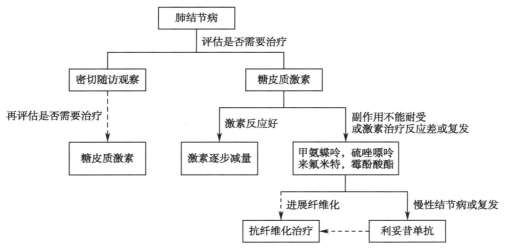

图 12-3-4　肺结节病的药物治疗

针对该结节病患者病变无吸收,肺功能受损加重倾向,予以系统激素治疗,起始量予以泼尼松30mg,每天一次,30天,复查胸片显示肺门淋巴结明显缩小,激素减为25mg,每天一次,15天,随后改为20mg,每天一次,15天,此后每15天减2.5mg,服用激素3个月并减至15mg/d时,复查胸部CT,病变基本吸收,肺功能恢复正常,ACE正常。此后,逐渐减激素至5mg,维持,激素总疗程9个月。

该患者开始每半年随访1次,后每年随访1次,连续3年胸部CT显示无复发,预后良好。

知识点

1. 对结节病是否治疗,何时开始治疗,如何治疗,至今都没有一致的意见。

2. 对于需要治疗者,系统激素治疗仍然是结节病的标准治疗方法。常用泼尼松 0.5mg/(kg·d),连续4周,随病情好转逐渐减量(一般每2周减5mg)至维持量,通常为5~10mg,疗程6~12个月。

3. 对于有心脏或神经系统损害时往往使用较高的初始剂量,通常采用1mg/(kg·d)。

4. 结节病的复发率较高(16%~74%),对于有复发倾向的患者,应该适当增加糖皮质激素的剂量或延长疗程。慢性结节病可能需要长期低剂量维持。对于急性结节病可能3~6个月即可。

5. 吸入激素治疗对于咳嗽伴气道高反应者有一定作用,但无助于肺功能改善和肺部影像吸收。

6. 长期服用激素者,应严密观察并预防激素的不良反应,如血压、血糖等。

7. 当激素不能耐受或治疗无效,可考虑使用免疫抑制剂如甲氨蝶呤、硫唑嘌呤、来氟米特、霉酚酸酯,以及生物制剂如英夫利西单抗(infliximab)(图12-3-4)。

8. 对于有系统损害或并发症的患者需予对症和支持治疗,如存在高钙血症者,应降低钙摄入,避免晒太阳。对于结节病患者进行维生素D和钙补充治疗时,需要仔细评估并监测血液 25-羟维生素 D_3 和 1,25-二羟维生素 D_3 及钙水平。

9. 对于结节病伴进展性肺纤维化患者,抗纤维化治疗可能具有一定程度上使肺功能下降的作用。

10. 对于结节病伴进展性肺纤维化和/或重度肺动脉高压,达到肺移植指征者,可以考虑肺移植治疗。

(代华平)

推荐阅读资料

[1] 中华医学会呼吸病学分会间质性肺疾病学组,中国医师协会呼吸医师分会间质性肺疾病工作委员会. 中国肺结节病

诊断和治疗专家共识. 中华结核和呼吸杂志，2019，42（9）：685-693.

[2] CROUSER E D，MAIER L A，WILSON K V，et al. Diagnosis and detection of sarcoidosis: an official American Thoracic Society clinical practice guideline. Am J Respir Crit Care Med，2020，201（8）：e26-e51.

[3] THILLAI M，ATKINS C P，CRAWSHAW A，et al. BTS clinical statement on pulmonary sarcoidosis. Thorax，2021，76（1）：4-20.

[4] VALEYRE D，PRASSE，A，NUNES H，et al. Sarcoidosis. Lancet，2014，383（9923）：1155-1167.

第四节　过敏性肺炎

　　过敏性肺炎（hypersensitivity pneumonitis，HP）也称外源性变应性肺泡炎（extrinsic allergic alveolitis，EAA），是指易感个体反复吸入有机粉尘抗原后诱发的一种主要通过细胞免疫和体液免疫反应介导的肺部炎症反应性疾病。以淋巴细胞渗出为主的慢性间质性肺炎，细胞性细支气管炎（气道中心炎症）和散在分布的非干酪样坏死性肉芽肿为特征性病理改变。农民肺是过敏性肺炎的典型形式，是农民吸入霉干草中的嗜热放线菌或热吸水链霉菌孢子所致。其他还有吸入含动物蛋白的羽毛和排泄物尘埃引起的饲鸟者肺（如鸽子肺、鹦鹉肺），生活在有嗜热放线菌污染的空调或湿化器的环境引起的空调器肺等。各种病因所致过敏性肺炎的临床表现相同，可以是急性、亚急性或慢性。

　　急性形式是最具有特征的表现形式。一般在职业或家居环境抗原接触后 4～8 小时出现畏寒、发热、全身不适伴胸闷、呼吸困难和咳嗽。如果脱离抗原接触，病情可于 24～48 小时内恢复。如果持续暴露，反复急性发作导致几周或几个月内逐渐出现持续进行性发展的呼吸困难，伴体重减轻，则为亚急性形式。慢性形式是长期暴露于低水平抗原或急性或亚急性反复发作后的结果，主要表现为进行性发展的呼吸困难伴咳嗽和咳痰及体重减轻，肺底部可以闻及吸气末 velcro 啰音，少数有杵状指。

　　根据明确的抗原接触史，典型的症状发作特点，胸部高分辨率 CT 具有细支气管中心结节，斑片磨玻璃影间或伴实变，气体陷闭形成的马赛克征象等特征性表现，支气管肺泡灌洗液（BALF）检查显示明显增加的淋巴细胞，通常 >40%，可以作出明确的诊断。经支气管镜肺活检术（TBLB）取得的病理资料能进一步支持诊断，通常不需要开胸肺活检。

　　根本的治疗措施是脱离或避免抗原接触。急性重症伴有明显的肺部渗出和低氧血症，激素治疗有助于影像学和肺功能明显改善。慢性过敏性肺炎表现为进展性纤维化时，抗纤维化治疗可能具有一定程度减慢肺功能下降的作用。如果发展成终末期肺纤维化，达到肺移植指征时，可以考虑肺移植。

【临床关键点】

　　1. 过敏性肺炎是由吸入抗原诱发的肺脏免疫炎性疾病，主要由细胞免疫和体液免疫反应介导，因此，通常无外周血嗜酸性粒细胞和 IgE 增高。

　　2. 临床表现包括急、亚急性和慢性过程，以亚急性和慢性多见。目前倾向于按是否有纤维化进行分型。

　　3. 非纤维化型过敏性肺炎多指急性／亚急性，高分辨率 CT 主要变现为小叶中心结节、斑片磨玻璃影、马赛克征。

　　4. 纤维化型多指慢性过敏性肺炎，高分辨率 CT 还可见小叶间隔增厚，不规则粗、细网格，伴牵拉性支气管扩张、蜂窝等。

　　5. 病理特点为细支气管炎、不同类型不同程度的间质性肺炎（非特异性间质性肺炎、机化性肺炎、普通型间质性肺炎）、肉芽肿。

　　6. BALF 淋巴细胞增多，>40%。

　　7. 诊断主要是依据环境暴露及与疾病关系、高分辨率 CT 表现、BALF 淋巴细胞增多 ± 病理诊断。

　　8. 首要治疗是脱离抗原暴露，酌情予以激素或抗纤维化治疗。

　　9. 过敏性肺炎是一种可防可治的间质性肺疾病，需要提高认识，积极预防诊治，以改善患者生活质量。

临床病例

　　患者，男性，58 岁。反复发热、肺炎 3 年。于 2012 年始，反复发热（最高体温 39℃），咳嗽，多白痰，偶黄痰，气短。当地医院 CT 提示肺炎或间质性肺炎，予抗生素抗感染或加激素 2～3 周症状缓解，自行停用。此后，因反复发作，就诊于当地及北京多家医院，多按"肺炎"或"间质性肺炎"或"细支气管炎"诊治。为明确诊治，患者于2015年9月来诊。患者发病来，无皮疹和关节肿痛等，无体重减轻。无吸烟史。

体格检查：一般情况好，浅表淋巴结无肿大，双肺呼吸音清，心率70次/min。2015年9月30日胸部高分辨率CT显示双肺上叶分布为主的小叶中心肺气肿，散在气囊，局限空气潴留征，伴斑片淡薄磨玻璃影（图12-4-1）。

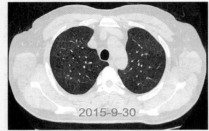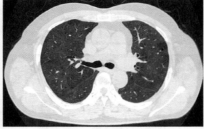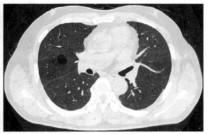

图 12-4-1　患者胸部高分辨率CT

根据上述临床资料，需考虑如下问题。

【问题1】 以上资料提示哪些可能的诊断？还需要重点补充哪些资料？

思路　仅凭目前这些资料确定患者的疾病诊断还是非常有困难的。除了患者曾被诊断的支气管炎、肺炎、间质性肺炎需要鉴别外，还有过敏性肺炎、机化性肺炎或隐源性机化性肺炎、嗜酸细胞性肺炎，甚至哮喘也需要鉴别，这些都可以反复发作。

该病例还有一个重要特点，患者讲述的病情疑难，3年来疾病反复，使患者辗转当地及北京多家大型医院求诊，多诊断"肺炎"或"间质性肺炎"。但是目前患者一般情况较好，提供的当前胸部CT显示肺炎或间质性肺炎不明显，提示细支气管炎，患者的现实表现与病史描述很不一致。因此，亟须了解患者患病的详细经过，尤其是既往影像资料及其演变。另外，反复发作的诱因是什么？需要再详细了解。

病史补充及相关资料

追问病史：患者嗜养鸽子5年，每年约50只。

追查补充既往CT（图12-4-2）：

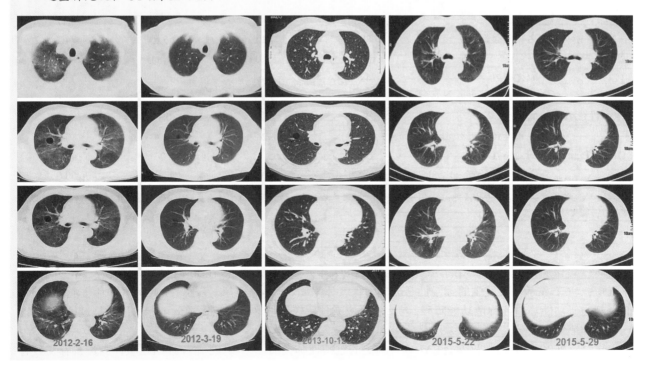

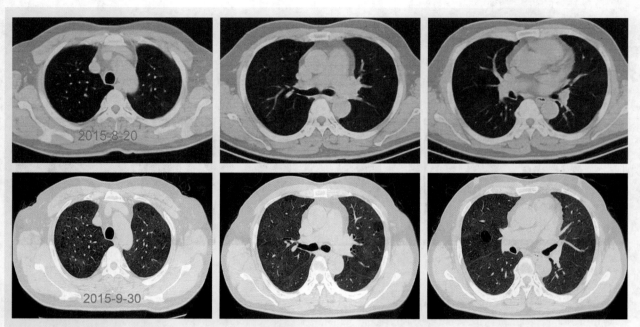

图 12-4-2　患者病程中肺 CT 的变化

　　2012 年 2 月 16 日肺 CT 示弥漫磨玻璃改变, 沿肺门支气管血管束和上中肺分布明显, 伴多发气囊改变, 或局部气体陷闭。2012 年 3 月 19 日 CT 显示磨玻璃影明显吸收。2013 年 10 月 12 日随访 CT 示肺透过度增加, 气体分布不均, 局部气体陷闭。2015 年 5 月 22 日 CT 显示磨玻璃改变, 2015 年 5 月 29 日 CT 显示吸收好转。2015 年 9 月 30 日 CT 与 2015 年 8 月 20 日比较, 磨玻璃影部分吸收。

　　追查患者既往肺功能变化见表 12-4-1。

表 12-4-1　患者肺功能变化

项目		2013-10-12	2014-06-06	2015-08-25	2015-09-29
VC	测定值 /L	3.26	3.12	2.38	2.78
	占预计值的百分比 /%	84.8	81.6	62.7	73.3
FEV$_1$	测定值 /L	2.63	2.47	1.95	2.17
	占预计值的百分比 /%	88.1	83.5	66.6	74.2
(FEV$_1$/FVC)/%		81.81	82.09	81.84	81.29
TLC	测定值 /L	4.55	5.44	3.08	3.83
	占预计值的百分比 /%	74.6	89.1	50.4	62.8
(RV/TLC)/%	测定值	28.34	33.4	30.13	29.55
	占预计值的百分比	79.2	92.3	82.4	80.8
DL$_{CO}$-SB	测定值 /L	5.88	5.13	4.06	4.23
	占预计值的百分比 /%	68.3	60.1	47.9	50.0

　　注: VC, 肺活量; FVC, 用力肺活量; FEV$_1$, 第 1 秒用力呼气容积; VC, 肺总量 TLC, 肺总量; RV, 残气量; DL$_{CO}$-SB, 一口气呼吸法测定的一氧化碳弥散量。

　　【问题 2】　补充这些 CT 和肺功能资料提示患者最可能的诊断是?
　　思路　该病例临床特点归纳为: ①58 岁男性, 嗜养鸽子, 不吸烟, 既往身体健康; ②反复发热、咳嗽, 或伴气短; ③CT 显示反复发生的弥漫性磨玻璃影伴气体陷闭、马赛克征, 以及小叶中心肺气肿伴气囊; ④肺功能限制通气功能障碍和弥散功能障碍; ⑤治疗反应或预后较好。这些特点提示最可能的诊断是过敏性肺炎。
　　【问题 3】　对于该患者的诊断, 还需要进行哪些检查进一步确诊?
　　思路　2020 年美国胸科学会 (ATS) 等制定的过敏性肺炎的临床实践指南, 诊断过敏性肺炎推荐支气管肺泡灌洗进行淋巴细胞分析，对于非纤维化型过敏性肺炎，还可以行经支气管镜肺活检术（TBLB）。过敏性肺炎诊断流程见图 12-4-3。

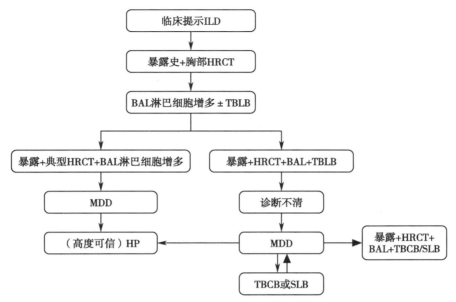

图 12-4-3　HP 的诊断流程

ILD. 间质性肺疾病；HRCT. 高分辨率计算机断层扫描；BAL. 支气管肺泡灌洗；TBLB. 经支气管肺活检术；MDD. 多学科讨论；HP. 过敏性肺炎；TBCB. 经支气管冷冻活检术；SLB. 手术肺活检术。

补充资料

BALF 细胞计数分类：总细胞计数 $2 \times 10^5/ml$，肺泡巨噬细胞百分比 4.5%，中性粒细胞百分比 1.8%，淋巴细胞百分比 93.7%，嗜酸性粒细胞百分比 0。

BALF T 细胞亚群：CD3$^+$ 97.58%，CD4$^+$ 81.16%，CD8$^+$ 14.15%，CD4$^+$/CD8$^+$ 5.74。

BALF 病原学（−）。

据此，该患者确诊为非纤维化型过敏性肺炎。

【问题 4】　对于该患者最主要的治疗措施是什么？

思路　过敏性肺炎根本的治疗措施是脱离或避免抗原接触。因此，对于该患者首要措施是让患者脱离鸽子环境暴露。

由于该患者不吸烟，明显的小叶中心肺气肿、气囊可能与过敏性肺炎的细支气管炎相关，具有一定程度的肺功能损害、明显的淋巴细胞性间质性肺炎，因此，给予患者泼尼松 30mg，逐步减量，疗程 3 个月。随访复查肺功能基本恢复正常。

知识点

1. 过敏性肺炎只要早期诊断、脱离过敏原或早期治疗，预后都比较好。

2. 过敏性肺炎的预后主要与其间质性肺炎类型或是否纤维化明显相关，一般呈现机化性肺炎或细胞性非特异性间质性肺炎（cNSIP）表现者，预后比较好，而呈现为纤维化非特异性间质性肺炎（fNSIP）、普通型间质性肺炎（UIP）或纤维化表型者预后差。因此，2020 年 ATS/JRS/ALAT 发布的过敏性肺炎临床指南明确提出根据过敏性肺炎是否伴有纤维化来分类，即纤维化型和非纤维化型，这样符合临床。

3. 非纤维化型过敏性肺炎相当于过去的急性 / 亚急性，通常高分辨率 CT 表现为磨玻璃影、气体陷闭、马赛克征、小叶中心结节，病理表现为 NSIP、机化性肺炎、肉芽肿、细支气管炎。

4. 纤维化型过敏性肺炎相当于过去的慢性过敏性肺炎,胸部高分辨率 CT 表现为不规则细、粗网格,小叶间隔增厚,蜂窝,牵拉性支气管扩张,马赛克征,病理表现为 fNSIP、可能 UIP、UIP、气道中心纤维化。

(代华平)

推荐阅读资料

RAGHU G, REMY-JARDIN M, RYERSON C J, et al. Diagnosis of hypersensitivity pneumonitis in adults: an official ATS/JRS/ALAT clinical practice guideline. Am J Respir Crit Care Med, 2020, 202 (3): e36-e69.

第十三章 肺 栓 塞

肺动脉栓塞简称肺栓塞（pulmonary embolism，PE），是指来自身体其他部位的各种栓子，阻塞肺动脉及其分支，引起肺循环障碍的临床病理生理综合征。最常见的栓子为血栓，其他栓子包括肿瘤、脂肪、羊水、空气，甚至异物。由血栓引起的肺栓塞也称肺血栓栓塞症（pulmonary thromboembolism，PTE）。PTE 为来自静脉系统或右心的血栓阻塞肺动脉或其分支所致疾病，以肺循环和呼吸功能障碍为其主要临床和病理生理特征，因 PTE 是 PE 最常见的类型，占 PE 中的 99% 以上，故通常所称的 PE 即指 PTE。肺动脉发生栓塞后，若其支配区的肺组织因血流受阻或中断而发生坏死，称为肺梗死（pulmonary infarction，PI）。

血栓主要来源于下肢的深静脉血栓（deep venous thrombosis，DVT）。PTE 和 DVT 合称静脉血栓栓塞症（venous thromboembolism，VTE），两者具有相同或相似的易患因素，DVT 多发于下肢或骨盆深静脉，脱落后随血流循环进入肺动脉及其分支，PTE 是 VTE 在不同部位、不同阶段的临床表现形式。PTE 常为 DVT 的合并症。

血栓栓塞肺动脉后，血栓阻塞及血管重构致血管狭窄或闭塞，导致肺循环阻力增加，肺动脉压增高，右心负荷增加，最终引起右心室肥厚和右心衰竭。急性发生的肺栓塞，患者可出现突发的呼吸困难、胸痛、咯血、咳嗽、面色苍白、大汗等，且可有脑缺氧症状，如极度焦虑不安、倦怠、恶心、抽搐和昏迷，是临床危重急症。慢性肺栓塞因肺动脉压进行性增高，患者可逐渐出现呼吸困难、胸痛、咯血等。

【诊疗要点】

肺栓塞的诊疗经过通常包括以下步骤：

1. 详细询问患者发病的症状特征及相关病史，了解是否有肺栓塞形成的危险因素，首先进行急性 PTE 临床可能性评估。

2. 疑似肺栓塞患者初始处理重点评估血流动力学稳定性，进行初始危险分层以评估其早期死亡风险。

3. 针对疑诊的患者依据危险分层及时进行 D- 二聚体、胸部肺血管三维重建、心肌标志物、超声心动图、血气分析等检查明确肺栓塞诊断。

4. 肺栓塞初始治疗的重点包括呼吸支持、血流动力学支持及经验性抗凝治疗。

5. 确诊后必须迅速准确地对患者进行危险度分层，然后制订相应的治疗策略，其中抗凝治疗是肺栓塞的基本治疗，不推荐常规溶栓治疗。

6. 治疗的同时寻找肺栓塞的危险因素和成因并积极纠正诱因。

7. 选择适宜的抗凝药物，监测治疗反应，动态调整。

8. 确定治疗结束的时间、随访日期及注意事项。

【临床关键点】

1. 肺栓塞的发病率、病死率、误诊率均高，是可以预防和治疗的疾病，应提高预防和诊断意识。

2. 发生肺栓塞的大多数栓子来源于下肢近端静脉（髂静脉、股静脉和腘静脉），也可来源于右心、下腔静脉及盆腔静脉及肾静脉和上肢静脉。

3. 肺栓塞的分类依据包括血流动力学稳定性（血流动力学不稳定或稳定）、发病的时间（急性、亚急性或慢性）、解剖部位（骑跨性、肺叶、肺段、亚肺段）、有无症状（症状性或无症状性）。

4. 肺栓塞有多种起病特征，从无症状到休克或猝死。最常见的主诉症状为呼吸困难，其次是胸痛、咳嗽和 DVT 症状。

5. 对怀疑急性 PTE 的患者采取疑诊—危险分层—确诊—求因"四步走"的诊断策略，即对疑似患者首先进行临床可能性评估，然后进行初始危险分层，逐级选择检查手段明确诊断，最后应寻找 PTE 的危险因素和成因。

6. D-二聚体检测结合临床可能性评估有较好的排除诊断价值；而床旁心脏超声心动图和下肢静脉超声检查是可疑高危 PTE 首选检查，CT 肺动脉造影（CTPA）是可疑非高危 PTE 的一线检查，肺通气/血流（$\dot{V}/\dot{Q}$）显像在患者无严重心肺基础疾病或不适合 CTPA 时可采用。

7. 急性 PTE 的治疗原则是根据危险分层采取不同的治疗策略，其中抗凝治疗是急性 PTE 的基本治疗，对高危急性 PTE 患者应立即采取溶栓治疗，中高危患者的溶栓治疗尚有争议，建议严密观察，若出现血流动力学不稳定或病情恶化，可行补救性溶栓治疗。

临床病例

患者，男性，52 岁，因"右下肢肿痛 20 余天，呼吸困难 10 余天，加重伴胸痛 3 天"就诊。入院前 20 余天患者无明显诱因出现右下肢膝关节以下肿痛，直立时加重，局部皮肤青紫，右下肢较左下肢增粗约 3cm。10 天前出现呼吸困难，伴胸闷，无咳嗽、咳痰、胸痛、咯血，未予重视。3 天前呼吸困难加重，伴胸痛，于深吸气或咳嗽时加重。否认高血压、冠心病、糖尿病病史。有吸烟史，吸烟 40 年，每天 40 支，未戒烟。

初步病史采集，患者有单侧下肢肿痛，逐渐出现呼吸困难和胸痛，对于该类患者，临床应如何思考？

【问题 1】 导致患者呼吸困难、胸痛的可能原因有哪些？

思路 患者表现为进行性呼吸困难和胸膜炎性胸痛，同时伴有右下肢肿痛和增粗，首先需要考虑急性肺栓塞，但也需要与可能导致呼吸困难、胸痛的其他疾病进行鉴别。

（1）心力衰竭：患者多有心脏基础疾病，除呼吸困难外，常合并心动过速和高血压。端坐呼吸和/或夜间阵发性呼吸困难病史是心力衰竭所致呼吸困难最具灵敏度和特异度的特征，胸部听诊可闻及提示间质性肺水肿的湿啰音，部分患者可闻及哮鸣音（即心源性哮喘），但无湿啰音并不能排除心力衰竭所致呼吸困难。

（2）心肌缺血或梗死：心肌缺血或梗死的胸痛有特征性，为胸部左侧或中部压迫感、沉重感、胸闷或紧缩感，由劳力诱发，休息后可缓解。最常见的伴随症状是呼吸急促或喘鸣，与肺循环轻度淤血有关。

（3）心包炎：心包炎所导致的胸痛主要为胸骨后疼痛，伴呼吸困难。急性心包炎早期和心包积液吸收后期在心前区可闻及心包摩擦音，心包积液量超过 300ml 时心尖搏动消失；心排血量显著减少可发生休克；心脏舒张受限，使静脉压增高可产生颈静脉怒张、肝大、腹水、下肢水肿、奇脉等。慢性缩窄性心包炎多数是结核性，其次是化脓性，主要表现有呼吸困难、心尖搏动减弱或消失、颈静脉曲张、肝大、大量腹水和下肢水肿、奇脉等。

（4）肺炎：肺炎所致胸痛为胸膜炎性胸痛，一般在咳嗽或深吸气时加重，初始可能为刺痛，随着病情的发展和咳嗽加剧，可能会放射至肩或腹部。因肺炎引起的呼吸困难多表现为呼吸快而浅，在病情严重时还会直接影响肺部气体交换，导致人体动脉血氧饱和度下降，出现发绀。肺炎除胸痛和呼吸困难外，常有寒战、高热、咳嗽、咳痰等肺炎主要症状。

（5）气胸：患者常诉有突发的呼吸困难和胸膜炎性胸痛，症状严重程度主要与胸膜腔内的气体量相关，大量气胸会使呼吸困难更明显，典型的体格检查表现包括患侧胸廓呼吸活动度降低、呼吸音减弱和叩诊呈鼓音。患者可能出现皮下气肿。若出现心动过速、低血压，则提示可能存在张力性气胸，需要急诊行减压处理。若疼痛、焦虑和/或低氧血症严重，则可出现急性呼吸性碱中毒。

（6）慢性肺疾病急性加重：慢性肺疾病急性加重主要包括慢性阻塞性肺疾病急性加重和哮喘急性发作。前者的呼吸困难呈进行性加重，常伴有咳嗽、咳痰；后者的呼吸困难呈阵发性，常有接触致敏原等诱发因素，部分患者合并咳嗽、喘息。感染或气胸时可合并胸痛。

【问题 2】 患者呼吸困难、胸痛是否与右下肢肿痛有关？

思路 该患者表现为右下肢肿痛，需要考虑是否存在下肢静脉血栓形成。同时患者在右下肢肿痛发生后渐出现进行性加重的呼吸困难及胸膜炎性胸痛，要注意下肢静脉血栓脱落阻塞肺动脉，导致肺栓塞的可能。

现认为肺动脉的栓子大多数来源于下肢近端静脉（髂静脉、股静脉和腘静脉），且 50% 以上的近端静脉血栓形成患者在就诊时合并肺栓塞。小腿静脉血栓很少引起肺部栓塞，有 2/3 的小腿静脉血栓在检出后自发消退。然而，若不治疗，1/3 小腿静脉血栓将延伸至近端静脉。肺栓塞也可来源于非下肢静脉的栓子，包括肾静脉和上肢静脉，但相对少见。

大部分血栓形成于下肢静脉血流减少的部位，例如瓣膜的瓣叶或血管分叉处，但也可能起源于静脉血流量较高的静脉，如下腔静脉或盆腔静脉及非下肢静脉（包括肾静脉和上肢静脉）。

门诊体格检查记录

体温 36.6℃，脉搏 116 次 /min，呼吸 20 次 /min，血压 125/76mmHg。神志清楚，表情痛苦，半坐位，口唇轻度发绀，颈静脉无曲张。胸廓对称，呼吸动度稍增强，双肺叩诊清音，听诊呼吸音稍粗，右肺底可闻及少许湿啰音。心界稍大，心率 116 次 /min，心律齐，心音稍遥远，各瓣膜区未闻及病理性杂音，$P_2>A_2$。腹部略膨隆，腹软，无压痛及反跳痛，肝脾未触及。右下肢膝关节以下非凹陷性水肿。

【问题 3】　该患者的症状和体征有哪些特点？

思路

（1）症状：在单侧下肢肿痛的基础上出现呼吸困难、胸膜炎性胸痛。下肢肿痛表现为局部皮肤青紫，右下肢较左下肢增粗。呼吸困难和胸痛呈逐渐加重。

（2）体征：脉搏快，口唇轻度发绀，半坐位，$P_2>A_2$，提示右心衰竭及缺氧。右下肢膝关节以下非凹陷性水肿与"右下肢静脉血栓"吻合。

知识点

典型肺栓塞的临床表现包括呼吸困难、胸痛及咯血"三联征"，但仅见于约 20% 患者。除三联征之外，肺栓塞还可以出现咳嗽、晕厥、心悸、烦躁不安，甚至濒死感，其中晕厥可以是部分患者发生肺栓塞时唯一或者首发的症状，应当引起重视。

肺栓塞的临床表现详见表 13-0-1。

表 13-0-1　肺栓塞的临床表现

临床表现	具体内容
症状	呼吸困难及气促（80%～90%）
	胸膜炎性胸痛（40%～70%）
	晕厥（11%～20%）
	烦躁不安、惊恐甚至濒死感（15%～55%）
	咳嗽（20%～56%）
	咯血（11%～30%）
	心悸（10%～32%）
	低血压和 / 或休克（1%～5%）
	猝死（<1%）
体征	呼吸急促（52%）
	哮鸣音（5%～9%）；细湿啰音（18%～51%）
	血管杂音
	发绀（11%～35%）
	发热（24%～43%），多为低热，少数患者可有中度以上的发热（11%）
	颈静脉充盈或搏动（12%～20%）
	心动过速（28%～40%）
	血压变化，血压下降甚至休克
	胸腔积液体征（24%～30%）
	肺动脉瓣区第二音亢进（$P_2 > A_2$）或分裂（23%～42%）
	三尖瓣区收缩期杂音

【问题4】 如何评估肺栓塞的临床可能性？

思路　根据临床情况进行临床可能性评估可以提高疑诊肺栓塞的准确性。目前已经研发出多种明确的临床预测评分，最常用的包括简化 Wells 评分、修订版 Geneva 评分量表等（表 13-0-2）。

表 13-0-2　肺栓塞临床可能性评分表

简化 Wells 评分	计分	修订版 Geneva 评分	计分
肺栓塞或深静脉血栓病史	1	肺栓塞或深静脉血栓病史	1
4 周内制动或手术	1	1 个月内手术或骨折	1
活动性肿瘤	1	活动性肿瘤	1
心率 >100 次 /min	1	心率 /（次 /min）	
咯血	1	75～94	1
深静脉血栓症状或体征	1	≥95	2
其他鉴别诊断的可能性低于肺栓塞	1	咯血	1
		单侧下肢疼痛	1
临床可能性：		下肢深静脉触痛及单侧下肢水肿	1
低度可能	0～1	年龄 >65 岁	1
高度可能	≥2		
		临床可能性：	
		低度可能	0～2
		高度可能	≥3

　　根据修订版 Geneva 评分，该患者有 DVT 病史、心率 ≥95 次 /min 及单侧下肢水肿，评分为 4 分，临床高度可能为肺栓塞，收入住院诊治。

【问题5】 可疑肺栓塞可以做哪些检查？

思路

（1）血浆 D- 二聚体：D- 二聚体是交联纤维蛋白在纤溶系统作用下产生的可溶性降解产物，为特异性继发性纤溶标志物。D- 二聚体对急性肺栓塞的诊断灵敏度为 92%～100%，对于低度或中度临床可能性患者具有较高的阴性预测价值，若 D- 二聚体含量 <500μg/L，可基本排除急性肺栓塞。恶性肿瘤、炎症、出血、创伤、手术和坏死等情况可引起血浆 D- 二聚体水平升高，因此 D- 二聚体对于诊断肺栓塞的阳性预测价值较低，不能用于确诊。

（2）动脉血气分析：急性肺栓塞常表现为低氧血症、低碳酸血症，约 40% 的患者可表现正常。

（3）血浆肌钙蛋白：包括肌钙蛋白 I（cTNI）及肌钙蛋白 T（cTNT），是评价心肌损伤的指标。急性肺栓塞并发右心衰竭可引起肌钙蛋白升高，水平越高提示心肌损伤程度越严重，预示患者预后不良。

（4）脑钠肽（BNP）和氨基末端脑钠肽前体（NT-proBNP）：BNP 和 NT-proBNP 是心室肌细胞在心室扩张或压力负荷增加时合成和分泌的心源性激素。急性肺栓塞患者右心室后负荷增加，室壁张力增高，血 BNP 和 NT-proBNP 水平升高，可反映右心衰竭及血流动力学紊乱的严重程度。无明确心脏基础疾病者若 BNP 或 NT-proBNP 增高，需考虑肺栓塞可能；同时该指标也可用于评估急性肺栓塞预后。

（5）心电图：大多数病例表现有非特异性心电图异常，较为常见的包括 V_1～V_4 导联 T 波改变和 ST 段异常；部分病例可出现 I 导联 S 波加深，Ⅲ 导联 Q/q 波及 T 波倒置；其他心电图改变包括完全或不完全右束支传导阻滞、肺型 P 波、电轴右偏等。心电图改变多在发病后即刻开始，随病程发展演变而呈动态变化。观察到心电图的动态改变较静态异常对提示肺栓塞具有更大意义。心电图表现有助于预测急性肺栓塞不良预后。

（6）超声心动图：超声心动图在提示肺栓塞诊断和排除其他心血管疾患方面有重要价值。超声心动图检查可发现右心室后负荷过重征象，包括出现右心室扩大，右心室游离壁运动减低，室间隔平直，三尖瓣反流速度增快，三尖瓣收缩期位移减低等。心动图可作为危险分层的重要依据。在少数患者，超声发现右心系统（包括右心房、右心室及肺动脉）血栓，同时临床表现符合肺栓塞，即可诊断肺栓塞。

（7）胸部 X 线片：肺栓塞患者 X 线胸片可出现异常表现，包括区域性肺血管纹理变细、稀疏或消失，肺野透亮度增加,肺野局部浸润性阴影,尖端指向肺门的楔形阴影,肺不张或膨胀不全,右下肺动脉干增宽或伴截断征,肺动脉段膨隆以及右心室扩大征,患侧横膈抬高,少至中量胸腔积液征等。但这些表现均缺乏特异性,仅凭胸部 X 线片不能确诊或排除肺栓塞。

> **知识点**
>
> 血浆 D- 二聚体主要用于肺栓塞的排除性诊断。动脉血气分析低氧血症、低碳酸血症应考虑到肺栓塞的可能。心肌标志物及 BNP 可用于肺栓塞预后的评估。心电图和超声心动图有右心负荷增加征象时应注意排除肺栓塞。胸部 X 线片对肺栓塞诊断价值有限。

住院初步检查

入院后查血常规:血红蛋白 115g/L,白细胞计数 $9.67×10^9$/L,血小板计数 $251×10^9$/L。血气分析:pH 7.389, PaO_2 66.5mmHg, $PaCO_2$ 37.9mmHg。凝血功能:纤维蛋白原 4.96g/L,D- 二聚体 7.15mg/L。心肌标志物:肌红蛋白 121.00ng/ml,肌酸激酶同工酶 18.87ng/ml,肌钙蛋白 T 38.0ng/L、尿钠素 498pg/ml。心电图:窦性心动过速,电轴右偏,Ⅰ导联 S 波加深,Ⅲ导联出现小 Q 波及 T 波倒置,V_1 导联 R/S>1,Ⅱ、Ⅲ、aVF 及 V_1～V_6 导联 T 波倒置(图 13-0-1,箭头所示)。超声心动图提示右房、右室增大(图 13-0-2)。

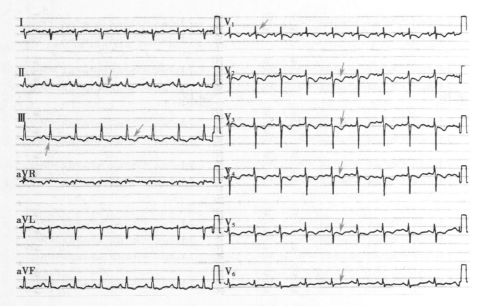

图 13-0-1 患者心电图

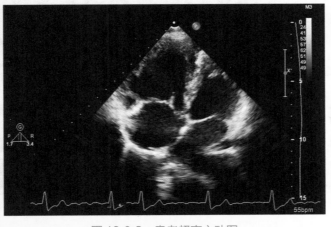

图 13-0-2 患者超声心动图

【问题6】 肺栓塞的确诊检查包括哪些?

思路 肺栓塞的确诊检查包括 CT 肺动脉造影(CTPA)、核素肺通气/血流($\dot{V}/\dot{Q}$)显像、磁共振肺动脉造影(MRPA)、肺动脉造影等。

(1)CTPA:CTPA 可直观地显示肺动脉内血栓形态、部位及血管堵塞程度,对肺栓塞诊断的灵敏度和特异度均较高,且无创、便捷,目前已成为确诊肺栓塞的首选检查方法。其直接征象为肺动脉内充盈缺损,部分或完全包围在不透光的血流之间(轨道征),或呈完全充盈缺损,远端血管不显影;间接征象包括胸膜下肺野的楔形高密度影、条带状密度增高影或盘状肺不张,中心肺动脉扩张及远端血管分支减少或消失等。CTPA 可同时显示肺及肺外的其他胸部病变,具有重要的诊断和鉴别诊断价值。

(2)通气/血流显像:通气/血流显像是肺栓塞重要的诊断方法,典型征象是呈肺段分布的肺灌注缺损,并与通气显像不匹配。但是由于许多疾病可以同时影响患者的肺通气和血流状况,致使通气/血流显像在结果判定上较为复杂,需密切结合临床进行判读。

通气/血流显像结果分为 3 类。①高度可能:2 个或 2 个以上肺段通气/血流不匹配;②正常;③非诊断性异常:非肺段性灌注缺损或<2 个肺段范围的通气/血流不匹配。

通气/血流显像辐射剂量低,示踪剂使用少,较少引起过敏反应。因此,通气/血流显像可优先应用于临床可能性低的门诊患者、年轻患者(尤其是女性患者)、对造影剂过敏者、严重的肾功能不全者等。

(3)MRPA:MRPA 可以直接显示肺动脉内的栓子及肺栓塞所致的低灌注区,从而确诊肺栓塞,但对肺段以下水平的肺栓塞诊断价值有限。MRPA 无辐射,不使用含碘造影剂,可以任意方位成像,但对仪器和技术要求高,检查时间长。肾功能严重受损、对碘造影剂过敏或妊娠患者可考虑选择 MRPA。

(4)肺动脉造影:选择性肺动脉造影为诊断肺栓塞的"金标准",其灵敏度约为98%,特异度为95%~98%。肺栓塞的直接征象有肺血管内造影剂充盈缺损,伴或不伴轨道征的血流阻断;间接征象有肺动脉造影剂流速缓慢,局部低灌注,静脉回流延迟等。如缺乏肺栓塞的直接征象,则不能诊断肺栓塞。肺动脉造影是一种有创性检查,发生致命性或严重并发症的可能性分别为 0.1% 和 1.5%,随着 CTPA 的发展和完善,肺动脉造影已很少用于肺栓塞的临床诊断,应严格掌握适应证。

知识点

CTPA 是目前临床使用最多的肺栓塞确诊方法。通气/血流显像、MRPA 有一定的诊断价值。肺动脉造影是诊断肺栓塞的"金标准",但因有创,目前已逐渐被 CTPA 替代。

住院进一步检查

CTPA:左右肺动脉多发充盈缺损,考虑肺栓塞(图 13-0-3)。

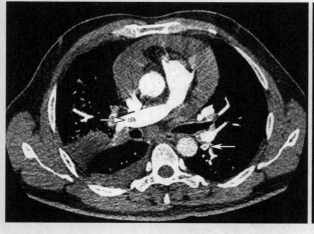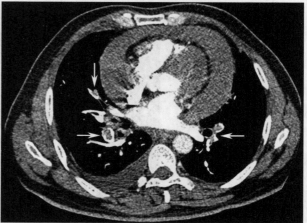

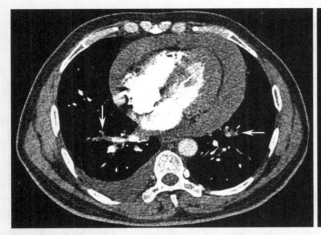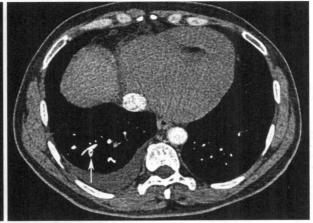

图 13-0-3 CT 肺动脉造影（箭头所示为肺栓塞）

知识点

肺栓塞的诊断需综合危险因素、临床症状体征及辅助检查进行。首先基于临床特点进行临床可能性的判断，再选择针对性的确诊检查方法。

【问题 7】 DVT 相关影像学检查有哪些?

思路 DVT 确诊影像学检查包括加压静脉超声（CUS）、CT 静脉造影（CTV）、核素静脉显像、静脉造影等。

（1）CUS：CUS 通过直接观察血栓、探头压迫观察或挤压远侧肢体试验和多普勒血流探测等技术，可发现 95% 以上的近端下肢静脉内血栓。静脉不能被压陷或静脉腔内无血流信号为 DVT 的特定征象和诊断依据。CUS 具有无创及可重复性，基本已取代静脉造影成为 DVT 的首选诊断技术。

（2）CTV：CTV 可显示静脉内充盈缺损，部分或完全包围在不透光的血流之间（轨道征）或呈完全充盈缺损。CTPA 联合 CTV 可同时完成，仅需注射 1 次造影剂，为肺栓塞及 DVT 的诊断尤其是盆腔及髂静脉血栓的诊断提供依据。CTPA 联合 CTV 检查可提高 CT 对肺栓塞诊断的灵敏度，但同时进行 CTPA 和 CT 检查的放射剂量明显增多，需权衡利弊。

（3）放射性核素下肢静脉显像：放射性核素下肢静脉显像适用于对碘造影剂过敏的患者，属于无创性 DVT 检查方法，常与通气 / 血流显像联合进行。

（4）磁共振静脉造影（MRV）：MRPA 联合 MRV 检查可提高 MRI 对肺栓塞诊断的灵敏度，但同时进行 MRPA 和 MRV 检查，增加了技术难度，仅推荐在技术成熟的机构进行。

（5）静脉造影：静脉造影为诊断 DVT 的"金标准"，可显示静脉堵塞的部位、范围、程度，同时可显示侧支循环和静脉功能状态，其诊断的灵敏度和特异度接近 100%。在临床高度疑诊 DVT 而超声检查不能确诊时，应考虑行静脉造影；但其属于有创性检查，应严格掌握其适应证。

知识点

CUS 无创、可重复，已成为 DVT 的首选诊断方法。静脉造影为诊断 DVT 的"金标准"，但属于有创性检查，使用受到一定限制。

该患者行下肢血管彩超示：右侧股总静脉、胫后静脉管腔内查见弱回声充填，内未见明显血流信号（图13-0-4）。根据患者症状、体征及实验室检查，肺栓塞、右下肢深静脉血栓栓塞诊断明确。

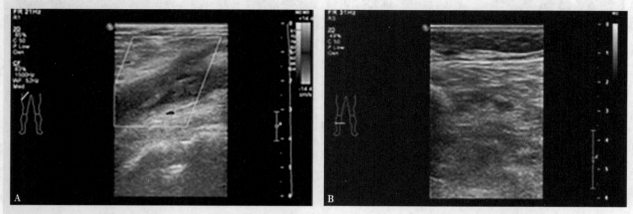

图 13-0-4 下肢血管彩超
A. 右侧股总静脉，B. 右侧胫后静脉。

【问题8】 如何选择确诊肺栓塞的检查方法？

肺栓塞的确诊推荐根据是否合并血流动力学障碍采取不同的诊断策略。

思路1 评价血流动力学是否稳定：

血流动力学不稳定的肺栓塞（"大块"肺栓塞）是指表现为低血压的肺栓塞；低血压的定义为收缩压小于90mmHg持续15分钟以上、需要使用血管加压药或存在明显的休克证据。

血流动力学稳定的肺栓塞是指不符合血流动力学不稳定的肺栓塞定义的肺栓塞。这是一组异质性患者，包括血压稳定的小块肺栓塞（"低危"）患者，到右心室衰竭、血压处于临界水平的较大肺栓塞患者（即"次大块"肺栓塞/中危）。

思路2 根据血流动力学是否稳定选择恰当的诊断方法：

（1）血流动力学不稳定的肺栓塞疑诊患者：建议行床旁超声心动图检查，如发现右心室负荷增加和/或发现肺动脉或右心腔内血栓证据，在排除其他疾病可能性后，建议按照肺栓塞进行治疗；建议行肢体CUS，如发现DVT的证据，可启动治疗；在临床情况稳定后行相关检查明确诊断。

（2）血流动力学稳定的肺栓塞疑诊患者：推荐将CTPA作为首选的确诊检查手段；如果存在CTPA检查相对禁忌（如造影剂过敏、肾功能不全等），建议选择其他影像学确诊检查，包括通气/血流显像、MRPA。

【问题9】 肺栓塞的诊断方法、判断标准及诊断流程是什么？

思路

（1）CTPA或MRPA：肺动脉任何分支（主干、叶、段、亚段）在对比增强后显示明显的充盈缺损，即诊断为肺栓塞。当未明确观察到充盈缺损时（如栓子在较小周围肺动脉中、对比增强较差、患者移动或金属性射线束硬化伪影导致图像不佳），扫描结果报告为不确定或非诊断性。

（2）通气/血流显像：肺段或肺亚段灌注缺损且通气正常，诊断为肺栓塞。解读图像时分类为肺栓塞概率高、中等或低或正常。在肺栓塞临床概率低的情况下，扫描结果为正常和显示肺栓塞概率低，都足以排除肺栓塞。通气/血流显像显示肺栓塞概率高且肺栓塞临床概率高，诊断为肺栓塞。通气/血流结果和临床概率的所有其他组合都不具诊断性。

（3）经导管肺血管造影：发现充盈缺损或血管突然截断，诊断为栓子。当未明确观察到充盈缺损时，扫描结果报告为不确定或非诊断性。

知识点

排除或诊断肺栓塞的流程（图 13-0-5）

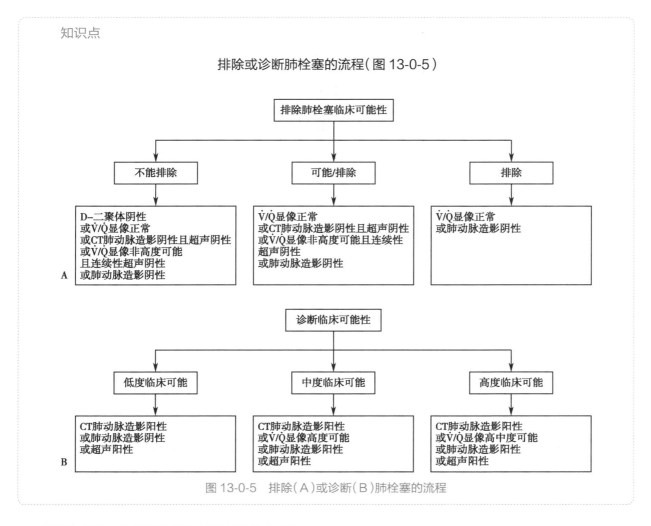

图 13-0-5 排除（A）或诊断（B）肺栓塞的流程

【问题 10】 肺栓塞患者如何进行危险分层？

思路 肺栓塞危险分层主要基于患者血流动力学状态、心肌损伤标志物及右心室功能等指标综合评估，以便于对肺栓塞患者病情的严重程度进行准确评价，从而采取个体化的治疗方案。血流动力学不稳定的肺栓塞为高危；血流动力学稳定的肺栓塞可根据是否合并右心衰竭、是否存在心肌标志物异常分为中危和低危。

（1）高危：以休克和低血压为主要表现，即体循环收缩压<90mmHg，或较基础值下降超过 40mmHg，持续 15 分钟以上，但需除外新发生的心律失常、低血容量或感染中毒等其他原因所致的血压下降。

（2）中危：血流动力学稳定，但存在右心衰竭的影像学证据和 / 或心肌标志物升高。根据病情严重程度，可将中危再分层。①中高危：右心衰竭和心肌标志物升高同时存在；②中低危：单纯存在右心衰竭或心肌标志物升高。右心衰竭的诊断标准为影像学证据包括超声心动图或 CT 提示右心衰竭。超声检查符合下述表现：右心室扩张（右心室舒张末期内径 / 左心室舒张末期内径>1.0 或 0.9）；右心室游离壁运动幅度减低；三尖瓣反流速度增快；三尖瓣环收缩期位移减低（<17mm）。CTPA 检查符合以下条件：四腔心层面发现的右心室扩张（右心室舒张末期内径 / 左心室舒张末期内径>1.0 或 0.9）。心肌标志物包括 BNP、NT-proBNP、肌钙蛋白。

（3）低危：血流动力学稳定，不存在右心衰竭和心肌标志物升高。

知识点

血流动力学、右心衰竭及心肌标志物是进行肺栓塞危险分层的主要指标，危险分层对治疗方案的选择至关重要。

该患者血压正常，无休克表现，但心肌标志物增高，超声心动图提示右心衰竭，分层为中高危。

【问题 11】　导致该患者发生肺栓塞及 DVT 的原因是什么(求因诊断)？

思路　对于确诊的肺栓塞及 DVT 患者应进行求因相关检查，危险因素可分为遗传性和获得性。遗传性危险因素包括因子 V Leiden 突变和凝血酶原基因突变(20210A)。获得性危险因素可进一步分类为诱因性和非诱因性；前者包括近期手术、创伤、制动、启动激素治疗、活动性癌症等，后者包括肥胖、大量吸烟等(表 13-0-3)。

表 13-0-3　肺栓塞及深静脉血栓的危险因素

分类		危险因素
遗传性危险因素		抗凝血酶缺乏、蛋白 S 缺乏、蛋白 C 缺乏、V 因子突变(活性蛋白 C 抵抗)、凝血酶原 20210A 基因变异(罕见)、XI 因子缺乏、纤溶酶原缺乏、纤溶酶原不良血症、血栓调节蛋白异常、纤溶酶原激活物抑制因子过量、非"O"血型
获得性危险因素	血液高凝状态	高龄、恶性肿瘤、抗磷脂抗体综合征、口服避孕药、妊娠或产褥期、静脉血栓个人史或家族史、肥胖、炎性肠病、肝素诱导的血小板减少症、肾病综合征、真性红细胞增多症、巨球蛋白血症、人工假体植入
	血管内皮损伤	手术(多见于全髋关节或膝关节置换)、创伤或骨折(多见于髋部骨折和脊髓损伤)、中心静脉置管或起搏器、吸烟、高同型半胱氨酸血症、肿瘤静脉内化疗
	静脉血流瘀滞	瘫痪、长途航空或乘车旅行、急性内科疾病住院、居家养老护理

该患者为中年男性，首次发现肺栓塞，获得性危险因素较遗传性危险因素可能性大，有长期大量吸烟史，首先需排除肿瘤。入院后查血清肿瘤标志物：癌胚抗原 76.14μg/L，非小细胞肺癌抗原 7.35μg/L。进一步胸部增强 CT 检查示：右肺上叶后段见大小约 4.8cm×3.9cm 软组织肿块影，轻度不均匀强化，伴右肺门及纵隔淋巴结增大，考虑肺癌合并淋巴结转移(图 13-0-6)。经皮肺穿刺活检病理结果示：肺腺癌，*EGFR*、*ALK* 及 *ROS1* 基因突变检测均为阴性。

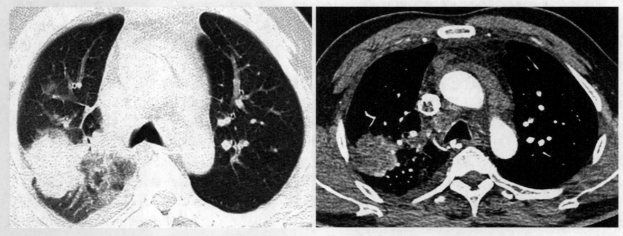

图 13-0-6　胸部 CT 显示右肺上叶占位伴右肺门及纵隔淋巴结增大

【问题 12】　如何制订肺栓塞患者的治疗方案？

思路

(1)初始治疗

1)呼吸支持：应给予辅助供氧，目标血氧饱和度≥90%。如果患者出现严重低氧血症、血流动力学紊乱或呼吸衰竭，则应考虑进行插管和机械通气。需要注意的是，合并右心室衰竭的患者在气管插管后容易出现低血压。

2）血流动力学支持：需要进行血流动力学支持的阈值取决于患者的基础血压以及是否存在灌注不足的临床证据，如神志改变、尿量减少等。一般而言，倾向于少量静脉补液，通常给予 500～1 000ml 生理盐水静脉滴注，如果静脉补液后患者的灌注状态没有变化，随后进行血管加压治疗。

（2）经验性抗凝治疗：经验性抗凝治疗的应用取决于肺栓塞的临床可能性、出血风险及诊断性治疗的预计时间。目前尚无评估肺栓塞患者出血风险的最佳预测工具，抗凝治疗的出血高危因素见表13-0-4。

表 13-0-4 抗凝治疗的出血高危因素

分类	高危因素
患者自身因素	年龄 > 75 岁、既往出血史、既往卒中史、近期手术史、频繁跌倒、嗜酒
合并症 / 并发症	恶性肿瘤、转移性肿瘤、肾功能不全、肝功能不全、血小板减少、糖尿病、贫血
治疗相关因素	抗血小板治疗中、抗凝药物控制不佳、使用非甾体抗炎药物

对于出血风险较低（无出血危险因素）的患者，可考虑经验性抗凝治疗。对于出血高风险的患者，如有近期手术、出血性脑卒中、活动性出血、主动脉夹层、颅内肿瘤或脊髓肿瘤等，不应接受经验性抗凝治疗。应当加快诊断，以便在确诊为肺栓塞时开始替代治疗，如下腔静脉滤器植入术、取栓术。对于中等出血风险（存在一种或更多出血危险因素）的患者，可根据已评估的风险 - 效益比及患者的意愿，根据其具体情况进行经验性抗凝治疗。此外，决定对该患者群进行抗凝时，不应因为进行了出血风险估计就不再进行临床判断。例如，对于存在中等出血风险的患者，如果临床高度怀疑肺栓塞、呼吸功能严重受损或预计腔静脉滤器放置延迟，可能需进行经验性抗凝。

通常，月经、鼻出血及少量咯血并不是抗凝治疗的禁忌证，但在抗凝治疗期间应密切监测。

经验性抗凝治疗的最佳药物选择取决于以下因素：是否存在血流动力学不稳定、预期是否需要手术或溶栓治疗及是否存在危险因素和共存疾病。例如，对于需要确保抗凝快速起效（即在 4 小时内达到治疗水平）、不存在肾功能不全且血流动力学稳定的肺栓塞患者，可选择低分子量肝素；而对于血流动力学不稳定且预期可能需要进行溶栓治疗或取栓术的患者，大多数专家倾向于选择普通肝素。对于血流动力学不稳定的患者，不应直接使用巴曲酶和凝血因子Ⅹa抑制剂。

（3）确定性治疗

1）血流动力学稳定患者的确定性治疗：对于大多数血流动力学稳定（即血压正常）的小块 / 低风险肺栓塞患者，出血风险低者接受抗凝治疗；存在抗凝治疗禁忌证或出血风险过高者，应行下腔静脉滤器植入术；对于出血风险中等或较高者，应根据评估所得风险 - 效益比以及患者的价值取向和意愿进行个体化治疗。例如，有跌倒风险的 >75 岁的患者不太适合接受抗凝治疗；但如果不能植入下腔静脉滤器（如因广泛性血栓或肿瘤而不能到达下腔静脉），则可考虑抗凝治疗。

对于正在接受抗凝治疗、血流动力学稳定的中等风险 / 次大块肺栓塞患者，应密切监测是否发生恶化。如果评估认为获益大于出血风险，则可根据患者的具体情况考虑进行溶栓治疗和 / 或基于导管的局部溶栓治疗。

下腔静脉滤器：大多数患者都不需要放置下腔静脉滤器。对于大多数禁用抗凝治疗的肺栓塞患者或存在无法接受的高出血风险的患者，应放置下腔静脉滤器。同样，抗凝治疗期间发生禁忌证的患者也适合放置下腔静脉滤器；然而，该人群是否放置下腔静脉滤器取决于所计划的抗凝治疗持续时间以及停止抗凝后的复发风险。首选可回收滤器，从而可在禁忌证消退后移除滤器，且应对患者进行抗凝治疗。如果急性肺栓塞患者存在抗凝治疗的禁忌证，即使并未证实患者存在下肢血栓，也应放置下腔静脉滤器。盆腔或小腿静脉中的血栓可能仍然不能被检出，栓塞后腿静脉中可能迅速重新形成血凝块。

大多数下腔静脉滤器应放置在肾静脉以下水平，但遇到下列情况时需要进行调整：证实患者存在上肢血栓形成但无下肢血栓形成，则下腔静脉滤器将没有效果；放置上腔静脉滤器可能有用。若血栓位于肾静脉，则放置肾上滤器较为合适。

2）血流动力学不稳定患者的确定性治疗：对血流动力学不稳定或尽管进行抗凝治疗但仍复发而不稳定的肺栓塞患者，建议进行比抗凝更加积极的治疗。若无禁忌证，大多数患者都需要溶栓治疗。对于有溶栓禁忌或溶栓治疗失败的患者,应考虑取栓术(外科手术或导管取栓)。

溶栓治疗: 对于原有血流动力学不稳定或其病程中并发血流动力学不稳定的肺栓塞患者,全身性溶栓是广为接受的治疗。对于特定患者,例如出血风险较高的患者、在全身性溶栓治疗起效前(如数小时内)极可能死亡的休克患者和全身性溶栓治疗无效的患者,也可应用置管取栓(联用或不联用溶栓治疗)。

取栓术: 对于禁用溶栓治疗的血流动力学不稳定的肺栓塞患者,需要进行取栓术。取栓术也是溶栓治疗失败患者一种治疗选择,可经手术或使用导管取出栓子。这些疗法的选择取决于所具备的专业技术、是否已确诊肺栓塞及预计患者对这些治疗的反应。例如,如果患者存在严重血流动力学不稳定且禁用标准剂量的溶栓治疗,则具备相关专业技术时可首选置管溶栓。该方法的优点是可同时进行诊断性和治疗性干预。

【问题 13】 如何选择抗凝药物及其注意事项有哪些?

思路 目前应用的抗凝药物主要分为胃肠外抗凝药物和口服抗凝药物。

(1)胃肠外抗凝药物

1)普通肝素(UFH):UFH 首选静脉给药,先给予 2 000~5 000U 或按 80U/kg 静脉注射,继之以 18U/(kg·h)持续静脉泵入。在开始治疗后的最初的 24 小时内每 4~6 小时监测活化部分凝血活酶时间(APTT),根据 APTT 调整剂量(表 13-0-5),使 APTT 在 24 小时内达到并维持正常值的 1.5~2.5 倍。达到稳定治疗水平后,改为每天监测 1 次 APTT。UFH 也可采用皮下注射方式给药。一般先予静脉注射负荷量 2 000~5 000U,然后按 250U/kg 皮下注射,每 12 小时一次。调节注射剂量使 APTT 在注射后 6~8 小时达到治疗水平。

表 13-0-5 静脉泵入普通肝素时 APTT 的监测与药物调整

APTT 监测	初始剂量及调整剂量	下次 APTT 测定的间隔时间 /h
治疗前检测基础值	初始剂量:80U/kg 静脉注射,继以 18U/(kg·h)静脉滴注	4~6
<35s(<1.2 倍正常值)	予 80U/kg 静脉注射,继以静脉滴注剂量增加 4U/(kg·h)	6
35~45s(1.2~1.5 倍正常值)	予 40U/kg 静脉注射,继以静脉滴注剂量增加 2U/(kg·h)	6
46~70s(1.5~2.3 倍正常值)	无须调整剂量	6
71~90s(2.3~3.0 倍正常值)	静脉滴注剂量减少 2U/(kg·h)	6
>90s(>3 倍正常值)	停药 1h,继以静脉滴注剂量减少 3U/(kg·h),恢复静脉滴注	6

注:APTT,活化部分凝血活酶时间。

UFH 可能会引起肝素诱导的血小板减少症(HIT)。对于 HIT 高风险患者,建议在应用 UFH 的第 4~14 天内(或直至停用 UFH),每隔 2~3 天行血小板计数检测。如果血小板计数下降>基础值的 50%,应停用 UFH,并改用非肝素类抗凝药。对于高度可疑或确诊的 HIT 者,不推荐应用维生素 K 拮抗剂,除非血小板计数恢复正常(通常至少达 $150×10^9/L$)。对于出现 HIT 伴血栓形成的患者,推荐应用非肝素类抗凝药,如阿加曲班和比伐卢定。合并肾功能不全者,建议应用阿加曲班。病情稳定后(如血小板计数恢复至 $150×10^9/L$ 以上)时,可转为华法林或利伐沙班。

2)低分子量肝素(LMWH):LMWH 必须根据体重给药。不同种类的 LMWH 的剂量不同,1~2 次 /d,皮下注射。我国用于肺栓塞治疗的 LMWH 包括依诺肝素、那屈肝素、达肝素、磺达肝癸钠。大多数病例按体重给药是有效的,但对过度肥胖者或孕妇宜监测血浆抗 Xa 因子活性并据之调整剂量。抗 Xa 因子活性在注射 LMWH 后 4 小时达高峰,在下次注射之前降至最低。应用 LMWH 的疗程>7 天时,应注意监测血小板计数。

LMWH 由肾脏清除,对肾功能不全者慎用。若应用则需减量并监测血浆抗 Xa 因子活性。对严重肾衰竭者(肌酐清除率<30ml/min),建议静脉应用 UFH。对于大剂量应用 UFH 但 APTT 仍不能达标者,推荐测定抗 Xa 因子水平以指导剂量调整。

3)磺达肝癸钠:为选择性 Xa 因子抑制剂,通过与抗凝血酶特异性结合,介导对 Xa 因子的抑制作用。磺达肝癸钠应根据体重给药,每天 1 次皮下注射,无须监测。对于中度肾功能不全(肌酐清除率 30~50ml/min)

患者,剂量应该减半。对于严重肾功能不全(肌酐清除率<30ml/min)患者禁用磺达肝癸钠。目前没有证据表明磺达肝癸钠可以诱发HIT。

初始抗凝治疗通常指前5～14天的抗凝治疗。与UFH相比,LMWH和磺达肝癸钠发生大出血或者HIT的风险较低,所以首选用于肺栓塞患者的初始抗凝治疗。UFH半衰期较短,抗凝易于监测,且鱼精蛋白可以快速逆转其作用,因此对于需要进行再灌注治疗、有严重肾功能损害(肌酐清除率<30ml/min)、严重肥胖的患者,推荐应用UFH。

4) 阿加曲班:为精氨酸衍生的小分子,与凝血酶活性部位结合发挥抗凝作用,在肝脏代谢,药物清除受肝功能影响明显,可应用于HIT或怀疑HIT的患者。用法:2μg/(kg·min),静脉泵入,监测APTT维持在1.5～3.0倍基线值(≤100秒),酌情调整用量。

5) 比伐卢定:为一种直接凝血酶抑制剂,其有效抗凝成分为水蛭素衍生物片段,通过直接并特异性抑制凝血酶活性而发挥抗凝作用,半衰期25～30分钟,可应用于HIT或怀疑HIT的患者。用法:肌酐清除率>60ml/min,起始剂量为0.15～0.2mg/(kg·h),监测APTT维持在1.5～2.5倍基线值,肌酐清除率在30～60ml/min与<30ml/min时,起始剂量分别为0.1mg/(kg·h)与0.05mg/(kg·h)。

(2) 口服抗凝药物

1) 华法林:胃肠外初始抗凝(包括UFH、LMWH或磺达肝癸钠等)治疗启动后,应根据临床情况及时转换为口服抗凝药物。最常用是华法林,华法林初始剂量可为3.0～5.0mg,>75岁和出血高危患者应从2.5～3.0mg开始,国际标准化比值(INR)达标之后可以每1～2周检测1次INR,推荐INR维持在2.0～3.0(目标值为2.5),稳定后可每4～12周检测1次。对于口服华法林的患者,如果INR在4.5～10.0,无出血征象,应将药物减量,不建议常规应用维生素K;如果INR>10,无出血征象,除暂停使用药物外,可以口服维生素K;一旦发生出血,冰冻血浆可起到快速逆转抗凝的作用。

2) 直接口服抗凝剂(DOAC):这类药物并非依赖于其他蛋白,而是直接抑制某一靶点产生抗凝作用,目前的DOAC主要包括直接Xa因子抑制剂与直接IIa因子抑制剂。直接Xa因子抑制剂的代表药物是利伐沙班、阿哌沙班和依度沙班等;直接IIa因子抑制剂的代表药物是达比加群。如果选用利伐沙班或阿哌沙班,在使用初期需给予负荷剂量(利伐沙班15mg,每天2次×3周;阿哌沙班10mg,每天2次×1周);如果选择达比加群或者依度沙班,应先给予胃肠外抗凝药物5～14天。由于目前国内尚缺乏DOAC特异性拮抗剂,因此患者一旦发生出血事件,应立即停药,可考虑给予凝血酶原复合物、新鲜冰冻血浆等。

知识点

1. 急性肺栓塞的初始抗凝推荐选用LMWH、UFH、磺达肝癸钠、负荷量的利伐沙班或阿哌沙班。对于急性高危肺栓塞患者,首选UFH进行初始抗凝治疗,以便及时转换到溶栓治疗。

2. 急性肺栓塞若选择华法林长期抗凝,推荐在应用胃肠外抗凝药物24小时内重叠使用华法林,调节INR目标值为2.0～3.0,达标后停用胃肠外抗凝。

3. 急性肺栓塞若选用利伐沙班或阿哌沙班,在使用初期需给予负荷剂量;若选择达比加群或依度沙班,应先给予胃肠外抗凝药物至少5天。

4. 不推荐常规药物基因组检测指导华法林的剂量调节。对于疑诊急性肺栓塞者,若无出血风险,在等待明确诊断过程中应给予胃肠外抗凝,包括静脉泵入UFH、皮下注射LMWH或磺达肝癸钠等。

【问题14】 如何选择溶栓药物及其注意事项有哪些?

思路 常用的溶栓药物有尿激酶、链激酶和重组人组织型纤溶酶原激活物(rt-PA),三者溶栓效果相仿,临床上可根据条件选用。链激酶负荷量25万U,静脉注射30分钟,继以10万U/h,持续静脉滴注12～24小时;快速给药:150万U持续静脉滴注2小时。尿激酶负荷量4 400U/kg,静脉注射10分钟,继以2 200U/(kg·h);快速给药:2万U/kg持续静脉滴注2小时。rt-PA 50mg持续静脉滴注2小时。rt-PA可能对血栓有更快的溶解作用,低剂量溶栓(50mg)与美国食品药品监督管理局推荐剂量(100mg)相比,疗效相似,安全性更好。

溶栓治疗结束后,应每2～4小时测定1次APTT,当其水平<正常值的2倍,即应重新开始规范的抗凝

治疗。考虑到溶栓相关的出血风险,溶栓治疗结束后,可先应用 UFH 抗凝,然后再切换到 LMWH、磺达肝癸钠或利伐沙班等,更为安全。

> 知识点
>
> 1. 急性肺栓塞应用溶栓药物,建议 rt-PA 50mg、尿激酶 2 万 U/kg 或重组链激酶 150 万 U,2 小时持续静脉滴注。
> 2. 急性高危肺栓塞,溶栓治疗前如需初始抗凝治疗,推荐首选 UFH。

该患者的治疗:

1. 一般支持治疗　患者有呼吸困难,血气分析示低氧血症,予吸氧,并严密监测呼吸、心率、血压、心电图及血气变化。

2. 抗凝治疗　患者分层为中高危,予 LMWH 抗凝。

3. 病因治疗　患者转肺癌中心接受针对肺癌的治疗。

【知识扩展】

【问题 1】 恶性肿瘤合并肺栓塞的诊治原则是什么?

思路　恶性肿瘤发生肺栓塞的风险显著增高,与肿瘤类型、分期等密切相关,且肿瘤相关治疗,如化疗、放疗、手术等会进一步增加肺栓塞风险。

(1)诊断:在恶性肿瘤患者中,原发病的表现可能会掩盖肺栓塞相关症状,容易漏诊和误诊。恶性肿瘤患者 D- 二聚体水平可显著升高,若 D- 二聚体阴性在恶性肿瘤患者中具有重要的排除诊断价值。临床上出现用原发病不能解释的临床表现应进一步检查以明确诊断,如 CTPA 或肺通气 / 血流显像等。部分恶性肿瘤患者在影像学筛查(尤其是增强 CT)中发现的肺动脉充盈缺损,属于偶然发现的肺栓塞,应采取与症状性肺栓塞相同的处理策略。

(2)治疗:恶性肿瘤合并肺栓塞,在急性期应选择 LMWH 抗凝 3～6 个月。该策略主要是基于早期临床研究的结果,研究发现与肝素重叠应用华法林相比,应用 LMWH 抗凝 3～6 个月可显著降低肺栓塞和深静脉血栓栓塞的复发风险,而出血风险并不增加。另外,在恶性肿瘤的活动期,化疗等其他相关药物的应用可影响华法林疗效和胃肠道吸收,磺达肝癸钠和 DOAC 在恶性肿瘤合并肺栓塞治疗中的证据仍十分有限。在 LMWH 抗凝 3～6 个月结束后是否需要继续抗凝治疗应遵循个体化原则,需要综合考虑恶性肿瘤治疗的效果、肺栓塞和深静脉血栓栓塞的复发风险、出血风险、预期生存时间和患者意愿等进行评估。

【问题 2】 妊娠合并肺栓塞的诊治原则是什么?

思路　由于激素水平变化及子宫增大导致下腔静脉压迫,孕产妇易发生深静脉血栓栓塞,下肢血栓脱落可并发急性肺栓塞,是孕产妇死亡的主要原因之一。

(1)诊断:在妊娠合并肺栓塞的诊断过程中,要注重对胎儿和孕妇的保护,应重视 D- 二聚体和下肢静脉超声的价值。妊娠期 D- 二聚体水平可出现生理性升高,单纯 D- 二聚体升高不具有诊断价值,但阴性具有除外诊断价值。下肢静脉超声检查在妊娠期 DVT 和肺栓塞的诊断中具有重要价值,一旦超声发现 DVT,结合临床表现,即可按照深静脉血栓栓塞进行处理,无须进行肺通气 / 血流显像或 CTPA 检查。

(2)治疗:妊娠期间需要充分考虑抗凝药物对孕妇及胎儿的影响。初始抗凝治疗首选皮下注射 LMWH,并根据体重调节剂量。分娩 12 小时前停用 LMWH。妊娠期间不建议使用华法林,该药可能会导致胎儿中枢神经系统异常,妊娠早期亦有致畸风险,妊娠期可引起胎儿或新生儿出血以及胎盘早剥。磺达肝癸钠和 DOAC 在妊娠合并肺栓塞中的治疗作用缺乏相关证据。

妊娠合并急性肺栓塞,抗凝疗程至少 3 个月。因华法林不经过乳汁代谢,产后可给予 LMWH 重叠华法林治疗,INR 达标(2.0～3.0)后停用 LMWH,单独使用华法林。产后抗凝治疗至少维持 6 周,总疗程不少于 3 个月。鉴于出血风险和对胎儿的影响,妊娠合并肺栓塞的溶栓治疗应极其慎重。

(李为民)

推荐阅读资料

[1] 李为民, 程德云. 默里和纳达尔呼吸医学教程. 北京: 人民卫生出版社, 2019.

[2] 李为民, 刘伦旭. 呼吸系统疾病基础与临床. 北京: 人民卫生出版社, 2018.

[3] 中华医学会呼吸病学分会肺栓塞与肺血管病学组, 中国医师协会呼吸医师分会肺栓塞与肺血管病工作委员会, 全国肺栓塞与肺血管病防治协作组. 肺血栓栓塞症诊治与预防指南. 中华医学杂志, 2018, 98 (14): 1060-1087.

[4] AISSAOUI N, KONSTANTINIDES S, MEYER G. What's new in severe pulmonary embolism? Intensive Care Med, 2019, 45 (1): 75-77.

[5] MASTROIACOVO D, DENTALI F, DI MICCO P, et al. Rate and duration of hospitalisation for acute pulmonary embolism in the real-world clinical practice of different countries: analysis from the RIETE registry. Eur Respir J, 2019, 53 (2): 1801677.

[6] RASLAN I A, CHONG J, GALLIX B, et al. Rates of overtreatment and treatment-related adverse effects among patients with subsegmental pulmonary embolism. JAMA Intern Med, 2018, 178 (9): 1272-1274.

[7] TRITSCHLER T, KRAAIJPOEL N, LE GAL G, et al. Venous thromboembolism: advances in diagnosis and treatment. JAMA, 2018, 320 (15): 1583-1594.

[8] ZHAI Z, KAN Q, LI W, et al. VTE risk profiles and prophylaxis in medical and surgical inpatients: the identification of Chinese hospitalized patients' risk profile for venous thromboembolism (DissolVE-2) a cross-sectional study. Chest, 2019, 155 (1): 114-122.

第十四章　肺动脉高压

肺动脉高压（pulmonary hypertension，PH）是指肺动脉压力异常升高的一种血流动力学状态，其诊断标准为：在海平面，静息状态下，右心导管检查测肺动脉平均压（mean pulmonary artery pressure，mPAP）≥25mmHg。肺动脉压力的异常升高导致右心负荷增大，进而产生右心功能不全，从而引起一系列临床表现。肺动脉高压并非一种独立的疾病，而是包括多种临床情况的病理生理学状态。肺动脉高压既可来源于肺血管自身的病变，也可继发于其他心、肺或系统性疾病。

> 知识点
>
> ## 肺动脉压力与肺血管阻力
>
> 肺动脉压力是指肺动脉血管内测量点与大气压的压差，其准确数值需要将测压导管（即右心导管）置入肺动脉进行测量。正常成年人静息状态下 mPAP 为 8～20mmHg，平均为 14.0±3.3mmHg。因此，mPAP 超过 20mmHg 即应考虑存在异常，即使未达到肺动脉高压诊断标准，也需随访观察。2018 年召开的世界肺动脉高压会议提出将肺动脉高压的血流动力学诊断标准调整为 mPAP>20mmHg，但目前国内临床仍沿用 mPAP≥25mmHg 的标准。
>
> 肺血管阻力（pulmonary vascular resistance，PVR）是肺循环血流动力学中的一个重要概念，由右心导管的测量值计算而得，计算公式为：PVR=(mPAP−PAWP)/CO，在临床上可反映肺循环中的压力 - 血流关系。PVR 最常用单位为 Wood（WU），即 mmHg/(L•s^{-1})。PAWP 为肺动脉楔压，CO 为心排血量。

肺动脉高压共分为 5 大类，动脉性肺动脉高压（pulmonary arterial hypertension，PAH）、左心疾病相关性肺动脉高压、肺部疾病和 / 或低氧相关性肺动脉高压、慢性血栓栓塞性肺动脉高压和 / 或其他肺动脉阻塞性病变所致肺动脉高压、未明和 / 或多种因素机制所致肺动脉高压。近年来，虽然肺动脉高压的临床分类不断更新，但这五大类的总体框架没有明显变化，这一分类方法从病因或发病机制、病理与病理生理学特点及治疗的角度考虑，具有临床实用性。分类见表 14-0-1。

表 14-0-1　肺动脉高压的临床分类

分类	亚类
1. 动脉性肺动脉高压	1.1　特发性肺动脉高压
	1.2　可遗传性肺动脉高压
	1.3　药物或毒素诱导的肺动脉高压
	1.4　疾病相关性肺动脉高压
	1.4.1　结缔组织病
	1.4.2　人类免疫缺陷病毒感染
	1.4.3　门静脉高压
	1.4.4　先天性心脏病
	1.4.5　血吸虫病
	1.5　对钙通道阻滞剂长期有效的肺动脉高压
	1.6　具有明显肺静脉 / 肺毛细血管受累的肺动脉高压
	1.7　新生儿持续性肺动脉高压

续表

分类	亚类
2. 左心疾病相关性肺动脉高压	2.1　射血分数保留的心力衰竭
	2.2　射血分数降低的心力衰竭
	2.3　瓣膜性心脏病
	2.4　导致毛细血管后肺动脉高压的先天性 / 获得性心血管病
3. 肺部疾病和 / 或低氧相关性肺动脉高压	3.1　阻塞性肺疾病
	3.2　限制性肺疾病
	3.3　其他阻塞性和限制性并存的肺疾病
	3.4　非肺部疾病导致的低氧血症
	3.5　肺发育障碍性疾病
4. 慢性血栓栓塞性肺动脉高压和 / 或其他肺动脉阻塞病变所致肺动脉高压	4.1　慢性血栓栓塞性肺动脉高压
	4.2　其他肺动脉阻塞性疾病：肺动脉肉瘤或血管肉瘤等恶性肿瘤、肺血管炎、先天性肺动脉狭窄、寄生虫（棘球蚴病）
5. 未明和 / 或多因素机制所致肺动脉高压	5.1　血液系统疾病（如慢性溶血性贫血、骨髓增殖性疾病）
	5.2　系统性和代谢性疾病（如结节病、戈谢病、糖原储积症）
	5.3　复杂性先天性心脏病
	5.4　其他（如纤维性纵隔炎）

　　PAH 是一大类具有特征性肺动脉病变的疾病，主要累及肺小动脉（直径 <500μm），其特点包括肺小动脉中层肥厚、内膜增殖与纤维化、外膜增厚等。PAH 包括特发性肺动脉高压（idiopathic pulmonary arterial hypertension，IPAH）、可遗传性肺动脉高压、药物或毒素诱导的肺动脉高压、疾病相关性肺动脉高压等亚类。肺动脉病变被认为是这类患者发病的关键环节，因此，针对肺动脉病变的新型治疗药物也主要适用于这类患者。

知识点

动脉性肺动脉高压的诊断标准

　　PAH 的血流动力学定义除满足前述 mPAP≥25mmHg 的肺动脉高压诊断标准外，还需符合肺动脉楔压（pulmonary artery wedge pressure，PAWP）≤15mmHg，肺血管阻力 >3WU。限定 PAWP≤15mmHg 以排除毛细血管后肺动脉高压，包含肺血管阻力的指标以除外无肺动脉病变的肺动脉压力增高。

　　左心疾病相关性肺动脉高压是由于左心功能不全和 / 或心脏瓣膜病引起肺静脉压力增高，导致肺动脉压力被动性升高，从而产生肺动脉高压；某些患者由于肺动脉压力持续异常，可同时继发肺小动脉血管重塑。

　　第三大类肺动脉高压是由于缺氧及肺部疾病本身产生的解剖或功能性因素继发肺动脉压力增高，这类患者的肺动脉压力多数为轻中度增高，但合并肺动脉高压可使患者预后显著变差。

　　第四大类肺动脉高压中最主要的是慢性血栓栓塞性肺动脉高压，以肺血管内慢性血栓阻塞、肺动脉管腔狭窄或闭塞为主要特点。目前认为，急性肺栓塞患者的血栓未能完全溶解，或反复血栓栓塞，血栓逐渐机化，阻塞肺血管床，引起肺动脉解剖和血流动力学异常，导致肺动脉高压的发生。

　　临床上还有一些混杂因素或机制尚不清楚的肺动脉高压，这些肺动脉高压被统一列为未明和 / 或多种因素机制所致肺动脉高压。

【诊疗要点】

肺动脉高压的临床诊治通常包括以下环节：

1. 根据临床症状、体征及初步检查疑诊肺动脉高压。

2. 通过辅助检查进一步明确是否存在肺动脉高压。

3. 进行一系列检查，鉴别肺动脉高压的类型或寻找可能的病因。

4. 通过右心导管检查，明确血流动力学诊断与病情评估。

5. 根据不同类型及病情评估情况,选择相应治疗方案。

6. 患者随访与治疗方案的调整。

临床病例

患者,女性,36岁,主诉"活动后呼吸困难1年余"。初步病史采集:1年余前患者无明确诱因开始出现活动后呼吸困难,步行上3层楼有气短,偶有心悸,休息后可缓解。无胸痛、咯血、黑矇、晕厥,无夜间阵发性呼吸困难,无发热、咳嗽、咳痰。曾在外院予"氨茶碱、地高辛"等治疗,症状无好转。近2个月无明显诱因症状较前加重,缓慢步行上2层楼症状即明显。发病来,饮食一般,体重无明显变化。

既往体健,个人史、家族史无特殊。

根据初步采集的病史资料,初步诊断思路需要考虑以下问题。

【问题1】 该患者活动后呼吸困难的症状,应从哪些疾病思考和鉴别?

思路 从病因上分析,呼吸困难最常见的原因是肺源性、心源性因素,其他原因还有血源性、神经精神因素或肌病因素等。其中肺源性因素包括气道疾病、肺实质、肺间质、肺血管及胸腔病变,心源性因素包括各种原因的心力衰竭、心包疾病等。临床上需要结合患者起病与进展特点、诱发因素、伴随症状仔细鉴别。该患者缓慢起病、渐进发展,与活动密切相关,无其他明确伴随症状或病史,需要重点怀疑肺源性与心源性疾病,尤其是间质性肺疾病、肺血管疾病、心力衰竭。

知识点

呼吸困难

呼吸困难是感觉吸气不足、气短、呼吸费力的一种常见临床表现。概括地说,基本有三大类:肺源性呼吸困难、心源性呼吸困难,其他原因包括血源性、神经精神因素或肌病因素、功能性如体弱等。有时呼吸困难的原因是多方面的,尤其是老年人,经常既有心脏疾病又有呼吸系统疾病,临床上需要仔细判断其主次程度,选择相应治疗方案。

【问题2】 根据以上诊断思路,下一步体格检查需要重点注意哪些方面?

思路 体格检查重点与诊断思路密切相关。针对该患者需要重点注意心肺系统的体征,包括肺部啰音、血管杂音、心音强度变化、心脏杂音等。是否有右心或右心衰竭的相应表现,包括颈静脉怒张、肝-颈静脉回流征、下肢水肿等。另外,一般性体格检查项目如呼吸频率、心率、口唇是否有发绀、是否有杵状指等,对于病情评估有重要价值。

体格检查情况

体温36.5℃,脉搏98次/min,呼吸20次/min,血压115/60mmHg,口唇轻度发绀,颈静脉怒张,呼吸稍急促,双肺呼吸音清晰,未闻及啰音。心率98次/min,律齐,P_2增强,三尖瓣区可闻及3/6级收缩期杂音。腹软,无压痛,肝脾不大,移动性浊音阴性。双足背轻度可凹性水肿。

【问题3】 结合以上体格检查结果,进一步应首先进行哪些检查?

思路 根据上述病史及体格检查资料,考虑患者存在缺氧、右心衰竭的一些表现,右心衰竭原因较多,肺源性心脏病是最常见原因。为进一步明确及评估病情,需首先完善血气分析、胸部X线、心电图及心脏超声检查。

辅助检查结果

动脉血气分析(FiO₂ 21%):pH 7.439,$PaCO_2$ 31mmHg,PaO_2 68mmHg,HCO_3^- 22.3mmol/L,实际碱剩余 −2.3mmol/L。

心电图见图14-0-1,胸部正位X线片见图14-0-2。

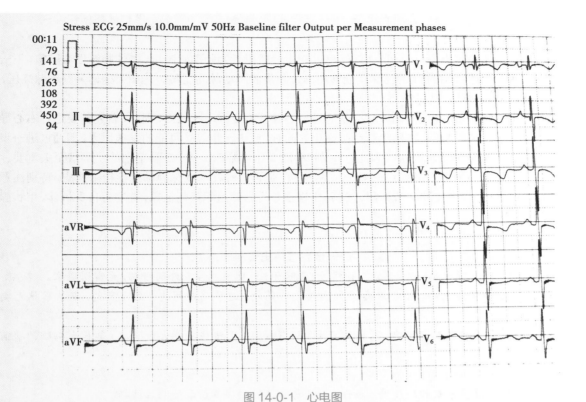

图 14-0-1　心电图

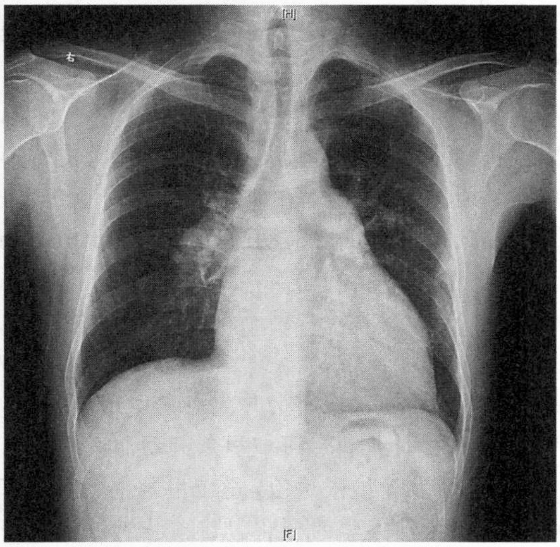

图 14-0-2　胸部正位 X 线片

【问题 4】　如何判读患者的血气分析、心电图和胸部 X 线检查结果?

思路　患者动脉血气分析提示存在低氧血症、$PaCO_2$ 降低,后者与过度通气有关,血气分析对于疾病的诊断价值不大,但对于病情评估具有重要意义。心电图的主要异常所见包括电轴右偏、顺钟向转位、P 波高尖、$V_1 \sim V_4$ 导联 T 波倒置,符合右心肥大征象。胸部 X 线片提示右下肺动脉增宽、肺动脉段突出、心影增大、肺野内未见明显异常,气道、膈肌、胸膜、骨骼肌肉组织未见明显异常。提示肺动脉高压。

心脏超声检查主要异常发现:估测肺动脉收缩压 102mmHg,右心房室增厚。

【问题5】 根据以上资料，为明确诊断，下一步需要进行哪些检查，病史问诊与体格检查中还需要做哪些补充？

思路 根据患者的病史资料及初步检查，可以初步诊断患者为肺动脉高压、慢性肺源性心脏病，下一步需要思考以下两个问题：①根据以上资料，能够明确诊断患者肺动脉高压吗？②如果确诊为肺动脉高压，该患者属于哪种类型的肺动脉高压？

根据前述定义，肺动脉高压的确诊标准是通过右心导管测定肺动脉压力，因此，首先需要进行右心导管检查，以明确诊断肺动脉高压。在疑诊肺动脉高压的同时，应进一步寻找可能的发病原因，即通过进一步检查判断患者为哪一类型肺动脉高压。因此，掌握肺动脉高压的临床分类，熟悉鉴别的疾病谱至关重要。对于肺动脉高压的患者，应排查是否存在基础心、肺疾病，是否有肺栓塞或深静脉血栓栓塞病史，特别注意问诊用药及环境接触史，发现皮肤关节异常、溃疡、雷诺现象等结缔组织疾病征象，并完善自身抗体、甲状腺功能、肝功能等检查。

进一步完善病史资料

该患者病程中无反复发热、皮疹、关节肿痛、口干眼干，无反复口腔或外阴溃疡，无雷诺现象。

既往体健，无服用减肥药物、食用毒菜籽油或化疗药物、避孕药应用史，无流产史，直系家属无类似疾病。

相关检查提示：自身抗体谱均阴性、HIV阴性，肝肾功能、甲状腺功能大致正常，氨基末端脑钠肽前体920ng/L。

6分钟步行距离为403m。

肺通气/血流扫描提示双肺轻度灌注稀疏，未见与肺通气扫描不匹配的灌注缺损。

右心导管检查提示：肺动脉压力97/43（61）mmHg，中心静脉压11mmHg，PAWP 11mmHg，CO 3.74L/min，PVR 13.36WU。患者吸入伊洛前列素行急性血管反应试验，用药后mPAP由61mmHg降为39mmHg，PVR由13.36WU降为7.4WU，CO由3.74L/min升为3.92L/min，急性血管反应试验符合阳性标准。

【问题6】 该患者目前诊断是什么？

思路 根据右心导管检查结果，明确存在肺动脉高压。结合病史资料及相关检查，患者无心、肺基础疾病及相关证据，肺灌注扫描除外慢性血栓栓塞性肺动脉高压，无其他系统疾病证据，临床上未发现其他可能导致肺动脉高压的原因，临床符合特发性肺动脉高压（idiopathic pulmonary arterial hypertension，IPAH）。

> **知识点**
>
> 1. **IPAH** 是没有明确原因的一类PAH，曾称为原发性肺动脉高压。多见于青中年人，女性多见。IPAH是一个排除性诊断，临床诊断需要仔细排除可能引起肺动脉高压的其他原因。
>
> 2. **急性血管反应试验** 或称急性血管扩张试验，是应用某些对肺血管选择性强、起效快的血管扩张药物，评估患者用药前后肺循环血流动力学的变化。目前推荐的试验药物包括依前列醇、吸入一氧化氮、吸入伊洛前列素、静脉用腺苷。同时符合以下三个条件者视为阳性：用药后mPAP较基础值下降超过10mmHg，mPAP绝对值≤40mmHg，心排血量增加或不变。临床上仅10%左右IPAH患者达到阳性标准。只有阳性的IPAH患者才考虑应用钙通道阻滞剂治疗，而不能单凭经验用药，以免加重患者病情或出现严重不良反应。

【问题7】 针对该患者下一步如何选择治疗方案？

思路 治疗IPAH主要针对血管收缩与重构、心力衰竭等进行，旨在降低肺血管阻力和压力，改善心功能，改善症状及预后。常规治疗包括氧疗、抗凝治疗、应用利尿药与强心剂等。降低肺动脉高压的药物包括钙通道阻滞剂、前列环素类药物、内皮素受体拮抗剂、磷酸二酯酶-5抑制剂、可溶性鸟苷酸环化酶激动剂等。该患者急性血管反应试验为阳性，可首先试用钙通道阻滞剂治疗。

知识点

1. 钙通道阻滞剂在 IPAH 中的临床应用注意事项 钙通道阻滞剂通过抑制 Ca^{2+} 内流，降低细胞内 Ca^{2+} 浓度，扩张肺血管，降低肺动脉压；钙通道阻滞剂只对少数 IPAH 患者有效，拟应用钙通道阻滞剂治疗前必须进行急性血管反应试验，禁忌盲目用药；即使对于急性血管反应试验阳性的患者，钙通道阻滞剂并非总是有效，临床应用中需要密切随访。钙通道阻滞剂治疗肺动脉高压与其在体循环高血压中的应用具有很大差别，应用中需要尤其注意血压下降、心功能恶化等不良反应。

2. 治疗肺动脉高压新型药物的主要作用机制

（1）前列环素类药物：前列环素是很强的肺血管舒张药，还具有抑制血小板凝集、抗增殖的活性。常用药物包括伊洛前列素、曲前列尼尔等。

（2）内皮素受体阻滞剂：内皮素 -1 是强烈的血管收缩剂和血管平滑肌细胞增殖刺激剂，参与了肺动脉高压形成，内皮素受体拮抗剂通过抑制内皮素 -1 的释放发挥作用。常用药物包括波生坦、安立生坦、马昔腾坦等。

（3）磷酸二酯酶 -5 抑制剂：可抑制环磷酸鸟苷的降解，增加一氧化氮水平，引起肺动脉血管舒张。常用药物包括西地那非、伐地那非等。

【问题 8】 根据肺动脉高压的功能分级，该患者为哪一级？

思路 肺动脉高压的诊断步骤中包含一项重要内容即病情评估，其内容包括活动耐力、血流动力学参数、血清标记物等。其中，肺动脉高压功能分级是在美国纽约心脏病学会（NYHA）心功能分级基础上进行的简单修订：

Ⅰ级：无体力活动受限，日常体力活动不引起呼吸困难、乏力、胸痛或晕厥；Ⅱ级：静息状态无不适，体力活动轻度受限，一般体力活动可引起呼吸困难、乏力、胸痛或晕厥；Ⅲ级：体力活动明显受限，静息状态下无不适，轻微体力活动就可引起呼吸困难、乏力、胸痛或晕厥；Ⅳ级：静息状态下有呼吸困难和 / 或乏力，有右心衰竭表现，任何体力活动都可加重病情。对诊断明确的患者都应进行肺动脉高压功能分级，它是评估患者疾病严重程度、预后和治疗疗效的重要指标。据此该患者功能分级为Ⅲ级。

【肺动脉高压的诊断流程】（图 14-0-3）

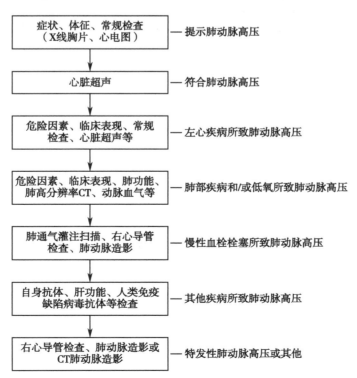

图 14-0-3 肺动脉高压诊断流程图

231

【问题 9】 如何诊断慢性血栓栓塞性肺动脉高压?

思路 诊断慢性血栓栓塞性肺动脉高压(CTEPH)需符合两个条件:一是存在肺动脉高压(规范抗凝治疗至少 3 个月,经右心导管测 mPAP≥25mmHg);二是经影像学检查证实存在肺栓塞。第一个条件与其他肺动脉高压无异,如何通过影像学证实存在肺栓塞呢?目前临床常用的检查包括核素肺通气/血流显像、CTPA 及肺动脉造影检查。核素肺通气/血流显像在 CTEPH 的诊断中具有很高的灵敏度,是 CTEPH 筛查的首选检查方法;CTPA 可以比较直观地发现肺动脉腔内血栓,但灵敏度不及核素扫描;肺动脉造影检查目前仍然是 CTEPH 诊断的"金标准",一般同时行右心漂浮导管血流动力学检查,肺动脉造影对于明确是否有慢性血栓栓塞、栓塞部位及手术治疗可行性评估具有重要价值。

【问题 10】 CTEPH 的治疗与 IPAH 有何区别?

思路 除基础治疗外,CTEPH 的治疗与 IPAH 有较大差异,其治疗方法主要包括肺动脉血栓内膜剥脱术治疗、球囊肺动脉成形血管介入治疗及降肺动脉高压药物治疗。其中,肺动脉血栓内膜剥脱术是 CTEPH 的首选治疗方法,所有确诊的 CTEPH 患者均需评估手术治疗的可行性。对于不能手术或术后残余肺动脉高压的患者,可选择血管介入治疗或药物治疗。

(王　辰)

推荐阅读资料

[1] GALIÈ N, CORRIS P A, FROST A, et al. Updated treatment algorithm of pulmonary arterial hypertension. J Am Coll Cardiol, 2013, 62(25 Suppl): D60-D72.

[2] GALIÈ N, HUMBERT M, VACHIERY J L, et al. 2015 ESC/ERS Guidelines for the diagnosis and treatment of pulmonary hypertension: the Joint Task Force for the Diagnosis and Treatment of Pulmonary Hypertension of the European Society of Cardiology (ESC) and the European Respiratory Society (ERS): endorsed by: Association for European Paediatric and Congenital Cardiology (AEPC), International Society for Heart and Lung Transplantation (ISHLT). Eur Heart J, 2016, 37 (1): 67-119.

[3] HOEPER M M, BOGAARD H J, CONDLIFFE R, et al. Definitions and diagnosis of pulmonary hypertension. J Am Coll Cardiol, 2013, 62(25 Suppl): D42-D50.

[4] SIMONNEAU G, GATZOULIS M A, ADATIA I, et al. Updated classification of pulmonary hypertension. J Am Coll Cardiol, 2013, 62(25 Suppl): D34-D41.

第十五章 原发性支气管肺癌

原发性支气管肺癌（primary bronchogenic carcinoma），简称肺癌（lung cancer），是原发于气管、支气管黏膜或腺体的肺部恶性肿瘤。肺癌是目前常见的恶性肿瘤之一，按组织病理学特点不同，分为小细胞肺癌（small cell lung cancer，SCLC）和非小细胞肺癌（non-small cell lung cancer，NSCLC）两大类。非小细胞肺癌占到全部肺癌的 80% 左右，小细胞肺癌占 20% 左右。

【诊疗要点】

肺癌的诊疗经过通常包括以下环节：

1. 详细询问患者的临床症状特点以及相关病史。
2. 体格检查时重点关注锁骨上淋巴结、胸部体征及杵状指/趾。
3. 针对疑诊患者进行胸部 CT 等影像学检查，以明确病变的具体部位。
4. 根据影像学检查所确定的病变部位，选择经支气管镜或经皮穿刺等病变活检方法。
5. 进行病理诊断，必要时加做免疫组织化学检查，以最终确定病变组织学类型。
6. 病理诊断为非小细胞肺癌者，组织标本需要进一步进行基因检测。
7. 选择正电子发射计算机体层显像仪（PET/CT）等检查方法进行肺癌分期诊断。
8. 根据分期诊断选择多学科治疗的最佳方案，包括手术、化疗、分子靶向治疗、免疫靶向治疗、放疗等。
9. 首选方法治疗后再评估（组织病理和分子诊断及分期）。
10. 结合再评估结果确定进一步治疗方案。
11. 定期随访。

【临床关键点】

1. 胸部增强 CT 是目前诊断肺癌不可缺少的检查。
2. 根据影像学特点，结合临床信息得出临床诊断。
3. 病理诊断是确诊肺癌的金标准，不推荐对非病理诊断患者进行损伤性治疗。
4. 非小细胞肺癌推荐行肺癌组织标本基因检测。
5. 强调肺癌的多学科综合治疗。
6. 晚期非小细胞肺癌强调规范化一线、二线、多线治疗。

首次门诊病历摘要

患者，男性，66 岁，平素体健，出现刺激性咳嗽 2 个月，痰中带血 40 余天，抗菌药物治疗后症状无缓解，体重下降 5kg。吸烟史 40 余年，20 支/d。其母亲死于乳腺癌。

【问题 1】 通过上述门诊资料，该患者应该考虑的诊断是什么？

思路 1 患者为老年男性，痰中带血，吸烟指数大于 400 支年，母亲死于乳腺癌，均提示患者为肺癌好发人群，应予重视。

知识点

肺癌的流行病学

肺癌是目前常见的恶性肿瘤之一，肺癌在中国男性和女性的癌症发生率中分别排第一和第二位。好发年龄为中老年人群，男性发病率比女性高 60%。近年来，女性腺癌有升高趋势。

思路 2 刺激性咳嗽、痰中带血是肺癌最常见的临床症状，问诊要特别关注有无体重下降等消耗症状，对恶性疾病的诊断有提示作用。

> 知识点
>
> ### 肺癌常见临床症状
>
> 肺癌的表现复杂多样，5%～15% 患者无症状，仅在体检时发现。主要表现为咳嗽、痰中带血、喘鸣、胸痛等局部症状和体重下降、副癌综合征及肺癌转移所致的症状。

思路 3 问诊时还应注意肺癌的一些特殊症状，如声音嘶哑、关节疼痛、肌无力等肺癌转移或伴随表现。

> 知识点
>
> ### 肺癌特殊症状
>
> 肺癌转移所致的症状：肺癌转移到纵隔淋巴结后压迫喉返神经导致声音嘶哑。
>
> 伴随肺癌的副癌综合征：可表现为男性乳房发育、多发性神经炎、重症肌无力、库欣综合征、抗利尿激素分泌不当综合征、精神异常等。

思路 4 问诊时应特别注意个人史、家族史的采集。肺癌的病因尚不明确，可能与吸烟、职业致癌因子接触、某些肺部基础疾病、遗传和基因等因素有关。

> 知识点
>
> ### 肺癌的病因与发病机制
>
> 1. 吸烟 是目前公认的引起肺癌的重要危险因素。调查显示，85% 以上肺癌患者有吸烟史。吸烟者肺癌的死亡率比不吸烟者高 10～13 倍。开始吸烟的年龄越早、吸烟的时间越长、吸烟量越大，肺癌死亡率越高。戒烟者患肺癌的危险性随着戒烟时间延长而逐渐降低。
> 2. 空气污染 室内空气污染如煤焦油、煤烟、烹调油烟、室内被动吸烟、室内氡气等是女性患肺癌的危险因素。大气污染、汽车废气、工业废气等都含有致癌物质。
> 3. 职业致癌因子 确认的致癌物质有砷、石棉、二氯甲醚、铬、镍、柴油废气等。
> 4. 其他 目前认为，有恶性肿瘤家族史者肺癌的发生率显著增高。某些肺部疾病（如肺结核、慢性支气管炎、结节病、慢性肺间质纤维化等）、病毒感染、真菌毒素、内分泌失调、机体免疫功能低下及家族遗传等因素与肺癌发生有一定相关性。近年研究证明，肺癌发生与某些癌基因活化和抑癌基因丢失或失活密切相关。

思路 5 肺癌的治疗效果与预后取决于早期诊断，因此，尽早发现高危人群，早期诊断尤为重要。对于门诊就诊患者，应关注筛选肺癌的高危人群。

> 知识点
>
> ### 肺癌高危人群
>
> 对 40 岁以上长期重度吸烟（吸烟指数>400 支年）且有下列情况者应视为可疑肺癌对象进行有关排癌检查：①刺激性咳嗽持续 2～3 周，治疗无效者。②原有慢性呼吸道疾病，咳嗽性质改变者。③持续痰中带血而无其他原因可解释者。④单侧性局限性哮鸣音，不因咳嗽而改变者。⑤反复同一部位的肺炎，特别是节段性肺炎者。⑥原因不明的肺脓肿，无毒性症状，无大量脓性痰，无异物吸入史，抗炎

治疗效果不佳者。⑦胸部 X 线检查显示局限性肺气肿，段、叶性肺不张，孤立性圆形病灶和单侧肺门阴影增深、增大者。⑧原有肺结核病灶已稳定，而其他部位出现新病灶；或在抗结核药物治疗下，阴影反而增大，或有空洞形成，痰检结核分枝杆菌阴性者。⑨胸腔渗出液，无中毒症状，血性，进行性增加，抗结核治疗无效者。⑩原因不明的四肢关节疼痛及杵状指/趾者。

【问题2】 完成采集病史后，体格检查应重点查什么？

思路 1 肺癌体征与其生长的具体部位、病理类型、大小、有无转移及转移的部位等有关。肺癌可有淋巴结转移，表现为浅表淋巴结肿大，最常见颈部、锁骨上淋巴结肿大，质地坚硬、可融合、逐渐增大、无压痛。癌性肥大性肺性骨关节病表现为杵状指/趾。肺癌阻塞大气道可出现肺不张体征，转移到胸膜可表现胸腔积液征。

门诊体格检查记录

一般情况尚可，双侧颈部多个淋巴结肿大，最大者位于右颈部，约 1.0cm×1.5cm，质地软、边界清楚、无压痛。胸廓对称，叩诊呈清音，双肺呼吸音低，未闻及干湿啰音。杵状指。

思路 2 该患者体格检查发现双侧颈部淋巴结肿大，有杵状指，提示肺癌可能。临床上部分肺癌患者可出现一些特殊体征，值得注意。

> 知识点
>
> **肺癌临床特殊体征**
>
> 1. 上腔静脉阻塞综合征 右上肺癌直接侵犯或转移性淋巴结压迫附近上腔静脉，可引起上腔静脉阻塞综合征，表现为头面部、上半身水肿，颈部肿胀，颈静脉扩张，可在患者前胸壁看到扩张的静脉侧支循环。
>
> 2. 霍纳综合征 因癌肿侵犯或压迫交感神经节，引起患侧眼睑下垂、瞳孔缩小、眼球内陷、同侧额部或胸部少汗或无汗。
>
> 3. 副癌综合征 肺癌作用于其他系统引起的肺外表现，包括内分泌、神经肌肉、结缔组织、血液系统和血管的异常改变。

【问题3】 结合门诊询问的病史、体格检查的结果，为进一步明确诊断应进行哪些辅助检查？

思路 当临床疑诊肺部疾病时，首选的辅助检查为 X 线胸片。X 线胸片也是目前国内肺癌筛查最常用的手段，CT 优于常规的 X 线检查，可发现一般 X 线胸片难以发现的肺尖、膈上、脊柱旁、心后、纵隔等处的较小病灶，观察肺门和纵隔淋巴结有无肿大。CT 分辨率高，通过造影剂辅助增强扫描及薄层断面三维成像，更易了解病变性质，识别肿瘤是否侵犯邻近脏器。

> 知识点
>
> **肺癌影像学特点**
>
> 1. 中央型肺癌 表现为肺门区肿块，形态不规则，边缘不整齐，有时呈分叶状，或表现为纵隔阴影增宽，轮廓呈波浪形。晚期可见肺野或肺门巨大肿块，可呈分叶状，边缘有毛刺，可出现厚壁、偏心空洞。
>
> 2. 周围型肺癌 肺野周围孤立性圆形或类圆形块影，轮廓不规则，常呈现小的分叶、切迹和毛刺。癌肿中心部分坏死液化，可见厚壁偏心性空洞，内壁凹凸不平，很少有明显的液平面。
>
> 3. 弥漫型肺癌 部分肺腺癌可表现为弥漫型病变，为两肺大小不等的播散阴影，边界清楚，密度较高，随着病情进展逐渐增多、增大，可融合成肺炎样片状阴影。

门诊胸部CT检查结果

右上叶前段可见一3.6cm×3.0cm大小的软组织肿块影，有分叶，边缘见细短的棘状突起，CT值32HU。增强后肿块明显强化，密度部均匀，CT值57HU（图15-0-1）。其他肺野未见异常密度灶，各支气管腔通畅，未见胸腔积液体征。

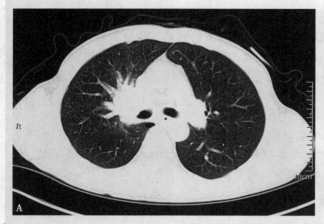
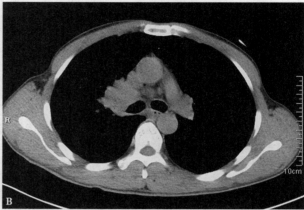
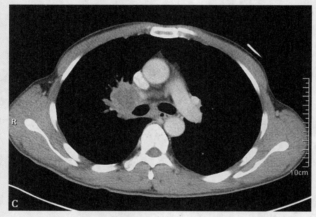

图 15-0-1 右上肺肺癌
A. 肺窗；B. 平扫纵隔窗；C. 增强纵隔窗。

【问题4】 除胸部影像学检查外，临床常用的实验室检查尤其是肿瘤标志物检测对诊断肺癌有何帮助？

思路1 肿瘤标志物是反映肿瘤存在的化学类物质。临床常用的与肺癌有关的肿瘤标志物有癌胚抗原（carcinoembryonic antigen，CEA）、细胞角蛋白片段19（cytokeratin fragment，CYFRA21-1）、鳞状细胞癌抗原（squamous cell carcinoma antigen，SCC）、神经特异性烯醇化酶（neurone specific enolase，NSE）、前促胃液素释放多肽（progastrin-releasin peptide，ProGRP）等。迄今为止，尚无一种血清肿瘤标志物对诊断肺癌具有理想的特异度，多项指标同时检测可以提高诊断的灵敏度和特异度。

> 知识点
>
> ### 临床常用的肺癌标志物的临床意义
>
> 一些良性病变也可引起 CEA 升高，一般不超过 10μg/L。CEA 在肺癌早期不升高，中晚期有 30%～70% 患者升高，腺癌明显，病期越晚浓度越高。血清 NSE 和 ProGRP 升高，提示小细胞肺癌可能；SCCA 升高提示鳞癌可能。

思路 2　肺癌自身抗体检测：7 个特异性肿瘤抗原产生的抗体与肺癌密切相关（表 15-0-1）。在肺癌早期，自身抗体是免疫系统针对癌症产生的特异性反应，具有高灵敏度和高特异度等优点。研究表明，肺癌患者血液中自身抗体的检出比影像学检测早 5 年。

知识点

表 15-0-1　7 种肺癌自身抗体的临床意义

抗原	分子量/kD	临床意义
GAGE7	13	属于肿瘤 - 睾丸抗原，在肺癌中过表达，鳞状细胞癌变增生检出的表达为 86%，国外有对于非小细胞肺癌的治疗靶点研究
CAGE	69	属于肿瘤 - 睾丸抗原，在肺癌中表达增高，在非小细胞肺癌中 13%～23% 表达
MAGE A1	34	在非小细胞肺癌中有 32% 表达，在腺癌中的表达量与肿瘤坏死成正相关
SOX2	34	通过调控 RAS → MAPK → SURVIVIN 信号通路来实现肺癌细胞中癌基因的表达，进而调控肺癌的发生。在肺癌发生与凋亡信号通路中起到重要作用，参与调控肺癌干细胞生长及调节的分子机制。在小细胞肺癌中有 50%～60% 表达
GBU4-5	45	属于肿瘤 - 睾丸抗原，为腺苷三磷酸依赖的解旋酶，控制细胞分化过程中转座子的甲基化和基因表达抑制作用。在非小细胞肺癌中表达增高，4%～9% 表达
PGP9.5	25	泛素水解酶，调节细胞周期基因的表达。其表达增高与肺癌的进展相关。在鳞癌和非鳞癌中都有较高的表达。在原发性非小细胞肺癌中，54% 的病例 PGP9.5 染色阳性
p53	53	抑癌基因，与肿瘤发生、调控及肿瘤细胞凋亡等关系十分密切；*p53* 突变是人类肿瘤最常见的基因改变，50%～60% 的非小细胞肺癌和 80% 小细胞肺癌有 *p53* 突变

思路 3　当临床疑诊肺癌时，尤其是影像学表现不太典型时，应注意与肺结核、肺脓肿、肺良性肿瘤鉴别（表 15-0-2）。

知识点

表 15-0-2　肺癌与结核球的鉴别

病变特点	肺癌	结核球
部位	可发生在任何部位	上叶尖后段、下叶背段
大小（直径）	往往大于 3cm	往往小于 3cm
边缘	模糊毛糙，有短毛刺，有时呈放射状	边缘光滑，少有毛刺
分叶	分叶有 3 个以上弧度，切迹明显	分叶呈波浪状，切迹不明显
密度	较均匀，可有钙化	密度较高，不均匀，常有钙化
空洞	偏心空洞，洞壁凹凸不平	洞壁较厚，光滑
卫星灶	常无	常有

思路 4　周围型肺内病变如果为 >3cm 的肿块，应关注其病变有无收缩性，包括叶裂的移位、肺门的移位、肺不张、胸膜凹陷征等；如病变为 <3cm 的结节，应关注其病变有无强化，病变强化和 / 或收缩性提示恶性可能。

【问题 5】　病理诊断是临床确诊肺部病变性质的金标准，要确认该患者右上肺病变是否为肺癌必须得到病理标本，通过何种方法才能获取病理标本？

思路 1　肺癌病理诊断的标本主要来自细胞和组织。细胞学包括如下两种。①痰液细胞：肺癌表面脱落的癌细胞可随痰咳出，痰细胞学检查可以找到癌细胞。该方法简便易行，适用范围广。②胸腔积液沉渣细胞：其阳性率高于痰细胞学检查。特别是血性胸腔积液中，反复多次送检一般均能找到癌细胞。也可将胸腔积液细胞制成细胞蜡块，阳性率更高。组织标本需要通过活检方法获取。

肺癌常用的活检方法

活检为创伤性检查,是肺癌最可靠的诊断手段。常用获取癌组织标本的方法有:

1. 浅表淋巴结或体表肿块活检　对于肺部占位病变或已明确诊断的肺癌患者,如果伴有浅表淋巴结肿大或已发生体表转移性肿块时,应当常规进行浅表淋巴结或肿块活检。

2. 支气管镜检查　是诊断肺癌的常规检查方法,也是肺癌手术前必需的检查项目,对明确手术指征和方式有重要意义,包括荧光支气管镜、超声引导下经支气管针吸活检(EBUS-TBNA)、电磁导航支气管镜肺结节活检术、虚拟支气管镜 + 引导鞘(GS)肺小结节活检术等。

3. 胸腔镜检查　当胸腔积液经穿刺未发现细胞学阳性结果时,经胸腔镜胸膜活检可以提高阳性检出率。尤其是胸膜和肺部微小结节病变行胸腔镜下病灶切除,可以明确诊断。

4. 纵隔镜检查　对于明确纵隔肿大淋巴结的性质以及肺癌分期十分重要。

5. 经胸壁穿刺活检　适用于周围型肺癌、合并胸膜转移及肿块较大的中央型肺癌者。经胸壁穿刺活检可以在 CT 或超声引导下进行。对于靠近胸膜的肿块及胸膜增厚或结节病灶者,可以选择超声引导下穿刺活检;而对于肿块位置较深者,应选择 CT 引导下穿刺活检。

思路 2　当病变允许多种方法进行活检时,应首选损伤最小的方法。该患者痰液细胞检查阴性,CT 显示病变位于右上肺近肺门处,因此,首选经支气管镜活检。

支气管镜检查

支气管镜一般可观察到 1～5 级支气管的改变,对窥及病灶如新生物、溃疡等可以钳取活检组织,也可进行局部灌洗、刷检;对支气管远端病变可进行经支气管镜肺活检术(TBLB),对支气管外肿大淋巴结可行经支气管镜针吸活检术(TBNA)和超声引导下经支气管针吸活检获取肿大淋巴结组织或细胞送检;电磁导航或虚拟支气管镜 + 引导鞘肺小结节活检术获得组织标本等。

支气管镜检查结果

声带活动对称,声门闭合良好。气管、隆突正常。右上叶开口可见菜花样新生物(图 15-0-2),周围支气管黏膜增厚,凹凸不平。右中叶、右下叶及左侧所见支气管黏膜光滑,管腔通畅。右上叶病变组织病理结果:低分化鳞癌。

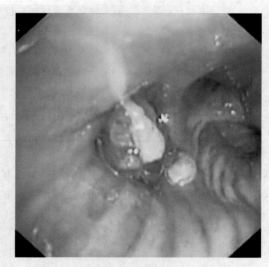

图 15-0-2　支气管镜示右上叶新生物

思路 3　不同病理类型的肺癌具有不同的临床表现,根据肺癌的分化程度和形态特征,将肺癌分为小细胞肺癌和非小细胞肺癌,非小细胞肺癌包括鳞癌、腺癌、大细胞癌等。

知识点

肺癌病理与临床

1. **小细胞肺癌** 是肺癌中恶性程度最高的一种，约占 1/5。好发于肺门附近的大支气管，倾向于黏膜下浸润性生长，癌细胞生长快，侵袭力强，转移较早。

2. **鳞癌** 占肺癌的 40%～50%，多见于男性，与吸烟关系密切。以中央型肺癌多见，并有向管腔内生长的倾向，常早期引起支气管狭窄，导致肺不张或阻塞性肺炎。

3. **腺癌** 占肺癌比例明显上升，多见于女性，常以周围型肺癌出现。腺癌倾向于支气管外生长，也可沿肺泡壁蔓延，常在肺边缘部形成直径 2～4cm 的肿块。腺癌富含血管，局部浸润和血行转移较鳞癌早。

【问题 6】 肺癌的病理改变不仅是确诊的依据，也是选择治疗方案、判断预后的重要因素。患者目前已确诊肺腺癌，是否马上治疗？选择何种治疗方法？

思路 1 肺癌的治疗强调多学科综合治疗，包括外科手术治疗、化疗、放疗、分子靶向治疗、免疫治疗及中医中药治疗等。选择治疗方案的基础是临床分期，同时结合患者一般状况和伴随疾病等进行综合评估。因此，肺癌在病理诊断明确后还需要进行分期诊断，不同分期选择不同的综合治疗方案。

知识点

肺癌分期与治疗

早期肺癌选择以手术为主的多学科治疗，而晚期肺癌则是以分子靶向治疗、化疗、免疫或化疗＋免疫治疗为主的多学科综合治疗。

对于非小细胞肺癌，目前国内外均采用 TNM 分期方法（图 15-0-3），Ⅰ期和Ⅱ期患者首选手术治疗，ⅢB 期及Ⅳ期患者多选择化疗/免疫治疗为主的多学科综合治疗。*EGFR*、*ALK*、*ROS1* 等驱动基因检测结果呈阳性的晚期肺癌患者，推荐首选分子靶向治疗。

肺癌常见的转移部位包括颅脑、骨骼、淋巴结、肝脏、肾上腺。

原发肿瘤（T）	
T_x：未发现原发肿瘤，或通过痰细胞学或支气管灌洗发现癌细胞，但影像学及支气管镜无法发现	
T_0：无原发肿瘤证据	
T_{is}：原位癌	
T_1：肿瘤最大径≤3cm，周围包绕肺组织或脏层胸膜，支气管镜见肿瘤侵及叶支气管，未侵及主支气管	T_{1mi}：微侵袭腺癌
	T_{1a}：肿瘤最大径≤1cm
	T_{1b}：肿瘤最大径>1cm，≤2cm
	T_{1c}：肿瘤最大径>2cm，≤3cm
T_2：肿瘤最大径>3cm，≤5cm；侵犯主支气管，但未侵及隆突；侵及脏层胸膜；有阻塞性肺炎或者部分/全肺不张。符合以上任何一个即归为T_2	T_{2a}：肿瘤最大径>3cm，≤4cm
	T_{2b}：肿瘤最大径>4cm，≤5cm
T_3：肿瘤最大径>5cm，≤7cm；侵及以下任何一个器官，包括：胸壁、膈神经、心包；全肺肺不张肺炎；同一肺叶出现孤立性癌结节。符合以上任何一个即归为T_3	
T_4：肿瘤最大径>7cm；无论大小，侵及以下任何一个器官，包括：纵隔、心脏、大血管、隆突、喉返神经、主气管、食管、椎体、膈肌；同侧不同肺叶出现孤立癌结节	
区域淋巴结（N）	
N_x：区域淋巴结不能评价	
N_0：没有区域淋巴结转移	
N_1：同侧支气管周围淋巴结和/或同侧肺门淋巴结和肺内淋巴结转移，包括原发肿瘤直接侵犯而累及的	

N$_2$: 同侧纵隔和/或隆突下淋巴结转移

N$_3$: 对侧纵隔、对侧肺门淋巴结，同侧或对侧斜角肌或锁骨上淋巴结转移

远处转移（M）

M$_x$: 远处转移不能被判定

M$_0$: 没有远处转移

M$_1$	M$_{1a}$: 局限于胸腔内，包括胸膜播散（恶性胸腔积液、心包积液或胸膜结节）以及对侧肺叶出现癌结节（绝大部分肺癌胸腔积液由肿瘤引起。少数患者胸腔积液多次细胞学检查阴性，既不是血性也不是渗液，如果各种因素和临床判断认为渗液和肿瘤无关，则不应把胸腔积液纳入
	M$_{1b}$: 单个胸外器官单发转移灶
	M$_{1c}$: 多个或单个胸外器官多发转移灶

	N$_0$	N$_1$	N$_2$	N$_3$	M$_{1a}$ 任何N	M$_{1b}$ 任何N	M$_{1c}$ 任何N
T$_{1a}$	ⅠA1	ⅡB	ⅢA	ⅢB	ⅣA	ⅣA	ⅣB
T$_{1b}$	ⅠA2	ⅡB	ⅢA	ⅢB	ⅣA	ⅣA	ⅣB
T$_{1c}$	ⅠA3	ⅡB	ⅢA	ⅢB	ⅣA	ⅣA	ⅣB
T$_{2a}$	ⅠB	ⅡB	ⅢA	ⅢB	ⅣA	ⅣA	ⅣB
T$_{2b}$	ⅡA	ⅡB	ⅢA	ⅢB	ⅣA	ⅣA	ⅣB
T$_3$	ⅡB	ⅢA	ⅢB	ⅢC	ⅣA	ⅣA	ⅣB
T$_4$	ⅢA	ⅢA	ⅢB	ⅢC	ⅣA	ⅣA	ⅣB

图 15-0-3 国际肺癌研究协会 TNM 分期（第 8 版）

入院后检查资料

入院后 PET/CT 检查显示右上肺肿块，相应部位见放射性浓聚影，标准摄取值（SUV）4～6，全身其他部位未发现明显异常。心功能、肺功能正常，PS 评分为 0。右颈部淋巴结活检，病理报告为淋巴结反应性增生。

思路 2 体格检查时发现患者颈部淋巴结肿大，尽管质地软、边界清楚，临床考虑为良性，也应活检证实。PET/CT 未见全身其他部位转移灶，该患者右上肺鳞癌临床分期为ⅠB，PS 评分为 0，应首选手术治疗。

知识点

美国东部肿瘤协作组-世界卫生组织（ECOG-WHO）评分法（PS 五分法）

0 分：正常活动。

1 分：症状轻，生活自在，能从事轻体力活动。

2 分：能耐受肿瘤的症状，生活自理，白天卧床时间不超过 50%

3 分：肿瘤症状严重，白天卧床时间超过 50%，但还能起床。

4 分：病重卧床不起。

5 分：死亡。

思路 3 手术切除是肺癌的主要病因治疗方法之一，也是目前临床治愈肺癌的最有效方法。根据治疗目标，对该患者进行了右上叶切除和系统淋巴结清除手术，术后病理诊断中分化鳞癌，术后分期 T$_{2a}$N$_0$M$_0$。有文献报道Ⅰ期肺癌术后 5 年生存率为 70%～80%，≤20mm 的肺腺癌高达 97.7%。

【问题 7】 手术切除的肿瘤组织进行病理学检查，临床医师如何分析病理结果，从病理结果中能得到什么重要信息？

思路 1 病理结果是患者重要的临床资料之一，包含着对疾病的最终诊断、准确的临床病理分期，是下

一步综合治疗方案制订的依据。应注意病变的大小、组织类型、分化程度、淋巴结清扫数量和阳性淋巴结数目。分子病理诊断如 *EGFR*、*ALK*、*MET*、*ROS* 等基因状态，对相应的分子靶向药物治疗有重要的指导意义。

手术后病理结果报告

（右上肺）送检一叶肺 12cm×10cm×4cm，其内肿块大小约 3.5cm×2.6cm×2.9cm，高分化鳞癌，支气管残端未见癌侵犯。第 2、4、7、9、10、11 组淋巴结无转移（0/1，0/2，0/1，0/3，0/2，0/2）。

思路 2　研究显示，ⅠB 期非小细胞肺癌患者术后紫杉醇联合卡铂辅助化疗未能提高 5 年生存率，因此，对于完全性切除的 Ⅰ 期肺癌不需要辅助化疗。该患者术后随访，定期复诊。

思路 3　对于肺癌手术治疗后患者的随访，包括随访强度及内容并无统一规定，仅有回顾性观察，缺少循证医学证据。然而，目前仍主张定期随访。

知识点

肺癌术后随访

术后随访时间为，第一年每 3 个月 1 次，第二年每 6 个月 1 次，第三年到第五年每年 1 次，以后每年随访 1 次。随访内容包括病史和体格检查，应注意锁骨上淋巴结有无肿大；必要的血液检测；胸部增强 CT。有相应症状时进行脑部 MRI、骨扫描、支气管镜、PET/CT 等检查。

术后第九年复诊资料

患者术后第 9 年，因感冒后咳嗽，咳痰，有时痰中带血 10 余天再次就诊，复查胸部 CT 发现左下肺 3cm×4.6cm 肿块，双肺多发结节，对该肿块实施经皮穿刺活检，病理报告高分化肺腺癌，临床诊断：左下肺腺癌（rⅣ）。

【问题8】　该患者再次诊断肺癌是肺癌复发转移还是新发肺癌？如何治疗？

思路 1　长期存活的小细胞肺癌和非小细胞肺癌患者都有发生第二种原发性肺癌的可能，发生率为 3%～5%。患者 9 年前为右上肺鳞癌，手术治疗后每年复诊检查未发现肺部病变，随访时间大于 5 年，应考虑原右上肺鳞癌已治愈。9 年后现再次发现左下肺肿块，活检确诊肺腺癌。由于术后间隔时间长，病理类型不同，考虑左下肺腺癌为第二原发癌，不是鳞癌复发与转移。

思路 2　表皮生长因子受体 - 酪氨酸激酶抑制剂（EGFR-TKI）治疗中晚期非小细胞肺癌临床获益明显。其疗效预测因子为 *EGFR* 突变。该患者病理类型为肺腺癌，应进行 *EGFR* 基因检测。

知识点

肺癌与表皮生长因子受体-酪氨酸激酶抑制剂

多个研究显示，*EGFR* 突变多见于非小细胞肺癌，并且与临床治疗相关。在非小细胞肺癌患者中存在有意义的 *EGFR* 突变率为 11%～60%。非小细胞肺癌特有的 *EGFR* 突变均存在于编码酪氨酸激酶结构域外显子中，多集中于外显子 18～21。

其代表药物有吉非替尼（gefitinib）、厄洛替尼（erlotinib）、埃克替尼（Icotinib）、阿法替尼（afatinib）、达克替尼（dacomitinib）、奥希替尼（osimertinib）。靶向药物治疗可达到较好的疗效，已成为 *EGFR* 突变阳性的晚期非小细胞肺癌患者一线治疗药物，T790M 阳性患者首选奥希替尼。

思路 3　采用 ARMS 法检测左下肺腺癌组织 *EGFR* 突变，显示 19 外显子缺失突变，因此，可选用 EGFR-TKI 治疗。该患者选用吉非替尼 250mg 每日一次治疗，1 周后咳嗽症状明显减轻，痰血消失。

【问题9】　对于 *EGFR* 突变阳性的晚期肺腺癌患者，可选用酪氨酸激酶抑制剂（TKI）分子靶向治疗，也可选用经典的化学药物治疗（化疗）。该患者为什么首选 TKI 治疗？如何判断其疗效？

思路 1　多项临床研究显示，*EGFR* 突变阳性患者一线服用 TKI 疗效好于二线；部分患者一线化疗后则丧失后续使用 TKI 治疗的机会。IPASS 研究结果显示，*EGFR* 突变阳性的晚期非小细胞肺癌既服用 EGFR-TKI 又使用化疗者，总生存期明显长于单用 TKI 者，而单用 TKI 者总生存期又长于单用化疗者。因此，美国国家综合癌症网络（National Comprehensive Cancer Network，NCCN）推荐，对于 *EGFR* 突变阳性的晚期非小细胞肺癌患者，首选 TKI 药物治疗。

　　思路 2　与化疗一样，EGFR-TKI 治疗后也应进行疗效评价。多数患者服药 1 周后症状开始改善，一般 1 个月后复查胸部 CT，评估肺部原发病灶。其疗效判断标准目前推荐 RECIST 标准。

知识点

RECIST 标准

　　对于可测量肿瘤病灶，要求至少有一条可以精确测量的径线（记录为最大径），其最小长度：CT，10mm（CT 层厚≤5mm）；临床常规检查仪器，10mm（肿瘤病灶不能用测径仪器准确测量的应记录为不可测量）；胸部 X 线检查，20mm。

　　恶性淋巴结：病理学增大且可测量，单个淋巴结 CT 短径须≥15mm（CT 层厚推荐≤5mm）。基线和随访中，仅测量和随访短径。

知识点

肺癌疗效判断标准

　　缓解标准，靶病灶评估如下：

　　完全缓解（CR）：所有靶病灶消失，全部病理淋巴结（包括靶结节和非靶结节）短径必须减少至<10mm。

　　部分缓解（PR）：靶病灶直径之和比基线水平减少至少 30%。

　　疾病进展（PD）：以整个治疗过程中所有测量的靶病灶直径之和的最小值为参照，直径和相对增加至少 20%（如果基线测量值最小就以基线值为参照）；除此之外，必须满足直径和的绝对值增加至少 5mm（出现一个或多个新病灶也视为疾病进展）。

　　疾病稳定（SD）：靶病灶减小的程度没达到 PR，增加的程度也没达到 PD 水平，介于两者之间，研究时可以直径之和的最小值作为参考。

随访资料

　　患者服用吉非替尼 2 周，全身皮肤出现皮疹，瘙痒，头面部更为明显，皮肤科医师给予对症处理后皮疹减轻。6 周后复查胸部 CT，肿块缩小至 2cm×3cm，双肺多发结节密度明显变淡，胸腔积液吸收。

　　【问题 10】　患者服用吉非替尼后病变明显缩小，胸腔积液吸收，评估疗效达到部分缓解，但出现面部及胸部皮疹，是否需要停服吉非替尼？

　　思路　EGFR-TKI 最常见的药物不良反应为皮肤反应和腹泻，常发生于服药后的第 1 个月内，多数可自行缓解或对症处理后减轻，无须停药。

知识点

表皮生长因子受体-酪氨酸激酶抑制剂不良反应

　　服用 TKI 导致的皮肤反应包括皮疹、痤疮、皮肤干燥和瘙痒。吉非替尼皮肤不良反应的发生率高达 40%～60%，厄洛替尼在 OPTIMAL 临床研究中皮肤不良反应达 73%，埃克替尼在 ICOGEN 研究中显示皮疹达 41%。三种药物重度皮肤不良反应［CTC 3/4 级，CTC 指常见药物毒性标准（common toxicity criteria）]一般都 <5%。

EGFR-TKI 导致腹泻的发生率的报道不尽相同，但大部分腹泻为轻度，不影响患者的生存及生活质量，不需要特殊治疗。有个别重度（CTC 3/4 级）伴脱水的报道。

其他发生率较低的不良反应有间质性肺炎、肝功能损害、恶心、乏力、发热、口腔溃疡、甲沟炎、关节痛等。

随访资料

患者继续服用吉非替尼 6 个月后，左下肺肿块基本消失，双肺多发结节吸收。此后每 2 个月随诊一次，肺部病变无明显变化。服用吉非替尼 18 个月时，患者血清 CEA 由原来的 4.5μg/L 升至 8.6μg/L，无症状，胸部 CT 肺部病变无变化。

【问题 11】　随访过程中发现血清 CEA 升高如何评价？目前患者是否需要调整治疗方案？

思路 1　迄今为止，国内外对于肺癌等实体瘤治疗效果的评价仍采用 RECIST 标准，主要依据可测量病灶变化。当患者存在可测量非靶病灶及不可测量非靶病灶（如胸腔积液）时，如果靶病灶评估为稳定或部分缓解，非靶病灶整体的恶化程度要求达到必须终止治疗的程度，才能定为进展。而一个或多个非靶病灶尺寸的一般性增大往往不足以达到进展标准。因此，患者治疗 18 个月时虽然 CEA 已升高，但尚不足以定为进展，不需要调整治疗方案。

知识点

肿瘤标志物与疗效评估

手术切除的非小细胞肺癌患者术前 CEA 升高提示预后不良，术后持续升高者预后更差。动态监测 CEA 和 CYFRA21-1 可以考虑非小细胞肺癌化疗有效或进展。

肿瘤标志物不能单独用来评价肿瘤客观缓解，但如果标志物水平在基线时超过正常值上限，用于评价完全缓解时必须回到正常水平。

思路 2　有研究在探讨靶向治疗时代肿瘤标志物的临床意义时发现，基线 CEA≥5.0μg/L 的非小细胞肺癌患者，吉非替尼治疗缓解率更高，总生存期更长，但尚缺少循证医学证据。

随访资料

患者服用吉非替尼 24 个月时出现头痛，复查胸部 CT 显示原左下肺病变无增大，头部 MRI 发现颅内有 2cm×2.5cm 大小的病变（图 15-0-4），考虑颅内转移。此时临床疗效评估为病变进展。

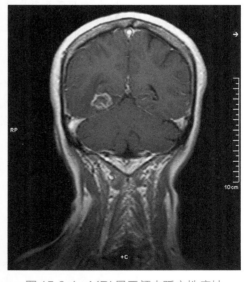

图 15-0-4　MRI 显示颅内孤立性病灶

【问题12】 患者服用EGFR-TKI过程中脑部出现新增病灶,疗效评估应判定为病变进展,考虑EGFR-TKI耐药,如何调整治疗方案?

思路1 目前将EGFR-TKI耐药分为原发性耐药和继发性耐药(获得性耐药)两种类型。该患者服药有效,2年后出现肺外转移病灶,应考虑EGFR-TKI继发性耐药。

知识点

表皮生长因子受体-酪氨酸激酶抑制剂继发性耐药

EGFR-TKI继发性耐药必须具备以下条件:存在EGFR敏感突变,接受过EGFR-TKI单药的治疗,临床证实用吉非替尼或厄洛替尼TKI治疗有效;在EGFR-TKI用药过程中或停药30天内患者疾病进展(RECIST标准);在患者停止使用EGFR-TKI与新的治疗开始之间未接受其他全身治疗。

EGFR-TKI获得性耐药可能机制:① *EGFR* 基因原位变异。EGFR通路的激活仍是驱动肿瘤生长侵袭的重要因素,但当前使用的TKI不足以抑制该通路或者该基因出现新的突变类型抵抗TKI的抑制作用,如T790M。②旁路激活。EGFR通路不再是驱动肿瘤生长侵袭的重要因素,cMET、IGFR等通路成为驱动肿瘤生长的主要因素。

思路2 当EGFR-TKI出现耐药时,临床应根据耐药的临床类型给予不同的处理。对继发性EGFR-TKI耐药目前普遍认可的处理方式如下:①对EGFR-TKI耐药的突变性肺癌,建议重新活检以明确耐药的分子机制,根据其耐药机制进行相应治疗;②对无症状缓慢进展突变型肺癌,建议继续使用EGFR-TKI;③表现为孤立转移的EGFR-TKI获得性耐药,建议在继续使用EGFR-TKI的基础上联合应用局部治疗,局部治疗手段的选择以最小创伤为基本原则。

思路3 患者有头痛症状,脑转移为孤立性病灶,左下肺原发病灶无增大,可选择继续使用吉非替尼,联合γ射线局部治疗。

知识点

美国国家综合癌症网络指引推荐方案(图15-0-5)

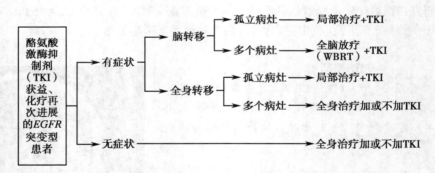

图15-0-5 美国国家综合癌症网络(NCCN)指引推荐方案

知识点

放射治疗(放疗)

肿瘤放疗是利用放射线如放射性核素产生的α、β、γ射线和各类X线治疗机或加速器产生的X线、电子线、质子束及其他粒子束等治疗恶性肿瘤的一种方法。当细胞吸收任何形式的辐射线后,射线都可能直接与细胞内的结构发生作用,直接或间接地损伤细胞DNA。放疗主要影响肿瘤及其周围组织脏器,一般不会影响全身,因此属于局部治疗方法。

　　根据治疗的目的,肺癌放疗分为根治性放疗、姑息放疗、辅助放疗和预防性放疗等。放疗对小细胞癌效果最佳,鳞状细胞癌次之,腺癌最差。

随访资料

　　患者继续服用吉非替尼,颅内病灶进行 γ 射线局部治疗,术后经降颅内压等对症处理后,头痛症状缓解,体能状态良好。血清 CEA 9.0μg/L,定期随访。术后 6 个月患者出现咳嗽,痰中带血,但体能状态仍较好(PS=0)。头部 MRI 显示术后改变,胸部 CT 可见原发病灶稍增大,双肺出现多发小结节病灶,考虑肺转移。复查血清 CEA 升至 21.6μg/L,临床疗效评估为疾病进展。

【问题 13】　该患者原发病灶稍增大,并出现肺内多发转移性结节,临床评估疾病进展应如何调整治疗方案?

　　思路 1　患者颅内病灶经 γ 射线治疗后稳定,半年后左下肺原发病灶增大,同时出现肺转移,CEA 升高明显,应调整治疗方案。首先对左下肺病灶行再次活检,病理报告肺腺癌,组织标本驱动基因检测 T790M 阴性。PS 为 0,可考虑改用化疗,停用吉非替尼。

知识点

肺癌一线化疗方案

　　肿瘤化疗是指通过一定途径如静脉注射、口服,接受某种或几种对肿瘤细胞有杀伤或杀灭作用的药物,以期达到使肿瘤体积缩小或消失,使肿瘤所致临床症状缓解,延长患者生命的治疗。

　　非小细胞肺癌的化疗分为姑息化疗、辅助化疗、新辅助化疗和局部化疗等。含铂两药方案是晚期非小细胞肺癌一线化疗的标准方案(表 15-0-3)。对一线治疗达到疾病控制(CR+PR+SD)的患者,有条件者可选择适宜的维持治疗。

　　思路 2　铂类药物包括顺铂与卡铂,两药相比,顺铂的缓解率更高,能延长生存期。卡铂的腹泻、肾毒性和神经毒性风险小于顺铂,但更易发生血小板减少。

知识点

表 15-0-3　非小细胞肺癌常用化疗方案

化疗方案	计量	用药时间
GP:		
吉西他滨	$1\,000\sim1\,250mg/m^2$	d1, d8
顺铂	$75\sim100mg/m^2$(水化)	d1
或卡铂	曲线下面积(AUC)=5	d1,每 21d 一次
DP:		
多西紫杉醇	$75mg/m^2$	d1
顺铂	$75\sim100mg/m^2$(水化)	d1
或卡铂	AUC=5	d1,每 21d 一次
TP:		
紫杉醇	$135\sim175mg/m^2$	d1

续表

化疗方案	计量	用药时间
顺铂	75~100mg/m² (水化)	d1
或卡铂	AUC=5	d1, 每21d一次
PP (非鳞癌):		
培美曲塞	500mg/m²	d1
顺铂	75~100mg/m² (水化)	d1
或卡铂	AUC=5	d1, 每21d一次
NP:		
长春瑞滨	25mg/m²	d1, d8
顺铂	80~100mg/m² (水化)	d1, 每21d一次

知识点

肺癌与抗血管生成药物

ECOG4599研究提示TC方案(紫杉醇＋卡铂)联合抗血管生成剂贝伐单抗可以将晚期非小细胞肺癌的中位生存期提高到12个月以上。血管内皮抑素和含铂化疗联合应用可提高晚期非小细胞肺癌的生存率。因此,抗血管生成剂贝伐单抗以及重组人血管内皮抑素与化疗联合也是临床常常选用的治疗方案。

思路3　多项研究显示,培美曲塞联合顺铂(PP)对于肺腺癌疗效更好。根据以上循证医学证据结合患者经济情况,该患者选择了培美曲塞联合顺铂化疗方案治疗。

化疗后随访资料

患者经培美曲塞联合顺铂化疗2周期后评估为部分缓解,继续两药化疗2周期后改为培美曲塞单药维持8个周期,疗效评估为部分缓解。患者要求停药观察,继续随访。

【问题14】　对于化疗患者如何确定化疗周期?
思路1　化疗后一般每2个周期应评估肺癌疗效,如果肺癌缓解可继续化疗,但总周期数不超过6个。如果肺癌进展或化疗4个周期未见疗效,应停止一线化疗。
思路2　肺腺癌一线化疗取得疾病控制者(CR+PR+SD)可选用培美曲塞维持治疗,直至疾病进展。

知识点

肺癌的维持治疗

维持治疗(maintenance therapy)是指在一线治疗后进行序贯治疗或巩固治疗以维持疗效,达到提高生活质量和延长生存期的目的。用于维持治疗的药物不仅有效,同时要求不良反应低。目前用于肺癌维持治疗的药物包括培美曲塞、贝伐单抗、PD1/PD-L1抑制剂。

思路3　总体上说肺癌的预后仍然很差,5年相对生存率仅为16%左右,肺原位癌早期治疗可获治愈。Ⅰ期非小细胞肺癌患者外科手术治疗5年生存率可达70%~80%。一般而言,鳞癌预后较好,腺癌其次,未分化的小细胞肺癌预后较差。

【肺癌诊疗流程】（图 15-0-6）

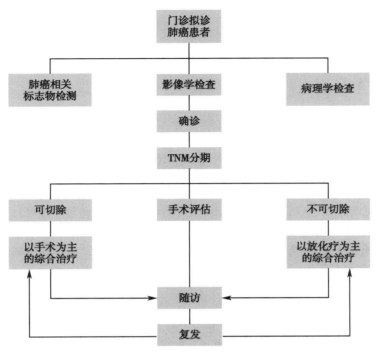

图 15-0-6 肺癌诊疗流程

（胡成平）

推荐阅读资料

[1] 简红，王章权，顾琳萍，等 . Ⅰ期≤20mm 微小结节肺腺癌患者术后长期生存分析 . 肿瘤，2018，38（11）：1048-1054，1070.

[2] DETTERBECK F C，BOFFA D J，KIM A W，et al. The eighth edition lung cancer stage classification. Chest，2017，151（1）：193-203.

第十六章 呼吸衰竭

第一节 急性呼吸衰竭

急性呼吸衰竭指短时间内（72 小时内，个别情况下甚至延长到 1 周）出现的呼吸衰竭，表现为缺氧和 / 或二氧化碳潴留。最常见的急性呼吸衰竭包括重症肺炎导致的呼吸衰竭和急性呼吸窘迫综合征，特发性肺纤维化（IPF）急性加重及急性气道阻塞等。由于急性呼吸衰竭死亡率高，并发症多，是呼吸危重病诊治的关键病种。发病原因包括肺部感染、脓毒症、创伤、肺内误吸等。治疗包括针对基础疾病的治疗和支持治疗，支持治疗又包括氧疗、无创和有创机械通气等。

【诊疗要点】

急性呼吸衰竭的诊治包括以下的环节：

1. 首先确保气道开放，在保证氧合的基础上进一步诊治。

2. 简短病史询问，抓住主要病史特征，初步判断缺氧的原因。

3. 快速简洁地进行体格检查，主要是生命体征、是否缺氧及血压是否稳定、呼吸频率。

4. 血气分析（有条件做不吸氧的），若患者不能离开氧气，做血气分析时记录吸氧浓度。血气分析关注氧分压、pH、二氧化碳分压。

5. 判断是否需要机械通气，包括无创或有创，若为有创通气，注意人工气道的建立和护理。

6. 条件允许时行胸部 X 线或 CT 检查，用以评估发病原因和危重程度。

7. 结合患者情况，对原发病进行治疗。

8. 在机械通气过程中判断机械通气的疗效，根据基础疾病控制情况，判断撤机的时机。

9. 全程预防呼吸机相关并发症的出现。

10. 拔管，观察生命体征，稳定后可以出院。

11. 出院后建议随访患者肺内病变的转归。

【临床关键点】

1. 首先进行急症处理，必要时建立人工气道，改善缺氧。

2. 判断急性呼吸衰竭的病因，如中枢、气道、肺实质、细胞缺氧等。

3. 积极改善缺氧是治疗的核心，包括吸氧、机械通气、呼气末正压（PEEP）技术。

4. 经鼻高流量吸氧证实对缺氧性呼吸衰竭有显著改善作用。

5. 重症肺炎与急性呼吸窘迫综合征（ARDS）治疗理念不完全相同。前者不一定需要机械通气，后者几乎都要使用机械通气，尤其有创机械通气。

6. ARDS 是排除诊断，因此针对急性缺氧性呼吸衰竭，需要排除充血性心力衰竭、肺间质病变急性发作、弥漫性肺泡出血、肺炎型肺癌等疾病。

7. 重症超声动态监测肺水肿是调整呼吸机参数和补液的重要依据。

8. 区分肺水肿的类型非常关键，尤其是对机械通气的患者。

9. 掌握无创和有创机械通气的指征，了解呼吸机基本参数设置，了解呼吸机相关并发症。

临床病例

患者，男性，74 岁，因"发热 13 天，咳嗽咳痰 10 天"入院。患者因受凉后出现发热，自测体温 38.4C。到当地医院就诊查白细胞计数 7.26×10⁹/L，中性粒细胞百分比 74%。考虑"上呼吸道感染"，予以左氧氟沙星等抗感染治疗 2 天,仍发热,达 39.6℃。后转至另外一家医院应用磷霉素、头孢替安等继续抗感染治疗。后因病情加重,出现腹泻,痰中带血丝,气急加重,转来急诊科就诊。查血常规:白细胞计数 3.35×10⁹/L,中性粒细胞百分比 70%,淋巴细胞百分比 26%,单核细胞百分比 4%;白蛋白 26g/L,丙氨酸转氨酶(ALT)67U/L,天冬氨酸转氨酶(AST)91U/L,肌酸激酶(CK)600U/L,肌酸激酶同工酶 587U/L,C 反应蛋白 >90mg/L,D- 二聚体 2.37mg/L;痰培养:奈瑟菌(+),草绿色链球菌(++);胸部 CT 平扫:两肺炎症,纵隔内肿大淋巴结。血气分析:pH 7.53,PaCO₂ 28.00mmHg,PaO₂ 53.0mmHg。

【问题 1】 患者的初步诊断是什么?为何抗感染治疗无效?是否需要额外的检查?

思路 患者为受凉后出现发热、咳嗽、咳痰伴气急加重。肺部 CT 显示两肺炎症,血常规提示中性粒细胞计数减少,根据上述资料可初步诊断为社区获得性肺炎,而病毒性肺炎的可能性比较大。患者出现进行性的呼吸急促,提示肺实质病变和 / 或合并缺氧。根据血气分析,此患者诊断为 I 型呼吸衰竭、呼吸性碱中毒。从临床资料看,病毒性感染的机会大,且需要怀疑流感。应当及时做鼻拭子、咽拭子检查。

【问题 2】 如何解读患者的血气分析结果?

思路 解读血气分析报告,首先确定血气分析测定的条件、是否吸氧等。本例患者血气分析提示血液偏碱性,血中二氧化碳分压降低,提示存在过度通气,呼吸性碱中毒。动脉氧分压 53mmHg,低于 60mmHg,属于急性缺氧。根据原发性呼吸性碱中毒推算 pH 的变化,HCO₃⁻ 代偿的范围为 7.7 左右,根据患者的 HCO₃⁻结果(26.2mmol/L),原发呼吸性碱中毒血 HCO₃⁻ 应该降低,而高于正常,应为代谢性碱中毒,故进一步确认为呼吸性碱中毒合并代谢性碱中毒。一般患者若伴有呕吐,需要注意代谢性碱中毒,若有腹泻,需要注意代谢性酸中毒以及水电解质的平衡问题。

【问题 3】 患者起病的病因是什么?此类疾病的致病特点?

思路 根据患者的急性上呼吸道感染症状和全身的症状,经过咽拭子病毒学检查,确诊甲型流感,H7N9 禽流感。

知识点

流感病毒导致肺损伤的特点

在流感流行季节出现上呼吸道感染的症状需要高度警惕流感的发生。患者出现发热、头痛、咽痛、流涕,伴或不伴角膜炎症状、高热、乏力、全身肌肉酸痛,部分患者出现胃肠道症状如腹痛、腹泻、恶心、呕吐等。导致肺损伤后典型的症状是呼吸急促,初始活动后气急,严重时休息状态亦出现气急,呼吸频率超过 30 次 /min,可伴有口唇、耳垂、四肢末端的发绀等。咽拭子检测在疾病早期(潜伏期 1 周内)检测甲型流感阳性,进一步分析可以判定是否禽流感及其亚型。流感病毒感染有轻型和重型之分。

【问题 4】 接诊后下一步的处理措施如何?

思路 初步的血气分析显示患者存在缺氧,诊断为 I 型呼吸衰竭、重症肺炎,这两个诊断均要求收治患者入 ICU 进行进一步诊治。首先考虑氧疗或机械通气,有条件行 X 线胸片或 CT 检查,协助判断是否存在 ARDS。入院后完善体格检查及实验室检查,包括血常规、血生化、血微生物学抗体检查、血培养、呼吸道分泌物微生物涂片和培养,明确发病原因及是否存在继发感染等。由于咽拭子已经明确 H7N9 感染,在应用奥司他韦的基础上,积极给予支持治疗。

住院体格检查

神志清晰,精神萎靡,呼吸急促。颈软,气管居中,甲状腺未及肿大,胸廓无畸形,双肺叩诊清音,听诊呼吸音稍低,可闻及少量湿啰音。心前区无隆起,心界不大,心率 104 次 /min,律齐。腹部平软,肝脾肋下未及,肝肾区无叩击痛,肠鸣音 4 次 /min。神经系统检查正常。

入院给予无创通气(吸气压 20cmH₂O,呼气压 10cmH₂O),2 小时后血气分析:pH 7.53,PaO₂ 38.0mmHg,PaCO₂ 29mmHg,HCO₃⁻ 24.2mmol/L。入院后 CT 见图 16-1-1。

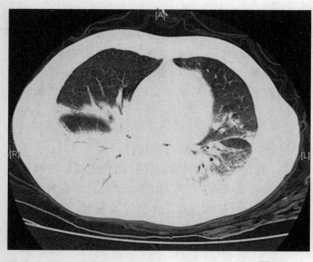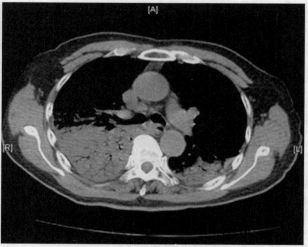

图 16-1-1 胸部CT

【问题5】 根据体格检查,提示患者存在肺水肿,那么 ARDS 的影像学特点是什么?

思路 ARDS 的病理特点是损伤的不均一性,出现肺泡水肿时影像学上表现为重力依赖性。典型 ARDS 肺水肿为以双侧弥漫性浸润影累及外周(图 16-1-1)。

【问题6】 ARDS 的病理改变是什么?有何临床意义?

思路 ARDS 经典的病理分期源于 1977 年 Bachofen 和 Weibel 的工作。按照疾病进展可以分为急性期(1~7 天,图 16-1-2)、亚急性期(7~14 天)和慢性期(14 天以后)。急性期主要表现为弥漫性肺泡水肿,出血,透明膜形成,炎症细胞聚集,肺泡上皮破坏脱落等。亚急性期表现为Ⅱ型肺泡增生,水肿吸收,成纤维细胞增生,胶原沉积。慢性期也叫纤维化期,表现为肺内细胞以单核巨噬细胞为主,伴随纤维条索状改变。

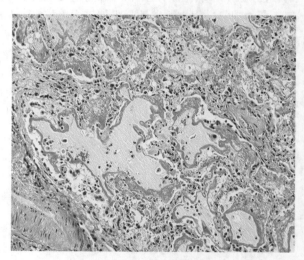

图 16-1-2 急性呼吸窘迫综合征急性期肺脏病理(HE染色,×100)

知识点

急性呼吸窘迫综合征为什么存在难以纠正的低氧血症?

ARDS 的缺氧特点和发病机制:ARDS 的主要病理变化是肺毛细血管通透性增高导致的渗出性肺水肿。肺间质水肿导致气血交换的距离增加,影响氧合功能;肺泡水肿后无气体交换,出现氧合面积减少,导致缺氧;部分肺泡充满液体,无气体交换,但周围毛细血管内仍有血液流动,而有些毛细血管内微血栓的形成,导致部分肺泡有通气无血流。上述两种情况导致的通气血流比例失调和分流是 ARDS 缺氧的主要原因;患者由于呼吸急促,消耗氧增加,加重缺氧;肺泡内出血,血液红细胞减少,血红蛋白减少,影响氧的运输。上述各种机制导致了 ARDS 患者的低氧。如果萎陷的肺泡不能张开,单纯吸氧而不应用 PEEP 很难提高动脉血氧分压,在临床上表现为难以纠正的低氧血症。

【问题7】 若考虑肺水肿,患者为何种类型?临床如何鉴别?

思路 肺水肿主要有两种类型,毛细血管静水压增高导致的压力性肺水肿和毛细血管通透性增高导致的渗出性肺水肿。

知识点

肺水肿的鉴别

临床判断肺水肿类型有时比较困难,有时存在混合型肺水肿。肺水肿分为两个时相,间质水肿和肺泡水肿。早期由于重力或肺毛细血管通透性增高,血浆甚至血细胞从毛细血管漏出或渗出到肺间质。这段时间动脉血氧分压出现下降但不明显。人肺间质可以容纳约 500ml 液体。当间质水肿进一步加重,超过 500ml 时,水肿液突破上皮基底膜进入肺泡,出现肺泡水肿,氧分压出现明显下降。在ARDS 时由于损伤不均匀,不完全按照上述规律,肺泡水肿、间质水肿和相对正常肺组织同时存在。

胸部 X 线或 CT 检查可以判断肺水肿的程度。由于床旁片的局限性,前后重叠,不宜观察肺水肿的分布。肺水肿主要有两种类型,毛细血管静水压增高导致的压力性肺水肿和毛细血管通透性增高导致的渗出性肺水肿。压力性肺水肿主要见于左心衰竭,而渗出性肺水肿主要是指 ARDS。临床上根据基础疾病和症状体征可以进一步区分,左心衰竭患者有心力衰竭、冠心病、高血压等病史;往往半卧位和坐位,严重时可有粉红色泡沫痰。ARDS 患者呼吸急促,往往伴发严重发绀,严重时可有血性呼吸道分泌物。影像学上心力衰竭患者心影增大,肺水肿以肺门为主;ARDS 患者往往没有心影增大,肺水肿典型的表现为双侧弥漫性斑片状浸润影伴磨玻璃影,外带多受累,CT 上出现不均质性,早期间质水肿非重力依赖性分布,后期肺泡水肿往往出现重力依赖性分布。通过 CT 可以随访肺复张后的肺水肿程度及分布。早期通过染料稀释法测定肺水肿的程度,由于需要右心导管,操作复杂,目前临床应用较少。为区分肺水肿类型,在危重患者可进行右心导管检查,测定肺动脉楔压和中心静脉压,并指导补液。

肺水肿的鉴别:在肺泡水肿液中,压力性肺水肿蛋白含量低;渗出性肺水肿蛋白含量高,蛋白浓度与血浆比值 >0.7,但临床不常规做肺泡灌洗进行诊断和鉴别诊断。

由于 X 线和 CT 影像检查有辐射及设备的问题,临床不能频繁进行 X 线检查。超声由于可移动性、安全、反复检查以及可以有效区分肺间质水肿、肺泡水肿、气胸、胸腔积液等,目前已经较广泛用于 ARDS 的肺水肿的检测和指导 PEEP 设置。"彗星尾"和"火箭征"是急性肺水肿的表现,B 线间距达7mm 考虑间质肺水肿,B 线间距 3mm 或更小,考虑肺泡水肿。超声影像学测定判断肺水肿程度和类型与 CT 检查有较好的相关性。

【问题8】 ARDS 的诊断标准为何?

思路 ARDS 的诊断标准最早是在 1994 年的欧美共识会议上提出的,在 2012 年柏林会议上进行了修改(表 16-1-1)。目前的 ARDS 诊断标准摒弃了肺损伤的概念,把以前属于肺损伤的病例纳入 ARDS 的轻症形式。

表 16-1-1 急性呼吸窘迫综合征的柏林定义

项目	标准
时程	已知临床发病或呼吸症状新发或加重后 1 周内
胸部影像学[①]	双肺斑片影——不能完全用渗出、小叶 / 肺塌陷或结节解释
水肿起源	无法用心力衰竭或体液超负荷完全解释的呼吸衰竭。如果不存在危险因素,则需要进行客观评估(如超声心动图)以排除流体静力型水肿
氧合(PaO_2/FiO_2)[②]	
轻度	200mmHg<PaO_2/FiO_2≤300mmHg 伴 PEEP 或 CPAP≥5cmH$_2$O[③]
中度	100mmHg<PaO_2/FiO_2≤200mmHg 伴 PEEP≥5cmH$_2$O
重度	PaO_2/FiO_2≤100mmHg 伴 PEEP≥5cmH$_2$O

注:CPAP,持续性气道正压;FiO$_2$,吸入气氧浓度;PaO$_2$,动脉血氧分压;PEEP,呼气末正压。

①X 线胸片或 CT 扫描。

②如果海拔大于 1 000m,需通过以下方式校正:[PaO$_2$/FiO$_2$(大气压 /760mmHg)]。

③在轻度急性呼吸窘迫综合征患者,可通过非侵入性方式传送 PEEP。

柏林定义考虑到了 PEEP，在保持 PEEP 5cmH$_2$O 的前提下计算氧合指数，比较客观、准确。但临床上并非所有患者都有条件行 PEEP 技术。边远地区、条件很差的地方，甚至机械通气都缺乏的情况下，又如何诊断 PEEP 呢？所以柏林定义也有缺陷。

【问题 9】 该患者是否存在 ARDS？

思路 根据患者的起病急骤，伴气急、呼吸困难；CT 示双肺弥漫性浸润影，累及外带，存在重力效应；氧合指数（PaO$_2$/FiO$_2$）<200mmHg；患者无高血压冠心病史，影像学上心脏无增大，基本排除心力衰竭，诊断为 ARDS。

短暂治疗经过

患者诊断 ARDS 后即进行气管插管，机械通气。当时设置：潮气量（VT）8ml/kg，呼吸频率 30 次/min，PEEP 5cmH$_2$O，FiO$_2$ 95%，PaO$_2$ 160mmHg。后逐步降低 FiO$_2$ 至 40%，PEEP 逐步升到 8cmH$_2$O。1 小时后随访血气分析：pH 7.47，PaO$_2$ 85mmHg，PaCO$_2$ 38mmHg。患者经过 4 小时后 VT 降至 6ml/kg。患者应用丙泊酚持续静脉滴注镇静。在插管 7 天后，患者随访床旁 X 线胸片肺水肿逐渐减少，氧合功能改善，予拔管后改为无创通气，10 天后出院随访。出院后 1 个月随访胸部 CT 示右下肺仍有实变影。

【问题 10】 ARDS 的治疗要点是什么？

思路 ARDS 的治疗包括支持治疗，如氧疗、补液量、营养、镇静和镇痛、机械通气、血糖控制、输血的限制、白蛋白的使用、激素的使用、抗生素的使用等。其要点如下：

（1）氧疗：经面罩或鼻导管吸氧浓度低于 70%，一般考虑高浓度吸氧需要建立人工气道。早期高浓度吸氧保证氧饱和度快速上升，纠正缺氧，一旦稳定后要逐步降低吸氧浓度，维持氧分压 60mmHg 以上即可。尽量保持吸氧浓度 50% 以下。可以根据吸入气氧浓度对 PEEP 进行滴定，原则是最低的吸入气氧浓度与适当的 PEEP 能保持 PaO$_2$ 在 60mmHg 即可。

（2）补液：在保证血压稳定情况下，补液适当负平衡有利于改善肺的氧合功能，促进病情恢复。但要注意不能因为限制补液太多导致血容量不足，会导致患者重要脏器的血流灌注不足，远期预后对多脏器功能有一定的损害。适当补充白蛋白并用呋塞米可改善肺水肿。有条件维持中心静脉压小于 4cmH$_2$O。

（3）营养：ARDS 患者代谢较快，耗氧量增加，提供适当营养可以改善上述状况。尽量使用半卧位胃肠道营养，减少静脉营养副作用。营养过剩无益，适当补充低容量可减少并发症产生，并减少二氧化碳产生。

（4）血糖：建议血糖控制在 7.7～10mmol/L。危重病患者高血糖预后较差，血糖控制阈值太低容易导致低血糖。

（5）镇静和镇痛：适当镇痛和镇静可以减少机械通气人机对抗，减少氧耗，对患者总体是有益的；但过度使用有很多并发症，包括呼吸道分泌物引流受影响、容易出现院内感染等。常用镇静和镇痛药物有咪达唑仑、丙泊酚、芬太尼。要注意到肌肉松弛药物、皮质激素、氨基糖苷类药物的联合使用有潜在的影响骨骼肌神经肌接头功能的作用，导致呼吸机撤机困难。

（6）俯卧位通气：对于重度 ARDS，在应用 PEEP、小潮气量通气及镇静镇痛后，氧合指数仍然不能 >150mmHg 的患者，主张俯卧位通气，可改善引流及氧合。

（7）糖皮质激素：目前对于 ARDS 使用糖皮质激素没有明确的定论。一般认为在 ARDS 发生 2 周内使用激素（1mg/kg 甲泼尼龙），若炎症渗出控制不佳可加至 2mg/kg，不宜用大剂量激素。流感导致的肺损伤早期不建议使用激素，晚期纤维化时亦不主张使用。

（8）静脉血栓：长期卧床，机械通气，激素使用，凝血纤溶紊乱可导致深静脉血栓的形成。ARDS 预防性抗凝治疗还未得到公认，但需要提高警惕，可应用低分子量肝素皮下注射预防。

（9）胃肠道溃疡：缺氧、应激、激素的使用增加了胃肠道溃疡的发生。建议预防性使用胃黏膜保护药和抗酸、制酸药物。

（10）抗生素使用：遵照中华医学会重症医学分会、ATS/IDSA 等的指南用药，基本原则是参考药敏、当地流行病学，先用广谱抗生素，再根据病情换窄谱抗生素降阶梯治疗。呼吸机相关性肺炎常见致病菌以革兰氏阴性细菌为主，包括铜绿假单胞菌、鲍曼不动杆菌、肺炎克雷伯菌、大肠埃希菌等。

【问题 11】 ARDS 的机械通气治疗要点是什么?

思路　诊断 ARDS 后除部分轻症患者早期采用无创通气治疗密切观察外,重症患者建议直接气管插管机械通气,采用控制模式,适当镇静和镇痛治疗。通气选择保护性肺通气模式,即小潮气量(6ml/kg)及以下通气模式。通气可由 8ml/kg 开始,逐步降至 6ml/kg。通气频率由于潮气量减少,可升高至 35 次/min。PEEP 自 5cmH$_2$O 开始逐步攀升,调节 PEEP 与吸入气氧浓度,维持氧分压 55～80mmHg 的最低 PEEP 和吸入气氧浓度,一般氧合指数 <200mmHg 的患者建议采用高的 PEEP,而氧合指数 >200mmHg 的患者,不建议高 PEEP。气道平均压力控制在 30cmH$_2$O 以下。对于 ARDS 的机械通气参数的设置,除了潮气量、PEEP 设置,驱动压(平台压 -PEEP)与 ARDS 的病死率呈正相关,因此也需要重视驱动压的控制。

【问题 12】 PEEP 与肺复张的使用要点是什么?

思路　ARDS 治疗的一个革命性变化就是使用 PEEP。其机制是:ARDS 时存在肺泡水肿、肺泡萎陷,反复正压通气导致肺泡瞬时开闭形成剪切力和应力变化,导致和加重损伤肺泡。目前认为 ARDS 机械通气通过容量伤、生物伤引起呼吸机相关性肺损伤,是对 ARDS 患者的第二次打击。为了改善低氧血症,需要给一个 PEEP。PEEP 大小的选择有多种,可根据氧合进行滴定,用最小 PEEP 达到 PaO$_2$ 至少 60mmHg。也有人采用压力容积曲线的拐点上方 1cmH$_2$O。PEEP 的设置至少 5cmH$_2$O,一般 10～15cmH$_2$O,部分患者可达 20～25cmH$_2$O。肺复张手法曾用于 ARDS 患者,旨在经过一定时间机械通气后,给予短时间(一般小于 30 秒)较高 PEEP(可高达 30～40cmH$_2$O)对趋于萎陷的肺泡进行重新扩张,改善氧合。由于较高 PEEP 容易发生气胸或纵隔气肿等气压伤,以及对预后改善不明显,目前临床不主张常规给予肺复张治疗,尤其是存在结构性肺病者。

【问题 13】 呼吸机相关性肺损伤的防治要点是什么?

思路　呼吸机相关性肺损伤的发病机制经历了气压伤、容量伤、生物伤等概念的提出和演变。目前认为正压通气导致肺泡反复开闭的剪切力和应力变化,肺泡和毛细血管受反复牵拉导致的炎症因子释放和容量敏感细胞膜受体的活化诱导组织细胞进一步释放细胞因子导致的生物伤,是在肺损伤基础上对机体的第二次打击。为了减少呼吸及相关肺损伤,主张小潮气量通气,标准为潮气量 6ml/kg,甚至 3ml/kg,称为保护性肺通气策略。可相应地增加呼吸频率以利二氧化碳的排出。

【问题 14】 ARDS 的预后如何?

思路　ARDS 总死亡率 40%～50%,其预后与患者年龄、诱发因素、危重程度等相关。年龄大、感染诱发的 ARDS、氧合指数低、APACHE Ⅲ 评分高、无效腔(VD/VT)大、补液正平衡、未使用保护性肺通气策略、发病前使用皮质激素等患者的预后相对较差。肺部创伤导致的 ARDS 一般预后较好。大部分存活的 ARDS 患者在 6 个月后心肺功能可逐步恢复正常,但往往存在认知障碍。

【问题 15】 俯卧位通气的实施及其效果如何?

思路　目前对重度 ARDS 主张常规应用俯卧位通气,尤其是使用 PEEP 后氧合改善不明显的患者。可增加功能残气量,改变膈肌的运动方式,有利于分泌物的引流,减少纵隔和心脏对肺的压迫,改善通气血流比值,可有效改善氧合。俯卧位时间可以在每天 4～12 个小时甚至以上,间歇仰卧位通气。一般有明显氧合功能改善和影像学改善后可以恢复到仰卧位通气。患者俯卧位的风险包括管道扭曲、口腔及气管分泌物阻塞气道、面部水肿、唇部损伤、臂丛损伤、胃残留增加等,需要在俯卧位通气过程中给予重视。

【问题 16】 ARDS 患者的诊治流程?

思路　ARDS 的诊治流程是一个根据病情轻重缓急进行处理的程序(图 16-1-3)。重症 ARDS 治疗流程见图 16-1-4。

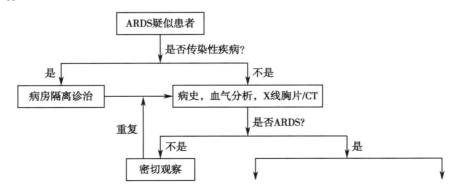

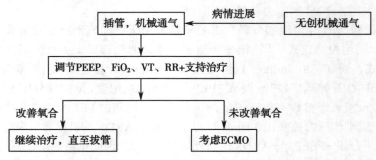

图 16-1-3 ARDS 诊治流程

ARDS. 急性呼吸窘迫综合征; CT. 计算机断层扫描; PEEP. 呼气末正压; FiO₂. 吸入气氧浓度; VT. 潮气量; RR. 呼吸频率; ECMO. 体外膜氧合。

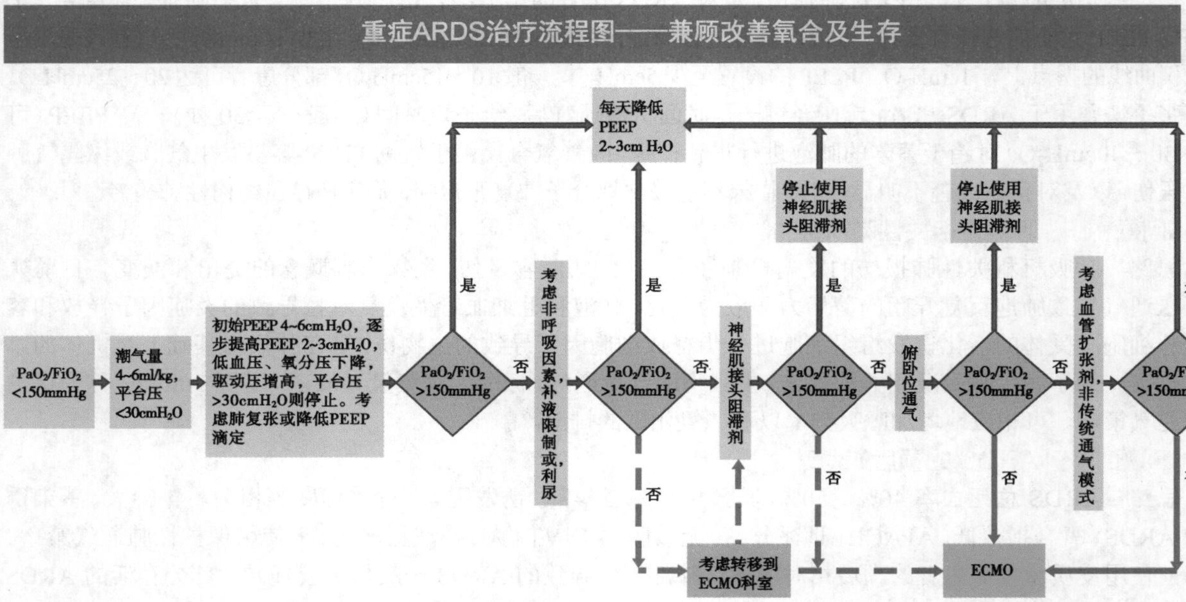

重症ARDS治疗流程图——兼顾改善氧合及生存

图 16-1-4 重症 ARDS 治疗流程

ARDS. 急性呼吸窘迫综合征; PEEP. 呼气末正压; PaO₂. 动脉血氧分压; FiO₂. 吸入气氧浓度; ECMO. 体外膜氧合。

（宋元林）

第二节 慢性呼吸衰竭

慢性呼吸衰竭指动脉血氧分压和/或二氧化碳分压长期超过正常值，患者出现代偿、部分代偿或失代偿。临床上常见的是慢性阻塞性肺疾病（慢阻肺病）晚期导致的呼吸衰竭，患者由于肺功能进行性下降，最后几乎都要经过慢性呼吸衰竭这一病理过程。根据血气分析结果可以明确诊断慢性呼吸衰竭，临床上慢阻肺病患者急性发作合并呼吸衰竭也属于本节讨论的范围。

治疗除针对原发病的治疗外，还包括感染的控制和针对呼吸衰竭本身的治疗，包括氧疗、无创和有创机械通气治疗等，对于纠正和改善病理生理至关重要，而酸碱和水电解质平衡的正确处理是慢性呼吸衰竭患者治疗的核心。

【诊疗要点】

慢性呼吸衰竭的诊治包括以下环节：

1. 患者出现昏迷时需要在间断病史询问后积极处理，包括吸氧、机械通气、静脉通路开放等。

2. 病史询问的要点是发病前肺功能状态、起病诱因及临床表现。

3. 血气分析在呼吸衰竭诊断和治疗中有重要地位，需要掌握血气分析报告解读及对缺氧、二氧化碳潴留、酸碱和水电解质失衡的处理。

4. 判断是否需要建立人工气道，选择是否给予有创或无创通气模式及最适吸入气氧浓度。

5. 设置机械通气参数 30 分钟后需要观察患者的反应，包括血气分析的变化，然后根据血气分析结果和患者的反应调整呼吸机参数。

6. 针对内源性呼气末正压（PEEPi），设置合适的外源性 PEEP，保证适当的肺泡通气量。

7. 重视原发病的治疗，包括肺部感染的控制、抗生素的选择、营养支持、出入液体量的平衡等。

8. 掌握镇咳、化痰、平喘药物的使用及激素的使用。

9. 重视肺性脑病的诊断和处理。

10. 合并右心衰竭患者，注意利尿药和强心药的使用与左心衰竭有所不同。

11. 注意患者合并肺动脉高压和肺栓塞的可能性，必要时预防性使用抗凝药。

【临床关键点】

1. 血气分析的要点是血液 pH 的变化，其危急值为 7.25，一般低于 7.20 伴有低血压时考虑补充碳酸氢钠。作出临床决策前往往首先关注血液 pH 的变化。

2. 二氧化碳潴留的主要原因是肺泡通气不足，在机械通气早期，肺泡通气量稍微改善后血液二氧化碳可出现明显的下降。

3. 慢性呼吸衰竭患者氧分压低的原因主要是通气不足和肺通气血流比例失调。

4. 二氧化碳潴留患者，吸氧浓度不宜太高，保持动脉血氧分压 60mmHg 以上即可，吸氧浓度过高，会减弱低氧刺激，导致通气功能进一步下降。

5. 慢性呼吸衰竭首先考虑无创机械通气，尽量避免插管引起的肺内感染加重。

6. 肺大疱不是无创通气的禁忌证。

7. 支气管舒张药有助于肺功能的改善。

8. 肺性脑病的发生与二氧化碳水平升高进入脑脊液导致脑脊液 pH 降低及合并缺氧有关。

临床病例

患者，男性，70 岁，因"反复活动后气喘 10 余年，加重 1 周，意识丧失 1 次"入院。患者 10 余年前反复出现活动后气喘，伴咳嗽，以冬季明显，每年发作至少 3 个月，多次就诊，考虑"慢性阻塞性肺疾病"，不规律使用"硫酸沙丁胺醇气雾剂、复方甲氧那明胶囊"等对症支持治疗。近 1 周患者再次出现日常活动后即感气喘，伴胸闷、胸痛、双下肢轻度水肿，夜间不能平卧，无明显发热、咳嗽咳痰等。3 月 13 日，血常规：白细胞计数 $8.48×10^9/L$，中性粒细胞百分比 65.2%；氨基末端脑钠肽前体（NT-pro BNP）355ng/L，心肌酶谱未见明显异常。血气分析：pH 7.36，PaO_2 54mmHg，$PaCO_2$ 56mmHg。心电图：窦性心律，重度顺钟向转位，T 波改变。予吸氧、解痉、平喘、抗炎等治疗后未见明显好转。3 月 15 日患者出现意识丧失，无抽搐、大小便失禁、心悸、胸闷等，遂送至急诊，当时血压 127/80mmHg，心率 90 次/min，SpO_2 71%，血气分析：pH 7.07，$PaCO_2$ 94.7mmHg，PaO_2 76mmHg，氧饱和度（SaO_2）87.8%，BNP 822ng/L，心肌酶谱、肝肾功能、电解质、出凝血功能等未见明显异常。心电图：窦性心律；QRS 波电轴右偏；顺钟向转位。

【问题 1】 患者的诊断及鉴别诊断是什么？

思路 1 根据患者的病史和体格检查，结合实验室血气分析，诊断慢阻肺病急性发作（AECOPD），慢性支气管炎，Ⅱ型呼吸衰竭，肺性脑病，失代偿性呼吸性酸中毒。

思路 2 鉴别诊断应包括左心衰竭、肺栓塞、心肌梗死、气胸。

（1）左心衰竭：患者活动后气急，伴胸闷、胸痛，夜间不能平卧，需要考虑左心衰竭的可能，可检查脑钠肽（BNP）水平、X 线胸片或 CT 确定是否存在肺水肿加以区别。

（2）肺栓塞：患者可出现活动后气急，伴胸闷、胸痛，在慢阻肺病呼吸衰竭患者常见。可检测 D- 二聚体初步判断，明确诊断需要做肺动脉造影。本例患者 D- 二聚体水平正常，基本可以排除肺栓塞。

（3）心肌梗死：患者可以出现活动后气急伴胸闷、胸痛，疼痛为压榨性，并伴放射，心肌酶谱有特征性变化。本例患者心电图无明显的 ST-T 段动态改变、心肌酶谱正常，基本可以排除。

（4）气胸：往往起病较急，胸闷、胸痛。体格检查及 X 线胸片可以区分。

【问题2】 患者意识丧失的原因是什么？如何处理？

思路 慢阻肺病呼吸衰竭的主要后果是缺氧伴二氧化碳潴留。意识丧失可能原因是肺性脑病，也要考虑到脑血管意外、电解质和血糖异常等。因为患者的血气分析提示 pH 明显降低，二氧化碳分压明显升高，因此需要立即纠正血液 pH 的异常。首先查看口腔内是否有分泌物，若有则需要及时清除，静脉应用尼可刹米合并无创面罩通气，同时雾化吸入硫酸沙丁胺醇、布地奈德扩张支气管，密切观察血气分析的变化。原则上血液 pH<7.10 伴休克时需要静脉给予碳酸氢钠 250ml 快速改善血液酸碱性。在密切观察下也可以不用碳酸氢钠但需要保证肺泡通气的迅速改善。

鼻导管或鼻塞（闭嘴）的吸入气氧浓度计算公式 $FiO_2(\%)=21\%+(\dot{V}_{O_2}\times T_i/T_{tot}\times 79\%)/MV$[$\dot{V}_{O_2}$ 为吸入气氧流量（L/min），T_i 为设定的吸气时间，T_{tot} 为呼吸周期，MV 为每分钟通气量（L/min）]。常用公式 $FiO_2(\%)=21\%+4\%\times$ 吸氧流量（L/min）可以用作参考，但该简易公式未考虑吸气与呼吸气时间比和每分钟通气量的因素，故在长吸气时间和低通气量时，其实际吸入气氧浓度比公式计算值要高。

【问题3】 患者是否存在慢阻肺病和肺气肿？需要增加什么检查？

思路 肺气肿是病理诊断，但临床上主要通过胸部 CT 等影像学进行诊断，慢阻肺病诊断需要肺功能测定结果。

患者胸部 CT 平扫影像显示双肺出现透亮区增加，肺纹理减少，为肺气肿的表现，以左侧为甚（图16-2-1）。由于患者入院时昏迷，不能行肺功能检查，调阅发病前的肺功能报告。患者肺功能检查提示 FVC 占预计值 36%，FEV_1 占预计值 33%，FEV_1/FVC 为 62%，根据流速容量曲线，诊断为重度混合型通气功能障碍（图16-2-2）。

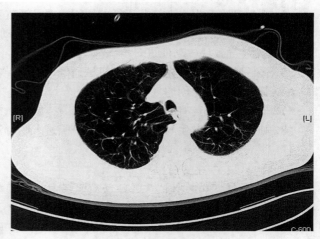

图 16-2-1 胸部 CT

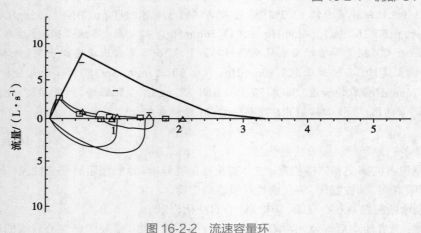

图 16-2-2 流速容量环

【问题4】 从患者入院前和入院后的两次血气分析看患者诊治过程中是否存在问题？

思路 患者 3 月 13 日血气分析：pH 7.36，PaO_2 54mmHg，$PaCO_2$ 56mmHg；予吸氧、解痉、平喘、抗炎等治疗后未见明显好转。3 月 15 日患者出现意识丧失，无抽搐、大小便失禁、心悸、胸闷等，遂送至急诊。当时血压 127/80mmHg，心率 90 次/min，SpO_2 71%；血气分析：pH 7.07，$PaCO_2$ 94.7mmHg，PaO_2 76mmHg，SaO_2 87.8%。

从上可以看出，3月13日存在二氧化碳潴留和低氧，但 pH 基本正常。经过治疗包括吸氧后 2 天症状无改善，且出现意识丧失，送到医院时血气分析发现 pH 7.07，PaO_2 76mmHg，$PaCO_2$ 94mmHg，提示患者吸氧状态，且很有可能吸氧浓度过高导致了缺氧驱动呼吸的效应减少或缺失，导致二氧化碳潴留明显增加。缺氧伴有二氧化碳潴留的患者，建议鼻导管低流量吸氧，一般 1～3L/min，维持氧分压≥60mmHg 即可，这样可以避免出现呼吸抑制。

知识点

血气分析结果的判读

动脉血气的判读在呼吸衰竭的救治中非常关键。pH、PaO_2 和 $PaCO_2$，结合碳酸氢根[（实际碳酸氢盐（AB）、标准碳酸氢盐（SB）及碱剩余（BE）]判断患者的酸碱失衡类型。关键是明确以下规律：①代偿不会出现过度，如原发代谢性酸中毒时呼吸频率加快，出现呼吸性碱中毒，但其代偿的后果不会出现 pH>7.45；②代偿有一定限度，在考虑到代偿限度的前提下判断酸碱失衡类型；③碱中毒低钾，低钾碱中毒，酸中毒高钾；④血液缓冲速度快（数小时），但缓冲能力差，肾脏代偿慢（2～3 天），但能力强。根据国内资料，代偿公式如下：

1. 原发代谢性酸中毒，导致呼吸频率加快出现 CO_2 下降：$PaCO_2=1.5×[HCO_3^-]+8±2$，代偿极限 $PaCO_2$ 10mmHg。

2. 原发代谢性碱中毒，出现 CO_2 升高：$\Delta PaCO_2=0.9×\Delta[HCO_3^-]±5$。

3. 原发呼吸性酸中毒，出现肾脏重吸收 HCO_3^-：$\Delta[HCO_3^-]=0.35×\Delta PaCO_2±5.58$（慢性），急性呼吸性酸中毒 HCO_3^- 代偿极限为 30mmol/L。

4. 原发呼吸性碱中毒，肾脏排出 HCO_3^-：$\Delta[HCO_3^-]=0.49×\Delta PaCO_2±1.72$（慢性），急性呼吸性碱中毒 HCO_3^- 代偿极限为 18mmol/L。

入院诊治经过

入院后给予甲泼尼龙 40mg，每日一次，静脉滴注抗炎，左氧氟沙星（0.6g，每日一次，静脉滴注）、头孢唑肟（2g，每日 2 次，静脉滴注）抗感染，辅以吸入沙美特罗和替卡松气雾剂（舒利迭，50/500μg，一吸，每日 2 次）+噻托溴铵（18μg/粒，1 粒，每日一次）平喘，氨溴索化痰，硝酸甘油改善心肌缺血，尼可刹米兴奋呼吸等治疗，患者气促、咳嗽、咳痰较前好转，并予氧疗（3L/min），间断双相气道正压（BiPAP）呼吸机辅助通气[吸气相压力（IPAP）16mmHg，呼气相压力（EPAP）4mmHg，I：E：1：2，呼吸频率 12 次/min]，随访患者指尖氧饱和度在 90%～95%。

【问题5】 无创通气的指征有哪些？

思路 目前无创通气使用比较宽泛，在慢阻肺病呼吸衰竭患者使用尤其广泛。如果患者呼吸、血压稳定，不存在呼道阻塞（消化道及呼吸道出血、呼吸道分泌物黏稠不易清除、误吸），不存在影响面罩通气的禁忌证（颜面外伤、畸形）等，均可应用无创机械通气。在 AECOPD 患者，早期应用无创机械通气可以减轻呼吸肌疲劳，改善和纠正呼吸衰竭，避免插管及减少院内感染的发生。也可以用作拔管后的序贯通气治疗，同样可以减少院内感染的发生。面罩通气时选择大小合适的面罩，采用三点式固定头带，面罩压力不超过 30cmH₂O，并防止漏气。压力自小开始，逐步加大，以利于患者较快适应面罩。

【问题6】 有创机械通气的指征和呼吸机参数设置是什么？

思路 有创机械通气的指征：

（1）不能耐受无创通气或无创通气治疗失败。

（2）呼吸或心脏骤停。

（3）严重的精神障碍。

（4）有误吸风险或持续呕吐。

（5）长期不能排出呼吸道分泌物。

(6) 严重的血流动力学不稳定，对补液和血管活性药物无反应。

(7) 严重的室性心律失常。

(8) 严重低氧血症，无创通气无效或不能耐受。

慢阻肺病患者机械通气参数设置原则：

(1) 设置 FiO_2 使 SpO_2 为 88%~92%。

(2) 模式：辅助/控制通气[同步间歇指令通气（SIMV）+压力支持通气（PSV）]。

(3) 潮气量 6~8ml/kg，呼吸频率 12~14 次/min，I∶E=1∶3，流速 80~100L/min，平台压 <30cmH₂O。

(4) 触发 -2~-1cmH₂O，流速 1~2L/min。

(5) PEEP 5cmH₂O，一般不超过 10cmH₂O，75%~80% 内源性 PEEP。

【问题 7】 内源性 PEEP 的概念和临床意义是什么？

思路 内源性 PEEP 的产生与慢阻肺病呼吸道的慢性炎症有关。慢阻肺病或哮喘发作时气道痉挛狭窄，气流受限在呼气时提前关闭，使得肺泡内压力上升，出现动态过度充气，残气量及功能残气量均增加，此时肺泡内压力高于气道开口处压力，称为内源性 PEEP。

采用双相气道正压（BiPAP）通气时分别设置吸气相压力和呼气相压力，呼气相压力的设置在呼气状态给予一定阻力，可减少内源性 PEEP 与气道开口处压力差，有利于肺泡内气体的排出，改善过度充气，也改善了呼吸机的触发。注意 BiPAP 模式中，吸气相压力与呼气相压力的差值是正压通气的有效压力差（IPAP-EPAP），与 PSV+PEEP 模式不同，PSV+PEEP 是在 PEEP 基础上再叠加一个 PSV 的压力差。所以，如果 BiPAP 模式中吸气相压力与呼气相压力设置一样的话，就不存在压力差。另外慢阻肺病机械通气呼吸机参数设置吸呼比要长，呼吸频率要低，有利于气体的呼出。一般慢阻肺病机械通气呼气相压力至少 4cmH₂O。

内源性 PEEP 的测定需要一定的条件，需要在呼气末关闭呼气阀测量气道压。目前有多种呼吸机设置了此功能。

【问题 8】 肺部感染控制窗及临床应用是什么？

思路 慢阻肺病患者发生呼吸衰竭，大多数原因是肺部感染，也是 AECOPD 的主要原因。在治疗原则上，如果抗生素治疗后肺部感染得到控制，但呼吸衰竭还没有完全恢复到自主呼吸的状态，可以拔管后序贯无创机械通气。如果到了这个时机没有拔管，继续观察，呼吸机相关性肺炎的发生率会明显增加，因此，临床上把这个适合早期拔管序贯无创机械通气的窗口期为肺部感染控制（pulmonary infection control，PIC）窗。PIC 窗主要适用于慢阻肺病患者（表 16-2-1）。序贯通气有几层含义：①有创机械通气的原因；②脱离有创通气的时机和标准；③是否需要序贯无创通气及序贯无创通气后的监测，最终患者走向撤除无创呼吸机。

表 16-2-1 PIC 窗的标准

指标	评估条件
影像学改变	影像学浸润明显减轻
呼吸机参数设置	SIMV 10~12 次/min 或 PSV 10~12cmH₂O
体温	≤38℃
白细胞计数	<10×10⁹/L 或较前下降 2×10⁹/L
痰量	明显减少
痰液颜色变浅	变白
痰液密度减低	<Ⅱ级

注：PIC，肺部感染控制；PSV，压力支持通气；SIMV，同步间歇指令通气。

【问题 9】 如何使用呼吸兴奋剂？

思路 呼吸兴奋剂包括尼可刹米（0.25~0.5g，静脉注射）、洛贝林（3mg，肌内注射）、二甲弗林（8mg，肌内注射或静脉注射）、贝美格（50mg，5% 葡萄糖溶液稀释后静脉注射），可刺激呼吸中枢或周围化学感受器，增加呼吸频率和潮气量，改善通气。由于呼吸频率增加，患者的氧消耗量和二氧化碳产生量相应增加，并与通气量成正相关，且不能降低病死率，需引起重视，目前已不常规使用。

使用指征：

（1）如服用催眠药、巴比妥类药物等抑制呼吸、睡眠呼吸暂停综合征、特发性肺泡低通气综合征等，系中枢呼吸抑制为主，呼吸兴奋剂疗效较好。

（2）慢阻肺病呼吸衰竭时，中枢反应性低下或呼吸肌疲劳致低通气，应用呼吸兴奋剂要根据临床实际情况进行权衡。

（3）肺炎、肺水肿、ARDS 和肺广泛间质纤维化等以换气障碍为特点的呼吸衰竭，呼吸兴奋剂应列为禁忌。

使用呼吸兴奋剂应同时增加吸氧浓度。另外，呼吸兴奋剂的使用剂量接近引起惊厥的剂量，故需密切注意患者的神智和精神变化。

【问题 10】　慢阻肺病呼吸衰竭时激素应如何使用？

思路　国内近期发表了由慢阻肺病专家团队制订的 AECOPD 专家共识，总结了慢阻肺病呼吸衰竭发生时的诊治规范。一般考虑静脉或口服应用激素（泼尼松 30～40mg 或甲泼尼龙 40mg），5 天左右，根据临床反应决定疗程；可合并使用雾化激素布地奈德（2mg，每日 4 次）。由于患者存在缺氧和应激，在使用激素的同时注意保护胃黏膜，可预防使用制酸药物（奥美拉唑）或胃黏膜保护剂（硫糖铝）等。

【问题 11】　慢阻肺病呼吸衰竭的支持治疗要点是什么？

思路

（1）氧疗：原则低浓度鼻导管吸氧，机械通气时可根据血气分析情况调整吸氧浓度，维持 $PaO_2>60mmHg$。

（2）气道通畅：无论是有创还是无创，保持气道通畅至关重要。鼓励患者咳嗽咳痰或经气管内吸痰。应用化痰药物如氨溴索，口服或静脉滴注。

（3）液体：量出为入，维持血流动力学稳定。部分呼吸衰竭患者合并右心或左心衰竭，需要注意补液量不宜过多。

（4）营养：呼吸衰竭时患者能量消耗较大，尽量经胃肠道营养，保证碳水化合物、氨基酸、维生素的摄入。

（5）支气管舒张药：以短效为主，可联合长效，病情稳定后长效为主。短效药物包括异丙托溴铵、沙丁胺醇、特布他林等，雾化为主。

（6）抗生素：根据感染情况和药物敏感试验来选择抗生素。一般 5～7 天。

（7）机械通气：无创或有创，主要是改善缺氧，排出二氧化碳，减轻呼吸肌疲劳。提倡无创，序贯治疗。序贯的含义指有创通气后接无创通气，可以减少有创通气的时间，减少院内感染的发生。

（8）治疗合并症和并发症：糖尿病、高血压的控制。

（宋元林）

第十七章 胸膜疾病

第一节 胸腔积液

胸膜腔是位于肺和胸壁之间的一个潜在的腔隙。正常情况下，脏层胸膜和壁层胸膜表面之间有一层很薄的液体，在呼吸运动时起润滑作用。胸膜腔和其间的液体并非处于静止状态，在每一次呼吸周期中胸膜腔形状和压力均有很大变化，使胸腔内液体持续滤出和吸收，并处于动态平衡。任何因素使胸膜腔内液体形成过快或吸收过缓，即产生胸腔积液（pleural effusion）。

引起胸腔积液的病因繁多，胸膜、胸壁和胸壁毗邻器官组织、肺脏和心脏等胸腔内器官组织及全身疾病等，均可以引起胸腔积液。因此，确定胸腔积液的病因对此后的处理非常重要。

【诊疗要点】

胸腔积液的诊断和治疗一般包括以下环节：

1. 采集患者的主诉，详细询问病史和症状，包括呼吸系统症状和全身症状。

2. 体格检查时除了胸腔积液的体征外，要详细检查其他器官系统的体征。

3. 借助后前位 X 线胸片、超声、胸部 CT 等检查，确定胸腔积液、游离或包裹、积液量。

4. 诊断性胸腔穿刺，进行胸腔积液分析，包括常规和生化检查、炎症或肿瘤标志物。

5. 必要时行闭式针刺胸膜活检，甚或胸腔镜、开胸胸膜活检。

6. 综合临床资料制订治疗方案。

7. 临床随访。

【临床关键点】

1. 确定有无胸腔积液诱因，但有时寻找病因困难。

2. X 线胸片或超声检查是胸腔积液诊断的重要工具。

3. 临床资料和胸腔积液分析是区分漏出液和渗出液的手段。

4. 漏出液多与充血性心力衰竭、肝硬化和肾病综合征有关。

5. 炎症和肿瘤标志物可区分渗出液的性质。

6. 闭式胸膜针刺活检仍然是胸腔积液的有效诊断工具。

7. 内科胸腔镜对胸腔积液的诊断效率最高。

8. 引流胸腔积液是快速解除症状的有效方法。

9. 病因治疗防止胸腔积液复发。

10. 视病因可使用胸膜固定术。

临床病例

患者，男性，59 岁，因"反复胸闷、胸痛半个月"入院。患者半个月前无明显诱因反复出现心前区闷胀感，活动时较明显，每次持续 10~20 分钟，休息后能自行缓解，曾于当地检查心电图示完全性右束支传导阻滞，拟诊为冠心病，予药物（具体用药不详）治疗后上述症状加重。开始出现左侧胸部持续性疼痛，深呼吸时加重，伴呼吸困难，步行上 2 楼时有少许气促，休息时可缓解。伴有咳嗽，无痰，无发热、午后潮热、夜间盗汗。为进一步治疗遂收住入院。

既往史、个人史、婚育史、家族史无特殊。

患者由于胸闷、胸痛半个月入院。初步询问病史后，初步印象为左侧胸痛，持续性，与呼吸运动相关，继而出现呼吸困难，伴有干咳。因为呼吸困难、胸痛和干咳等呼吸系统症状都是非特异性的，不同的呼吸道疾病甚或其他器官的疾病可有相同的呼吸道症状。因此，对于该患者，临床上首先要考虑以下几个问题。

【问题1】　患者呼吸道症状的病因是什么？

思路1　呼吸困难、胸痛和干咳等呼吸道症状，诊断的特异性不高，因为大多数呼吸疾病都可具有相同的症状，如呼吸道感染、肺炎、胸腔积液和气胸等。心血管疾病如冠心病、心力衰竭也可有相同的症状。因此，要确定这些呼吸症状的病因，必须有详细的病史询问和体格检查，初步诊断后可借助必要的辅助检查确定病因。

思路2　该患者由于年龄大，胸闷、呼吸困难，起初怀疑为冠心病，但在门诊的心电图和此后的治疗不支持心血管疾病引起的呼吸困难和胸痛，因此，要考虑呼吸系统疾病引起的症状。

知识点

呼吸困难的原因

呼吸困难是一种呼吸费力或呼吸不适的感觉。有些患者对呼吸困难的表述是胸部压迫感、胸闷或感到空气不足。常见病因包括呼吸系统疾病和心脏病，或两者兼有。

1. 肺源性呼吸困难　常见病因有气道阻塞性疾病，如上呼吸道异物吸入、肿瘤、哮喘和慢性阻塞性肺疾病等；限制性肺疾病如肺炎、肺不张、肺纤维化、肺水肿、胸腔积液、气胸等；肺血管疾病如肺血栓栓塞症、肺动脉高压等。

2. 心源性呼吸困难　是急性心力衰竭的主要症状。其他如心包炎、心肌炎、心瓣膜病等也可引起呼吸困难。

3. 其他引起呼吸困难的因素　如神经肌肉病变、高通气综合征、心因性、高原等。

知识点

胸膜炎性胸痛

胸膜炎性胸痛系壁层胸膜受到刺激引起，呈刺痛或撕裂痛，部位多在胸廓下部腋前线和腋中线附近，深吸气或咳嗽时明显，屏气时可减轻或无疼痛。干性胸膜炎时可触及胸膜摩擦感，闻及胸膜摩擦音。

体格检查记录

体温36.5℃，脉搏88次/min，呼吸22次/min，血压134/86mmHg。神清，体格检查合作。全身皮肤及黏膜无发绀、黄染、苍白。浅表淋巴结未触及肿大。左侧胸廓稍膨隆。左侧呼吸运动度减弱，语颤减弱，未触及胸膜摩擦感。左肺叩诊浊音，右肺叩诊清音。左肺听诊呼吸音减弱，未闻及干湿啰音。右肺听诊呼吸音清，未闻及干湿啰音。心界叩诊不大，听诊心率88次/min，律齐，第1心音减弱，第2心音正常，各心脏听诊区未闻及杂音。腹平软，无压痛及反跳痛，未触及腹部肿块。肝脾肋下未触及。肝肾区无叩痛，腹部移动性浊音阴性。无杵状指/趾，双下肢无水肿。

【问题2】　体格检查能给病因诊断带来什么信息？

思路1　该患者体格检查发现左侧胸廓稍膨隆，左侧呼吸运动度减弱，语颤减弱，未触及胸膜摩擦感。左肺叩诊浊音，左肺听诊呼吸音减弱，未闻及干湿啰音。上述体征应考虑患者存在左侧胸腔积液。

思路2　患者上述症状在呼吸系统疾病表现无特异性，除胸腔积液以外，如气胸、肺炎、肺栓塞等均可有相同的症状，因此应借助体格检查进行鉴别诊断。气胸可有上述相同的症状，如呼吸困难、胸痛和干咳，但体格检查胸部叩诊应该是过清音或鼓音，而不是浊音。也可排除呼吸道感染或肺炎，因为患者无发热、无脓性痰，体格检查无肺部湿啰音。肺栓塞患者可有发热、咳血痰、胸痛、呼吸困难。体格检查有心动过速、血压变化、颈静脉充盈或搏动、肺动脉瓣区第二音亢进或分裂等。当然，有些肺栓塞可有胸腔积液表现。

知识点

胸部叩诊对肺和胸膜疾病诊断的重要性

肺炎时，如病变范围较大，叩诊可呈实音，但胸廓一般无膨隆。当胸腔内出现中到大量积液时，患侧胸部可膨隆，运动度减弱，语颤减弱，呼吸音减弱或消失，如不叩诊，可误认为是气胸。因此，嘱患者坐位进行叩诊，积液水平以下胸部叩诊浊音或实音，是胸腔积液和气胸的最显著区别，临床上简单易行。且可根据浊音或实音的水平，初步判断积液量。

【问题3】 综合上述病史和体征，该患者是否可诊断为胸腔积液？

思路 患者有呼吸困难、胸膜炎性胸痛和干咳等症状，有左侧胸廓膨隆、左侧呼吸运动度减弱、语颤减弱、左肺叩诊浊音、左肺听诊呼吸音减弱等体征，临床上可初步确定为胸腔积液。

知识点

胸腔积液的症状和体征

1. 症状 呼吸困难是最常见的症状，多伴有胸痛和咳嗽。感染性积液者可有发热、咳嗽、脓性痰。全身疾病引起者有相应的临床症状，如心力衰竭、肝硬化等。

2. 体征 与积液量有关。少量积液时，可无明显体征或可触及胸膜摩擦感，也可闻及胸膜摩擦音。中至大量积液时，患侧胸廓饱满，触觉语颤减弱，局部叩诊浊音，呼吸音减低或消失。可伴有气管、纵隔向健侧移位。肺外疾病伴胸腔积液时多有原发病体征。

液气胸时，患者有气胸和胸腔积液体征。

【问题4】 哪种辅助检查可协助确定有胸腔积液？

思路 中到大量的积液临床容易诊断，少量积液因为临床症状或体征不明显，有时容易漏诊。另外，有些积液表现为包裹性、叶间隙积液，临床体格检查难以发现。因此，如怀疑胸腔积液或不能区分患者症状的原因时，可借助器械检查来确定。目前常用的是X线和超声检查。

知识点

胸腔积液的影像学表现

胸腔积液的X线表现与积液量及是否有包裹或粘连有关。

1. 极少量游离性胸腔积液，仅于后前位胸片见肋膈角变钝；随积液量增多，逐渐显示上缘向外上的弧形积液影。平卧时积液散开，使整个患侧肺野的透亮度降低。注意少量积液时，平卧位胸片可正常或仅见叶间胸膜增厚。

2. 大量积液时患侧胸部有致密影，气管和纵隔推向健侧。液气胸时可见气液平面。

3. 包裹性积液不随体位改变而变动，边缘光滑饱满，多局限于胸壁下、叶间或膈上。

4. 肺底积液可仅表现为膈肌升高或形状改变。积液时常遮盖肺内原发病灶，故复查胸片应在抽液后，可发现肺部肿瘤或其他病变。

CT或PET/CT检查可显示少量胸腔积液、肺内病变、胸膜间皮瘤、胸内和胸膜转移性肿瘤、纵隔和气管旁淋巴结等病变，有助于病因诊断。CT或PET/CT诊断胸腔积液的准确性，在于能正确鉴别支气管肺癌的胸膜侵犯或广泛转移，良性或恶性胸膜增厚，对恶性胸腔积液的病因诊断、肺癌分期与选择治疗方案也至关重要。

典型胸腔积液的X线胸片及胸部CT见图17-1-1～图17-1-6。

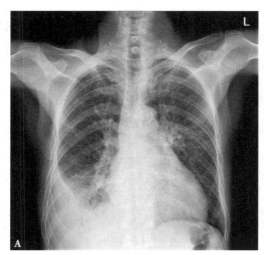
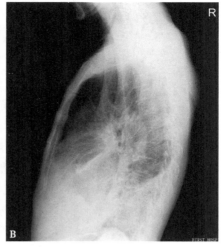

图 17-1-1　右胸少量胸腔积液

A. 后前位胸片见右侧膈上见弧线向外向上阴影；B. 侧位胸片可见前后肋膈角弧形阴影。

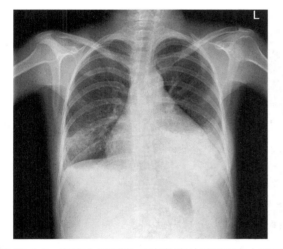

图 17-1-2　左胸中量积液，后前位胸片见弧形向上阴影

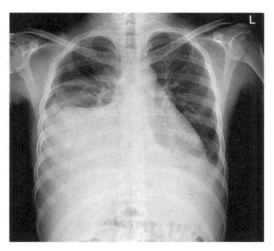

图 17-1-3　右胸大量积液，积液水平在第 3 前肋，并有叶间积液

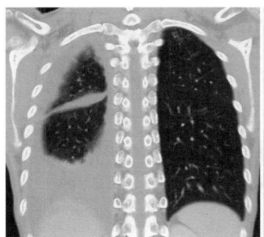
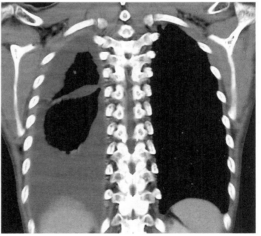

图 17-1-4　右胸积液并叶间积液

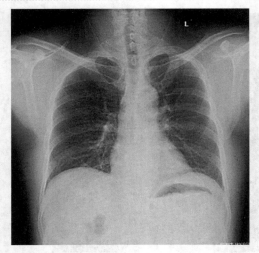

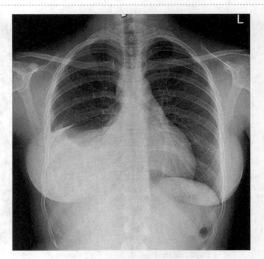

图 17-1-5　左侧肺底积液，后前位胸片见左膈肌影抬高增厚，膈肌最高点移向外侧 1/3

图 17-1-6　右侧游离积液并叶间积液

　　超声探测胸腔积液的灵敏度高，定位准确（图 17-1-7）。临床用于估计胸腔积液的深度和积液量，协助胸腔穿刺定位。超声引导下胸腔穿刺用于包裹性和少量的胸腔积液。

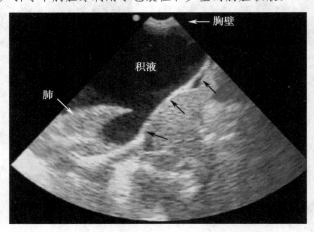

图 17-1-7　超声示胸腔积液（黑箭头）

辅助检查

　　外院影像学检查示：左侧大量胸腔积液。患者正位胸片见图 17-1-8，胸部 CT 见图 17-1-9。余血常规、急诊生化、出凝血常规、心肌酶谱、脑钠肽未见异常。

　　入院后行胸部超声检查示：左侧胸腔积液，最大范围约 11.3cm×10.1cm，垂直进针约 0.8cm 到达液区，进针约 5.6cm 到达液区中央。

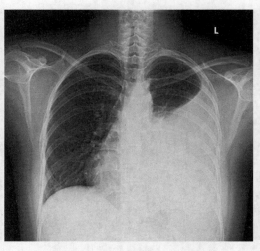

图 17-1-8　左侧胸腔积液，正侧位胸片显示大量积液，纵隔向健侧移位

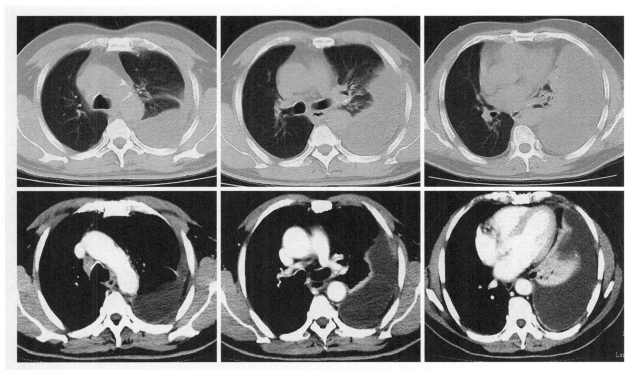

图 17-1-9　胸部 CT 显示左侧大量胸腔积液,左侧胸膜结节状增厚并纵隔淋巴结增大

【问题 5】　如何判读胸腔积液患者的 X 线胸片和 CT 结果?

思路 1　该患者正位胸片提示:左侧胸腔见大量外高内低致密影,上界达第 2 前肋上缘水平。进一步 CT 检查可见:左侧胸腔内见明显水样密度影,内密度均匀,胸膜见散在结节状增厚,增强后明显强化;邻近左肺下叶体积变小,支气管血管束增粗,肺内见不规则实变影。纵隔淋巴结增大。右侧胸膜腔未见异常。

思路 2　典型 X 线胸片表现有助于胸腔积液的诊断。在少量胸腔积液时 X 线胸片的表现应与胸膜增厚鉴别。进一步鉴别可行胸部超声检查。超声检查用于诊断胸腔积液的灵敏度高,而且可用于协助胸腔穿刺定位。此外,CT 或 PET/CT 检查可显示少量的胸腔积液、肺内病变、胸膜间皮瘤、胸内和胸膜转移性肿瘤、纵隔和气管旁淋巴结等病变,有助于病因诊断。

> 知识点
>
> ## X 线胸片上胸腔积液量的区分
>
> 在 X 线胸片上胸腔积液量的判断:胸腔积液在锁骨中线第 4 前肋间以下,称为少量胸腔积液;第 4 前肋与第 2 前肋之间,属于中等量胸腔积液;积液位于第 2 前肋以上,为大量胸腔积液。

【问题 6】　该患者需要做诊断性胸腔穿刺抽液分析吗?

思路　如临床上有漏出液病因者一般不做诊断性胸腔穿刺,如充血性心力衰竭、肝硬化、肾病综合征等。该患者左侧胸腔积液的诊断明确,但胸腔积液的病因仍不清楚。因为患者年龄较大,无发热,不能排除恶性胸腔积液。患者胸痛明显,深呼吸时加重,又不符合恶性胸腔积液的特点。患者无发热,咳嗽无痰,也不符合肺炎的特点。因此,寻找胸腔积液的病因,应先明确胸腔积液的性质,而诊断性胸腔穿刺 + 积液分析可区别积液的性质。因此该病例应进一步做诊断性胸腔穿刺抽液分析。

知识点

诊断性胸腔穿刺术

胸腔穿刺术（thoracentesis）是呼吸系统常用的临床操作之一，主要用于气胸抽气、抽取胸腔积液检查积液的性质、抽液减压（胸膜腔引流术）或通过穿刺给药及人工气胸等。胸腔穿刺术是住院医师必须掌握的临床操作之一。诊断性胸腔穿刺术以诊断为目的，但临床上常常在操作过程中顺带进行治疗，如抽液减压、抽气减压等。

【适应证】

1. 诊断性抽取胸腔积液检查。

2. 抽液减压。

3. 紧急情况下需要对疑诊气胸患者抽气确诊。

【禁忌证】

1. 胸膜粘连胸膜腔消失者。

2. 出凝血机制障碍，血小板计数 $<50×10^9/L$ 者。

3. 肺功能严重障碍或咳嗽剧烈者。

4. 穿刺部位的胸壁组织有急性化脓性感染。

5. 患者不能合作。

6. 麻醉药品过敏。

【操作方法】（胸腔穿刺抽液为例）

1. 体位 患者取坐位面向椅背，两前臂置于椅背上，前额伏于前臂上。病重不能久坐者可取半卧位，患侧前臂上举抱于枕部。

2. 穿刺点定位 穿刺点可经胸部超声定位，或结合胸部 X 线选择胸部叩诊实音最明显部位，胸腔积液较多时一般取肩胛线第 7～9 肋间或腋后线第 7～8 肋间，有时也选腋中线第 6～7 肋间或腋前线第 5 肋间为穿刺点。包裹性积液需结合 X 线或超声检查确定。

3. 消毒 术者戴口罩，穿刺点局部皮肤常规消毒，戴无菌手套，铺消毒洞巾。

4. 麻醉 用 2% 利多卡因沿肋骨上缘的穿刺点自皮肤至壁层胸膜进行局部浸润麻醉。

5. 穿刺与抽液 术者以左手示指与中指固定穿刺部位的皮肤，右手持穿刺针（三通活栓转到与胸腔关闭处），或将与穿刺针连接的乳胶管的另一端先用止血钳夹闭，再将穿刺针在麻醉处垂直缓慢刺入，当进入胸膜腔时针锋抵抗感突然消失，转动三通活栓使其与胸腔相通，或将 50ml 注射器接上乳胶管后松开止血钳，进行抽液。助手用止血钳协助固定穿刺针或协助夹闭和松开乳胶管，以防穿刺针刺入过深损伤肺组织和空气进入胸膜腔。注射器抽满后，转动三通活栓使其与外界相通，排出液体；或用止血钳夹闭乳胶管，然后取下注射器，将液体注入盛放胸腔积液的容器或试管内，记录容量并送检。

6. 抽液结束后拔出穿刺针，覆盖无菌纱布，稍用力压迫针眼片刻，用胶布固定后嘱患者卧床休息。

【并发症】

1. 胸膜反应 操作过程中患者如出现头晕、面色苍白、出汗、心悸、胸部压迫感或剧痛、血压下降、脉细、肢冷、晕厥等，即为胸膜反应，为胸腔穿刺引起的迷走神经反射。应立即停止抽液，拔出穿刺针，让患者平卧。测血压、脉搏及心率，多数患者休息 5～10 分钟后上述症状可好转消失。若症状明显，予吸氧，必要时可皮下注射 0.1% 肾上腺素 0.3～0.5ml（0.3～0.5mg），或予静脉注射葡萄糖液等其他对症处理。

2. 液气胸 抽液过程中由于穿刺进针过深或患者咳嗽致穿刺针刺破脏层胸膜，或穿刺针接头连接处不紧密致漏气或止血钳松开过早等，可致使气体进入胸膜腔而并发液气胸。气体量少时可不必处理，随着液体的减少气体可逐渐被抽出；气体量多时按照胸腔穿刺抽气方法处理。

3. 血胸 穿刺过程中损伤肋间动脉或壁层/脏层胸膜则可能形成血胸。应立即停止操作，严密观察患者血压、呼吸、脉搏、神志的改变，必要时急诊行 X 线胸部检查了解情况。少量出血给予输液止血等对症处理；出血较多时应及时给予输血、抗休克治疗，必要时需急诊手术止血。

4. 皮下气肿　为穿刺过程中气体沿着穿刺针的缝隙进入皮下所致；部分患者由于肺泡破裂，逸出的气体进入肺间质，再沿血管鞘进入纵隔形成纵隔气肿。皮下气肿轻者穿刺局部皮肤检查有握雪感，大多可自行吸收，不必特殊处理；重者累及颈部和纵隔等，患者出现胸闷、气促、颜面发绀，甚至呼吸、循环衰竭。可局部皮肤消毒后用注射器多部位针刺抽气，纵隔气肿张力过高时可行胸骨上窝穿刺或切开排气。

5. 脓胸　多数是无菌操作不够严格或穿刺器械消毒不严格所致，患者在胸腔穿刺后 2～3 天出现寒战、发热，胸闷、气促明显加重，可有胸痛。血白细胞计数升高，中性粒细胞核左移，胸腔积液混浊。

6. 肺复张后肺水肿　胸腔穿刺抽气或抽液速度过快或量过多时可使胸膜腔内负压突然增加，被压缩的肺组织在短时间内急剧复张，使得肺血管内液体渗入肺间质和肺泡内，出现急性肺水肿。患者出现明显发绀、大汗、面色苍白、烦躁、胸闷、气促、剧咳、咳大量泡沫痰，双肺满布湿啰音，PaO_2 下降，X线显示肺水肿征。应立即吸氧，快速利尿，酌情给予糖皮质激素、血管扩张药及洋地黄类药物，控制液体入量，严密监测病情，必要时插管行机械通气。

【注意事项】

1. 术前向患者解释穿刺的目的、意义、操作方法、可能出现的并发症，征得患者同意并签署手术同意书。

2. 术前检查 X 线胸片或超声定位穿刺点，选择合适的穿刺部位。

3. 对于咳嗽、精神紧张、焦虑的患者，必要时术前半小时可给予口服可待因 30mg 或地西泮 5～10mg。

4. 肋骨下缘有肋间动静脉经过，老年人肋间动脉迂曲，穿刺时尤易损伤，故必须沿肋骨上缘进针，以免损伤血管引起血胸。

5. 应避免在第 9 肋间以下穿刺，以免穿透膈肌损伤腹腔脏器。

6. 严格进行无菌操作，操作中要防止空气进入胸膜腔。

7. 操作过程中应密切观察患者的反应，如有头晕、面色苍白、出汗、心悸、胸部压迫感或剧痛、晕厥等胸膜反应，或出现连续性咳嗽、气促、咳泡沫痰等现象时，立即停止抽液，进行对症处理。

8. 术后患者卧位休息，注意观察有无气促，咳嗽有无加剧，必要时可监测呼吸、脉搏、血压等。

9. 一次抽液不应过多、过快。诊断性抽液，50～100ml 即可；减压抽液，首次不超过 800ml，以后每次不超过 1 000ml。如为脓胸，每次尽量抽尽。

患者完善超声胸腔积液探查＋定位后行胸腔穿刺并置管引流术。术后引流出淡黄色胸腔积液 500ml。胸腔积液常规：黄色，透明，凝块（−），Rivalta 反应阳性（＋＋），白细胞计数 1 280×10⁶/L，单核细胞百分比 95%，多核细胞百分比 5%，红细胞镜检阳性（＋＋）；胸腔积液生化：氯 109mmol/L，葡萄糖 5.1mmol/L，乳酸脱氢酶 206U/L，总蛋白 48.4g/L，白蛋白 29.9g/L，腺苷脱氨酶 48.4U/L（同步血生化：总蛋白 54.6g/L，白蛋白 30.3g/L，乳酸脱氢酶 157U/L）；胸腔积液 γ 干扰素 87.87ng/L；胸腔积液肺肿瘤组合：特异性神经元烯醇酶 2.30μg/L，癌胚抗原 1.27μg/L，非小细胞肺癌抗原 7.56μg/L（血清肺肿瘤组合：特异性神经元烯醇酶 10.98μg/L，癌胚抗原 1.16μg/L，非小细胞肺癌抗原 3.89μg/L）；胸腔积液离心沉淀病理示：较多淋巴细胞，少许间皮细胞，未找到癌细胞。此后患者 PPD 皮试报告为强阳性。

【问题 7】　如何分辨胸腔积液是漏出液还是渗出液？

思路 1　漏出液外观清澈透明，无色或浅黄色，不凝固；渗出液外观颜色深，呈透明或混浊的草黄或棕黄色，或血性，可自行凝固。两者划分标准多根据比重（以 1.018 为界）、蛋白质含量（以 30g/L 为界）、白细胞计数（以 500×10⁶/L 为界），小于以上界限为漏出液，反之为渗出液，但其诊断的灵敏度和特异度较差。目前多根据 Light 标准或简化 Light 标准，主要测定胸腔积液和血清的蛋白质与乳酸脱氢酶（LDH）。此外，诊断渗出液的指标还有胸腔积液胆固醇浓度 >1.56mmol/L，胸腔积液 / 血清胆红素比例 >0.6，血清 - 胸腔积液白蛋白梯度 <12g/L。

知识点

Light 标准

1. 胸腔积液 / 血清蛋白比例 >0.5。

2. 胸腔积液 / 血清 LDH 比例 >0.6。

3. 胸腔积液 LDH 水平大于血清正常值高限的 2/3。

符合以上任何 1 项可诊断为渗出液，反之为漏出液。

简化 Light 标准

由于 Light 标准需要同时测定胸腔积液和血清的蛋白和 LDH，临床上应用不方便，故经临床研究提出简化标准如下：

1. 不需要血液检测的两个渗出液标准

（1）胸腔积液 LDH>2/3 血清正常值上限，或；

（2）胸腔积液胆固醇 >450mg/L。

2. 不需要血液检测的三个渗出液标准

（1）胸腔积液 LDH>2/3 血清正常值上限，或；

（2）胸腔积液胆固醇 >450mg/L，或；

（3）胸腔积液蛋白 >30g/L。

　　思路 2　该例患者胸腔积液 / 血清蛋白比例 >0.5、胸腔积液 / 血清 LDH 比例 >0.6、胸腔积液 LDH 水平大于血清正常值高限（240U/L）的 2/3，根据 Light 标准为渗出液。漏出液与渗出液的鉴别见表 17-1-1。在鉴别渗出液时还应注意排除假性渗出液。

知识点

表 17-1-1　漏出液和渗出液鉴别要点

鉴别要点	漏出液	渗出液
原因	全身或其他器官疾病	炎症、肿瘤、化学或物理性刺激
外观	多清晰透明淡黄色	混浊，可呈黄色、血性、脓性、乳糜性
比重	<1.018	>1.018
凝固性	不自凝	能自凝
黏蛋白定性	阴性	阳性
蛋白定量 /(g·L^{-1})	<25	>30
胸腔积液 / 血清蛋白比值	<0.5	≥0.5
乳酸脱氢酶 /U	<200	>200
胸腔积液 / 血清乳酸脱氢酶比值	<0.6	≥0.6
有核细胞计数 /(L^{-1})	<100×10^6	>500×10^6
有核细胞分类	以淋巴、间皮细胞为主	中性粒细胞为主，结核或风湿以淋巴为主
细菌和细胞学检查	无病原菌或肿瘤细胞	可发现细菌或肿瘤细胞
炎症和肿瘤因子、标志物	阴性	阳性

知识点

假性渗出液

充血性心力衰竭可能合并胸腔积液，是漏出液的常见病因，这类胸腔积液的特点是多为双侧，积液量右侧多于左侧。由于心力衰竭治疗时可能使用了利尿剂,经过利尿治疗之后,按照 Light 标准判断可为渗出液,称为假性渗出液。为此,这类胸腔积液判断为渗出液时应进一步结合胸腔积液与血清白蛋白梯度及血清和胸腔积液中氨基末端前脑钠肽前体(NT-proBNT)协助鉴别。

【问题8】 如何分析本例患者胸腔积液的病因?

思路 该患者胸腔积液检查以单个核细胞为主,离心沉渣见较多的淋巴细胞;胸腔积液总蛋白大于40g/L,腺苷脱氨酶(ADA)及 γ 干扰素异常增高,且胸腔积液肿瘤标志物不高,提示为结核性胸腔积液。结核性胸腔积液与恶性胸腔积液的鉴别诊断要点见表17-1-2。

知识点

表 17-1-2 结核性和恶性胸腔积液鉴别要点

鉴别点	结核性胸腔积液	恶性胸腔积液
年龄	青、少年多见	中、老年
中毒症状	有	无
胸痛	短暂,锐痛	持续,隐痛
血丝痰	无(无肺实质病变者)	可有
胸腔积液		
量	多为中、少量	多为大量,抽后生长快
外观	草黄色	多血性
细胞类型	淋巴细胞、间皮细胞<5%	大量间皮细胞
乳酸脱氢酶 /(U•L^{-1})	>200	>500
腺苷脱氨酶 /(U•L^{-1})	>45	<20
癌胚抗原 /(μg•L^{-1})	<5	>正常值上限
γ 干扰素 /(U•ml^{-1})	>3.7	<3.7
染色体	整倍体	非整倍体
脱落细胞检查	阴性	可找到肿瘤细胞
胸膜活检	结核性肉芽肿	肿瘤组织
胸部 CT	肺实质无肿块病变	有肿瘤特征
结核菌素纯蛋白衍生物试验	可阳性	阴性

【问题9】 经皮闭式针刺胸膜活检过时了吗?

思路 临床上在诊断胸腔积液的原因时,如果胸腔积液的常规和生化分析及标志物检查均不能作出明确诊断,有时需应用有创技术获得组织进行病理学诊断,或患者临床表现不足以判断其病因时,往往需要病理学证据。目前,随着内科胸腔镜的普及应用,经皮闭式胸膜活检临床应用逐渐减少。但是,经皮闭式针刺胸膜活检对胸腔积液病因诊断有重要意义,通过获取胸膜组织,可发现肿瘤、结核和其他胸膜肉芽肿性病变。虽然胸腔积液检查对提示胸腔积液的病因有重要意义,但是明确诊断往往需要病理组织学检查。例如,胸腔积液中 ADA 升高提示结核性胸腔积液可能,但是 ADA 升高亦可见于脓胸、淋巴瘤等。由于结核性胸腔积液多由结核分枝杆菌侵袭胸膜,针刺胸膜活检的阳性率可高达 90% 以上;而对于恶性胸腔积液诊断,针刺胸膜活检可协助明确病理诊断,其具有简单、易行、损伤性较小的特点,阳性诊断率为 40%～75%。CT 或超声引导下活检可提高成功率。因此,闭式针刺胸膜活检仍能发挥其重要作用。尤其对于没有内科胸腔镜检查设备的单位,闭式针刺胸膜活检对于胸膜疾病诊断尤为重要。

知识点

闭式胸膜针刺活检术

【适应证】

1. 原因不明渗出性胸腔积液,疑为胸膜结核、胸膜转移癌、胸膜间皮瘤等。

2. 胸膜腔内局限性肿块或不明原因的胸膜增厚。

【禁忌证】

1. 胸腔积液为漏出液,如肾病综合征、肝硬化、心力衰竭或低蛋白血症等所致的胸腔积液。

2. 胸膜粘连胸膜腔消失者。

3. 出凝血机制异常未纠正者。

4. 心、肺功能严重障碍,可能因活检术并发气胸、血胸而诱发呼吸衰竭和/或心力衰竭。

5. 穿刺部位的胸壁组织或胸膜腔内有急性化脓性感染。

6. 患者不能合作。

7. 麻醉药过敏。

【操作方法】

1. 体位　患者取坐位面向椅背,两前臂置于椅背上,前额伏于前臂上。病重不能久坐者可取半卧位,患侧前臂上举抱于枕部。

2. 穿刺点定位　穿刺部位一般取肩胛线或腋后线上第7~9肋间(或根据病变部位而定),包裹性积液必须经胸部X线、超声定位。

3. 消毒　术者戴口罩,穿刺点局部皮肤常规消毒,戴无菌手套,铺消毒洞巾。

4. 麻醉　用2%利多卡因沿肋骨上缘穿刺点自皮肤至壁层胸膜进行局部浸润麻醉。

5. 穿刺、活检　目前临床上常用的穿刺针有Cope和Abrams两种。前者为钝头钩针,后者为旋切针,均由外套针、活检针及针芯组成。

在穿刺点皮肤上切一小口,将金属外套管针沿麻醉处垂直缓慢刺入,当进入胸膜腔时针锋抵抗感突然消失,拔出套管针针芯,先抽胸腔积液,然后将套管针向外退至胸腔积液不再外溢处,即达壁层胸膜,固定位置不动。将钝头钩针插入套管并向胸腔内推入达壁层内侧,使钩针体与胸壁成30°角向外拉出,活检完成。

使用旋切针时,先把旋切针套入外套管,顺着外套管近端的斜槽沟向右转动,至底端旋切针卡住为止,然后将活检针送入胸腔后,拔出针芯,将旋切针向左顺着斜槽沟旋转至顶端,此时外套针远端侧面的缺口开放,抽取胸腔积液。活检时,将外套针缓缓拉出,至胸腔积液外溢停止时外套管缺口约在壁层胸膜,将外套针远端缺口压向胸膜,固定针体,把旋切针顺着斜槽沟向右转动至底端,活检完成。

活检时可改变活检针切口方向,重复切取2~3次。将切取之胸膜组织放入10%甲醛溶液或95%乙醇溶液中固定后送检病理。

6. 活检完毕后,穿刺部位覆盖无菌纱布,稍用力压迫针眼片刻,用胶布固定后嘱患者卧床休息。

【并发症】

1. 气胸　发生原因与操作动作不够迅速、空气通过套管针进入胸膜腔及钝头钩针损伤脏层胸膜有关。多数患者的气胸并不严重可自行吸收,仅少数需行抽气或闭式引流。

2. 胸膜出血　钝头钩针损伤胸膜、肋间血管或肺部血管。极少数因穿刺位置选择过低误刺肝、脾而发生出血。胸腔感染发生率较低。

【注意事项】

1. 操作前要向患者交代术中可能出现的情况,消除患者的焦虑情绪。

2. 操作过程中,患者的体位要相对固定,避免咳嗽和深大呼吸。

3. 局部麻醉要充分,操作轻柔。

4. 进针时避免过深或过浅，并注意进针方向。进针过深既不能取到胸膜组织，又容易误伤脏层胸膜发生气胸；进针过浅取到的多为肌肉组织。

5. 视情况术后当时及 12、24 小时予以透视，观察有无气胸。

6. 一次活检未能获得阳性结果，数日后可重复活检。

【问题 10】　什么情况下需要使用内科胸腔镜协助诊断？

思路　经过胸腔穿刺抽液分析（包括炎症和肿瘤标志物、细胞学检查等）、闭式针刺胸膜活检及影像学检查等仍不能明确诊断者，可考虑内科胸腔镜活检以协助诊断。由于胸膜转移性肿瘤 87% 位于脏层胸膜，47% 位于壁层胸膜，故此项检查有积极的意义。另外，对于恶性胸腔积液，胸膜活检组织较大，还可用于标本的突变基因测定，有利于此后治疗方案的制订。胸腔镜检查对胸腔积液的病因诊断率最高，可达70%～100%，对结核性和恶性胸腔积液的诊断率可达 95% 以上。通过胸腔镜能全面检查胸膜腔，观察病变形态特征、分布范围及邻近器官受累情况，且可在直视下多处活检，故诊断率较高，肿瘤临床分期亦较准确。

行内科胸腔镜检查，术中见左侧胸腔大量黄色混浊胸腔积液，左侧脏壁层胸膜间可见少许粘连带。脏壁层胸膜见多个黄色结节样突起。钳取组织送病理检查，结果提示左壁层及左肺组织形态符合慢性肉芽肿性炎，结核可能性大。

【问题 11】　有没有无创的方法确诊胸腔积液的病因？

思路　一般来说，胸腔积液的诊断需要进行胸腔穿刺抽液以明确胸腔积液的性质，从而进一步寻找胸腔积液的病因。对于病因不明者，则应进行创伤性检查以取得可靠的诊断。但是临床上并非每位患者都有条件接收有创检查，比如患者病情危重、有出血性疾病、正在服用抗凝药物、血小板少、胸壁感染、不配合等。那么，有没有无创的方法可以确诊胸腔积液的病因？众所周知，临床最常用的无创性检查是影像学检查，例如 X 线胸片、胸部 CT 等可提供一些诊断信息。X 线胸片提示有恶性胸腔积液的征象包括壁层胸膜分叶状增厚，肋间隔变窄，一侧膈肌抬高，伴有因肿瘤阻塞气道导致肺不张而引起纵隔移位等（图 17-1-10）。胸部 CT 如果见到以下征象，则可以提示恶性胸腔积液：①外周胸膜增厚；②结节状胸膜增厚；③壁层胸膜增厚大于 1cm；④纵隔胸膜受累或有原发肿瘤的证据（图 17-1-11）。虽然 CT 诊断灵敏度高，但特异度仅22%～56%。

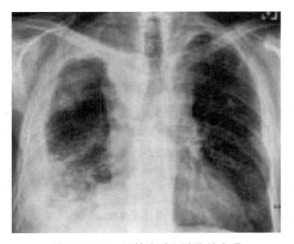

图 17-1-10　恶性胸腔积液胸片表现

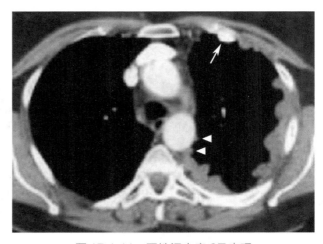

图 17-1-11　恶性间皮瘤 CT 表现

^{18}F-FDG PET/CT 在肿瘤早期诊断、临床分期、疗效检测等方面已得到广泛应用。^{18}F-FDG PET/CT 显像用于鉴别良恶性胸腔积液，胸膜恶性病变标准摄取值（SUV）明显高于良性病变，不论胸部 CT 是否存在胸膜异常，PET 上胸膜 ^{18}F-FDG 异常摄取是鉴别良、恶性胸腔积液较为可靠的标准（图 17-1-12）。也有使用注射

^{18}F-FDG 后 1、2 小时的图像（双时点 ^{18}F-FDG PET/CT）用于鉴别良恶性胸膜病变，如最大 SUV≥2.4 和/或第 2 小时比第 1 小时的 SUV 升高≥9% 作为判断标准，诊断灵敏度 100%，特异度 94%，阴性预测值 100%。双时点 ^{18}F-FDG PET 能提高良恶性胸膜疾病鉴别诊断的准确率（图 17-1-13、图 17-1-14）。PET/CT 有助于提示恶性胸腔积液的可能，但仍无法替代病理组织学的检查，而且，其价格昂贵限制了临床应用。

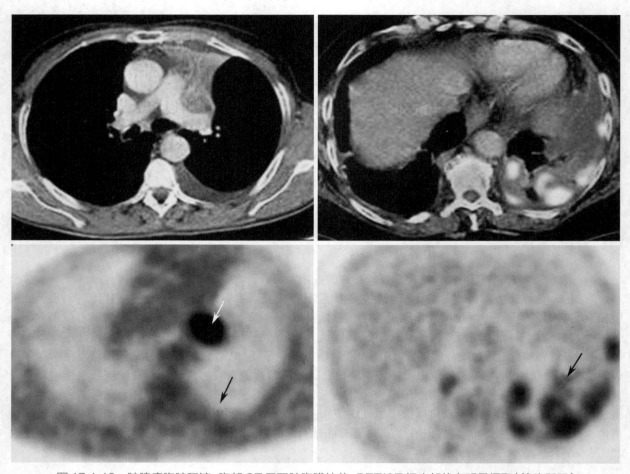

图 17-1-12　肺腺癌胸腔积液，胸部 CT 示双肺胸膜结节，PET/CT 相应部位有明显摄取（箭头所示）

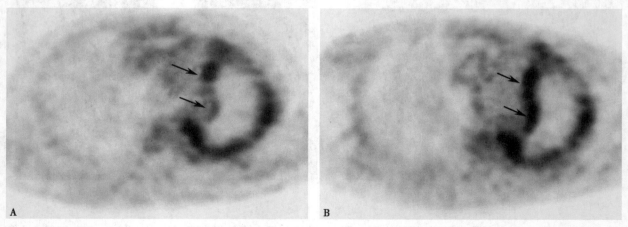

图 17-1-13　恶性胸腔积液双时点显像
A. 第 1 小时显像，病变胸膜（箭头所示）有摄取；B. 第 2 小时显像，病变胸膜（箭头所示）摄取明显高于 1 小时摄取。

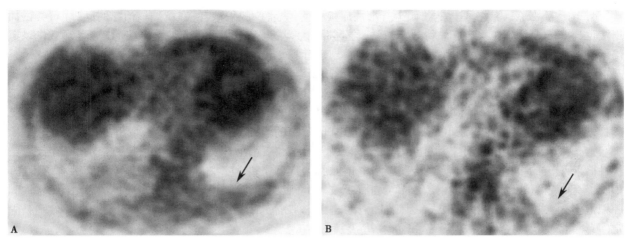

图 17-1-14 良性胸腔积液双时点显像

A. 第 1 小时显像,胸膜有摄取;B. 第 2 小时显像,胸膜摄取减弱。如箭头所示。

【问题12】 如何确定该患者的诊断?

思路 患者有胸痛、呼吸困难和咳嗽,临床诊断为左侧胸腔积液,经影像学证实。胸腔积液分析符合 Light 标准的渗出液标准。胸腔积液细胞学检查白细胞计数 1 280×10⁶/L,单核细胞百分比 95%,多核细胞百分比 5%;胸腔积液总蛋白大于 48.4g/L,LDH 206U/L(同步血生化:总蛋白质 54.6g/L,LDH 157U/L),ADA 48.4U/L,γ 干扰素 87.87pg/ml,胸腔积液肿瘤标志物不高,可诊断为结核性胸腔积液。因患者年龄较大,临床无发热,结核中毒症状不明显,胸部 CT 左侧胸膜结节状增厚,纵隔淋巴结肿大,为排除恶性胸膜病变,进一步经内科胸腔镜检查,病理组织学检查结果符合结核性胸膜炎的诊断。病理检查见图 17-1-15。

胸腔镜检查
(视频)

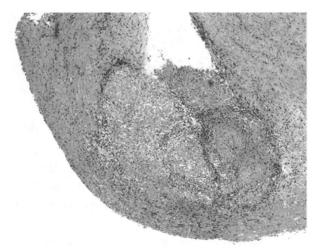

图 17-1-15 病理所见(HE 染色,×100)

胸膜活检病理可见类上皮细胞内芽肿伴多核巨细胞及中心凝固性坏死,符合结核病表现。

【问题13】 针对该患者疾病的治疗原则是什么?

思路 该患者诊断为结核性胸膜炎,结核性胸膜炎的治疗原则如下:

1. 抗结核治疗 结核性胸膜炎的抗结核化疗原则、方案与活动性肺结核治疗相同。

2. 抽液治疗 尽快抽尽胸腔内积液或肋间插管引流,解除肺及心血管受压,改善呼吸,使肺功能免受损伤。抽液后可减轻结核中毒症状,体温下降,有助于被压迫的肺复张。大量胸腔积液者每周抽液 2～3 次,直至胸腔积液完全消失。抽胸腔积液后,没必要向胸腔内注入抗结核药物,但可注入尿激酶等防止胸膜粘连。

3. 糖皮质激素 疗效不肯定。如全身毒性症状严重、大量胸腔积液者，在抗结核治疗的同时，可尝试加用泼尼松 30mg/d，分 3 次口服。待体温正常、全身毒性症状减轻、胸腔积液量明显减少时，应逐渐减量以至停用。停药速度不宜过快，否则易出现反跳现象，一般疗程 4~6 周。

【问题 14】 其他病因胸腔积液的治疗原则有何异同？

思路 在明确引起胸腔积液病因的过程中，必须鉴别其究竟是胸部局限性疾病，还是全身疾病的一部分，因为不同病因所致胸腔积液的临床管理策略不同。漏出液在纠正病因后常可吸收，不一定要行胸腔穿刺抽液，但如果呼吸困难等压迫症状明显时，可在病因治疗的基础上行胸腔穿刺抽液或引流，以缓解症状。

渗出液治疗包括病因治疗、胸腔积液处理和支持治疗。病因治疗方面，如恶性胸腔积液的肿瘤治疗、结核性胸腔积液的抗结核治疗、肺炎旁胸腔积液或脓胸的抗感染治疗。胸腔积液的处理不同病因有所不同，如肺炎旁胸腔积液经有效抗感染治疗多可自行吸收，不需要胸腔穿刺抽液；而脓胸则应抽液和引流；恶性胸腔积液多为大量，且积液不易消失，因此多需要多次抽液或插管引流，治疗效果不佳时可考虑化学性胸膜固定术。

知识点

化学性胸膜固定术

目的：减少胸腔积液产生。

方法：抽吸胸腔积液或胸腔插管引流后，为避免药物引起局部剧痛，先注入适量利多卡因（标准剂量 200mg），让患者转动体位，充分麻醉胸膜，15~20 分钟后注入硬化剂。硬化剂用生理盐水 60~100ml 稀释后经胸腔导管注入，夹管 1~2 小时后引流。常用的硬化剂有博来霉素、顺铂、丝裂霉素等抗肿瘤药物，或其他的胸膜硬化剂如滑石粉和多西环素等，也可胸腔内注入生物免疫调节剂，如短小棒状杆菌疫苗、白细胞介素 -2、干扰素、淋巴因子激活的杀伤细胞、肿瘤浸润性淋巴细胞等，可抑制恶性肿瘤细胞、增强淋巴细胞局部浸润及活性，并使胸膜粘连。滑石粉也可经胸腔镜直视下喷撒。若一次无效，可重复注药。主要不良反应为胸痛和发热，个别患者可引起急性呼吸窘迫综合征，应用时注意。

【知识拓展】

【问题 1】 胸腔积液的病因和发病机制？此例患者胸腔积液的发病机制是什么？

思路 胸腔积液是常见的临床问题，肺、胸膜和肺外疾病均可引起。临床上常见的病因和发病机制如下：

（1）胸膜毛细血管内静水压增高：如充血性心力衰竭、缩窄性心包炎、血容量增加、上腔静脉或奇静脉受阻，产生漏出液。

（2）胸膜通透性增加：如胸膜炎症（肺结核、肺炎）、风湿性疾病（系统性红斑狼疮、类风湿关节炎）、胸膜肿瘤（恶性肿瘤转移、间皮瘤）、肺梗死、膈下炎症（膈下脓肿、肝脓肿、急性胰腺炎）等，产生渗出液。

（3）胸膜毛细血管内胶体渗透压降低：如低蛋白血症、肝硬化、肾病综合征、急性肾小球肾炎、黏液性水肿等，产生漏出液。

（4）壁层胸膜淋巴引流障碍：癌症淋巴管阻塞、发育性淋巴管引流异常等，产生渗出液。

（5）损伤：主动脉瘤破裂、食管破裂、胸导管破裂等，产生血胸、脓胸和乳糜胸。

（6）医源性：药物（如甲氨蝶呤、胺碘酮、苯妥英、呋喃妥因、β 受体阻滞剂）、放射治疗、消化内镜检查和治疗、支气管动脉栓塞术、卵巢过度刺激综合征、液体负荷过大、冠脉搭桥手术或冠脉内支架植入、骨髓移植、中心静脉置管穿破和腹膜透析等，都可以引起渗出性或漏出性积液。

该患者经内科胸腔镜活检证实为结核性胸膜炎。引起结核性胸膜炎的途径有：①位于肺门淋巴结内的结核分枝杆菌经淋巴管逆流至胸膜；②邻近胸膜肺组织中的结核病灶破溃，使结核分枝杆菌或结核感染产物直接进入胸膜腔内；③急性或亚急性血行播散型结核引致胸膜炎；④机体变应性较高，胸膜对结核毒素出现高度反应引起渗出；⑤胸椎结核和肋骨结核向胸膜腔溃破。既往认为结核性胸腔积液系结核毒素过敏的观点是片面的，因为经皮针刺胸膜活检或胸腔镜活检已经证实 80% 结核性胸膜炎壁层胸膜有典型的结核病理改变。因此,结核分枝杆菌直接感染胸膜是结核性胸膜炎的主要发病机制。该患者胸腔镜检查见胸膜有结核结节,其胸腔积液的原因主要是结核分枝杆菌引起的感染性炎症,使胸膜毛细血管通透性增高,其胸膜的渗出量大大高于胸膜的吸收量,临床表现为大量胸腔积液。

【问题2】 胸腔积液诊断流程是什么?

思路 胸腔积液的诊断和鉴别诊断分3个步骤:

(1)确定有无胸腔积液:一般来说,中量以上的胸腔积液诊断不难,症状和体征都较明显。少量积液有时易与胸膜粘连混淆。超声、X线胸片和CT等检查可确定有无胸腔积液。

(2)区别漏出液和渗出液:诊断性胸腔穿刺可区别积液的性质。

(3)寻找引起胸腔积液的病因:根据胸腔积液的不同性质,寻找病因。漏出液常见病因是充血性心力衰竭、肝硬化、肾病综合征等。而渗出液常见病因是肺炎、结核、肿瘤等。如果不能明确胸腔积液的病因,可进行经皮针刺胸膜活检,未能确诊时可做内科胸腔镜或开胸胸膜活检。胸腔积液的诊断明确后,根据不同病因进行治疗。一般来说漏出液在治疗基础疾病后胸腔积液会好转。而渗出液除了病因治疗之外,还需胸腔穿刺抽液或引流(胸腔积液诊断流程参阅图17-1-16)。

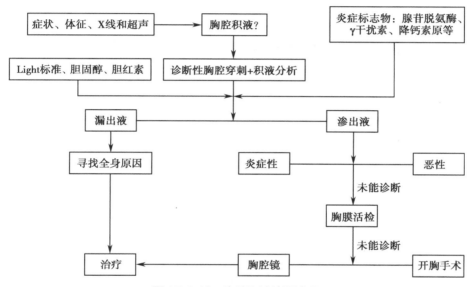

图 17-1-16　胸腔积液诊断流程

【问题3】 正常情况下胸腔内液体是如何循环的?

思路 以往认为正常情况下,胸腔内少量液体的交换完全取决于流体静水压和胶体渗透压之间的压差,脏层胸膜薄的动物(如兔)其壁层胸膜主要由肋间动脉供血,毛细血管压高,而脏层胸膜由肺动脉供血,毛细血管压低,所以受压力的驱动,液体从壁层胸膜滤过进入胸膜腔,脏层胸膜以相仿的压力将胸腔内液体回吸收。但是,自20世纪80年代后,由于发现脏层胸膜厚的动物(包括人类)其壁层胸膜间皮细胞间存在淋巴管微孔(stomas),脏层胸膜由体循环的支气管动脉和肺循环供血,对胸腔内液体的产生和吸收的机制达成共识,即胸腔内液体从壁层和脏层胸膜的体循环血管由于压力梯度通过有渗漏性的胸膜进入胸膜腔,然后通过壁层胸膜的淋巴管微孔经淋巴管回吸收,这一形式类似于机体的任何间质腔。正常情况下脏层胸膜对胸腔内液体循环的作用较小(图17-1-17)。

人类胸膜腔压力影响液体从毛细血管向胸腔移动(压力大小的估计见图17-1-18)。壁层胸膜的流体静水压约30cmH_2O,而胸腔内压 -5cmH_2O,其流体静水压差为30-(-5)=35cmH_2O,故液体从壁层胸膜的毛细血管向胸腔内移动。与流体静水压相反的压力是胶体渗透压梯度,血浆胶体渗透压约34cmH_2O。胸腔内液体含有少量蛋白质,其胶体渗透压约5cmH_2O,产生的胶体渗透压梯度为34-5=29cmH_2O。因此,流体静水压与胶体渗透压的梯度差为35-29=6cmH_2O,故液体从壁层胸膜的毛细血管进入胸腔(图17-1-19虚线箭头)。由于脏层胸膜液体移动的净梯度接近零,故胸腔内液体主要由壁层淋巴管微孔重吸收。胸腔内液体滤过胸腔上部大于下部,吸收则主要在横膈和胸腔下部纵隔胸膜。

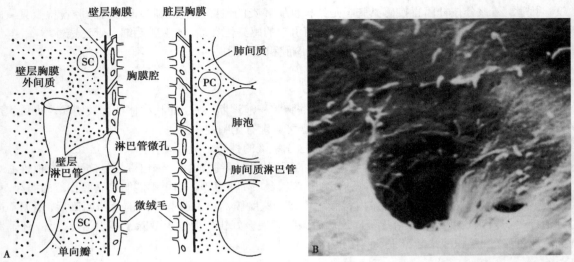

图 17-1-17　胸膜腔的结构模拟图(A)及扫描电子显微镜下的壁层胸膜的影像图(B)

SC.系统性毛细血管; PC.肺毛细血管。

壁层胸膜	胸膜腔	脏层胸膜
静水压 +30cm H₂O +35cm H₂O	胸腔内压 −5cm H₂O	静水压 +24cm H₂O +29cm H₂O
胶体渗透压 +34cm H₂O +29cm H₂O	胶体渗透压 +5cm H₂O	胶体渗透压 +34cm H₂O +29cm H₂O
压力驱动 35−29=6cm H₂O		压力驱动 29−29=0cm H₂O

图 17-1-18　人体正常情况下影响液体进出胸膜腔的压力对比

【问题 4】 病理情况下胸腔积液是如何产生的?

思路　在病理是情况下,无论是胸腔内液体产生过多超过吸收的速度,或是吸收障碍,使胸腔内液体滞留在胸腔,其表现都是或多或少的胸腔积液。图 17-1-19 说明在正常情况下和病理情况下胸腔内液体的产生和吸收。心力衰竭时主要是肺毛细血管压力增高,肺间质水肿,间质压力升高,向胸腔内滤出的液体明显增多,超过淋巴管回流的能力,故出现胸腔内漏出液。在炎症和肿瘤浸润的情况下,胸膜炎症使毛细血管通透性增加,渗出增加,产生胸腔积液。

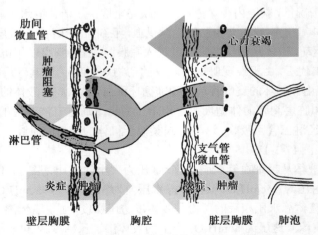

图 17-1-19　胸腔内液体的产生和吸收

灰色箭头示正常情况下胸腔内液体的产生和吸收,有文字标注的箭头示病理情况下胸腔内液体的产生和吸收。

(郭禹标)

第二节　自发性气胸

胸膜腔是密闭的潜在腔隙，一旦胸膜腔内有气体聚集，即称气胸。气胸可分为自发性气胸和创伤性气胸两大类。自发性气胸是自行发生，并无胸部外伤史；创伤性气胸是由于外伤引起，包括医源性损伤如经胸壁肺活检、胸腔穿刺等。

【诊疗要点】

自发性气胸的诊疗经过通常包括以下环节：

1．详细询问患者的症状特征及相关病史，特别是呼吸系统疾病史。

2．体格检查时重点关注气胸的相应体征，应特别注意呼吸困难体征。

3．尽快进行 X 线检查，明确气胸诊断。

4．根据病情和气胸类型，采取保守治疗或排气治疗。

5．判断初步治疗是否有效，如有效，确定下一步治疗方案。

6．对于排气治疗无效者，分析原因，采取进一步治疗措施。

7．确定治疗结束的时间、出院随访日期及出院后注意事项。

【临床关键点】

1．自发性气胸的初步诊断根据症状和体格检查即可迅速作出。

2．胸片（或胸透）可明确诊断。

3．应根据气胸量、症状，结合有无基础肺病，确定治疗措施。

4．胸腔穿刺抽气是初步的诊治措施。

5．胸腔闭式引流是自发性气胸的常用治疗方法。

6．复发性气胸或胸腔引流无效者，可考虑胸膜粘连术或外科手术治疗。

临床病例

患者，男性，17 岁，因"剧烈活动后胸闷 1 天"急诊收入院。1 天前患者跑步后感胸闷、干咳，伴左侧胸痛，呼吸时明显，休息后无缓解，遂到医院急诊。

对于突发胸闷、胸痛为主要表现的青年患者，应根据病史和体格检查，迅速作出初步判断，并通过简捷的方法明确诊断，及时处理。临床上需要考虑以下问题。

【问题1】　该患者最可能的诊断是什么？主要的鉴别诊断有哪些？

思路 1　年轻患者，有发病诱因（剧烈活动），胸闷，伴左侧胸膜性胸痛，首先应该想到气胸的可能。如果体格检查具有典型体征，则支持该诊断。

思路 2　需要考虑到的其他可引起胸闷、胸痛的疾病还包括急性胸膜炎、肺炎、肺栓塞、心肌梗死等，从患者年龄、发病情况和症状特征来看，这些诊断的可能性不大。

知识点

胸痛伴发呼吸困难的鉴别诊断

气胸、急性胸膜炎、大叶性肺炎、肺栓塞、心肌梗死、急性心包炎、夹层动脉瘤。

急诊体格检查：体温 36.7℃，脉搏 86 次 /min，呼吸 25 次 /min，血压 115/70mmHg。神清语利，体格检查合作。气管居中，左侧胸廓呼吸运动减弱，触觉语颤减弱，叩诊呈鼓音，听诊左侧呼吸音减低，未闻及干湿啰音。心律齐，各瓣膜区未闻及杂音。腹部平软，无压痛，肝脾未触及。

【问题2】 根据病史和体格检查,下一步检查和急诊处理有哪些?

思路1 急诊胸片或胸透可明确气胸诊断。对于病情危重及不宜搬动患者,可行床旁X线检查。高度怀疑气胸、病情紧急而无床旁X线检查条件的,可在胸腔积气体征最明显处进行诊断性穿刺,测压抽气,如为正压且抽出气体,表明有气胸存在,即应抽出气体或必要时行胸腔闭式引流排气治疗。

思路2 临床疑诊气胸后,应嘱患者卧床、吸氧。在检查过程中要密切注意病情变化,如呼吸困难明显加重,应即刻处理。

知识点

气胸的症状特征

常突发胸痛,局限于患侧,呈针刺样或刀割样疼痛。可伴有不同程度胸闷、呼吸困难,其程度与发生气胸前后的肺的基础疾病及肺储备功能状况、发生速度、肺压缩程度和气胸类型有关。

行急诊胸片检查,结果见图17-2-1。

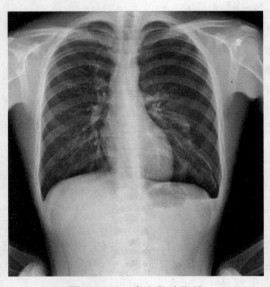

图17-2-1 患者急诊胸片

【问题3】 如何判断该患者的胸片?

思路1 胸部X线检查是诊断气胸最正确、可靠的方法,可显示肺压缩的程度、肺内病变情况、是否存在纵隔移位、胸腔积液和胸膜粘连。气胸典型的X线征象:肺有一弧形外凸的阴影,阴影以内为压缩的肺组织,而阴影以外为无肺纹理的胸腔气体。当胸膜粘连存在时,肺压缩形态可呈不规则分隔。如合并胸腔积液时则可见气液平面。

思路2 该患者正位(后前位)胸片显示,左侧肺被压缩(弧形外凸的阴影,被压面积约50%),阴影以外为无肺纹理的胸腔气体,肺组织与气体之间形成一条"气胸线"。左下肺野一部分肺组织未被压缩,可能与胸膜粘连有关。另外,左侧肋膈角变浅,可见气液平面,提示存在少量胸腔积液。

该患者胸片证实为左侧气胸、肺组织压缩约50%,急诊收入呼吸科病房。入院后进一步询问病史,既往支气管哮喘病史12年,近2年无慢性咳喘、无急性发作,未用药。3个月前曾在打篮球后发生胸闷,当时拍摄胸片显示右侧气胸,肺压缩约20%(图17-2-2)。保守治疗后气胸吸收好转。

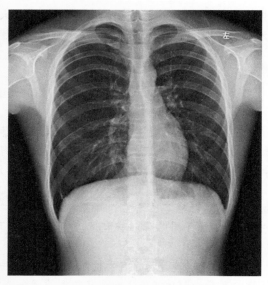

图 17-2-2 患者 3 个月前胸片

【问题 4】 如何确定诊断?

思路 1 突发一侧胸痛伴呼吸困难,体格检查发现气胸体征,则可作出气胸的初步诊断。胸部 X 线检查显示的气胸影像学特征是确切依据。

思路 2 根据患者临床表现和胸片,诊断自发性气胸,因为具有支气管哮喘病史,属于继发性自发性气胸。

知识点

1. 自发性气胸的类型 根据肺部有无原发疾病,将自发性气胸分为原发性(或特发性)自发性气胸和继发性自发性气胸。原发性自发性气胸是指无肺部疾病病史、常规胸部 X 线检查未发现明显病变者所发生的气胸,通常是由位于脏层胸膜下的肺大疱或小囊肿破裂引起。此型气胸好发于 20～40 岁、体型瘦长的男性。继发性自发性气胸是在原有肺部疾病基础上发生的气胸。

2. 继发性自发性气胸的常见原因 在我国最常见病因为慢性阻塞性肺疾病和肺结核,其他如支气管哮喘、间质性肺炎、肺癌等均可引起。发生机制是在原有肺部疾病基础上形成肺气肿、肺大疱或直接胸膜损伤所致。多数患者因肺通气储备功能较差,一旦发生气胸则症状较重,影响心肺功能明显,危险性大。

【问题 5】 对于该患者,下一步应采取的治疗措施是?

思路 1 对于肺被压缩面积<20%、单纯性、首次发病、无明显症状的闭合性气胸,可采用保守治疗,包括休息、保持排便通畅、酌情使用镇咳药和严密的临床观察,一般在 7～14 天可自行吸收。给予鼻导管或鼻面罩吸氧治疗,可加快胸腔内气体吸收,缩短肺复张时间。

思路 2 肺被压缩面积>20% 的气胸,且有呼吸困难症状者,可予以胸腔穿刺抽气治疗。但由于该患者具有支气管哮喘基础病,近期曾发生气胸,因此应考虑采用胸腔闭式引流。

知识点

自发性气胸的临床分型

根据脏层胸膜破裂口的情况及胸膜腔内压力变化可将自发性气胸分为以下 3 种类型:闭合性(单纯性)气胸、交通性(开放性)气胸、张力性(高压性)气胸。

考虑到患者具有支气管哮喘病史，近期曾发生对侧气胸，此次气胸量较大，遂决定行胸腔闭式引流。选择左侧胸部锁骨中线第2肋间为插管部位，置入胸腔引流管，接水封瓶，见气体从引流管逸出。患者胸闷症状明显好转，3天后水封瓶内不再有气体从引流管内逸出。

知识点

1. 自发性气胸的处理原则　排出胸腔气体、闭合漏口、促进患肺复张、消除病因及减少复发。具体治疗方案应根据患者的临床表现、气胸类型、肺压缩程度、气胸原因、有无并发症、复发的可能性等综合判断加以选择。主要包括保守治疗、排气治疗、外科手术治疗、胸膜粘连术和并发症处理。

2. 胸腔穿刺抽气的要点　胸腔穿刺抽部位通常选择患侧胸部锁骨中线第2肋间处。每次抽气不宜超过1 000ml。气胸箱抽气可在抽气同时观测胸腔压力变化，有助于判断气胸类型并了解抽气情况。

3. 胸腔闭式引流的指征　胸腔闭式引流是治疗自发性气胸的常用方法，适用于胸腔穿刺抽气效果不佳的交通性气胸、张力性气胸和部分心肺功能较差而症状较重的闭合性气胸患者。对于反复发作的气胸也应考虑用胸腔闭式引流。

【问题6】 拔除引流管的时机。

思路　患者呼吸困难症状消失，体格检查无气胸体征，并确认引流管无阻塞。可行胸片检查，以证实肺完全复张。

患者行胸片检查，显示肺完全复张，夹闭引流管，观察24小时后开放引流管，仍无气体逸出，遂拔除引流管。

【问题7】 该患者还需要哪些进一步检查?

思路1　因为该患者反复发生气胸（双侧），应考虑进行肺部高分辨率CT检查。高分辨率CT发现肺大疱或胸膜下小疱，提示复发机会明显增加，同时也有助于确定是否需要外科手术治疗。

思路2　该患者具有支气管哮喘病史，近2年来虽无哮喘发作，但肺功能指标是否正常，需要进一步明确。$FEV_1\%$预计值是判断哮喘控制的指标之一，如果<80%，可考虑给予哮喘维持治疗（如吸入糖皮质激素）。

患者行肺部高分辨率CT，未见肺大疱或其他明显异常（图17-2-3）。肺功能测定显示通气功能正常（FEV_1预计值92%，FEV_1/FVC为86%）。

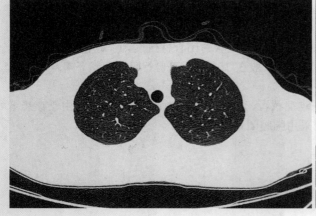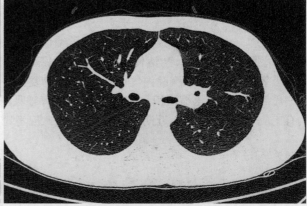

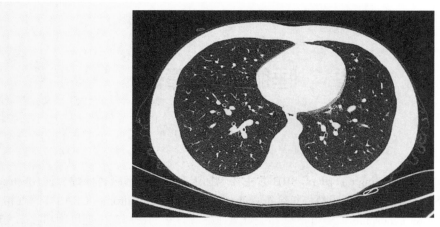

图 17-2-3 肺部高分辨率 CT

【问题 8】 该患者是否需要进一步治疗以防止气胸复发?

思路 1 外科手术,尤其是近年来开展的胸腔镜直视下气胸外科手术,可以发现高分辨率 CT 上不能显示的胸膜下肺大疱或其他异常,切除病灶,防止气胸复发。

思路 2 复发性气胸、双侧气胸且心肺功能差,不能耐受外科手术者,可考虑胸膜粘连疗法。此方法是通过物理或化学方法刺激胸膜表面,使之产生无菌性炎症反应并继而发生粘连。该方法可减少气胸复发的可能。常用化学粘连剂有滑石粉、四环素等。

该患者肺部高分辨率 CT 虽然未发现明显病变,但结合短期内先后发生双侧气胸,且具有支气管哮喘病史,气胸复发的概率很高,具有一定的手术指征。但患者及家属希望继续保守治疗、观察。

【问题 9】 患者出院指导应包括哪些内容?

思路 1 虽然肺部高分辨率 CT 未发现明显的肺大疱,但根据病史,该患者复发性气胸的可能性很大。嘱患者出院后避免剧烈活动,如再次出现类似症状,及时就诊。气胸愈后近期内尽量避免乘坐飞机。潜水可导致气胸,继发性自发性气胸患者应避免该项活动。

思路 2 针对原发病支气管哮喘,虽然处于缓解期,仍应避免接触过敏原,一旦出现症状,及时就医,积极治疗。

【知识扩展】

【问题 1】 如果在胸腔引流后 15 分钟,患者出现咳嗽、胸闷加重,可能的原因是什么? 如何处理?

思路 当抽气过多或过快时,肺迅速复张可能发生复张后肺水肿。临床表现为抽气或排气后出现持续性咳嗽、胸闷,如不及时处理可出现咳大量白色泡沫痰或泡沫血痰。处理包括患者取半卧位,吸氧,应用利尿药治疗。一般情况下效果较好。

【问题 2】 气胸的治疗首先由呼吸科医师实施,在哪些情况下需要尽早请胸外科医师会诊,征求其诊治意见?

思路 一般情况下呼吸科医师可实施胸腔穿刺抽气和闭式胸腔引流,但在以下情况下,应积极争取胸外科参与,但具体还需根据患者病情而定。

尽早请胸外科会诊的指征:第二次发生的同侧气胸;第一次发生的病变对侧气胸;同时发生的双侧自发性气胸;胸腔引流 5～7 天后持续漏气或肺未复张;自发性血气胸;具有气胸发生风险的职业,如飞行员、潜水员;妊娠。

(孙永昌)

第十八章 睡眠呼吸障碍

睡眠呼吸障碍（sleep related breathing disorders，SRBD）主要包括阻塞型睡眠呼吸暂停综合征（obstructive sleep apnea syndrome，OSAS）、中枢型睡眠呼吸暂停综合征（central sleep apnea syndrome，CSAS）、睡眠相关肺泡低通气综合征（hypoventilation syndrome，HS）和睡眠相关低氧血症等。它们在病理生理机制和临床表现方面有许多共同之处，可以呈现单独症候群或混合存在，也可表现为正常变异等多种形式，其中以 OSAS 最为常见，无创通气是最主要的治疗手段。睡眠相关肺泡低通气综合征与慢性呼吸衰竭关系密切，但认识尚待深入。

【诊疗要点】

诊断 SRBD 需要结合临床、实验室检查和治疗反应。

1. 详细询问病史是评估危险因素、发现诊断线索和进行鉴别诊断的重要手段。

2. 体格检查不能确定 SRBD 诊断，但有助于发现可能病因和相关并发症，为确定治疗方法提供指导。

3. 应用多导睡眠图（PSG）进行睡眠呼吸监测是确立诊断、评估病情严重程度、进行鉴别诊断并指导选择治疗方案的"标准手段"。

4. 近年来，简便易行的便携式睡眠监测装置可以在医院外或家庭中进行筛查，对指导重症患者的诊断和治疗具有重要价值。

5. SRBD 可引起多系统损害及全身并发症，应全面评估。

6. 应依据患者的不同特点，开展个性化、多学科联合治疗。大多数成人患者需要长期应用无创通气治疗；大多数儿童患者则需通过手术切除扁桃体和／或腺样体会取得良好疗效。

7. SRBD 是一种慢性呼吸系统疾病，治疗的目标是改善患者的远期预后。特别是对应用无创通气的患者，需要长程家庭管理和长期随访。

【临床关键点】

1. 晨起口干、夜间打鼾、家人发现睡眠时呼吸间歇现象和白天嗜睡是 SRBD 的重要表现，是病史采集的关键点。

2. 问卷有助于病史采集，常用的有柏林睡眠问卷、爱泼沃思嗜睡量表（ESS）。

3. 体格检查的重点包括肥胖程度、颌面结构、鼻、口腔和咽气道等。必要时进行 X 线头影测量和鼻咽镜检查。还要注意其他系统并发症的相关体征。

4. 了解 PSG 睡眠呼吸监测的适应证，掌握 PSG 报告的解读方法，其中多次睡眠潜伏时间试验（MSLT）是客观评价白天嗜睡的重要方法。

5. 便携式睡眠监测装置的类型、应用指征及优点和局限性。

6. 慢性肺泡低通气的诊断和鉴别诊断，特别是经皮 CO_2 监测在睡眠相关肺泡低通气综合征诊断中的应用价值。

7. 不同 SRBD 的诊断标准。

8. SRBD 病因学诊断。

9. SRBD 与主要系统性疾病包括心脑血管疾病、内分泌之间的关系。不同年龄段 SRBD 患者的主要特点。

10. 系统了解 SRBD 的综合治疗体系，包括一般治疗、无创呼吸机、手术和口腔正畸治疗的适应证和临床决策过程。

11. 不同类型无创呼吸机的性能、作用机制和适应证。

12. 了解无创呼吸机治疗 SRBD 压力滴定的过程及目标。

13. 长期无创呼吸机家庭治疗过程中依从性的主观和客观评价手段及提高治疗依从性的相应措施。

一、阻塞型睡眠呼吸暂停低通气综合征

阻塞型睡眠呼吸暂停综合征（OSAS）是 SRBD 中最为常见的类型。由于低通气的临床后果及诊治与阻塞型睡眠呼吸暂停相同，常合并称为阻塞型睡眠呼吸暂停低通气综合征（obstructive sleep apnea hypopnea syndrome，OSAHS）。OSAHS 是指各种原因导致睡眠状态下反复出现阻塞型睡眠呼吸暂停（obstructive sleep apnea，OSA）和 / 或低通气（hypopnea，HA），引起低氧血症、高碳酸血症及睡眠中断，从而使机体发生一系列病理生理改变的临床综合征。病情逐渐发展可导致肺动脉高压、肺心病、呼吸衰竭和心脑血管疾病如高血压、冠心病、心律失常等一系列并发症，少数患者可夜间猝死。由于白天嗜睡、记忆力及反应能力受损，患者工作能力下降，意外事故发生率增加。

OSAHS 人群的患病率达 2%～4%，男女比率为（2～4）∶1，进入更年期后，女性发病率明显升高。老年人睡眠时呼吸暂停的发生率增加，但 65 岁以上的重症患者比例相对减少。

临床病例（一）

患者，男性，38 岁，主因"打鼾十余年，白天嗜睡 3 年"就诊。其妻子诉患者 11 年前婚后明显发胖，出现酒后和劳累时打鼾，逐渐发展为整夜鼾声，且高低不均，隔壁房间也能听得到。经常出现呼吸间歇暂停现象，有时伴口唇青紫、大汗。夜间口干明显，需起床饮水 3 次。因鼾声干扰，已夫妻分室而居 6 年。3 年前出现白天犯困，开会、坐车及看电视时均发生，严重影响工作，曾因开车犯困而发生 2 次汽车追尾事故。近 2 年来，晨起头痛，睡觉休息并不能解除疲劳。5 年前患"桥本甲状腺炎"，现无怕冷等症状。有高血压史 5 年，服用多种降压药物，血压控制不理想。因工作需要，每周饮酒 2～3 次，酒后晨起口干加重。

体格检查：血压 130/90mmHg，身高 1.65m，体重 90kg。体型肥胖，颈短粗，下颌后缩。牙列不齐，软腭低，悬雍垂粗长，舌根肥厚，扁桃体不大，咽腔小。甲状腺不大。心肺检查无异常发现。双下肢无水肿。

血气分析：pH 7.35，PaO_2 78mmHg，$PaCO_2$ 43mmHg。

甲状腺功能检查：促甲状腺激素＜1μU/ml。

ESS 评分 20 分。

动态血氧饱和度监测：符合睡眠呼吸暂停低通气综合征（SAHS）表现，每小时氧饱和度降低 4% 的次数（ODI4）＝ 45 次 /h，最低 SaO_2 65%。

PSG：每小时睡眠呼吸暂停低通气的次数即 AHI ＝ 48 次 /h，以阻塞型睡眠呼吸暂停为主。最低 SaO_2 68%，睡眠结构紊乱，符合重度 OSAHS 诊断。睡前血压：130/90mmHg，醒后血压 130/105mmHg。

【问题 1】　该患者的主要诊断线索是什么？

思路　详细采集病史是发现诊断线索的关键。最好是通过患者的家人或朋友辅助采集病史，了解其睡眠状况，要关注以下几个方面。不少患者就诊时并不知道自己是否打鼾，如晨起口干严重，甚至需要夜间起床饮水，提示存在张口呼吸，是阻塞性睡眠型睡眠呼吸暂停的征象之一。响亮而高低不均的鼾声诊断 OSAHS 的灵敏度可高达 90%，而家人发现睡眠时呼吸间歇现象对诊断的特异度也可达 95% 以上。如确实存在白天犯困，提示患者的病情已经达到中度以上，需要积极干预。事实上，SAHS 是白天嗜睡最常见的病因，也是患者就医的常见原因之一（表 18-0-1）。

本例患者以白天犯困为主诉，首先应该评价白天嗜睡的严重程度，ESS（表 18-0-2）是应用最为广泛的评价量表，患者评分达到 20 分（正常值＜10），为重度嗜睡，属于病理性，应该积极评价和治疗；其次应该考虑引起白天犯困的原因（表 18-0-3），患者有晨起口干、夜间打鼾以及家人发现睡眠时呼吸间歇现象，提示存在 OSAHS 可能。

知识点

睡眠分期

根据脑电、眼电及肌电图变化，睡眠可分为非快速眼动睡眠（non-rapid eye movement，NREM）及快速眼动睡眠（rapid eye movement，REM）。NREM 由浅入深又分为 Ⅰ、Ⅱ、Ⅲ、Ⅳ 期四个时相（图 18-0-1）。

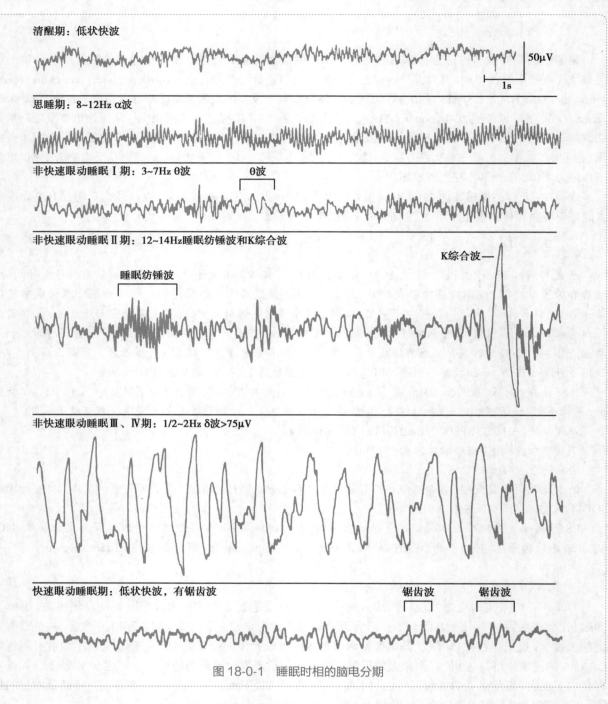

清醒期：低状快波

50μV

1s

思睡期：8~12Hz α波

非快速眼动睡眠 I 期：3~7Hz θ波

θ波

非快速眼动睡眠 II 期：12~14Hz睡眠纺锤波和K综合波

K综合波—

睡眠纺锤波

非快速眼动睡眠 III 、 IV 期：1/2~2Hz δ波>75μV

快速眼动睡眠期：低状快波，有锯齿波

锯齿波　　锯齿波

图 18-0-1 睡眠时相的脑电分期

表 18-0-1 阻塞型睡眠呼吸暂停低通气综合征临床症状

白天表现的临床症状	夜间表现的临床症状
白天嗜睡	打鼾
疲劳、睡眠不能解除疲劳	配偶发现睡眠时呼吸间歇
记忆力减退、工作能力下降、学习成绩差	睡眠时异常动作
激动易怒	失眠易醒、多梦、噩梦
早晨头痛、头晕、口干	多尿、遗尿
阳痿、性欲减退	夜间出汗
与嗜睡有关的意外事故	憋气、胸痛、心慌
	胃食管反流

表 18-0-2　爱泼沃思嗜睡量表（Epworth sleep scale，ESS）

在以下场景	有无打盹、瞌睡的可能性	得分
坐着阅读时	0，1，2，3，4	
看电视时	0，1，2，3，4	
在公共场所坐着不动时（如在剧场或开会）	0，1，2，3，4	
长时间坐车时中间不休息（超过 1h）	0，1，2，3，4	
坐着与人谈话时	0，1，2，3，4	
饭后休息时（未饮酒时）	0，1，2，3，4	
开车等红绿灯时	0，1，2，3，4	
下午静卧休息时	0，1，2，3，4	
总分		

表 18-0-3　引起成年人白天嗜睡的常见原因

内源性因素	外源性因素	生物节律紊乱	其他
睡眠呼吸暂停低通气综合征	睡眠习惯不良	时差	抑郁症
发作性睡病	环境原因	倒班	酒精成瘾
周期性嗜睡症	睡眠不足	睡眠 - 觉醒周期不规律	帕金森病
原发性嗜睡症	服用镇静安眠药	睡眠时相延迟或提前	
外伤后嗜睡	饮酒		
不宁腿综合征			

【问题 2】　哪些体格检查结果发现支持 OSAHS 诊断？

思路　本例患者体型肥胖，体质量指数为 $33kg/m^2$，颈短粗，下颌后缩，牙列不齐，软腭低，悬雍垂粗长，舌根肥厚，咽腔小，这些均是 OSAHS 的易患因素。牙列不齐常提示颌骨发育不良，口腔容积小而舌体相对增大，入睡后容易发生舌根后坠，体格检查常可见舌边齿痕明显；张口后难以暴露咽气道与舌根肥厚、软腭低均有关系。扁桃体增生是儿童 OSAHS 的主要病因，但在成人患者中并不多见。以上解剖异常加上打鼾、犯困和难治性高血压史，应用柏林睡眠问卷评估，属于 OSAHS 高危者。饮酒是诱发或加重 OSAHS 的重要因素，病情常在酒后加重。

知识点

柏林（Berlin）睡眠问卷

1. 您打鼾吗？是的（1）　不是（0）　不知道 / 拒绝回答（0）

2. 如果打鼾——您的鼾声：比正常呼吸时响（0）　同说话时的声响（0）　比说话声响（0）　非常响，其他房间都能听到（1）　不知道 / 拒绝回答（0）

3. 您经常打鼾吗？几乎每天（1）　一周 3～4 次（1）　一周 1～2 次（0）　一个月 1～2 次（0）　很少，几乎没有或不知道（0）

4. 您的鼾声影响其他人了吗？是的（1）　没有 / 不知道 / 拒绝回答（0）

5. 在您睡觉时，有人注意到您睡眠中有停止呼吸的现象吗？

几乎每天都有（2）　一周 3～4 次（2）　一周 1～2 次（0）　一个月 1～2 次（0）　几乎没有 / 不知道 / 拒绝回答（0）

1～5 题得分和：_____

如果得分大于等于 2 分,请在中方框中打钩　　　□

6. 您通常醒来后常会感觉疲乏吗？

几乎每天都有(1)　一周 3～4 次(1)　一周 1～2 次(0)　一个月 1～2 次(0)　几乎没有 / 不知道 / 拒绝回答(0)

7. 白天清醒状态下,您还会有疲劳,乏力等现象吗？

几乎每天都有(1)　一周 3～4 次(1)　一周 1～2 次(0)　一个月 1～2 次(0)　几乎没有 / 不知道 / 拒绝回答(0)

8. 开车时会有打盹或嗜睡现象吗？有(1)　没有 / 不知道 / 拒绝回答(0)

9. 如果有,多久发生一次？

几乎每天都有(1)　一周 3～4 次(1)　一周 1～2 次(0)　一个月 1～2 次(0)　几乎没有 / 不知道 / 拒绝回答(0)

6～9 题得分和：_____

如果得分大于等于 2 分,请在中方框中打钩　　　□

10. 您有高血压吗？有(1)　没有(0)　不知道 / 拒绝回答(0)

11. 您的身高？_____

12. 您的体重？_____

13. 您的年龄？_____

14. 您的性别？_____

15. 使用以下公式计算体质量指数：$BMI=$ 体重 / 身高 ^{2}

您的 BMI 大于 $30kg/m^2$ 吗？是(1)　不是(0)

10～15 题得分和：_____

如果得分大于等于 1 分,请在中方框中打钩　　　□

若以上 3 部分答题中有 2 个或 2 个以上确认打钩,那您有可能患上了睡眠呼吸暂停综合征。

知识点

可诱发阻塞型睡眠呼吸暂停的上气道解剖异常及疾病

鼻黏膜及骨性结构病变；过敏性鼻炎、血管运动性鼻炎；上呼吸道感染、鼻中隔偏曲、鼻息肉、肿瘤；扁桃体及腺样体增生肥大；悬雍垂粗长,软腭低垂；咽喉部脂肪沉积,软组织肥厚；舌体肥大,舌根后坠；小颌畸形、下颌后缩；颈短粗；咽喉部肿瘤致局部淋巴结增大；淋巴瘤、喉癌、艾滋病早期；颈部放射性水肿或纤维化；手术后瘢痕狭窄；悬雍垂咽软腭成形术后的鼻咽部缩窄；声带麻痹、声带蹼；类风湿关节炎累及下颌关节。

【问题 3】　经过临床评估,患者被确定为 OSAHS 高危者,应该如何进一步通过客观检查证实诊断？

思路　患者可以直接进行 PSG 睡眠呼吸监测,也可先应用便携式睡眠呼吸监测(也称中心外睡眠监测,即 out-center sleeping test,OCST)仪在家庭中进行初筛诊断。应用最为广泛的是动态脉搏血氧饱和度监测,可以连续记录患者睡眠时的脉搏和血氧饱和度变化,数据可储存并回放,通过专门软件分析结果。OSAHS 患者可表现为特征性间歇低氧模式。另外,该技术还可以评价夜间缺氧的严重程度及治疗效果,根据美国睡眠学会(AASM)制定的最新标准,OCST 可作为部分成人确诊阻塞型睡眠呼吸暂停综合征(OSAS)的手段。

本例患者家庭动态血氧饱和度监测发现每小时氧饱和度降低 4% 的次数,即氧减饱和指数 ODI4 大于 45 次 /h,最低 SaO_2 只有 65%,属于重度缺氧,分析氧饱和度趋势图可见典型的间歇性低氧表现,符合重度 OSAHS 改变,无创呼吸机治疗过程中,氧饱和恢复正常,提示治疗压力适中、有效(图 18-0-2)。

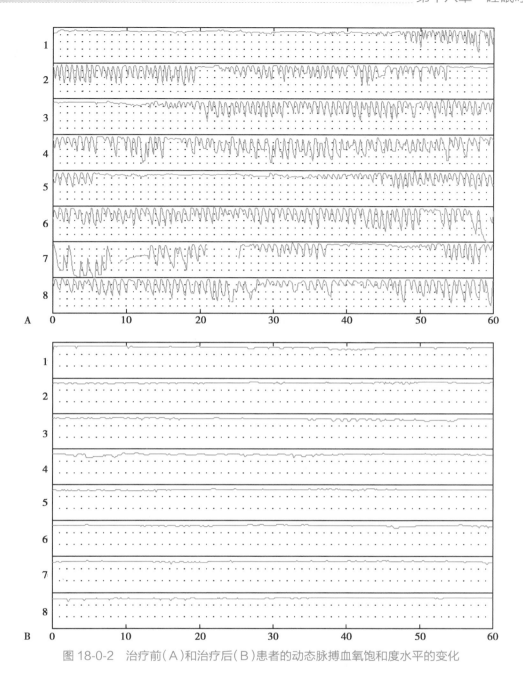

图 18-0-2　治疗前（A）和治疗后（B）患者的动态脉搏血氧饱和度水平的变化

知识点

便携式睡眠呼吸监测仪或睡眠中心外睡眠监测仪

根据 1994 年首次提出的睡眠监测 AASM 分类，Ⅰ型为传统的 PSG，OCST 主要指Ⅱ～Ⅳ型睡眠监测设备，其共同特征为无须专业技术人员同步监控，可在睡眠中心外进行。Ⅱ型与Ⅰ型 PSG 均要求至少记录 7 个参数，区别在于前者无专业人员监控在睡眠中心外完成；Ⅲ型装置至少记录 4 个参数，包括胸 / 腹运动、心电图 / 心率、血氧饱和度和气流；而Ⅳ型装置至少记录气流、血氧饱和度或外周动脉张力（可附加体位参数）。该技术可在家庭或病床边开展，对患者睡眠干扰小，可以大大缩短预约时间、增加诊断量。但需要有经验的睡眠专业人员判读结果。

【问题4】 如何进行确诊?

思路 在配偶及家属的帮助下,通过仔细询问病史及系统体格检查能够基本了解患者的睡眠及呼吸情况,提供有关 OSAHS 的诊断线索、提示可能病因及并发症,并初步判断其严重程度,家庭初筛监测也支持 OSAHS 诊断,但要最后确立诊断,还需要到睡眠中心应用 PSG 进行睡眠呼吸监测。

本例患者为 OSAHS 高危者,家庭动态脉搏血氧饱和度监测符合 OSAHS 改变,PSG 将为确定诊断、准确分型、鉴别诊断提供依据。

知识点

多导睡眠图睡眠呼吸监测

多导睡眠图(polysomnography,PSG)监测的生理信号包括以下三个方面:
①睡眠情况:脑电图、眼动图及颏舌肌肌电图;②呼吸情况:口鼻气流、胸部及腹部呼吸运动及脉搏血氧饱和度;③心电图。必要时可同步监测动态血压、食管内压、鼾声、腿动、CO_2 动态变化及体位。其适用指征为:①临床上怀疑为 SAHS 者;②临床上其他症状体征支持患有 SRBD,如夜间哮喘、肺或神经肌肉疾患影响睡眠;③难以解释的白天低氧血症或红细胞增多症;④原因不明的夜间心律失常、夜间心绞痛、清晨高血压;⑤监测患者夜间睡眠时低氧程度,为氧疗提供客观依据;⑥评价各种治疗手段对 SAHS 的治疗效果;⑦诊断其他睡眠障碍性疾患。

近年来,传统的有纸数据记录模式已逐渐被计算机化数据采集、储存及分析系统取代,家庭化、病床边简易初筛装置以及远程中心工作系统遥控监测逐步得到应用。

知识点

睡眠呼吸暂停低通气综合征的多导睡眠图诊断标准

全夜 7 小时睡眠中发生呼吸暂停和/或低通气达 30 次以上或每小时 ≥5 次者,即可诊断为睡眠呼吸暂停低通气综合征(SAHS)。

知识点

多次睡眠潜伏时间试验

多次睡眠潜伏时间试验(multiple sleep latency test,MSLT)是用于客观评价嗜睡的生理学方法。该试验常在前晚 PSG 睡眠呼吸监测后于第二天白天上午 9:00 到下午 5:00 进行。每两小时小睡 20~30 分钟,连续 5 次。可以根据测试结果计算五次小睡的平均睡眠潜伏时间、异常 REM 的发生次数,对评价患者的嗜睡程度、诊断发作性睡病有重要应用价值。

【问题5】 如何针对 OSAHS 作出全面诊断?

思路 除 PSG 检查外,全面诊断 OSAHS 还应该包括病因诊断和评估病情严重程度,这些都是进一步临床决策包括是否积极治疗、如何治疗的重要依据。

(1)寻找引起 OSAHS 病因:解剖结构异常、饮酒、肥胖等均是 OSAHS 的易患因素,少数情况下 OSAHS 可能是由某种疾病所致,如甲状腺功能减退、肢端肥大症及脑肿瘤等神经系统病变,相关化验和影像学检查有助于明确诊断。

(2)评价 OSAHS 病情的严重程度:单纯根据 PSG 睡眠呼吸监测结果可以将 SAHS 患者的病情分为正常(AHI<5 次/h)、轻度(AHI 5~14 次/h)、中度(AHI 15~30 次/h)和重度(AHI>30 次/h),主要依据是大规模多中心临床试验睡眠心脏健康研究(SHHS)证实 AHI 在 15 次/h 以上可导致心脑血管并发症增加(图 18-0-3)。但结合临床特别是心脑血管并发症进行 SAHS 严重程度分级可能更具实用性。

本例患者 AHI 达 48 次 /h，以阻塞型睡眠呼吸暂停为主，有难治性高血压史，重度嗜睡并引起多次车祸而严重影响生活，病情属于重度。在病因方面，已经排除了甲状腺功能减退的可能，但存在引起阻塞型睡眠呼吸暂停（OSA）的解剖因素。

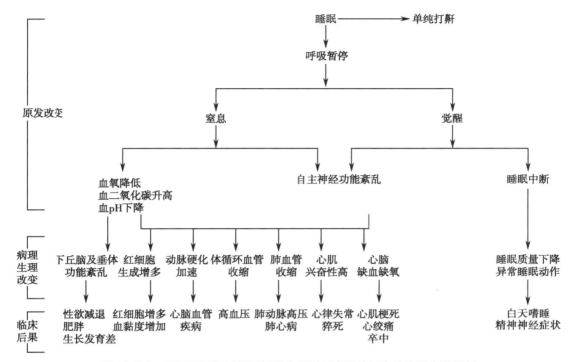

图 18-0-3　睡眠呼吸暂停低通气综合征引起多系统损害的病理生理机制

知识点

基于临床的阻塞型睡眠呼吸暂停低通气综合征严重程度分级

分级	具体表现
无症状	呼吸暂停偶见
轻度	有一定程度嗜睡，与呼吸暂停有关，并有心血管疾病风险
中度	嗜睡影响生活，有与呼吸紊乱相关的睡眠障碍、心血管病风险
重度	呼吸暂停重，嗜睡导致功能减退，包括心肺功能不全和神经行为损害

知识点

睡眠呼吸暂停低通气综合征与心血管系统疾病

睡眠呼吸暂停对心血管系统具有广泛影响，SAHS 是一个独立于肥胖、年龄等因素以外的高血压危险因子，是继发性高血压的一个重要原因。心律失常在 SAHS 患者中非常常见，也是此类患者易猝死的主要原因。最多见的是窦性心律失常（包括窦性心动过缓、过速、窦房传导阻滞及窦性停搏），其次为房、室性期前收缩，Ⅰ～Ⅱ度房室传导阻滞及室性心动过速，经持续气道正压通气治疗后 SAHS 患者房颤的复发率下降。SAHS 患者缺血性心脏病的患病率增高，危险度可达 2.0～3.1，随病情加重，已知或潜在的缺血性心脏病者心肌缺血加重，出现心绞痛、心肌梗死、恶性心律失常或心功能恶化等。10%～20% SAHS 患者出现肺动脉高压，合并慢性阻塞性肺疾病时，表现更为明显，甚至出现右心功能衰竭。睡眠呼吸暂停还是脑血管病（如卒中）的一个独立危险因素。

【问题6】 如何针对 OSAHS 进行鉴别诊断?

思路 OSAHS 可累及全身各个系统,白天的临床表现复杂多样,缺少特异性,极易被误诊为其他系统疾病,如神经官能症和心脏病等。避免误诊、漏诊的关键在于:①加强对 SRBD 的认识、重视病史及体格检查;②规范的睡眠呼吸监测。应用 PSG 进行睡眠呼吸监测不仅是诊断 OSAHS 的主要方法,也是鉴别诊断的重要手段。但要紧密结合患者的具体状态,不能简单地应用白天监测、分夜(split night)监测等不规范的诊断方法或仅仅依靠计算机自动记录和分析系统分析结果,易造成误诊漏诊;③试验性治疗。经鼻气道正压通气治疗对 OSAHS 等 SRBD 有肯定疗效,因其无创性,可作为 SAHS 鉴别诊断的手段之一。PSG 睡眠呼吸监测未见呼吸暂停而白天嗜睡明显者,应怀疑上气道阻力综合征(upper airway resistance syndrome)或其他睡眠障碍性疾患。正压通气治疗后症状明显改善者,支持 UARS 诊断,反之考虑其他睡眠障碍性疾患;而 SAHS 患者经正规治疗后白天嗜睡仍未完全改善者,可能合并其他睡眠障碍性疾患,须进一步评价。表 18-0-4 中列举出需询问的几个关键问题,有助于鉴别诊断。

表 18-0-4 阻塞型睡眠呼吸暂停低通气综合征鉴别诊断中问诊的关键问题

问题	答案的指导意义
1. 是否有短暂的脱力(cataplexy)发生? 如摔倒、下跪等	如有,可能为发作性睡病
2. 睡眠时是否打鼾? 鼾声是否高低不均?	如有,可能合并睡眠呼吸暂停
3. 睡眠时是否有踢腿动作?	如有,应怀疑腿动或不宁腿综合征
4. 是否有服用兴奋或镇静药物史?	如有,考虑药物作用或成瘾
5. 周末时睡眠时间是否较平时明显延长?	如有,应怀疑平常睡眠不足

本例患者有重度打鼾史,PSG 显示典型的阻塞型睡眠呼吸暂停表现,OSAHS 诊断明确,但患者白天犯困明显,是否合并发作性睡病需要进一步观察治疗反应。经有效治疗 OSAHS 后如嗜睡明显改善,提示为单纯 OSAHS;如嗜睡改善不明显,则要进一步通过 MSLT 或脑脊液下丘脑分泌素测定鉴别发作性睡病。

知识点

应该与阻塞型睡眠呼吸暂停低通气综合征鉴别的疾病

白天嗜睡是 OSAHS 较为突出的症状之一,也是患者就诊的主要原因,应加以鉴别。需要与 OSAHS 鉴别诊断的主要疾患包括:①其他 SRBD,不同 SRBD 患者的 PSG 特点不同,与 OSAHS 重叠发生的概率相当高。②其他睡眠障碍性疾病,在国际分类中睡眠障碍性疾病包括 4 大类共 89 种疾病,OSAHS 只是其中较为常见的一种。值得注意的是发作性睡病(narcolepsy),该疾患是继 SAHS 之后,引起白天嗜睡的第二大病因,中年以后发病者易合并 OSAHS。③其他系统疾病,OSAHS 引起的血气异常及睡眠障碍可以引起全身多系统损害,不少患者因 OSAHS 并发症而到相关专业门诊首诊。

知识点

发作性睡病

发作性睡病(narcolepsy)仅次于 SRBD,为引起白天过度嗜睡的第二大病因。以难以控制的嗜睡、发作性猝倒、睡瘫、入睡幻觉及夜间睡眠紊乱为主要临床特点。国外报道常在 10~20 岁开始起病,我国起病于儿童时期者也不少见。人群患病率在 0.02%~0.18%,男女大致相当,8%~10% 患者具有家族史,95% 以上的患者 *HLADQB1*0602* 基因阳性。MSLT 显示患者的平均睡眠潜伏期缩短(常小于 8 分钟),可见两次或两次以上的异常 REM;脑脊液下丘脑分泌素(hypocretin-1)≤110ng/L 或正常值 1/3 可以明确诊断。应用盐酸哌甲酯促醒、氯米帕明等药物抗猝倒有良好疗效。

【问题7】 患者是否需要进行积极治疗？

思路 任何高危 OSAHS 患者都应该给予干预，包括无创通气和手术等保持气道通畅等措施，也建议积极减重和治疗原发病。前者的干预指征包括：①AHI>15 次 /h；②AHI>5～14 次 /h，但伴随白天症状，如认知障碍、白天嗜睡或存在高血压及其他心脑血管疾患、糖尿病等并发症或合并症。对无合并症的老年轻度 OSAHS 患者，多建议尝试减重等一般治疗措施。

本例患者 AHI 达 48 次 /h，最低 SaO_2 68%，夜间睡眠结构紊乱，符合重度 OSAHS 诊断。表现为以晨起为主的难治性高血压，多次因开车犯困而发生车祸，应该积极治疗。

知识点

阻塞型睡眠呼吸暂停低通气综合征管理

1. 一般治疗 讲究睡眠卫生，保持规律作息时间、获得足够的睡眠时间及良好睡眠质量。减肥、戒烟、戒酒、慎用镇静安眠药物、侧卧位睡眠及保持鼻道通畅。

2. 治疗甲状腺功能减退 甲状腺功能减退确为 OSAHS 的病因之一，甲状腺素替代治疗后 OSAHS 常可减轻或消失；肢端肥大症患者由于舌体肥大，垂体手术后仍需进一步积极治疗 OSAHS。

3. 氧疗 绝大多数 OSAHS 患者并无氧疗必要；有氧疗指征者，也应与气道持续正压通气结合进行，以免单纯吸氧延长呼吸暂停持续时间而引起 CO_2 潴留、加重睡眠紊乱。

4. 药物治疗 尚无肯定有效的药物治疗方法。

【问题8】 为什么患者需要无创通气治疗？

思路 积极治疗 OSAHS 的手段包括无创通气、手术及口器治疗。约 90% 需要治疗的成人患者中特别是重度 OSAHS，应该考虑无创通气治疗。

本例患者曾患桥本甲状腺炎，但甲状腺功能检查已经排除了甲状腺功能减退的可能。尽管存在下颌后缩，但由于病情较重，口器治疗并不能将 AHI 降低到正常范围。由于软腭低，悬雍垂粗长，但存在颈短粗、颌面结构异常、舌体肥大，且 AHI 较高，预期悬雍垂咽软腭成形术（UPPP）也不能取得良好效果，因此，应首先考虑给予无创通气治疗。

知识点

1. 经鼻无创气道正压呼吸机分类 从原理上分为三大类，即持续气道正压通气（CPAP）、双相气道正压（BiPAP）呼吸机和智能型 CPAP（auto-CPAP）。CPAP 也称为自主呼吸下的呼气末正压（PEEP），指在有足够自主呼吸条件下，于整个呼吸周期中对气道施加固定水平的正压。BiPAP 呼吸机可分别调节吸气相压力（IPAP）及呼气相压力（EPAP），在吸气过程中提供较高的压力支持，呼气相的压力水平则降低，可有效降低 CO_2 水平，是治疗呼吸衰竭的主要无创通气模式。auto-CPAP 则根据患者上气道阻力的高低及呼吸事件包括气流受限、打鼾、低通气及呼吸暂停，反馈性增加或减少提供的压力水平，既保持上气道开放，又能有效降低平均治疗压力。

2. OSAHS 手术治疗 此类患者给予手术治疗有两个主要目的：①绕开睡眠时易发生阻塞的咽腔气道，建立第二呼吸通道；②针对不同阻塞部位，去除解剖狭窄、扩大气道。由于其有创性及疗效有限，除一些具有手术适应证者、年轻轻症患者或 CPAP 治疗失败者外，手术治疗对大多数 OSAHS 患者不作为首选，而且对中枢型睡眠呼吸暂停低通气综合征（CSAHS）患者无效。主要术式有气管切开造口术、悬雍垂咽软腭成形术（uvulopalatopharyngoplasty，UPPP）、扁桃体和/或腺样体切除术、鼻中隔偏曲矫正（或鼻息肉摘除、鼻甲切除等）手术等，以及针对喉咽部解剖狭窄的手术，如颌骨前徙术、舌骨悬吊术、舌成形术。由于手术方式复杂多样，要求术前检查仔细，严格选择手术适应证，有时需分期给予多种术式（图 18-0-4）。

3. OSAHS 的治疗口器 主要包括下颌移动装置和固舌装置两种，以缓解喉咽部狭窄的气道。前者通过前移下颌骨使舌体前移而扩大上气道，后者直接牵拉舌体而防止舌根后坠。可试用于轻、中度 OSAHS 或不耐受 CPAP 治疗的患者。

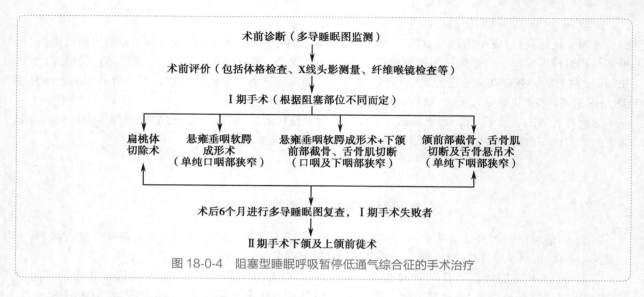

术前诊断（多导睡眠图监测）

术前评价（包括体格检查、X线头影测量、纤维喉镜检查等）

I 期手术（根据阻塞部位不同而定）

| 扁桃体切除术 | 悬雍垂咽软腭成形术（单纯口咽部狭窄） | 悬雍垂咽软腭成形术+下颌前部截骨、舌骨肌切断（口咽及下咽部狭窄） | 颌前部截骨、舌骨肌切断及舌骨悬吊术（单纯下咽部狭窄） |

术后6个月进行多导睡眠图复查，I 期手术失败者

II 期手术下颌及上颌前徙术

图 18-0-4　阻塞型睡眠呼吸暂停低通气综合征的手术治疗

【问题9】 患者应如何开展无创通气治疗？

思路 首先应该选择类型合适的无创呼吸机及大小合适的鼻罩，通过压力滴定确定最适治疗压力，维持长期家庭治疗，并根据随访情况及时解决使用呼吸机过程中存在的问题。

本例患者为典型的 OSAHS，血气分析发现白天无 CO_2 潴留，给予普通 CPAP 呼吸机治疗。经 PSG 监测下于睡眠中心压力滴定确定治疗压力为 $13cmH_2O$，随访过程中发现患者饮酒后在家庭治疗过程中出现夜间睡眠时不自觉地将鼻罩拿掉或憋醒的现象，应用动态脉搏血氧饱和度监测发现与酒后残留呼吸暂停有关，提示 CPAP 压力水平在酒后偏低。因工作需要患者难以戒酒，随将 CPAP 改为能够根据需要升降压力的 auto-CPAP 呼吸机，患者相关症状消失。

知识点

阻塞型睡眠呼吸暂停低通气综合征患者最适治疗压力的滴定

最适治疗压力是指能够去除患者各睡眠期及各种体位睡眠时出现的呼吸暂停及打鼾，并尽可能消除上呼吸道气流受限（flow limitation）的最低压力水平。这一最适压力并非一绝对数值，可以有一个小范围内的变化。仰卧位睡眠、REM 期间、体重增加、大量饮酒后、感冒或鼻炎发作时均需增加 CPAP 压力。经过一段时间治疗，特别是在体重明显减轻后，部分患者所需的压力水平也可有不同程度降低。

压力滴定的目标是要发现长期家庭应用无创通气的最适治疗压力。传统的压力滴定可在 PSG 监测的指导下于睡眠室内通过手动完成。但由于此法烦琐、费力耗时，可用以下更简便的办法替代。

1. 将患者的睡眠呼吸监测时间分为两部分，前半夜确诊，后半夜设定 CPAP 的治疗压力。对重症患者此法可行，对轻症患者易致漏诊和治疗失败，成功率并不高。

2. 确诊后的患者不依赖 PSG 监测，在患者家中设定最适治疗压力。

3. 应用 auto-CPAP 辅助压力滴定，可自动报告所需 CPAP 压力的最适范围，但结果必须由有经验的医生判读，以识别可能存在的漏气，避免高估滴定的压力水平。

4. 对于少数经上述方法调试失败的患者需收入病房，在医生及技师的密切监护下使用无创呼吸机，经过 3～4 天的学习、调试，大多能够取得良好效果。

值得注意的是，睡眠治疗室滴定的最适压力水平常常并不是患者在家庭治疗中所需的压力水平，在处方时应适当增加 $1～2cmH_2O$。

本例患者的临床决策思维过程见图 18-0-5。

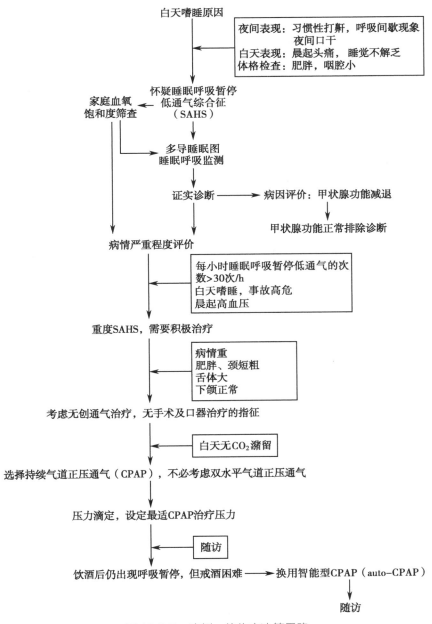

图 18-0-5 病例一的临床决策思路

二、睡眠相关肺泡低通气及低通气综合征

动脉血二氧化碳分压（$PaCO_2$）是反映肺泡通气量大小的可靠指标。$PaCO_2$ 超过 45mmHg 即表示存在肺泡低通气（alveolar hypoventilation）。当 $PaCO_2$ 达到 50～70mmHg 时，与其相伴的低氧血症可导致红细胞增多、肺动脉高压、肺心病、呼吸衰竭等一系列病理生理改变及临床症状，称为肺泡低通气综合征（alveolar hypoventilation syndrome）。急性肺泡低通气多见于急性呼吸衰竭，本节主要讨论慢性肺泡低通气综合征。许多疾病可引起肺泡低通气，特发性低通气很少见。低通气的流行病学特点目前还不是很清楚，但几乎所有能导致明显高碳酸血症的疾病都伴有睡眠低通气。在体质量指数（BMI）大于 35kg/m² 的成年住院患者中，31% 的人有肥胖低通气综合征，他们的并发症发生率和死亡率均明显增高，但绝大多数尚未引起医务人员的注意。

临床病例（二）

　　患者，女性，49 岁，主因水肿、晨起头痛近 3 年，发现"呼吸衰竭"2 周入院。曾因双下肢水肿、中度蛋白尿诊断为"肾病综合征"。打鼾史十余年，吸烟史三十余年，20 支/d。不伴气短，无咳嗽、咳痰史。体格检查：身高 1.62m，体重 87kg，BMI 33.2kg/m²。血气分析：pH 7.36，$PaCO_2$ 62mmHg，PaO_2 38mmHg，SaO_2 84%，HCO_3^- 35mmol/L。深吸气后 SpO_2 由 84% 上升到 96%，血气分析：pH 7.36，$PaCO_2$ 47mmHg，PaO_2 78mmHg，HCO_3^- 33mmol/L。头颅 CT 正常，头颅 MRI 发现枕骨大孔畸形，压迫脑干，为 Chiari Ⅰ 畸形。二维超声心动图：肺动脉高压，右心室大。T_3、T_4 正常。肺功能检查：FEV_1/FVC 79.4%。肺活量 72%，用力肺活量 70%；每分钟通气量 5L/min，占预计的 17.4%，肺高分辨率 CT 未见典型肺气肿表现。最大吸气压（MIP）、最大呼气压（MEP）均 >80cmH₂O。呼吸中枢低氧反应几乎消失，−0.053L/(min·%)[正常值(0.35±0.14)L/(min·%)]；高 CO_2 反应显著降低，0.43L/(min·mmHg)[正常值(1.26±0.54)L/(min·mmHg)]。睡眠呼吸监测：AHI=37 次/h，最长呼吸暂停达 156 秒，最低 SaO_2 为 30%，主要以低通气为主。血常规检查：血红蛋白 19.6g/dl，血细胞比容 56%。

【问题 1】 该患者的主要诊断线索是什么？

　　思路　睡眠相关肺泡低通气综合征患者的临床症状主要分为两组，一是与基础疾病有关的症状，二是与通气不足有关的表现（图 18-0-6）。后者的严重程度与 $PaCO_2$ 及 PaO_2 水平、起病缓急和病程长短有关。早期，患者几乎感觉不到或仅有轻微的呼吸不适感，而更多地表现为因睡眠障碍和睡眠剥夺所致的嗜睡、意识模糊、晨起头痛、疲劳、困乏等。随病情进展，患者开始出现呼吸困难，初期只在活动时出现，逐渐发展到静息状态，尤以呼吸控制系统效应器病变为主的"不能呼吸者"表现明显；而以化学感受器敏感性降低为主的"不愿呼吸者"，气短症状并不明显。若高碳酸血症和缺氧进一步发展，则会出现心血管系统失代偿的征象，包括肺动脉高压、右心衰竭或认知障碍。发绀、红细胞增多、肺动脉高压及肺心病等多与长期低氧血有关，而头痛、意识模糊、嗜睡等神经精神症状多与高碳酸血症及睡眠质量下降有关。由于高碳酸血症和缺氧总是同时出现，病情严重者可发展为Ⅱ型呼吸衰竭。其他一些临床表现则与原发病相关。例如，当有神经肌肉疾病时，可呈现明显肌无力、咳嗽能力减弱、反复下呼吸道感染等。上述表现并不具特异性，尽管部分患者会出现打鼾，但鼾声常并不响亮；有时会突出表现为晨起头痛，但由于受原发病影响，这一诊断线索常被忽视。

　　本例患者病程长，长期被误诊，已经出现严重呼吸功能不全及肺心病表现（水肿），合并严重的睡眠呼吸暂停，但未诉明显打鼾，与 OSAHS 表现不同。血气分析发现 $PaCO_2$ 升高常是最早提示诊断及确诊的手段，应该重视。一旦确立肺泡低通气的诊断，要积极查找引起低通气的病因。

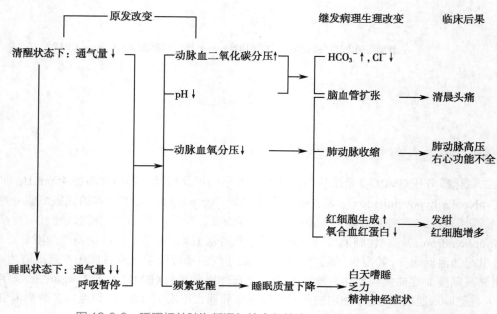

图 18-0-6　睡眠相关肺泡低通气综合征的病理生理改变及临床表现

知识点

呼吸控制系统包括中枢控制器、感受器及效应器三个部分（图18-0-7）。呼吸调控的主要途径包括大脑皮层参与的行为性调节（behavioral control）系统和与低氧、高 CO_2 等化学性刺激有关的代谢性调节（metabolic control）系统。

中枢控制器（central controller）：指广泛分布于延髓及脑桥网状结构两侧的神经元群。延髓是呼吸节律的起源部位，脑桥参与呼吸节律的精细调节，下丘脑则与情绪变化时的呼吸模式改变有关。大脑皮层的神经活动可控制随意呼吸运动（行为性调节），与睡眠-觉醒状态相关的呼吸刺激——醒觉刺激（wakefulness stimulus）也属此环节。

感受器（sensors）：中枢（延髓腹侧）及外周化学感受器（主要为颈动脉体，主动脉体作用较弱）感受 pH、$PaCO_2$ 及 PaO_2 的变化。细支气管内的牵张感受器（stretch receptors）、肺部的快适应感受器（rapidly adapting receptors）及 J 感受器，也参与部分呼吸调节。其中，与上气道感受器相关反射在 SRBD 的发病机制中发挥重要作用。

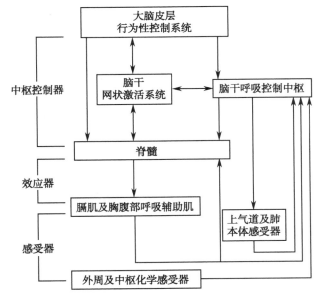

图 18-0-7　呼吸控制系统示意图

效应器（effectors）：包括与呼吸肌及其与呼吸中枢之间信号传递的神经通路。呼吸肌主要为膈肌，肋间肌、腹肌等为呼吸辅助肌，膈肌担负呼吸做功的 70% 以上。上气道辅助肌结构及功能异常是睡眠呼吸紊乱疾患重要机制之一。

知识点

睡眠对呼吸及呼吸中枢调控的影响

睡眠对呼吸及呼吸调节功能具有重要影响（图18-0-8）。在 NREM 期，醒觉刺激等行为性调节功能几乎丧失，中枢及外周化学感受器对低 O_2 及高 CO_2 敏感性显著降低，对呼吸阻力负荷增加的代偿力下降。潮气量及呼吸频率均下降，通气量减少，PaO_2 下降 4～8mmHg，$PaCO_2$ 升高 4～6mmHg。在 I、II

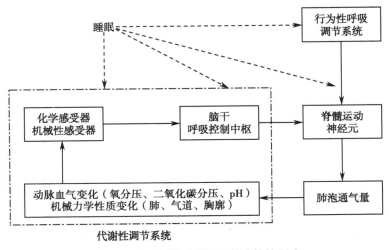

图 18-0-8　睡眠对呼吸调节功能的影响

期时,会出现周期性呼吸(periodic breathing),Ⅲ、Ⅳ期时呼吸规整。进入 REM 期,通气量进一步减低,呼吸节律极不规则,呼吸频率、潮气量及血气水平波动较大,偶有短暂中枢性呼吸暂停。在此期内,大脑皮层活动活跃,行为性调节能发挥一定作用,但代谢性调节系统的敏感性及中枢对呼吸负荷增加的代偿能力进一步下降。睡眠状态下,脊髓及与呼吸肌运动有关的神经元活动减弱,肋间肌及上气道肌肉活动减弱,气道阻力显著增高。膈肌的收缩力基本保持清醒水平,但在 REM 期,因发生节段性收缩,通气效率下降。

【问题2】 如何判定患者的肺泡低通气属于慢性肺泡低通气?

思路 除临床状况如存在肺动脉高压、肺心病外,血气分析显示 pH 正常但 HCO_3^- 显著升高,提示慢性 CO_2 潴留并完全代偿,表现为原发性呼吸性酸中毒及继发性碳酸氢盐增加;血红蛋白及血细胞比容升高提示长期慢性低氧。这些都支持患者存在慢性肺泡低通气。

知识点

基于发病机制的慢性肺泡低通气分类

单纯代谢性呼吸控制功能异常者,其化学感受器对异常血气及酸碱度变化不能感受或虽能感受但不足以刺激脑干呼吸神经元发出足够强冲动以产生足够通气量,此种患者因其行为性控制系统、传导通路及效应器官均正常,有意识深呼吸尚可使通气量达到正常。但入睡后行为性调节功能减弱或消失,低通气常加重,尤其在 NREMⅢ、Ⅳ期降低明显。此类患者称为"不愿呼吸者"(won't breathe)。

效应系统受损者,虽经有意识过度呼吸也不能达到正常通气量,此类称之为"不能呼吸者"(can't breathe)。

原发性代谢性碱中毒者,其低通气属代谢性控制系统正常代偿,故称"不应呼吸者"(should't breathe)。

【问题3】 如何明确慢性肺泡低通气患者的病因?

思路 慢性肺泡低通气的病因很多(表 18-0-5),均通过影响呼吸控制系统的一个或数个环节致肺泡低通气。临床上,常常表现数种机制合并存在,且互为因果。睡眠对低通气的影响很大,在睡眠期尤其是 REM 时可加重已有的高碳酸血症和低氧血症。肺泡低通气可以只在睡眠时发生,可以伴或不伴呼吸暂停和低通气(hypopnea)。

本例患者存在呼吸中枢低氧和高 CO_2 反应显著降低,过度通气试验后低氧血症和高碳酸血症明显改善,甚至恢复到正常水平,提示患者为"不愿呼吸者",不存在效应器官的严重病变,如神经肌肉疾病、胸廓及肺部疾病。头颅 MRI 发现枕骨大孔畸形,脑干受压,为 Chiari Ⅰ畸形,手术解除脑干压迫后,呼吸状况明显改善,提示 Chiari Ⅰ畸形是引起患者低通气的病因之一。值得注意的是,头颅 CT 扫描有时难以覆盖脑干部位,容易漏诊。

表 18-0-5 慢性肺泡低通气的病因

类别	具体病因
中枢调节受抑制	
药物	麻醉剂、酒精、巴比妥类、苯二氮䓬类
代谢性碱中毒	
中枢性肺泡低通气	脑炎、外伤、出血、肿瘤、卒中、变性、神经脱髓鞘
原发性肺泡低通气	基因异常
慢性缺氧/高碳酸血症	慢性阻塞性肺疾病、睡眠呼吸障碍、高海拔
甲状腺功能减退	

类别	具体病因
神经肌肉疾病	
脊髓损伤	
前角细胞疾病	脊髓灰质炎后综合征、肌萎缩性脊髓侧索硬化
外周神经病变	吉兰 - 巴雷综合征、白喉、膈神经受损
神经肌肉接头病变	重症肌无力、抗胆碱酯酶药中毒、箭毒样药物、肉毒杆菌中毒
肌病	进行性假肥大性肌营养不良（DMD）、多发性肌炎
胸廓及肺疾患	
胸壁畸形	脊柱后侧凸、纤维胸、胸廓成形术、肥胖低通气综合征
上气道阻塞	睡眠呼吸暂停、甲状腺肿、会厌炎、气管狭窄
下气道阻塞肺疾病	慢性阻塞性肺疾病、囊性纤维化

知识点

慢性肺泡低通气的发生机制（表 18-0-6）

表 18-0-6　慢性肺泡低通气的发生机制

受损环节	缺陷部位或原因	主要表现
中枢控制器	脑干呼吸神经元或神经网络	化学感受反射 睡眠呼吸紊乱
感受器	代谢性碱中毒	pH 升高
	外周化学感受器	低氧反应降低
	中枢化学感受器	高 CO_2 反应降低
效应器	神经肌肉病变	最大吸气压降低
	胸廓及肺病变	呼吸力学性质改变

知识点

Chiari 畸形

Chiari 畸形又称小脑扁桃体下疝畸形，是后脑的先天性畸形。由于后颅窝先天发育不良、容积小而使小脑扁桃体下部疝入到枕骨大孔所致。此畸形大约 56% 伴有脊髓空洞畸形，根据其病理改变分为 Chiari 畸形 I 型、II 型、III 型、IV 型。严重者会因脑干受压而影响呼吸中枢导致 SRBD。

【问题4】　如何针对睡眠相关肺泡低通气综合征患者进行诊断和鉴别诊断？

思路　睡眠相关肺泡低通气综合征患者的评估包括：①判定是否存在肺泡低通气；②发现引起低通气的病因。诊断流程见图 18-0-9。

（1）病史及体格检查中与低通气有关的症状及体征缺乏特异性，但系统采集病史及体格检查常可提示发生低通气的病因，发现与低通气有关的并发症并评价其严重程度。另外，还有助于了解原发病的进展情况，估计预后。临床观察到胸腹部矛盾运动常提示膈肌收缩功能受损。

（2）辅助检查：肺泡低通气综合征的有关实验室检查包括动脉血气分析、肺功能检查、睡眠呼吸监测、超声心动图、甲状腺功能测定和胸部影像学等，其中动脉血气分析及肺功能检查对确立低通气诊断及明确病因具有重要作用。

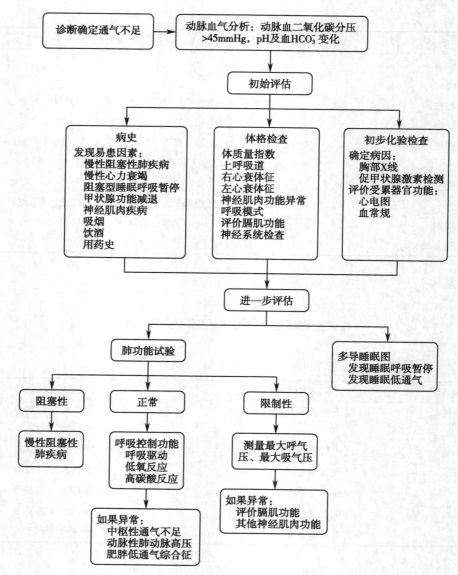

图 18-0-9 睡眠相关肺泡低通气综合征的诊断流程

动脉血气分析：肺泡低通气最典型的特征是 $PaCO_2$ 升高，常伴低氧血症。动脉血气异常在其他严重并发症出现之前即已存在。目前，对严重肺疾患如慢性阻塞性肺疾病引起的慢性低通气患者，动脉血气分析已成为常规检查，因而漏诊者少。肺外疾患引起的低通气常缺乏典型的呼吸系统表现，应重视动脉血气分析，防止漏诊。由于肺动脉高压患者可通过自主性过度通气使 $PaCO_2$ 降至正常，而有些低通气综合征患者的高碳酸血症仅出现在睡眠时，所以单次动脉血气分析不一定能确定血中短暂升高的 CO_2 分压。

其他一些证据包括血浆 HCO_3^- 浓度升高、胸部 X 线片、心电图显示肺动脉高压、右心室肥大等也可提示存在慢性低通气。血细胞比容和血红蛋白浓度升高提示合并严重低氧血症。

肺功能测定：即使症状典型、诊断明确者，肺功能测试也应作为常规检查，以明确呼吸控制系统受损的环节（表 18-0-7）。对活动时气短症状重者，支气管激发 / 扩张试验有助于与运动性哮喘鉴别。怀疑膈肌收缩减弱者，除测定最大吸气压及最大呼气压外，还可测定跨膈压。

许多患者在早期并无清醒时通气不足，相关症状系由睡眠时低通气引起，PSG 睡眠呼吸监测有助于明确诊断。当 $PaCO_2$ 比清醒状态下平卧时升高 10mmHg 以上，动脉血氧饱和度在睡眠时下降数分钟且无法用呼吸暂停和呼吸不足解释时，提示睡眠低通气（图 18-0-10）。整夜监测经皮二氧化碳分压（$PtcCO_2$）和夜间氧饱和度的动态变化可作为 PSG 之前的筛查试验（图 18-0-11）。

表 18-0-7　肺泡低通气患者的肺功能检查发现

	气体交换功能（A-a）PO_2	流速及容量		呼吸系统阻力及顺应性	MIP 及 MEP	低氧及高 CO_2 反应		睡眠呼吸监测
		FEV_1/FVC	用力肺活量			V_E	$P_{0.1}$	
不能呼吸者								
神经肌肉疾患	正常	正常	降低	正常	降低	降低	降低	低通气加重
胸廓疾患	正常	正常	降低	正常	正常	降低	正常	可能有 SA
肺疾患	升高	正常或降低	降低	正常	正常	降低	正常	可能有 SA
不愿呼吸者								
代谢性控制系统	正常	正常	正常	正常	正常	降低	降低	SA
行为性控制系统	正常	可能异常	可能异常	正常	可能异常	正常	正常	正常

注：（A-a）PO_2，肺泡动脉氧分压差；FEV_1，第 1 秒用力呼气容积；FVC，用力肺活量；MIP，最大吸气压；MEP，最大呼气压；V_E，每分钟通气量；$P_{0.1}$，吸气开始 0.1 秒时的口腔阻断压，是反应呼吸中枢驱动强弱的指标；SA，睡眠呼吸暂停。

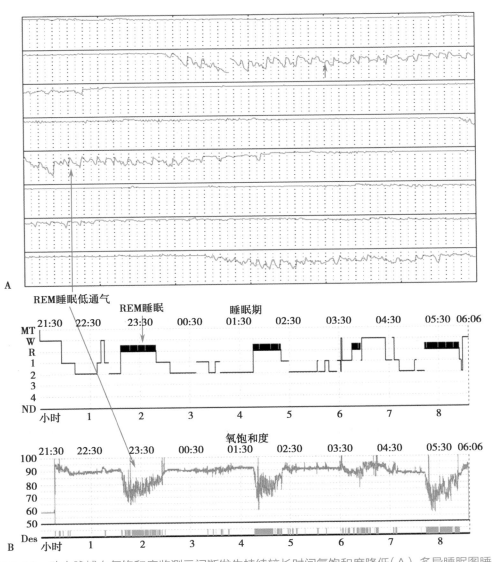

图 18-0-10　动态脉搏血氧饱和度监测示间断发生持续较长时间氧饱和度降低（A），多导睡眠图睡眠呼吸监测提示为快速眼动睡眠（REM）相关的肺泡低通气（hypoventilation）（B）

MT．身体运动时间；W．清醒期；R．REM 期；ND．夜间监测时长；Des．脉搏血氧饱和度降低 4% 的次数。

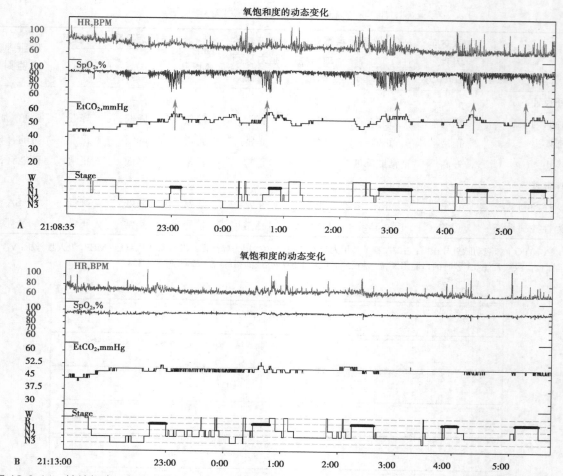

图 18-0-11 持续经皮二氧化碳监测可见入睡后 CO_2 水平升高,以快速眼动睡眠(REM)期升高最为明显(A),提示存在肺泡低通气(hypoventilation)。经持续气道正压通气治疗后,肺泡低通气明显改善,CO_2 水平降低(B)

HR. 心率;SpO_2. 脉搏血氧饱和度;$EtCO_2$. 呼气末 CO_2;W. 清醒期;R. REM 期;N. 睡眠期。

特别值得注意的是,本例患者在清醒时呼吸不规则,而且呼吸幅度深浅不一,也存在与之相应的脉搏血氧饱和度下降(图 18-0-12),提示呼吸中枢功能受损。PSG 睡眠呼吸监测提示其低通气状态在睡眠时因行为

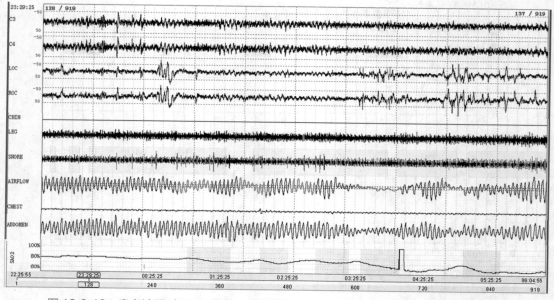

图 18-0-12 患者清醒时呼吸不规则,呼吸幅度深浅不一,出现相应脉搏血氧饱和度下降

性调节功能降低而加重。患者 REM 期出现的呼吸暂停时间较长和频繁低通气（hypopnea），在 NREM 期也有频繁低通气（图 18-0-13）。

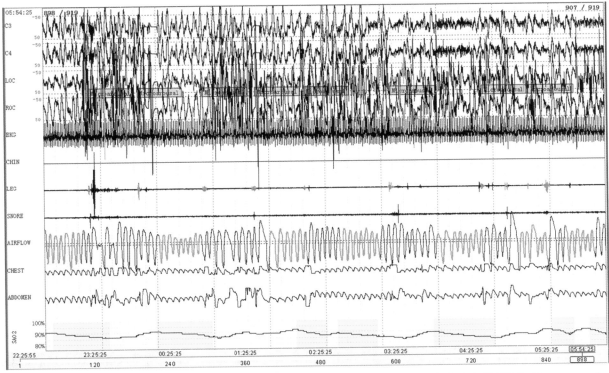

图 18-0-13　患者在非快速眼动睡眠期和快速眼动睡眠期均出现的呼吸暂停时间较长和频繁低通气（hypopnea）

知识点

与肺泡低通气有关的几种常见临床综合征

1. 原发性肺泡低通气综合征（idiopathic alveolar hypoventilation syndrome，IAHS）　IAHS 是一种以慢性低氧及高碳酸血症为主要表现的少见疾患。婴幼儿即可起病，但目前报告病例大部分为 20～50 岁的男性患者。患者并无肺、胸廓、呼吸肌及神经系统病变，但中枢化学感受器对高 CO_2 反应明显减弱或消失，大部分患者外周化学感受器的低氧反应也降低。少数具有家族发病倾向，可能与遗传有关。由于气短症状不明显，多数患者在低通气引起的并发症较明显时才引起重视。不明原因 HCO_3^- 升高是诊断线索之一。长时间屏气后并无气短感觉也提示代谢性呼吸调节功能受损。IAHS 诊断的关键在于必须排除其他原因引起的继发性低通气，尤其是肌肉及神经病变。肺功能检测有助于鉴别诊断。

2. 肥胖低通气综合征（obesity hypoventilation syndrome，OHS）　5%～10% 肥胖者会出现白天低通气。与肥胖有关的呼吸阻力负荷增加、呼吸中枢对低氧及高 CO_2 反应降低、合并慢性阻塞性肺疾病及呼吸肌疲劳均与肺泡低通气有关。OHS 的主要临床表现为肥胖、白天嗜睡、气短、红细胞增多、$PaCO_2$ 升高，绝大多数在睡眠时出现呼吸暂停，严重者双下肢水肿，右心功能不全。典型者称为"皮克威克综合征（Pickwickian syndrome）"。经无创机械通气去除夜间睡眠呼吸紊乱后，大部分患者白天的通气状况可以改善，血气恢复正常，中枢反应性增强，症状好转。因而认为睡眠呼吸紊乱是引起白天通气不足的原因之一。在长期家庭无创通气的同时，辅以成功的减肥，治疗效果更好。

3. 慢性阻塞性肺疾病（COPD）患者的肺泡低通气　"紫肿型"（blue bloater）COPD 患者在肺功能受

损并不太严重时，即出现白天肺泡通气不足、CO_2潴留。患者多肥胖，缺氧及高碳酸血症较重，易发生右心衰竭，但气短症状轻。其呼吸中枢对低氧及高 CO_2 反应均降低。睡眠时发生的低氧血症及高碳酸血症较清醒时及"红喘型"（pink puffer）COPD 患者更重。低通气是睡眠时血气紊乱的主要原因，合并睡眠呼吸暂停即重叠综合征及通气血流比例失衡也与之有关。此类患者睡眠心律失常的发生率增加、肺动脉高压程度重、夜间死亡率上升。单纯吸氧有可能延长睡眠呼吸暂停时间、加重 CO_2 潴留，会导致患者的睡眠质量更差，晨起头痛更加严重。理想的治疗方法是在行无创性气道正压通气的同时辅以氧疗。

【问题5】 如何治疗睡眠相关的慢性肺泡低通气？

思路

1. 治疗原发病、去除诱发因素。纠正电解质紊乱及酸碱失衡，慎用镇静安眠药。

2. 药物治疗 孕激素、氨茶碱及乙酰唑胺等均具有呼吸兴奋作用，对部分"不愿呼吸者"有一定疗效，可使 $PaCO_2$ 降低 10～20mmHg，但起效慢，副作用大。对效应器病变为主的"不能呼吸者"效果差。

3. 氧疗 高碳酸血症本身一般较少引起较严重的临床后果，处理上可以比较从容；但严重低氧血症患者应予重视。持续低流量吸氧既可迅速改善 PaO_2，又可避免高流量吸氧加重 CO_2 潴留的危险，必要时与机械通气联合应用。

4. 机械通气 治疗肺泡低通气综合征的关键在于改善患者的通气状况，机械通气辅助呼吸是最有效的措施。大多数患者经鼻罩应用无创正压通气如 CPAP 或 BiPAP 可取得良效，部分患者需长期家庭应用，但多只需睡眠时应用即可。对病情危重者可通过气管插管或气管切开进行机械通气，待病情稳定后改为无创通气。

本例患者首先考虑去除病因。经颅脑手术解除对脑干的压迫后，白天血气有所改善，pH 7.45，$PaCO_2$ 47.0mmHg，PaO_2 51.2mmHg，HCO_3^- 33.1mmol/L，SaO_2 90.7%。夜间低氧状况也明显改善（图 18-0-14）。但呼吸衰竭及夜间睡眠呼吸障碍仍未能完全缓解，需要进一步治疗，但患者拒绝长期家庭无创通气治疗，随访发现一年后发生夜间猝死。

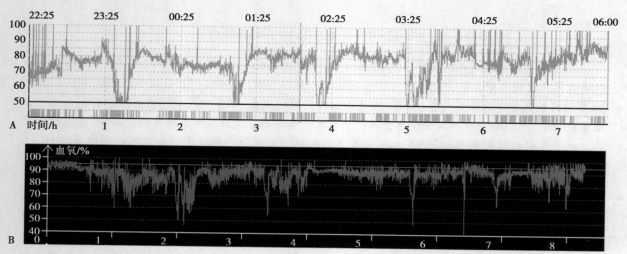

图 18-0-14 手术前、后患者未吸氧、未用呼吸机时整夜脉搏血氧饱和度（SpO_2）趋势（A 为手术前，B 为手术后，图中黄色区域示 SpO_2 降低 4% 的次数（氧减次数），可见手术后患者血氧明显改善）

本例患者的临床决策思路见图18-0-15。

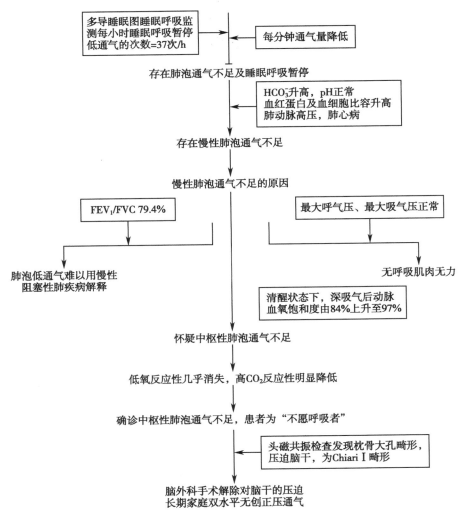

图 18-0-15　病例二的临床决策思路
FEV_1. 第 1 秒用力呼气容积；FVC. 用力肺活量。

（韩　芳）

中英文名词对照索引

69